재활전문가를 위한 **필수 신경해부학**

Essentials of Neuroanatomy for Rehabilitation

재활전문가를 위한

필수 신경해부학

Essentials of Neuroanatomy for Rehabilitation

옮긴이 **김미현** 외

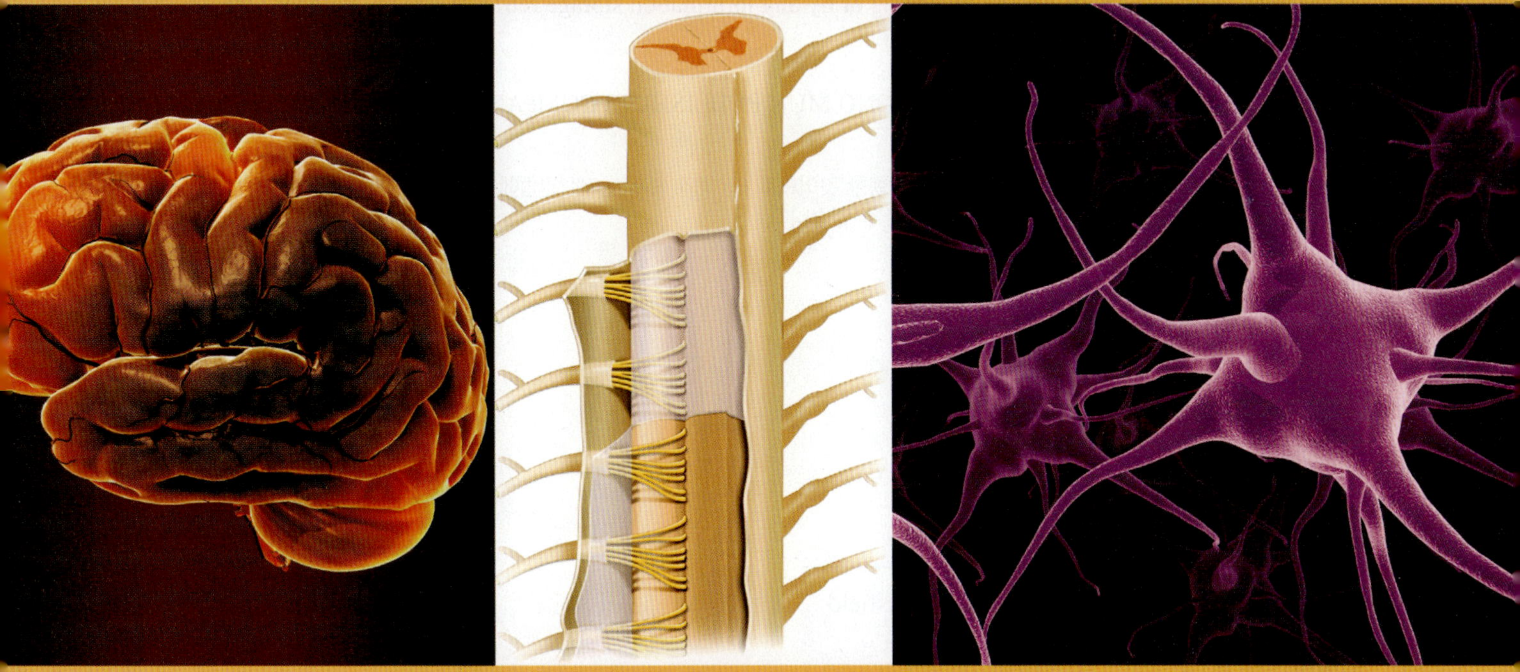

Leah Dvorak
Concordia University Wisconsin

Paul Jackson Mansfield
Milwaukee Area Technical College

영 문 출 판 사

■ 옮긴이(가나다 순)

권미지 광주보건대학교 물리치료과 교수
김미현 인제대학교 물리치료학과 교수
김은정 남부대학교 물리치료학과 교수
김인섭 대전보건대학교 물리치료과 교수
박형기 마산대학교 물리치료과 교수
송명수 원광보건대학교 물리치료과 교수
양영애 인제대학교 작업치료학과 교수
우영근 전주대학교 물리치료학과 교수
유찬욱 한려대학교 작업치료학과 교수
이병기 대원대학교 물리치료과 교수
이전형 대구보건대학교 물리치료과 교수
주 민 안동과학대학교 물리치료과 교수
차수민 춘해보건대학교 작업치료과 교수
황수진 백석대학교 물리치료학과 교수
황현숙 제주한라대학교 물리치료과 교수

Essentials of Neuroanatomy for Rehabilitation

by Leah Dvorak & Paul Jackson Mansfield

재활전문가를 위한
필수 신경해부학

2013년 9월 23일 초판인쇄
2013년 9월 30일 초판발행

지은이 : Leah Dvorak & Paul Jackson Mansfield
옮긴이 : 김 미 현 외
발행인 : 박 병 조
발행처 : 도서출판 영문출판사
등 록 : 1987년 12월 21일 제 2-419호
주 소 : 서울시 강남구 삼성동 69-1
전 화 : (02)514-5590, 776-5590
팩 스 : (02)756-8943
홈페이지 : www.ymsbook.net
e-mail : yeongmunsa@empal.com
정 가 : 35,000원

ISBN 978-89-7224-337-3 93510

• 파본은 교환해 드립니다.

헌정 / Dedication

이 책을 항상 내 교육에 대해 지지해주고 격려해주신 나의 아버지 Earl A. Dvorak에 바친다.

–Leah

내가 알고 있는 그 누구와도 비할 데 없는 용기와 인내를 보여준 Anne와 Madilynn에게 바친다. 그리고 사랑하는 나의 부모님에게 바친다.

–Paul

서문 / Preface

*재활전문가를 위한 필수 신경해부학*은 인간의 신경계의 기능과 구조의 튼튼한 기초를 학생에게 제공하려고 하였다. 저자들이 이 책을 쓴 목적은 믿을 수 없을 만큼 복잡하고 아름다운 인간의 신경계를 분명하고, 가능한 쉽게 이해하게 만들고자 하였다. 이 책에서 저자들은 신경계의 문제를 가지고 있는 환자의 치료를 준비하는 보건전문가의 학생들이 미리 준비하거나 같이 준비할 때 사용하고자 한다. 이 책의 전형적인 특징은 분명하고, 명쾌하게 쓰였으며, 간단하고 생생한 그림을 제공하였으며 임상적 정보와 환자 사례 연구를 제공하고 있다.

재활전문가를 위한 필수 신경해부학을 쓴 이유 / Why We Wrote Essentials of Neuroanatomy for Rehabilitation

건강관련 전문과정을 학습하는 학생은 짧은 시간—일반적으로 2년 또는 3년—안에 엄청난 양의 정보를 소화해야 한다. 신경계에 관하여 알려진 정보의 양은 계속해서 증가하고 있다. 이러한 많고 복잡한 신체의 지식을 학습하는 것은 많은 학생들이 벅차게 느끼게 된다. 신경해부학은 신경학적 사정, 평가, 그리고 치료와 같은 고급 과정을 위해 필수적으로 요구되는 분야이다. 뇌, 척수와 말초 신경계의 구조와 기능은 최고의 임상가가 되기 위한 필수적이며 기초적인 지식이다. 또한, 보건전문가는 환자의 교육가로 불리워지기도 한다; 신경학적 징후와 증상을 분명하고 정확한 방식으로 설명할 수 있는 능력은 어떠한 임상적 상황에서도 필수적으로 요구된다.
끝으로 저자들이 이 책을 쓴 세 가지 주요 목적은 다음과 같았다:

1. 대부분의 필요한 정보를 제시하고 세세한 불필요한 부분은 제거하여 분명하고 생생하며 명료하게 써졌다.
2. 분명하고 간단한 그림을 사용하였으며 구체적이며 이해하기 쉽게 하였다.
3. 임상적 관련성을 제시하여 독자가 책 내용을 통해 실제 환자에게 적용할 수 있도록 하였다.

이 책에 관하여 / About This Book

이 책은 신경해부학 분야에서 수년 동안 효과적으로 교육을 한 저자에 의해 조직적인 구조를 사용하였다. 1장은 신경계의 전체적인 기능을 설명하고 책의 전반적인 내용을 제공하였으며, 책 후반부를 위하여 준비하였다. 2장은 독자에게 기본적인 뇌와 척수의 구조를 전반적으로 제시하였다. 이 장이 끝나고 난 후에, 학생은 이들을 지지하는 구조물(머리뼈, 척주, 수막과 혈관 공급)뿐만 아니라 신경계의 대부분의 중요한 영역을 확인할 수 있다. 3장과 4장은 신경세포와 아교세포에 관한 적절한 정보를 포함하고 있다. 과도하고 섬세한 설명없는 이러한 구성은 학생이 활동전위, 시냅스, 그리고 신경전달물질에 대한 내용을 쉽게 접하게 하였다. 5장에서 9장은 주요한 구조적 신경계의 구조와 기능을 세분화하여 제공하였다: 말초신경계뿐만 아니라 대뇌겉질, 사이뇌, 뇌줄기와 척수. 10장에서는 자율신경계를 보여주었으며, 11장에서 14장은 주요한 기능적 계통에 관하여 설명하였다: 일반적인 감각, 특수 감각, 움직임(소뇌와 바닥핵), 그리고 인지/감정/행동. 15장은 신경계가 어떻게 발달하고 나이가 들어감에 따라 어떻게 변하는지 설명하였다. 마지막으로 16장은 신경가소성에 관하여 요약적으로 설명하였다. 이 장은 신경계의 경험을 통해 발생되는 변화의 생물학적 환경을 제시해주는 내용과 연결되며, 학습, 치료와 성장의 기초가 된다.

비록 이 책이 치료적 내용을 함유하고 있지 않지만, 임상적인 예를 제시하여 독자가 실생활의 예와 관련된 다양한 뇌의 영역과 구조를 연결할 수 있도록 하였다. 각 장에는 임상적 상자를 포함하고 있으며, 각 장의 내용과 연관된 임상적 병리상태를 논의하였으며, 질문을 통해 학생들이 바로 학습에 적용할 수 있도록 하였다. 또한 각 장은 신경과학 요점 상자를 제시하여 흥미 있는 병리학적 예를 제공하였으며, 각 장의 삽화를 제시하여 흥미를 자극하였다. 복습 개념이라 할 수 있는 요약 표는 복잡한 내용을 효율적으로 학습할 수 있도록 필요한 중간에 삽입하였다. 모든 장의 끝에는 환자 시나리오를 삽입하여, 간단한 환자 사례연구를 실제 상황으로 비교하려 하였다. 각 환자 시나리오는 몇 개의 질문으로 구성하여 학생이 각 장의 내용을 환자에게 적용할 수 있도록 도안하였다. 각각의 장은 정의와 함께 핵심용어를 삽입하였으며, 간단한 숙제 또는 토론을 자극하기 위해 사용할 수 있도록 복습 문제를 순차적으로 삽입하였다. 복습 문제는 학생에게 학습한 내용을 검토할 수 있는 도구로 제공하였다; 각 장의 내용을 실제적으로 학습하였다면, 복습 문제에 대하여 답을 할 수 있을 것이다.

이 책의 독특한 특성

- *우수한 삽화:* 이 책에 사용된 삽화는 크고, 명료하며 사실성 있게 도안하였다.
- *심화 질문을 포함한 임상적 지식 상자:* 이 상자는 중요한 개념을 임상적 상황에 적용할 수 있도록 하였으며, 주제와 관련된 질문을 학생이 해결하도록 하였다.
- *환자 시나리오:* 실제 사례들을 배운 것을 적용할 수 있는 기회를 학생들에게 제공한다.
- *신경과학 요점 상자:* 신경과학 학습과 관련된 흥미 있는 임상적 예를 제시하였다.
- *저자의 조합:* 두 저자의 우수한 경험의 합은 30년이 넘는 교육 경험을 신경해부학과 신경학에서 풍부한 지식과 많은 관련된 정보를 이 책에 제공하려 하였다.
- *쉬운 문장 형식:* 이 책은 모든 학생 수준에 적절하게 맞추려고 가능한 분명한 표현과 이해를 위해 작성하려고 노력하였다. 재검토를 하신 분들은 지속적으로 이 책의 문장 형식이 우수하다고 조언을 해주셨다.

이 책을 위해 보조적 도구

- 각 장을 위해 모든 사진을 포함한 파워포인트 제공(사진은 강사들이 자신만의 파워포인트를 작성할 수 있도록 분리 가능)
- 각 장의 짧은 답, 객관식과 사실/거짓 질문으로 구성한 문제 은행(아주 간단한 시험 또는 퀴즈를 준비할 수 있음)
- 같은 형식으로 구성한 학생의 복습 질문은 학생들이 실제 퀴즈 또는 시험을 준비할 수 있게 함(이 정보는 www.myhealthprofessionskit.com에서 볼 수 있음)

결론 / Conclusion

이 책은 불필요한 설명으로 과중한 부담을 가지는 학생에게 신경해부학과 관련된 모든 정보를 분명한 설명으로 건강 전문가와 학교의 강사들에게 가치 있는 도구로 활용될 것이다. 신경해부학이 분명하고 적절하게 구성한 형식을 가진다면, 학생은 이 복잡한 주제를 쉽게 학습할 것이다. 최종적으로, 저자들의 목표는 훌륭한 임상가와 효율적인 의사소통을 원하는 건강 전문가의 탁월한 임상가의 발전을 촉진시키는 것이다.

저자에 관하여 / About the Authors

저자들은 다양한 건강관련 학생들의 모든 수준(2년제 과정에서 박사과정)의 강의 경험을 가진 교육자들이다.

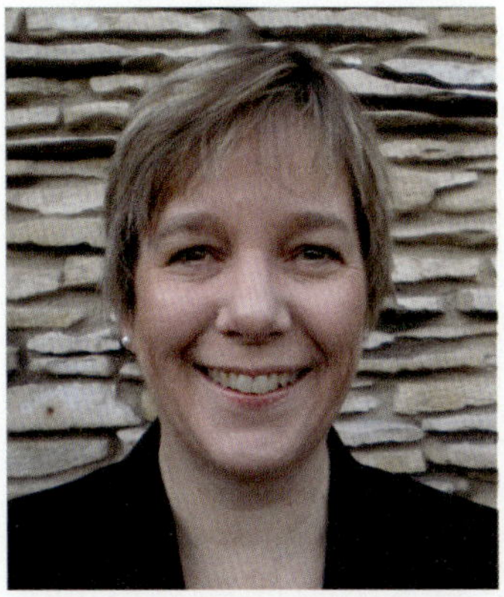

Leah Dvorak은 해부학으로 박사학위를 받았으며, 물리치료, 작업치료와 물리치료 보조 과정에서 17년간 신경해부학을 강의해왔다. 또한 사람의 일반 해부학, 생리학, 병리학과 약리학을 물리치료, 작업치료, 간호학, 선수 훈련, 약학과 의학 보조원에서 강의한 경험을 가지고 있다. 저자는 건강관련 학생들이 가지고 있는 교육적 요구와 필요도를 잘 알고 있으며, 임상가를 위한 지속적인 신경해부학 강의를 하고 있다; 저자는 임상적 예와 다양한 유머를 함께 사용하여 강의를 한다.

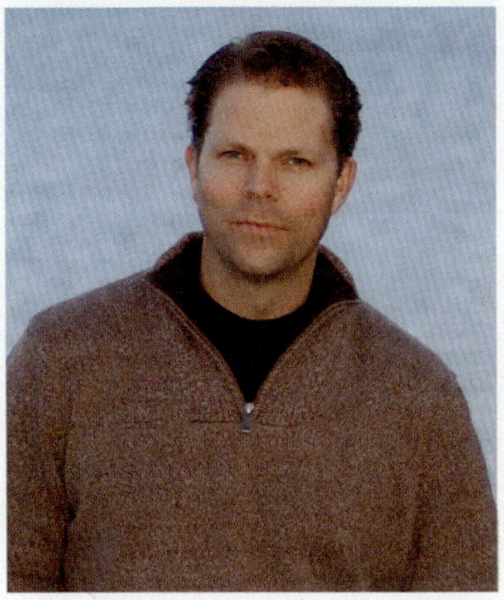

Paul Jackson Mansfield는 15년 이상의 임상경험을 가진 물리치료사로, Milwaukee Area Technical College에서 물리치료 보조 과정의 책임자이다. 저자는 근골격계 해부학, 운동학, 정형외과학과 고급 치료적 운동을 포함한 다양한 과정뿐만 아니라, 물리치료 보조 과정 학생들에게 신경학을 강의를 한다. 저자는 물리치료사로 임상경험을 계속적으로 하고 있으며, 강의 과정 안에 실제 임상적 내용을 적용을 한다. 또한 물리치료 보조 과정 학생들을 위한 해부학적 운동학의 공동 저자이기도 한다.

이 책을 읽는 독자들을 포함한 학생들에게 수년 동안의 많은 교육 경험을 가지고 있으며, 이들의 합쳐진 지식과 경험은 강의실, 실험실과 임상적 실기 등의 다양한 분야에서 신경해부학을 학습하려하는 건강 관련 학생들에게 많은 도움을 깊이 있게 제공한다. 두 저자 모두 우수한 선생님으로서 가치 있고 훌륭한 강의 예를 보여주었으며, 뇌를 기반으로 한 학습과 신경가소성에 관한 정보를 강조하고 있다.

감사의 글 / Acknowledgments

이 책을 쓸 수 있게 하고 신경해부학을 강의할 수 있도록 하고, 수년 동안 좋은 조언과 지지를 해주며 나를 믿어준 나의 친구이자 동료인 Dr. Terry Steffen과 Dr. Kathryn Zalewski에 감사드린다. 이 책에서 많은 임상적 환자 시나리오를 제공해주고, 지속적인 격려; 평생 학습을 할 수 있는 영감을 준 Mr. Alan Becker, M.S., P.T.에게 감사드린다. 이 프로젝트를 수행할 수 있도록 시간을 허락해준 University of Wisconsin-Milwaukee와 Concordia Unviersity Wisconsin에게 감사드리며, 양쪽 대학에 근무하는 많은 나의 동료와 친구에게 감사드린다. 당신들과 함께 일을 하여 너무도 기쁘게 생각한다! 훌륭한 공동 저자이며 지속적으로 지지해주고 격려해준 Paul Jackson Mansfield에 진심으로 감사드린다; 그의 헌신적인 공헌이 없었다면 이 프로젝트를 끝낼 수 없었을 것이다. 특히 사랑과 지지를 보내준 나의 가족에게 감사드린다: Earl, Joy, Andy, Steph, 그리고 Michael과 변함없이 사랑해준 나의 남편 Brad Condie. 마지막으로 내가 강의한 모든 나의 학생들; 당신들이 있었기에 이 책을 쓸 수 있었다. 학습을 멈추지 마라!

–Leah Dvorak

훌륭한 교육가가 되는 중요한 요소 중 하나는 복잡한 주제를 이해하기 쉬운 "단위(nuggets)"로 분리할 수 있는 능력으로써, 학생들에게 흥미와 관심을 주어야 할 뿐만 아니라 발전할 수 있도록 충분한 동기를 제공해 주어야 한다. 이러한 기회를 주시고, 이 책을 훌륭한 책으로 이끌어준 주저자 Dr.Leah Dvorak에 감사드린다. 이 프로젝트 과정 동안 보여준 그녀의 인내와 우정에 감사드린다; 이 기간 동안 그녀로부터 많은 것을 배울 수 있었다. 그러기 때문에 나는 항상 감사드린다.

또한 영원한 지지자인 나의 가족에게 감사드린다. 지속적인 영감과 격려를 준 나의 아름다운 아내 Heather에게 감사드린다. 당신이 없었다면 이 일을 할 수 없었다. 내 인생을 웃음과 미소, 그리고 나를 항상 끌어 안아준 나의 아이들 Rachael, Daniel, Megan, Hannah, 그리고 Beckett에게 감사한다. 이러한 프로젝트를 계속할 수 있었던 이유 중 하나는 교육에 대한 엄청난 사랑과 존경을 가지고 있었기 때문이다 – 그리고 일반적인 학습 – 어떻게든 내가 알고 있는 것을 나누어주고, 학습하고 교육한 것에 대한 책임을 표현하려고 하였다.

–Paul Jackson Mansfield

재검토를 해주신 분들 / Reviewers

Chris Barrett, PT, M.Ed.
Lake Area Technical Institute
Watertown, South Dakota

Marja P. Beaufait, MA, PT
St. Petersburg College
St. Petersburg, Florida

Linda Biggers, PT, MHS, CLT
University of Indianapolis
Indianapolis, Indiana

Peggy Block, PT, MHS
West Kentucky Community and Technical College
Paducah, Kentucky

Carey Bumgarner, PT, DPT
Jefferson College of Health Sciences
Community Hospital of Roanoke Valley
Roanoke, Virginia

Tammie L. Clark, PT, DPT
Nash Community College
Rocky Mount, North Carolina

Laurie Clute, PT, MS
New Hampshire Community Technical Community College
Claremont, New Hampshire

James Duley, MSPT, NCS
Delta College
University Center, Michigan

Susan Edelstein, PT, M.Ed
Broward College
Coconut Creek, Florida

Patricia A Erickson, PT, DPT
Colby Community College
Colby, Kansas

Mayra P. Eschbach, PT
Seminole State College
Altamonte Springs, Florida

Ruth Freeman, PT, M.Ed.
Concorde Career Institute
Jacksonville, Florida

Carla Gleaton, PT, M.Ed.
Kilgore College
Kilgore, Texas

Cosette Hardwick, PT, DPT, ACCE
Western Missouri State University
Joseph, Missouri

Patricia Harris, PT, MS
Sacramento City College
Sacramento, California

Joanne Howell, PT, M.Ed., DPT
Delaware Technical & Community College
Georgetown, Delaware

Kristen M. Johnson, PT, MS, NCS
San Diego Mesa College
San Diego, California

Becky Keith, PT, MSHS
Arkansas State University
State University, Arkansas

Allison Kellish, PT, MPA, DPT
Union County College
Plainfield, New Jersey

Malorie Kosht, PT, DPT
University of Pittsburgh at Titusville
Titusville, Pensylvania

Ken Mailly, PT
Essex County College
Newark, New Jersey

Paula Provence, PT, Med
Arapahoe Community College
Littleton, Colorado

Kathy Robert, CPTA, BS
Colby Community College
Colby, Kansas

Mary Ann Sharkey, Ph.D., MS, PT
Spokane Falls Community College
Spokane, Washington

Laurie Shimko, MPT
Concorde Career Institute
Jacksonville, Florida

역자 서문

신경해부학이라는 분야는 매우 복잡하며 이해하기 쉽지 않은 분야로, 많은 학생과 임상가들이 어렵게 생각하는 분야이다. 하지만, 이 책은 교육자로서 많은 경험을 가진 저자(Leah Dvorak)와 임상가로서 많은 경험을 가진 저자(Paul Jackson Mansfield)에 의해 쓰여진 책으로서, 학생과 임상가들에게 필수적으로 필요한 신경해부학적 지식을 담고자 하였다. 이 책은 이해하기 쉽고 간결하게 꼭 필요한 내용만을 담고자 하였으며, 삽입된 그림은 보기 쉽게 그려져 있어, 다양한 수준의 독자가 비교적 짧은 시간에 필요한 내용을 학습할 수 있도록 하였다. 특히, 학생들이 경험할 수 없는 임상적 내용을 각 단원마다 추가하여, 학습한 내용을 임상적 상황으로 적용할 수 있도록 하였으며, 각 단원 앞에 필수적인 정보, 그리고 각 단원에 신경과학적 지식 상자를 포함하여 쉽게 정리될 수 있도록 하였다. 또한, 각 단원의 끝에 복습문제를 제시하여 그 기능을 더욱 강화하였다.

독자의 입장에서 한결같은 표현과 변함없는 구성은 읽고 학습하는 동안 지루할 수 있게 하지만, 이 책은 다양하고 깔끔한 구성으로 독자가 지루하지 않고, 불필요한 내용 없이 간결하게 학습할 수 있도록 구성한 것이 아주 좋은 점이라고 생각된다. 그리고, 신경계 재활 분야에서 중요한 개념인 신경가소성에 대한 내용도 담고 있어, 임상에서 신경계 재활을 하는 전문가에게 기초적인 정보를 제공하였다. 따라서 재활 전문가뿐만 아니라, 관련 학과 학생들에게 임상적 연결에 대한 기본 지식 정보를 제공하고, 응용된 임상적 지식을 통합하여 제공하는 재활관련 전문가의 필수 도서라고 할 수 있겠다.

이 책을 번역하면서 역자들은 통일된 전문용어와 신용어에 역점을 두었으며, 역자 개인의 지식이 포함되지 않도록 저자의 의도에 충실한 의미전달에 힘쓰고자 노력하였다. 또한 보건의료 전문가로서 책임감과 도전정신으로 지속적인 학습 및 탐구를 하는데 도움이 되고, 기존에 습득한 지식을 반복적으로 확인하며 자신의 지식과 사용하는 치료기술이 다른 전문가의 지식범위 사이의 차이점에 대한 확인과정에 도움이 되었으면 하는 바램을 가지고 번역에 임하였다. 그런 의미에서 이 책은 재활 전문가가 신경해부학을 학습하고자 할 때 필수적인 도서라 할 수 있겠다.

바쁜 일정에도 불구하고 이 책의 번역 및 출판을 기쁜 마음으로 참여하신 여러 교수님들, 그리고 영문출판사 박병조 사장님께 특별한 감사의 말씀을 드립니다.

2013년 5월 역자 일동

목차 / Table of Contents

제 4 부 인지계통, 노화, 그리고 뇌의 치유

Essentials *of* Neuroanatomy *for* Rehabilitation

제 1 장

신경해부학 소개
Introduction to Neuroanatomy

학습목표(CHAPTER OBJECTIVIES)

이 장을 완전히 이해한 후에, 독자들은 다음을 할 수 있다:

1. 뇌의 주된 기능에 대해 논의할 수 있다.
2. 인체 내 다른 기관과 뇌가 다른 이유를 설명할 수 있다(개인마다 유일한 이유)
3. 척수 위치를 서술하고, 기능을 가리키고, 척수 손상의 주된 영향을 논의할 수 있다.
4. 말초신경의 위치를 확인하고, 그들의 일반적인 기능을 묘사할 수 있다.
5. 신경가소성(neuroplasticity)의 용어를 정의할 수 있다.

핵심 용어 (KEY TERMS)

자율신경세포 (autonomic neuron)
중추신경계 (central nervous system; CNS)
아래운동신경세포 (하위운동신경원, lower motor neuron)
신경병증(neuropathy)
신경가소성 (neuroplasticity)
마비(paralysis)
불완전마비(paresis)
말초신경 (peripheral nerve)
말초신경계(peripheral nervous system; PNS)
고유감각(고유수용감각, proprioception)
반사(reflex)
위운동신경세포 (상위운동신경원, upper motor neuron)

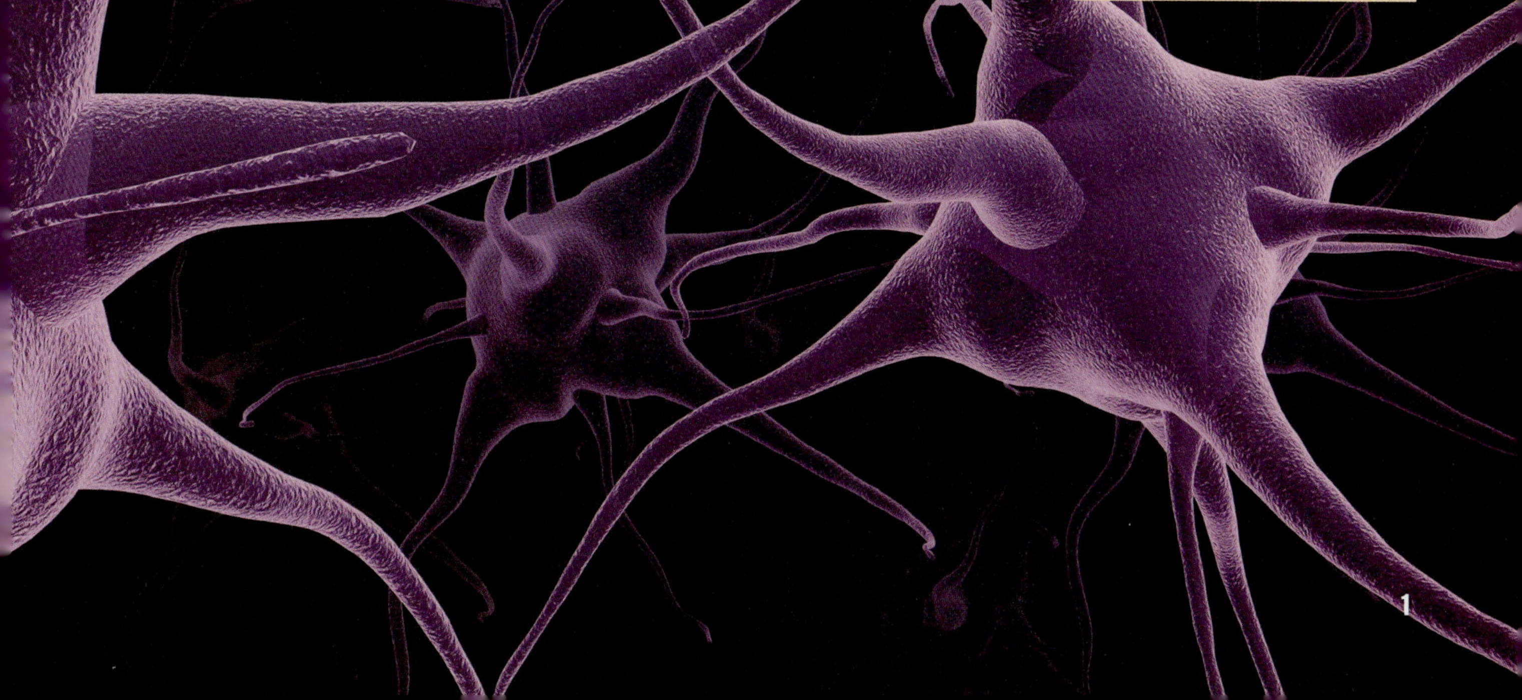

필수 정보(Essential Facts)

신경계통은 뇌, 척수, 말초신경에 의해 형성된다.

- 생각, 언어, 감정, 그리고 감각은 뇌에서 처리된다.
- 뇌는 인체의 움직임을 조절한다.
- 뇌는 유연하여 경험을 기반으로 그 연결을 변경시킬 수 있다.
- 척수는 인체 내 뇌와 연결된다.
- 말초신경은 척수와 뇌에 인체를 연결한다.

뇌(brain)는 인체의 가장 복잡하고, 굉장한 기관이다. 그 무게는 약 3 파운드이며, 10^{12}(1,000,000,000,000)개 이상의 신경세포와 더 많은 지지세포를 포함하며, 세포들 모두 머리뼈 안쪽에 가지런히 꼭 맞게 놓여 있다. 뇌는 척수와 말초신경을 통해 인체와 연락한다. 이들은 함께 인체신경계통을 형성한다. 이 계통은 인체의 정상기능을 위해 필수적이다. 의료 서비스 또는 재활에서 일한다면, 환자의 대부분은 신경계통의 질환 및 장애를 가지고 있을 것이다.

이 책은 신경계통의 구조와 기능의 간단하고 명확한 이해를 제공하기 위해 작성되었다. 실전에 효과적인 임상가가 되기 위해서는 당신이 제공하는 치료 뒤에 과학적으로 탄탄한 이해를 가지고 있어야 한다. 게다가, 환자들에게 치료의 "이유(why)"를 설명하기 위한 능력과 환자들을 교육하고 의사소통할 수 있는 능력이 개선될 것이다. 대개 치료사, 치료보조사, 또는 간호사가 환자와 이들 가족들 누군가와 가장 자주 그들의 진단과 예후에 관해 의사소통한다.

신경계통은 중추신경계통(CNS)과 말초신경계통(PNS)으로 나눌 수 있다(**그림 1-1**). **중추신경계(central nervous system: CNS)**는 뇌와 척수로 구성되어 있다. **말초신경계(peripheral nervous system: PNS)**는 뇌신경(뇌로부터)과 척수신경(척수로부터)에 의해 형성한다. CNS와 PNS는 함께 인체 움직임 조절, 심장박동수(heart rate), 호흡, 혈압, 감각 감지와 같은 기본적인 기능을 조절한다. 뇌는 또한 생각, 정서, 언어와 같은 기능이 있다: 이른바 고위 기능은 인간에게 유일하다.

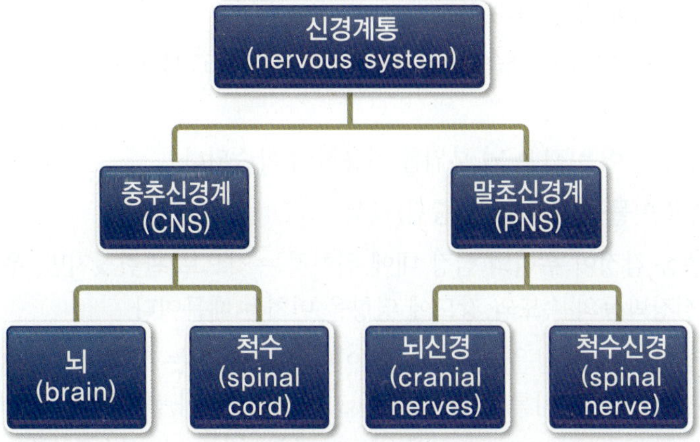

그림 1-1. 신경계통의 구분: 중추(CNS)와 말초(PNS).

개요: 뇌 / Overview: The Brain

뇌는 많은 필수적인 기능을 가지고 있다(그림 1-2 참고). 이러한 기능은 이 책의 후반에 세부적으로 설명할 것이고, 지금은 뇌의 몇몇 특이한 기능에 대해 검토하고자 한다:

- 감지하고, 해석(이해)하는 감각
  - 우리는 통증, 촉각, 맛 등의 이러한 감각이 뇌에 도달했을 때 이를 인식한다.
  - 뇌는 우리가 경험하고 있는 것을 이해하고, 이해하기 위해 받아들인다.
- 움직임의 발생은 기능과 협응
  - 뇌는 우리가 선택할 때 우리가 움직일 수 있습니다; 이는 *맘대로(voluntary)* 또는 *수의운동(volitional movement)*이라 부른다.
  - 뇌는 효율적이고 원활하게 이동하기 위한 우리의 능력에 책임이 있다; 뇌의 손상이나 상해는 종종 비협응적인 움직임의 결과를 가져온다.

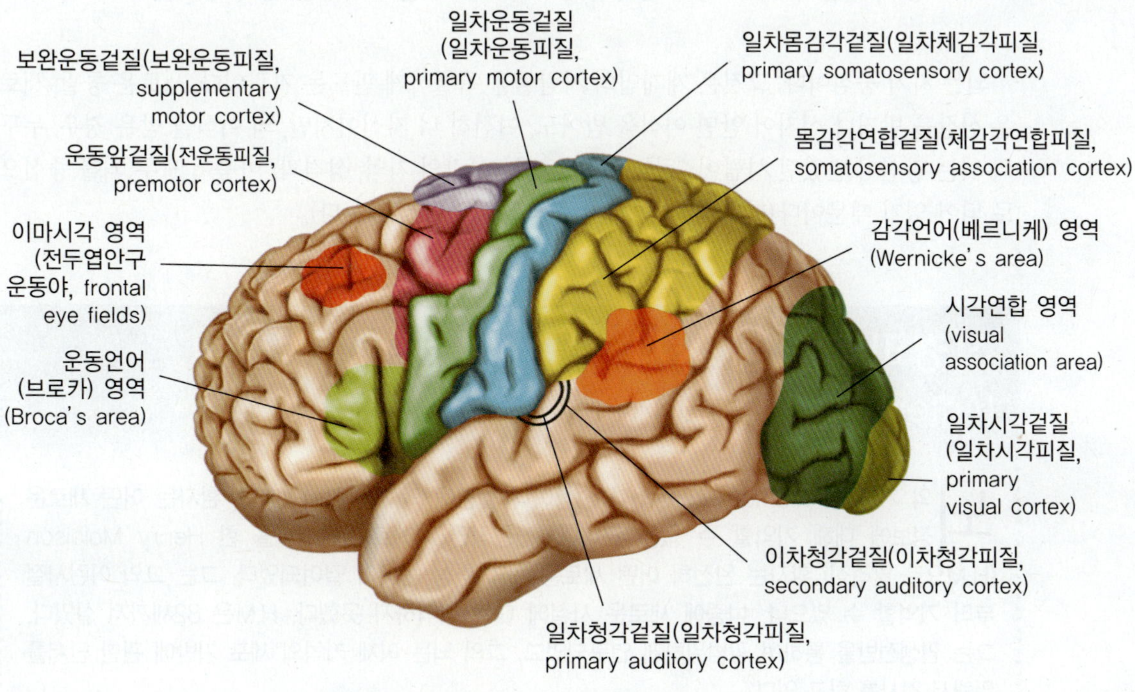

그림 1-2. 뇌의 주요 기능적 부위 개요.

- 언어의 생성과 이해, 말하기와 쓰기
  - 우리는 어떠한 언어를 학습할 수 있는 능력을 가지고 태어나지만, 이러한 능력은 나이와 함께 감소된다.
  - 수화와 구두 언어는 같은 뇌 부위를 사용하여 학습된다.
- 감정을 느끼고 이들을 표시(또는 숨김)
  - 우리는 종종 감정이 우리의 심장 내에 위치하는 것으로 관련짓지만, 우리가 "감정적"일 때 뇌는 심장박동의 속도와 강도에 영향을 미치는 때문이다.
  - 뇌의 감정 영역에 영향을 미치는 질병이나 손상이 있는 사람들은 아마도 감정을 조금 느끼거나 없게 된다; 이를 *감정 손실(loss of affect)*이라 불린다.
- 다른 사람들의 감정과 행동을 이해("읽기")하고, 말을 사용하지 않는 다른 의사소통(얼굴 표정과 신체언어를 사용)
  - 감정과 관련된 뇌 영역은 우리의 얼굴 근육에 연결, 우리의 얼굴에 우리의 감정을 표시할 수 있다; 배우들은 감정 속이기를 잘한다.
  - 다른 사람의 감정과 의도를 이해하는 능력은 사회적 행동의 매우 중요한 구성 요소이다.
- 생각, 계획, 구성과 문제 해결
  - 이러한 능력은 종종 *실행기능(executive functions)*이라고 불리며, 그들은 독립적인 성인으로서의 삶을 위해 필요하다.
  - 이러한 기능은 뇌가 성숙 시 발달의 마지막 부분이다.
- 심박수, 혈압, 소화, 호흡(숨쉬기), 땀남, 떨림, 배뇨, 배변과 같은 기본적인 신체 기능을 조절
  - 이러한 기능은 부분적 자율(예: 혈압 조절)과 부분적 맘대로(예: 배뇨)이다.
- 우리 자신의 삶 이야기, 움직임과 행동의 패턴, 사실과 형상을 포함한 기억의 생성, 저장, 그리고 불러오기
  - 기억해내는 능력이 당신의 자아정체성(self-identity)의 중심이 된다. 알츠하이머질환의 경우, 사람이 "누구"인지 심각한 변화와 기억에 깊게 영향을 줄 수 있다.

뇌는 자기 중심이다; 그것은 개개인의 사람들을 특별하게 만드는 기관이다. 새로운 콩팥, 새로운 심장을 받거나 심지어 안면 이식을 받아도, 여전히 너 자신이지만, 뇌 이식을 받은 경우, 누구의 뇌는 당신이 받았던 사람이 "될" 것이다. 이는 사람의 기억, 성격과 마음이 모두 뇌를 중심으로 되어 있기 때문이다(다행히 뇌 이식의 조짐은 나타나지 않는다).

신경과학 요점 상자 1-1: 사건후 기억상실 (Anterograde Amnesia)

뇌의 기억중추(memory center)가 손상이나 질병에 의해 손상되었다면, 환자는 어떤 새로운 정보에 대해 기억할 수 없을 것이다. 전형적인 사례로 뇌 수술을 한 Henry Molaison (H.M으로 알려짐) 환자는 완전히 어떤 새로운 기억 형성 능력이 결여되었다. 그는 그의 어린시절부터 기억할 수 있으나, 나중에 새로운 사실에 대해 기억하지 못했다. H.M은 82세까지 살았다. 그는 인생전반을 통하여 광범위하게 연구되었고, 그의 뇌는 이제 기억의 세포 기반에 관한 단서를 위해서 검사를 하고 있다.

뇌에 영향을 주는 수많은 질병과 조건의 일부분은 이 책에 설명되어 있다. 일부 사례는 원인도 알 수 있다; 그 밖의 경우, 과학자들은 질병 원인을 이해하지 못한다. "정신 질환"은 뇌의 모든 질환임을 주목하는 것 역시 중요하다. 어떤 경우에는 정신 질환에 대한 원인이 특정 부위 및 화학물질을 확인할 수 있다.

뇌 질환의 치료는 다른 신체 질환의 치료 수준에 못 미치고 있다. 뇌는 그 기능이 많고, 인간에게 유일하며, 기능이 복잡하고, 서로 연결되어 있기 때문에 많은 과학자들과 의사들의 연구에 도전적인 기관이다. 그러나 특정 질병을 위한 다른 치료법과 새로운 약물 개발은 계속 진행되고 있다. 의학 연구자들은 이제 어떻게 움직임과 운동이 뇌에 영향을 줄 수 있는지에 관해 더 자세히 알고 있다. 이 지식은 신경계통에 영향을 미치는 질환을 가지고 있는 환자를 위한 더욱 효과적이고 기능적인 치료법 개발을 위해 임상가들이 사용할 수 있다.

예전에는 당신이 성인이 된 후에 당신의 뇌 연결선이 기본적으로 변하지 않아 뇌가 굳었다고 믿었다. 그러나 과학자들은 이제 인간의 뇌가 실제로 매우 유연하고 적응하는 것을 알고; 재구성하는 뇌의 능력을 **신경가소성**(neuroplasticity)이라고 한다. 뇌의 연결선은 삶의 경험을 바탕으로 자체적으로 변화하고 수정할 수 있다는 것을 의미한다. 뭔가 새로운 것을 학습하고, 오래된 것을 잊어버리는 능력은 신경가소성을 기반으로 한다. 대부분의 경우, 뇌(그리고 척수)의 신경세포는 만약 그것들이 손상 시 재성장(재생)할 수 없다. 그러나 신경계통은 그것이 손상된 후에 재설정 기능을 위한 다른 방법을 찾을 수 있다. 이는 환자를 돕기 위한 치료를 설계하는 임상가들을 위해 좋은 소식이다. 그것은 잘 설계된 치료가 뇌손상이나 질병 이후에 움직임의 새로운 방법을 배우는 사람들의 뇌의 "재연결(rewire)"에 도움을 줄 수 있다는 것을 의미한다.

개요: 척수 / Overview: Spinal Cord

척수는 척추의 위쪽 허리부분에서 목 위까지 원통형 구조로 형성되어 있다(그림 1-3 참고). 가장 두꺼운 지점의 넓이가 대략 엄지손가락 만하다. 척수는 긴 신경섬유를 포함하며 신체의 **말초신경**(peripheral nerves)과 뇌를 서로 연결하고 있다. 말초신경은 뇌에서 나오는 뇌신경과 척수에서 나오는 척수신경을 포함한 근육, 피부, 피부밑 조직과 연결되어 있다. 따라서, 척수를 통해서 뇌와 신체로 의사소통하게 된다. 척수에서 말초신경으로 뇌의 움직임 중추를 연결하는 신경세포를 **위운동신경세포**(upper motor neurons)로 알려져 있다. 위운동신경세포는 말초 운동신경(아래운동신경세포; 아래 참고)의 활동성을 조절하고, 그것에 의해 뼈대근육과 움직임을 조절한다. 일부 척수 내 신경세포는 매우 빠르고, 감각에 불수의적 반응을 허용하여 **반사**(reflexes) 형성을 위해 상호연결되어 있다.

척수손상은 두 가지 주요한 문제를 야기할 수 있다:

신경과학 요점 상자 1-2: 척수손상 (Spinal Cord Injury)

척수손상 후 사람들은 감각과 움직임 상실로 고생한다. 그 결과 그들은 욕창 발생이 쉽게 된다. 이는 움직임 부족에 의해 피부와 뼈가 가까이 접촉하는 신체 부분에 압력이 가해져 움직임 부족이 유발되기 때문이다. 움직임 부족 때문에 근육위축(소모, wasting) 문제가 더욱 악화되며, 환자들은 아마도 이러한 욕창을 느낄 수 없게 될 것이다. 일부 경우 그들은 치명적일 수 있다; 배우 크리스토퍼리브(Christopher Reeve)는 욕창으로 인한 감염 합병증으로 사망하였다.

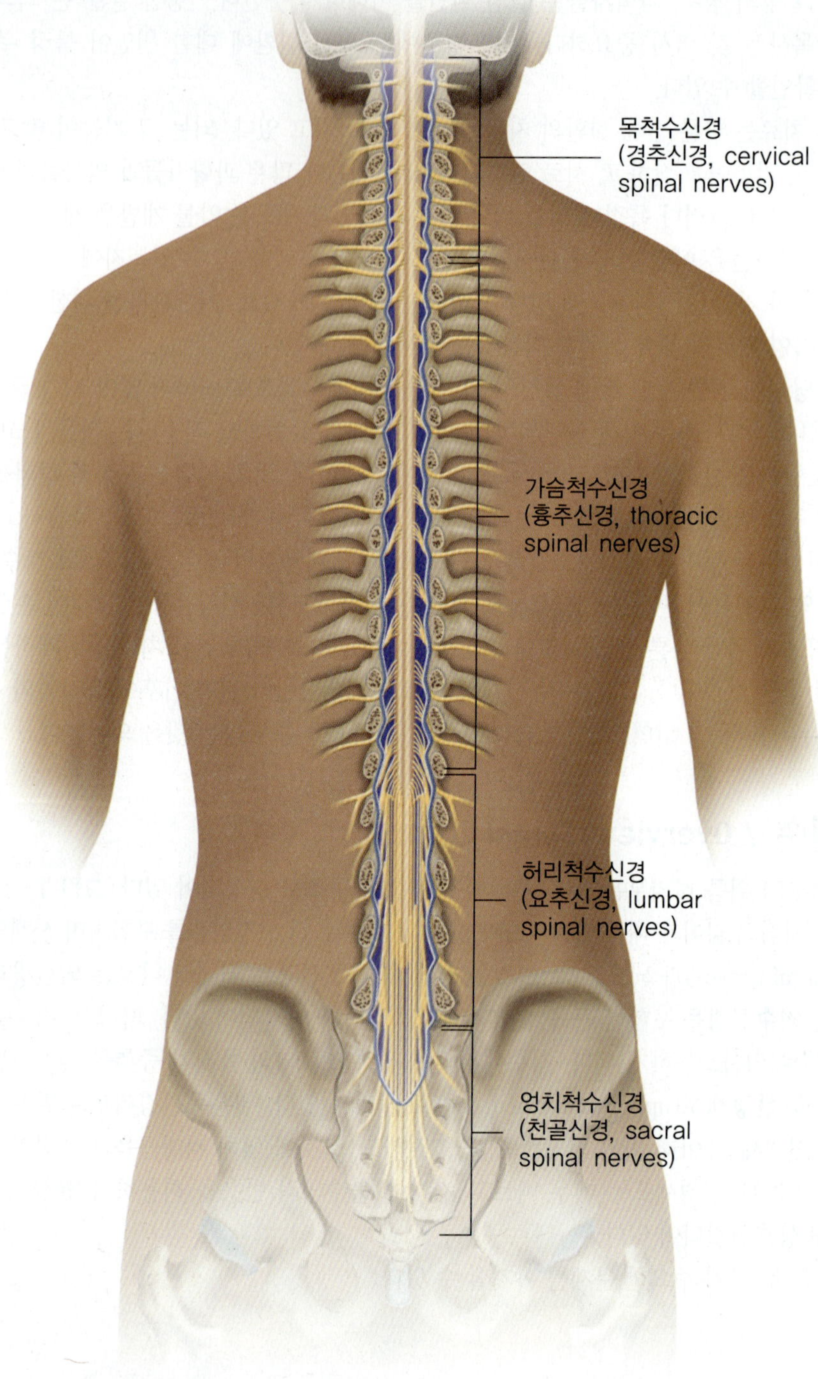

그림 1-3. 척수는 척주 내에 위치하며, 말초신경이 나옴.

1. 촉각이나 통증과 같은 감각을 신체에서 뇌로 전달할 수 없기 때문에 느낌 소실(감각 소실)
2. 움직일 때 뼈대근육에 뇌가 정보를 전달할 수 없기 때문에 움직임 소실(**마비**, paralysis)

많은 척수 손상은 외상과 사고의 결과이다. 종양과 척추 질병도 척수를 손상시킨다. 척수는 중추신경계통의 일부이기 때문에 손상되면 재생(재성장, re-grow)되지 않는다.

개요: 말초신경 / Overview: Peripheral Nerves

말초신경은 머리와 신체 모든 곳에 위치한다(그림 1-4 참고). 그것들은 피부와 피부밑(피부아래) 조직, 뼈, 관절과 뼈대근육, 샘, 내부기관으로부터 신호를 받는다. 말초신경은 3가지 종류의 신경세포(ncurons)를 포함한다. (1) 감각신경세포, (2) 운동신경세포, (3) 자율신경세포. 말초신경은 보통 그들이 손상되었다면, 재생(재성장, re-grow)된다.

말초신경의 중요한 기능은 감각을 감지하고 전달한다. 그것들은 감각신경세포(신경원)를 통해 이를 할 수 있다. 신체 바깥에서 기원하는 일부 감각은 다음을 포함한다:

- 냄새(smell)(향기)
- 맛(taste)

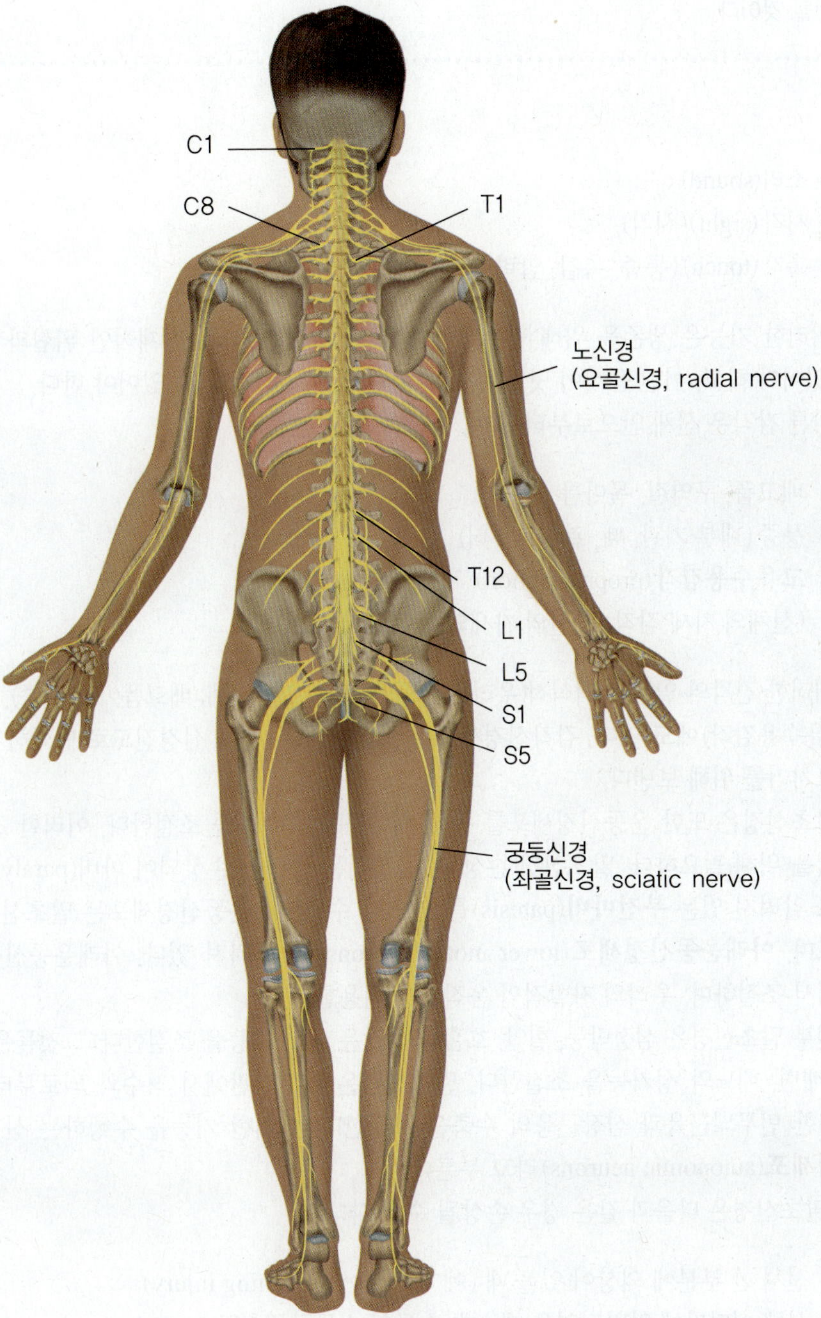

그림 1-4. 척수의 뒷면, 척수신경, 그리고 일부 대표적인 말초신경.

신경과학 요점 상자 1-3: 당뇨병신경병증 (Diabetic Neuropathy)

당뇨 환자들은 높은 수준의 혈당이 화학물을 생성하고 이는 말초신경섬유를 손상시킨다. 이러한 상태를 당뇨병성말초**신경병증**(diabetic peripheral **neurophathy**)이라 불린다. 초기 단계에 사람들은 일반적으로 대부분 그들의 발에 바늘로 찌르는 듯한 통증을 느낀다. 질병의 진행 동안 통증감각은 저림(감각 결여)로 대체된다. 이러한 상태는 사람들이 발 부상(물집이나 상처)를 가지고 있는 것을 인지하지 못하기 때문에 위험하게 된다. 당뇨 환자들은 종종 상처 치유의 실패하며, 좋지 않은 창상 치유와 신경병증이 복합되어 아마도 장기간 상처가 지속되어 감염을 유발할 뿐만 아니라, 일부 경우에 사지를 절단하게 된다. 당뇨병 환자의 약 절반이 말초신경병증으로 발전될 것이다.

- 소리(sound)
- 시각(sight)(시각)
- 촉각(touch)(통증, 촉감, 압력, 온도 포함)

이러한 기능은 생존을 위해 필수적이다. 예를 들어, 우리는 잠재적인 위협과 위험을 인지할 수 있어야 하고, 어떤 음식이 맛있는지, 그렇지 않은지 결정할 수 있어야 한다.

다른 감각은 신체 안으로부터 오며, 다음을 포함한다:

- 배고픔, 구역질, 목마름
- 통증(내부 기관, 뼈, 관절로부터)
- **고유수용감각**(proprioception)
  (신체의 자세 감각; 당신의 자세와 공간에서 위치)

이러한 감각의 일부는 의식적(우리는 그들을 알고 있다 - 예: 배고픔이나 갈증), 다른 잠재의식(고유수용감각)에도 있다. 감각신경세포는 이러한 모든 것을 신경전도로 변화하며 척수와 뇌로 정보처리를 위해 보낸다.

말초신경은 또한 운동신경세포를 통해 뼈대근육이 수축을 조절한다. 이러한 조절은 정상 움직임을 위해 필요하다. 말초신경 손상 시 움직이는 능력이 손상되어 마비(paralysis)나 근육 약화로 알려져 있는 **부전마비**(paresis)를 일으킬 수 있다. 운동신경세포는 말초신경에 위치하고 있으며, **아래운동신경세포**(lower motor neurons)로 알려져 있다. 아래운동신경세포 활동의 뇌에서 조절하며, 우리의 자발적인 움직임을 허용한다.

일부 말초신경은 심장박동, 혈압, 호흡률과 같은 내부 기능을 조절한다; 그것들은 또한 소화 조절, 배변, 배뇨와 성기능을 조절한다. 말초신경은 내부기관에서 척수와 뇌로부터 신호를 받아 인접한 민무늬근육과 심장근육의 수축을 조절한다. 이러한 기능을 수행하는 신경세포를 **자율신경세포**(autonomic neurons)라고 부른다.

말초신경은 다음과 같은 경우 손상될 수 있다:

- 신체 한 부분에 외상이 있을 때 (예: 압박손상, crushing injury)
- 신체 어딘가에 압박되었을 때 (예: 손목의 손목굴증후군, carpal tunnel syndrome)
- 질병에 의해 손상되었을 때 (예: 당뇨, diabetes mellitus)

복습문제 (Review Questions)

1. 감정, 언어, 기억, 사고 등에 반응하는 신경계통은 어느 부분인가?
2. 척수 내에서 어떤 종류의 신경이 신호를 전달할까요? 척수가 손상 시 통증을 느끼는 능력과 근육을 움직이는데 어떠한 영향을 미칠까요?
3. 말초신경의 1차적 기능은 무엇인가?
4. 신경가소성(*neuroplasticity*) 용이가 의미하는 것은 무엇인가?

추천문헌 (Further Reading)

1. Damasio, A. (2010). *Self comes to mind.* New York: Pantheon Books.
2. Gazzaniga, M. S. (2008, June/July). Spheres of influence. *Scientific American Mind,* pp. 33–39.
3. Pinker, S. (2007). *The stuff of thought: Language as a window into human nature.* New York: Viking Penguin.
4. Rempel-Clower, N. L., Zola, S. M., Squire, L. R., & Amarai, D. G. (1996). Three cases of enduring memory impairment after bilateral damage limited to the hippocampal formation. *J. Neuroscience* 16(16): 5233–5255.
5. Scoville, W. B., & Milner, B. (1957). Loss of recent memory after bilateral hippocampal lesions. *J. Neurology, Neurosurgery and Psychiatry, 20,* 11–21.

제 2 장

국소 해부학
Regional Anatomy

학습목표 (CHAPTER OBJECTIVIES)

이 장을 완전히 이해한 후에, 독자들은 다음을 할 수 있다:

1. 뇌의 각 주요 해부학적 부위에 대해 알고, 일반적인 기능에 대해 설명할 수 있다.
2. 척수의 주요 해부학적 부위의 위치와, 척수 분절의 개념을 논의할 수 있다.
3. 뇌와 척수 주변의 공간뿐만 아니라 수막을 알 수 있다.
4. 뇌의 4개 뇌실의 위치와 뇌척수액의 기능을 설명할 수 있다.
5. 뇌와 척수에 공급하는 주요 동맥과 이들로부터 배출되는 주요 정맥굴에 대해 설명할 수 있다.
6. 혈액뇌장벽과 혈액신경장벽의 기능에 대해 설명할 수 있다.

핵심 용어 (KEY TERMS)

바닥핵 (basal ganglia)
혈액–뇌장벽 (blood–brain barrier)
뇌줄기 (brainstem)
머리덮개뼈 (calvaria)
소뇌 (cerebellum)
대뇌겉질 (cerebral cortex)
뇌척수액 (cerebrospinal fluid)
대뇌 (cerebrum)
머리뼈바닥 (cranial base)
사이뇌 (diencephalon)
회색질 (gray matter)
뇌하수체 (hypophysis [pituitary gland])
시상하부 (hypothalamus)
경색증 (infarct)
수막 (meninges)
척수 (spinal cord)
시상 (thalamus)
뇌실 (ventricles)
백색질 (white matter)

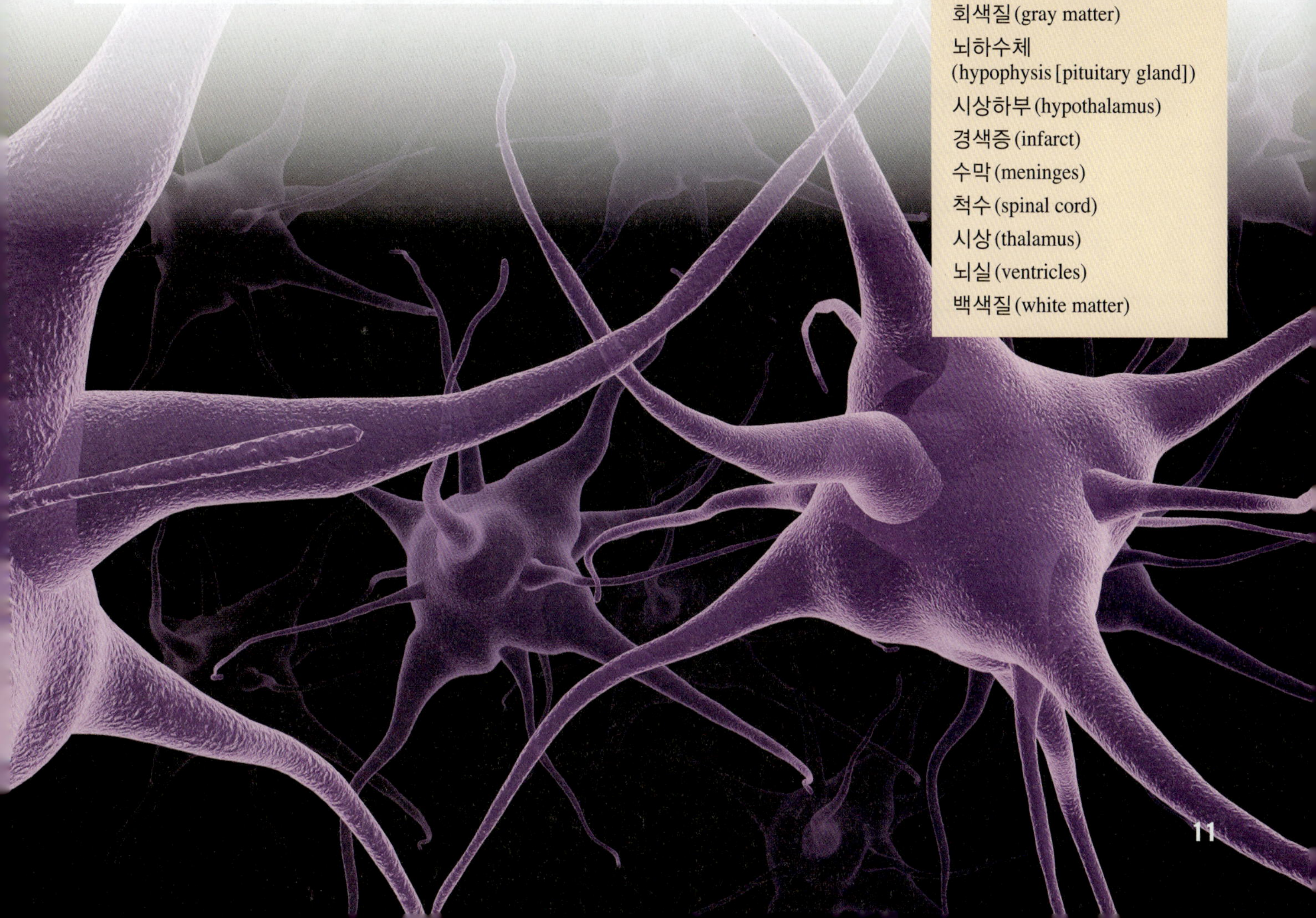

필수 정보(Essential Facts)

뇌와 척수는 뼈, 결합조직(수막)과 뇌척수액에 의해 보호된다.

- 뇌는 4개의 주요 부위를 가지고 있다:
  1. 대뇌는 생각, 감정, 언어를 담당하고 있습니다.
  2. 사이뇌는 대뇌와 다른 뇌 영역을 연결하고 생리적 반응을 조절합니다.
  3. 뇌줄기는 기본적인 생존 기능을 조절한다.
  4. 소뇌는 협응과 균형에 대해 반응한다.
- 척수는 목, 가슴, 허리, 엉치 4개의 주요 부위를 가지고 있다.
- 뇌는 유연하여 경험을 기반으로 그 연결을 변경시킬 수 있다. 뇌는 심장에 나오는 혈액의 20%를 사용한다.
- 뇌와 척수는 혈액뇌장벽에 의해 혈액으로부터 분리되어 있다.

중추신경계(central nervous system)는 뇌와 척수로 구성되어 있다. 이 장에서는 뇌와 그 주변 구조, 척수와 그 주변 구조에 대해 해부학적 개요를 제공한다. 더욱이, 이는 신경계통을 지지하는 혈관의 넓은 연결망을 설명한다. 특히 세부적인 각 뇌의 기능과 척수 부위에 대한 설명은 다음 장에서도 설명될 것이다. 중추신경계통에 영향을 주는 많은 병리들은 뇌, 척수, 머리뼈, 척추, 척추사이원반 같은 주위 해부학적 구조의 손상 때문에 발생하며, 기능에 심각한 결과를 초래한다. 임상가들은 환자의 가장 효과적인 치료를 위해 뇌와 척수 해부학의 이해가 필요하다.

뇌와 척수의 해부학 / Anatomy of the Brain and Spinal Cord

1장에서는 중추신경계통을 형성하는 뇌와 척수를 설명하였다. 이들은 각각 많은 신경세포(neuron)와 주변의 지지세포(glial)로 구성되어 있다. 세포의 구조와 기능은 3장에서 더 설명될 것이다.

뇌의 맨눈 해부학 / Gross Anatomy of the Brain

사람의 뇌 무게는 약 3 파운드이며, 대략 10^{12}개의 신경세포(neuron)로 구성되어 있다. 이 또한 500^{12} 아교(지지) 세포로 구성되어 있으며, 신경세포 주변에 있다. 뇌의 크기는 사람마다 다양하지만, 뇌의 크기가 지능과 연관되는 것은 아니다. 그러나 뇌의 한 부분은 생각, 언어, 감정과 다른 유일한 인간의 특성에 반응하며, 이는 다른 동물들보다 사람들이 훨씬 더 크다.

뇌는 4개의 주된 해부학적 부위로 나뉘어 있다: 대뇌, 사이뇌, 뇌줄기, 소뇌(그림 2-1 참고).

대뇌(cerebrum)는 뇌에서 가장 큰 부분이다. 이는 2개의 대뇌반구로 나뉘어 있으며, 뇌들보라 불리는 거대한 신경섬유(축삭) 띠에 의해 연결되어 있다(그림 2-2 참고). 뇌들보는 왼쪽과 오른쪽 대뇌반구를 연결하며, 그래서 그들은 다른 부분과 교통한다. 각 대뇌반구의 가쪽층은

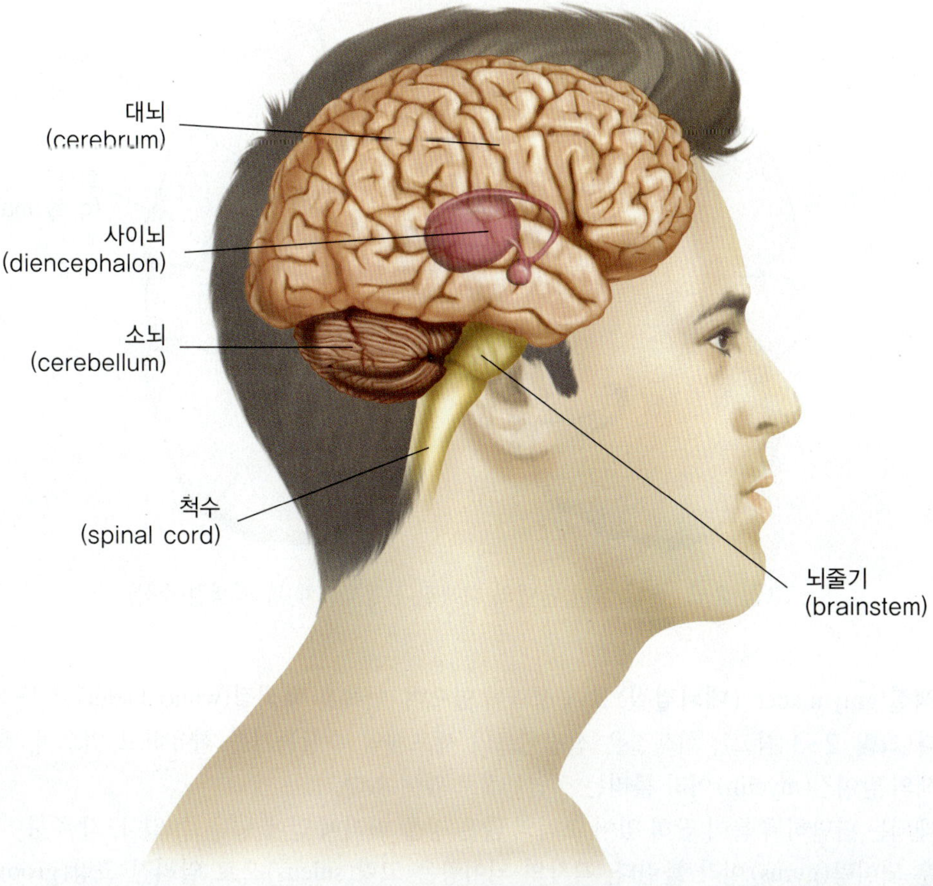

그림 2-1. 뇌의 세분화(가쪽면).

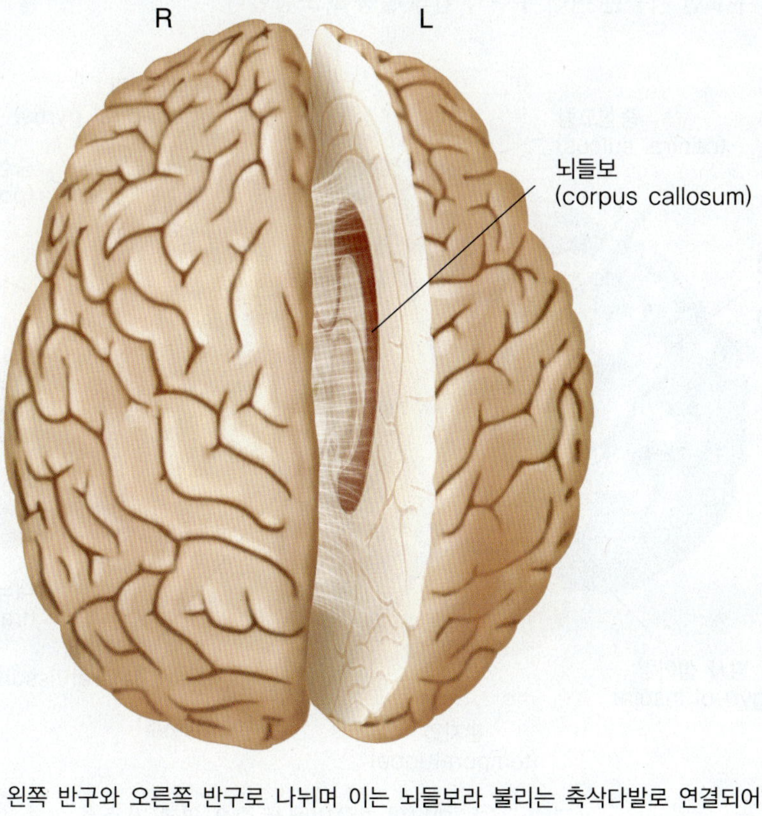

그림 2-2. 대뇌는 왼쪽 반구와 오른쪽 반구로 나뉘며 이는 뇌들보라 불리는 축삭다발로 연결되어 있음 (위쪽 면).

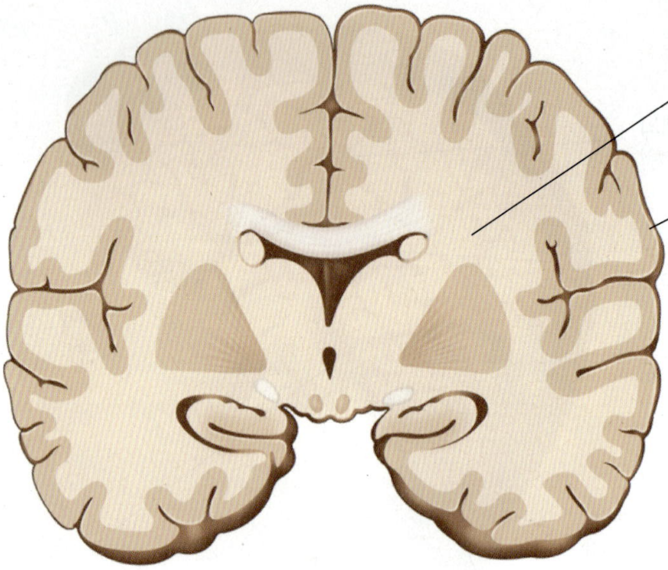

그림 2-3. 대뇌 이마 단면의 회색질(신경세포체)과 백색질(축삭).

회색질(gray matter) (**대뇌겉질**) 로 구성되어 있으며, 안쪽은 **백색질**(white matter) 로 둘러싸여 있다(그림 2-3 참고). 회색질은 신경세포의 세포체와 수상돌기를 함유하고 있으며, 축삭은 흰색의 말이집(myelin) 이라 불리는 절연물질로 덮여 있다.

대뇌는 단단히 주름이 잡혀 있어 조직의 많은 양을 머리뼈 안에 넣을 수 있다. 각 주름이나 능선은 뇌이랑(gyrus) 이라 불린다. 각각의 뇌이랑은 고랑(sulcus) 으로 알려진 고랑(groove) 에 의해 다음 이랑과 분리된다. 일부 깊은 고랑은 틈새(fissure) 라고 불린다(그림 2-4 참고).

각 대뇌반구는 4 부위(엽) 로 세분화할 수 있으며, 이는 인접한 머리뼈에 의해 이름 붙여진다. 겉질의 주요한 기능은 여러 부위와 엽의 활동을 포함한다.

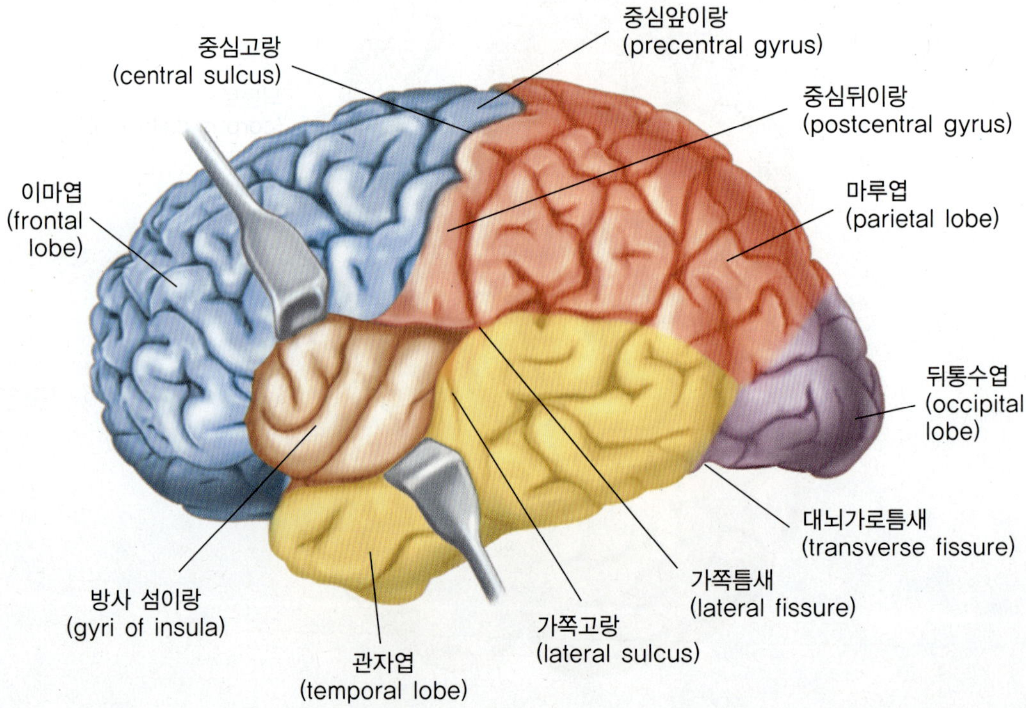

그림 2-4. 대뇌의 가쪽면에서 주요 엽과 기준점.

신경과학 요점 상자 2-1: 뇌-분리 연구 (Split-Brain Studies)

뇌들보는 왼쪽과 오른쪽 대뇌반구에 연결되어 있으며, 뇌의 각각의 부위에서 다른 쪽 부위로 연결되어 있다. 한때는 심한 발작(간질, epilepsy)으로부터 고통받는 사람들의 뇌들보를 자르는게 비교적 흔하게 일어났었다. 이러한 절차는 때때로 간질의 수와 심한 정도를 제한하는데 때때로 효과적이었다. 두 대뇌반구의 연결의 끊김은 또한 일부 흥비로운 결손을 유도하였다.
이러한 "뇌분리된" 사람들의 연구는 왼쪽과 오른쪽 반구의 기능과 전문화를 설명하는데 도움을 주었다. 예를 들어, 언어는 보통 왼쪽 반구에 중추가 있고, 비언어 의사소통은 오른쪽에 위치한다.

*이마엽(frontal lobe)*은 이마뼈 아래에 위치한다. 이는 중심고랑에 의해 마루엽으로부터 분리되어 있으며, 가쪽틈새에 의해 관자엽과 분리되어 있다. 이마엽의 아래면은 눈확(eye socket, orbit) 위에 놓여 있으며, 엽의 이 부분은 눈확면(orbital surface)이라 한다. *마루엽(parietal lobe)*은 이마옆의 뒤에 위치하며 중심고랑 뒤에 있다. 이는 작은 마루뒤통수고랑에 의해 뒤통수엽과 관자엽은 가쪽열에 의해 분리된다. *뒤통수엽(occipital lobe)*은 뇌의 가장 뒤 뒤통수뼈 아래에서 찾을 수 있다. 그리고 마지막으로 *마루엽(temporal lobe)*은 마루엽 아래, 뒤통수엽 앞에 위치한다. 이 엽은 관자뼈 아래에 놓여 있다.

4개 대뇌 엽 모두 뇌의 정중시상면에서 관찰된다(그림 2-5 참고). 몇몇 신경과학자들은 또한 5번째 "둘레엽"이 뇌의 중심부 전체에 놓여 있다고 설명하지만, 밖에서는 관찰되지 않는다. 둘레엽은 뇌의 한 부분으로 4개의 해부학적 엽의 부분을 포함하고 있으며, 둘레계통의 부분이다(기억과 감정에 반응). 대뇌의 다른 부위인 섬(insula)은 어떠한 해부학적 엽의 부분으로

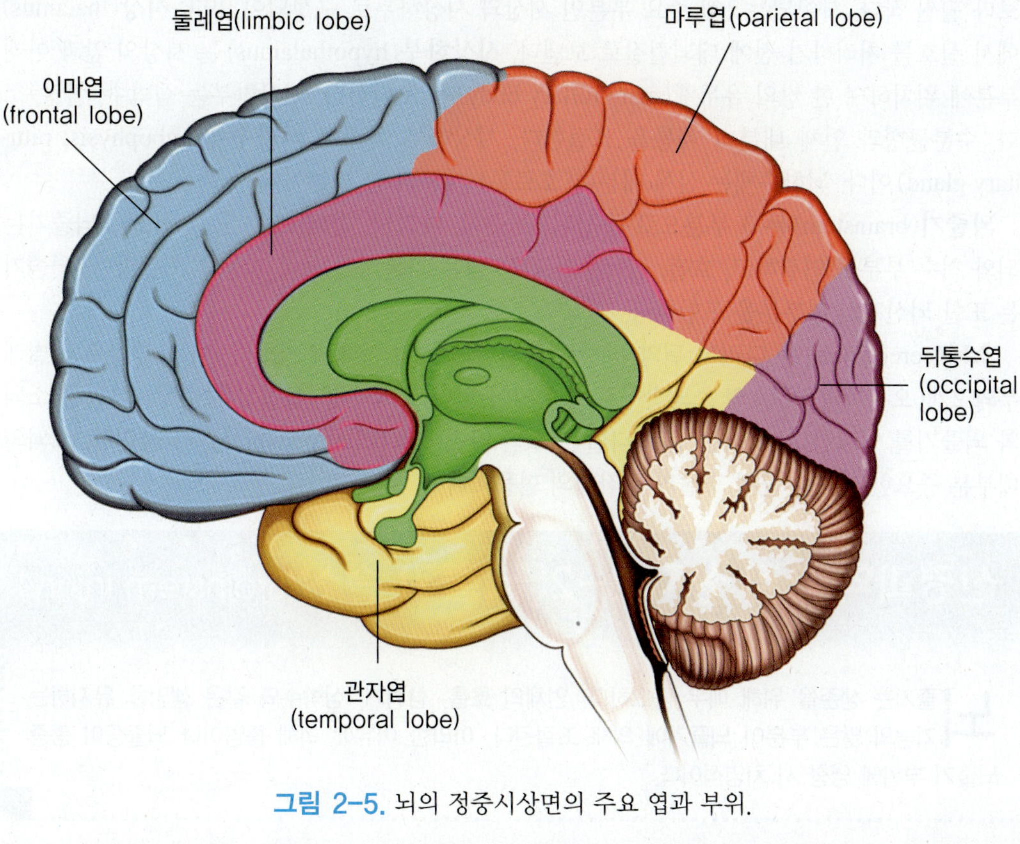

그림 2-5. 뇌의 정중시상면의 주요 엽과 부위.

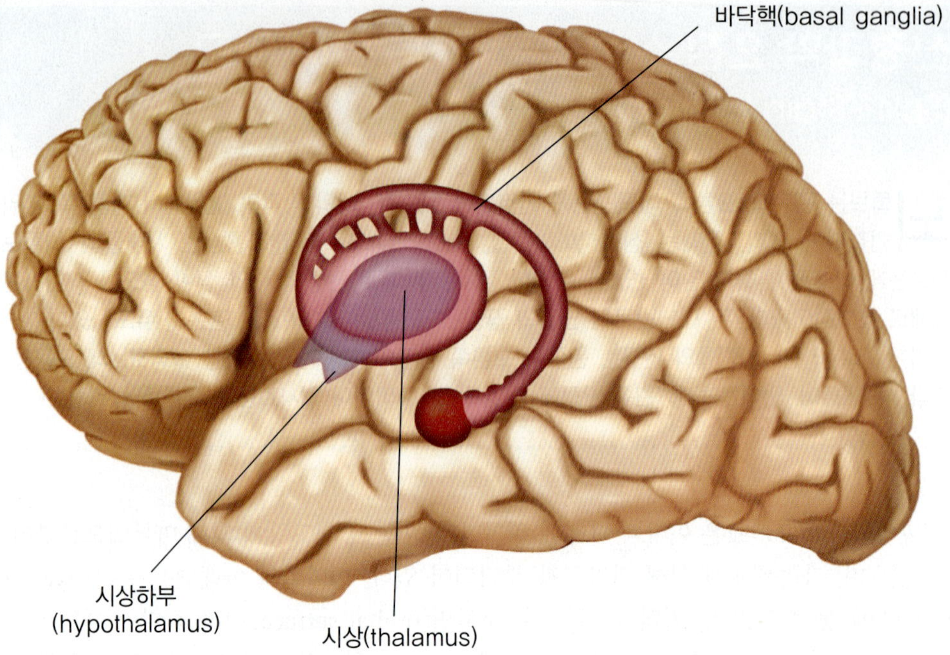

그림 2-6. 바닥핵과 사이뇌(시상과 시상하부) (가쪽면).

고려되지 않는다. 섬은 이마엽, 마루엽, 관자엽 아래 부분에 감춰져 있고 가쪽열 안에서 관찰할 수 있다. 이는 둘레계통과 연결되어져 있고, 감각과 감정 인식을 포함한다.

각 대뇌반구의 백색질 안쪽 깊은 곳은 큰 겉질밑 구조의 그룹으로 **바닥핵**(basal ganglia)으로 알려진 회색질을 구성한다(그림 2-6 참고). 바닥핵은 꼬리핵, 조가비핵, 창백핵을 포함한다. 이 구조는 움직임, 생각, 감정을 일으킨다.

사이뇌(diencephalon)는 대뇌 아래에 위치하며, 뇌의 절단면에서만 관찰된다. 사이뇌는 대뇌보다 훨씬 작다. 사이뇌는 2개 주요 부분인 시상과 시상하부로 구성되어 있다. **시상**(thalamus)에서 신호를 처리하기 전에 대뇌겉질로 보낸다. **시상하부**(hypothalamus)는 시상의 앞과 아래 부분에 위치하며 한 쌍의 유두체(mammillary body)를 포함한다. 시상하부는 심박수, 혈압, 소화, 수분균형과 인체 내분비 계통을 조절한다. 시상하부 아래는 **뇌하수체**(hypophysis; pituitary gland)이다. 뇌하수체는 신체 내분비(호르몬) 계통의 한 부분이다.

뇌줄기(brainstem)는 3 부분으로 구성된다: 중뇌, 다리뇌, 숨뇌(그림 2-7 참고). 뇌줄기는 뇌와 척수 부분을 연결하고, 호흡, 심박수와 같은 많은 기본적인 생존 기능을 조절한다. 뇌줄기는 또한 뇌신경의 대부분을 포함한다.

소뇌(cerebellum)는 다리뇌 뒤와 뇌의 뒤쪽인 뒤통수엽 아래 위치한다. 이는 중심부의 벌레부와 2개(오른쪽과 왼쪽)의 소뇌반구로 구성되어 있다. 3개의 큰 신경섬유(축삭) 다발은 소뇌와 뇌줄기를 연결한다. 이러한 섬유 다발은 소뇌 다리(cerebellar peduncles)라 불린다. 소뇌의 대부분 중요한 기능은 균형 조절과 움직임의 협응이다.

신경과학 요점 상자 2-2: 뇌줄기 손상(Brainstem injury)

뇌줄기는 생존을 위해 매우 중요하다. 인체의 호흡, 삼키기, 심박수와 같은 생명을 유지하는 기능의 많은 부분이 뇌줄기에 의해 조절된다. 이러한 이유에 의해 종양이나 뇌졸중이 종종 뇌줄기 부위에 영향 시 치명적이다.

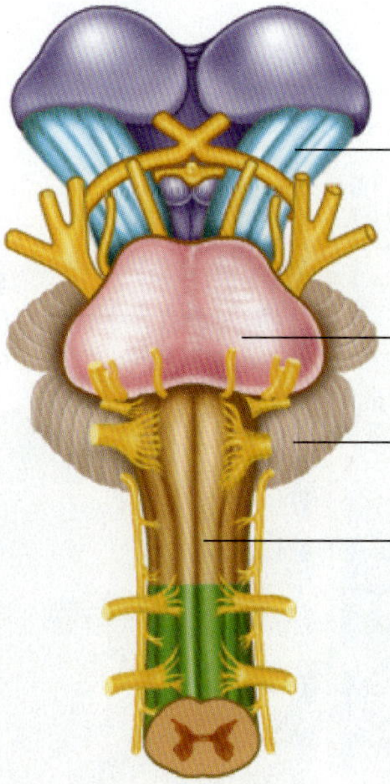

그림 2-7. 뇌줄기와 소뇌: 뇌줄기에 중간뇌, 다리뇌, 숨뇌가 있음(앞쪽면).

개념 복습 2-1: 뇌 해부학 (Brain Anatomy)

- 2개의 대뇌반구는 뇌들보에 의해 연결되어 있다.
- 대뇌겉질은 이마엽, 마루엽, 관자엽, 그리고 뒤통수엽의 4개 엽으로 되어 있다.
- 바닥핵은 대뇌 안쪽 깊은 곳에 위치한다.
- 사이뇌는 시상과 시상하부로 구성되어 있다.
- 뇌줄기는 중뇌, 다리뇌, 숨뇌에 의해 형성된다.
- 소뇌는 뇌줄기에 의해 연결되어 있다.

척수의 맨눈 해부학 / Gross Anatomy of the Spinal Cord

척수(spinal cord)는 인체 내 뇌와 말초신경을 연결한다(그림 2-8 참고). 척수는 신체로부터 뇌로 감각 정보를 전달하고, 또한 뇌에서 인체로 뼈대근육과 기관을 조절하기 위한 신호를 전달한다. 척수 손상은 손상 시 뇌와 신체 사이의 필수적인 정보를 전달하는데 장애가 있기 때문에 기능의 심각한 결과를 가져온다.

척수는 머리뼈 바닥에서 척추 L_1 높이까지 뻗어 있다. 척수 아래 끝은 한 지점으로 점점 가늘어진다(척수원뿔, conus medullaris). 이는 결합조직 섬유에 의해 엉치뼈에 닿아 있으며, 이를 종말끈(terminal fiber)이라 한다. 척수는 대략 가장 넓은 지점의 직경이 0.6 인치 또는 1.5 cm이다.

척주처럼 척수도 분절로 이루어져 있다. 각 척수 분절은 기능학적 단위로 분리되어 있으며, 분절은 일반적으로 척추를 형성하는 척추뼈와 일치한다. 여기에는 31개의 척수 분절이 있다. 목 부위는 8개의 척수 분절이 있다(그러나 뼈는 7개). 가슴 부위는 12개의 척수 분절을 가지고 있고, 허리와 엉치 부위는 각각 5개의 분절을 가지고 있다(여기에는 또한 하나의 꼬리분절이 있으나, 기능학적 특징은 가지고 있지 않다).

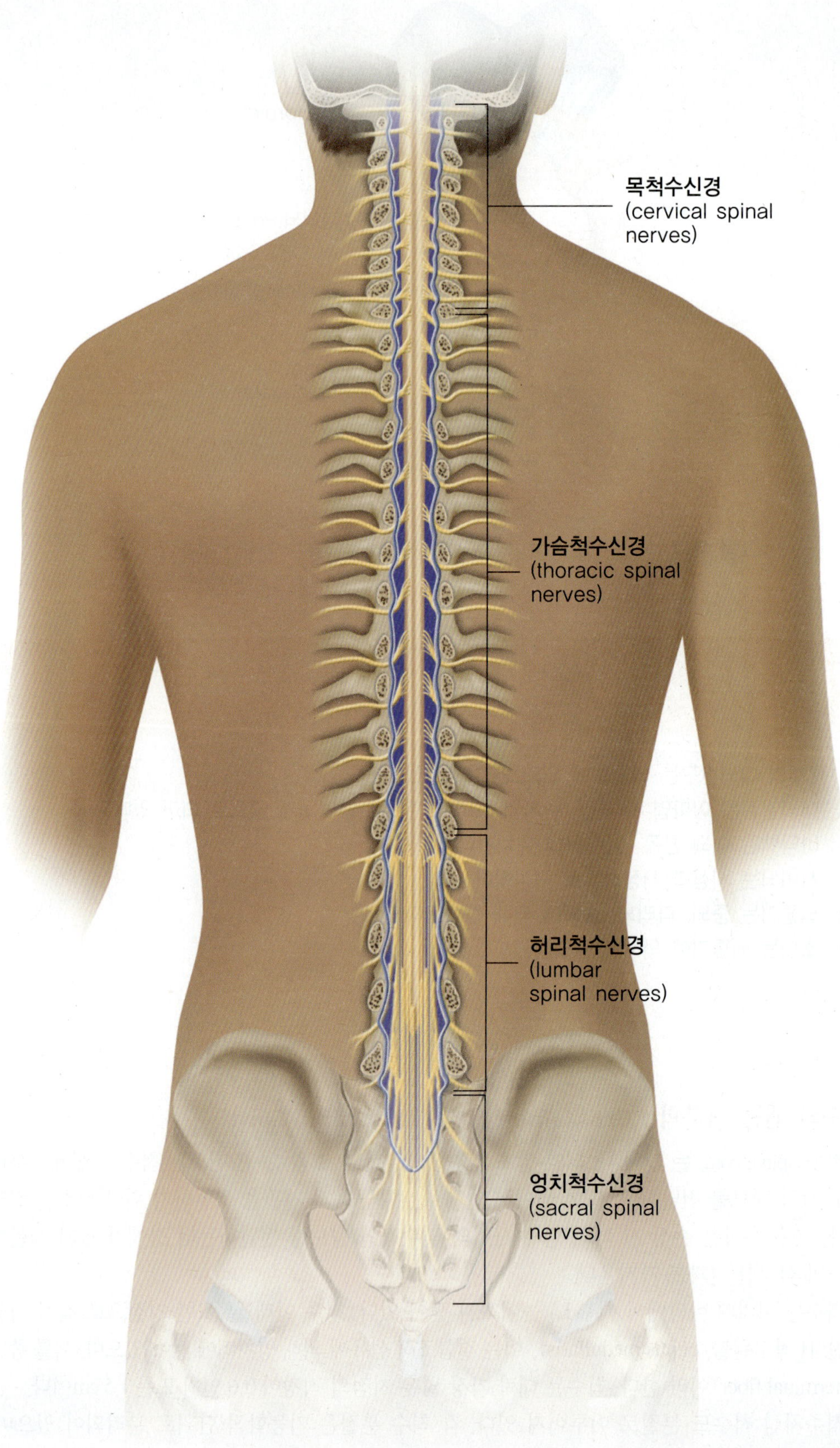

그림 2-8. 척수(spinal cord)는 척주관 내에 위치하고 있고, 척수신경이 나옴.

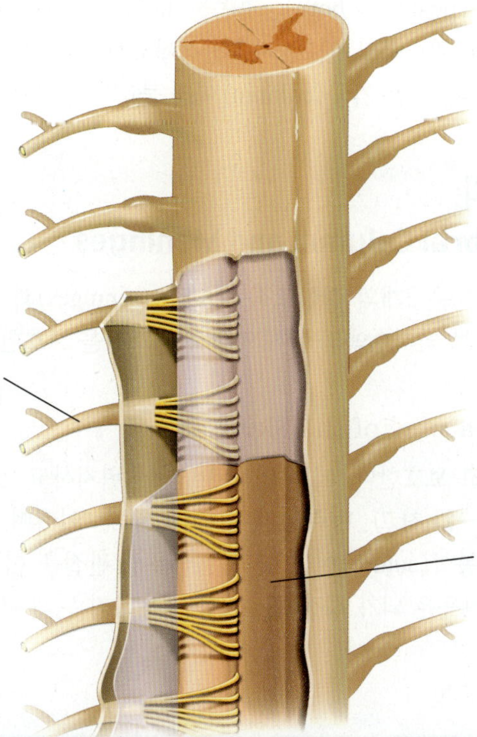

그림 2-9. 척수 분절과 척수신경의 세부모양.

각 척수 분절에서는 한 쌍의 척수신경(오른쪽과 왼쪽)이 나온다(그림 2-9 참고). 이 신경은 운동, 감각과 자율 축삭(신경섬유)을 포함하여, 척수를 나와 말초신경을 형성한다. 척수 신경은 척추에서부터 척추사이구멍(intervertebral foramen)이라 불리는 구멍을 통해 빠져나온다. 척추에서 나온 각 쌍의 척수신경은 인접한 척주의 번호와 일치한다(척추뼈 C7과 T1 사이의 C8을 제외). 척수 끝이 척추 L1 수준에서 끝나며 이는 척주보다 짧고, 허리와 엉치 부위로부터 나온 척수신경섬유는 척추사이 구멍을 통해 나오기 전에 척주 내 아래쪽으로 주행해야 한다. 이러한 말초신경섬유는 말의 꼬리와 닮았으며, 일괄적으로 말총(cauda equina)으로 불린다.

척수를 통한 단면도는 가운데 회색질은 나비모양이며, 주변에 백색질이 둘러싸고 있다(그림 2-10 참고). 회색질(신경세포체와 수상돌기를 구성한다)은 뿔(horn)로 알려진 부위로 나뉜다.

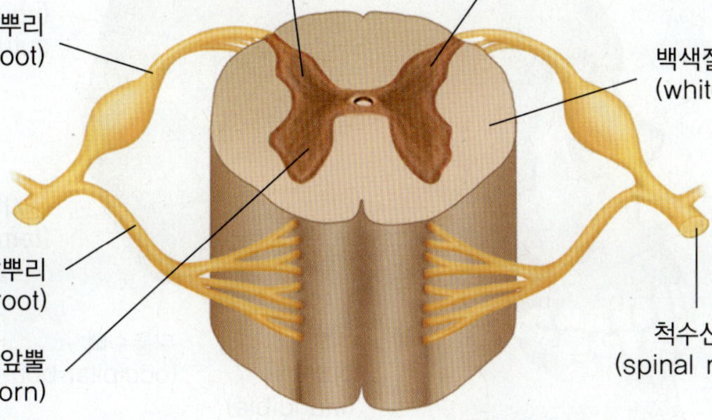

그림 2-10. 척수 단면으로 중심부 회색질과 가장자리 백색질: 회색질은 뒤뿔과 앞뿔로 나뉘어 있으며, 이는 뒤뿌리와 앞뿌리로 연결됨.

3개의 회색질 뿔은 뒤뿔(posterior horn), 가쪽뿔(lateral horn), 앞뿔(anterior horn)이다. 운동신경세포체는 앞뿔에 위치하고 있고, 자율신경세포체는 가쪽뿔에서 발견된다. 백색질은 축삭이 말이집신경섬유이며, 이는 기둥(column)이라 불리는 부분으로 조직화되어 있다.

머리뼈, 척주, 수막 / The Skull, Vertebral Column, and Meninges

중추신경계통(뇌와 척수)은 3개의 결합조직층(**수막**, meninges)과 뼈(머리뼈와 척주)에 의해 둘러싸여 있다. 이들 구조물 뇌척수액과 함께 약한 신경조직을 보호한다.

머리뼈의 해부학 / Anatomy of the Skull

머리뼈는 뇌를 둘러싸고 보호한다. 뇌는 머리뼈바닥에 위치하고 있고 그 주변을 머리덮개뼈가 둘러싸고 있다(그림 2-11 참고). **머리덮개뼈**(calvaria)는 이마뼈, 마루뼈, 뒤통수뼈, 관자뼈로 형성된다. 이 뼈들은 봉합(suture)이라 불리는 섬유성 관절을 이루며, 성인이 되어 융합된다. 그러나 매우 어린 아이들은 뇌가 성장하는 것을 수용하기 위해 확장할 수 있다. 머리덮개뼈는 보통 2세에 융합된다.

임상적 지식 상자 2-1: 키아리 기형 (Chiari Malformation)

키아리 기형(Chiari malformation)은 큰구멍을 통해 "쳐짐(drops)"되는 뇌(보통 뇌줄기 또는 소뇌) 바닥부의 상태를 설명한다. 이런 쳐짐은 뇌의 압박으로 신경세포를 죽인다. 키아리 기형은 위험한 상태이며, 치료하지 않고 방치하면 죽을 수 있다.

부가적 질문: 키아리 기형 때문에 소뇌가 압박된다면 어떤 기능에 영향을 미칠 수 있을까?

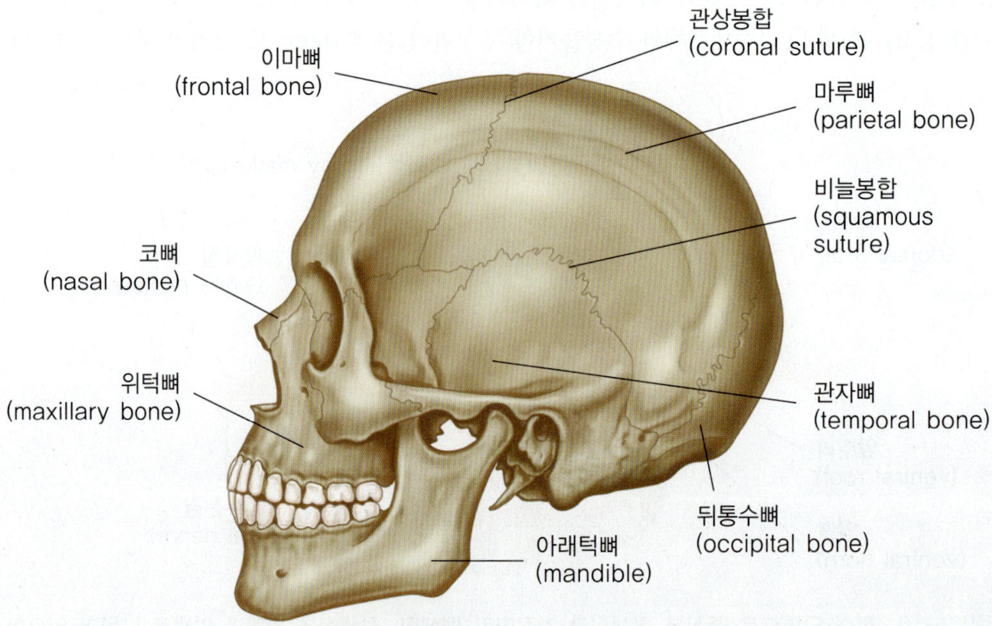

그림 2-11. 머리뼈(가쪽면).

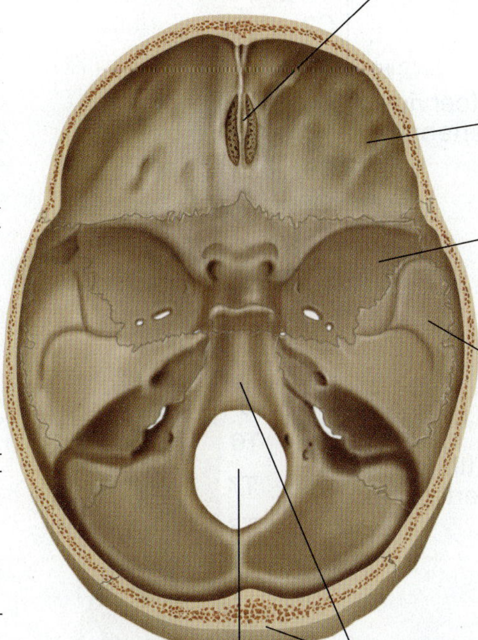

그림 2-12. 머리뼈: 머리뼈바닥의 위쪽면.

머리뼈바닥(cranial base)은 여러 개의 뼈에 의해 형성되며, 뇌로부터 신경과 혈관이 지나기 위한 구멍(foraminae)을 포함한다(그림 2-12 참고). 머리뼈바닥은 3 부위로 나뉘어 있으며, 이는 머리뼈우묵(cranial fossa)이라 불린다. 머리뼈바닥에서 가장 큰 구멍은 큰구멍(foramen magnum)이다; 이 구멍을 통해 척주로 들어가는 척수가 지난다.

척주의 해부학 / Anatomy of the Vertebral Column

척수(spinal cord)는 척주에 의해 둘러싸여 있으며, 33개의 뼈로 구성되어 있다(그림 2-13 참고). 척주는 5개 부위로 나뉜다: 목뼈(척추 7개), 등뼈(척추 12개), 허리뼈(척추 5개), 엉치뼈(척추 5개, 엉치 형성을 위해 융합), 꼬리뼈(3-5의 작은 척추).

척주의 각 부위의 척추는 구별된 구조를 가지고 있다(그림 2-14 참고). 첫 번째 목뼈(C1)를 제외하고 모두 척추뼈몸통을 가지고 있으며, 이는 동그랗거나 타원형의 모양이며, 척추뼈고리는 2개의 고리판과 2개의 고리뿌리로 구성되어 있다. 왼쪽과 오른쪽 가로돌기와 뒤쪽에 가시돌기는 근육과 인대들이 부착하는 지점이다. 척추뼈구멍은 척추뼈몸통과 주위에 척추뼈고리에 의해 만들어진다. 척추뼈가 다른 뼈 위에 쌓아 올려져 있을 때, 이 긴 척주뼈 구멍이 형성되며, 이는 주위의 척추뼈고리와 척추뼈몸통에 의해 만들어진다.

각 척추뼈 가쪽면은 패임(notches)이라 불리는 2개의 공간을 가지고 있다. 패임은 인접한 척주에 결합하여 척추사이구멍(intervertebral foramen)을 형성한다. 이것은 척주가 각 척추뼈 사이 양쪽에 척추사이구멍이 정렬되어 있음을 의미한다. 척수신경은 척수사이구멍을 통해 척추관을 나와 척수에서 근육, 피부와 다른 구조물들과 연결되어 있다.

척주 내 각 척추뼈는 척추원반(intervertebral disc)에 의해 분리되어 있다(그림 2-15 참고). 척추원반은 젤라틴 모양의 안쪽 중심부(속질핵, nucleus pulposus)와 바깥쪽에 섬유성연골(섬유테, annulus fibrosus)로 구성되어 있다. 척추원반은 척추 사이의 움직임을 허용하고, 충격을

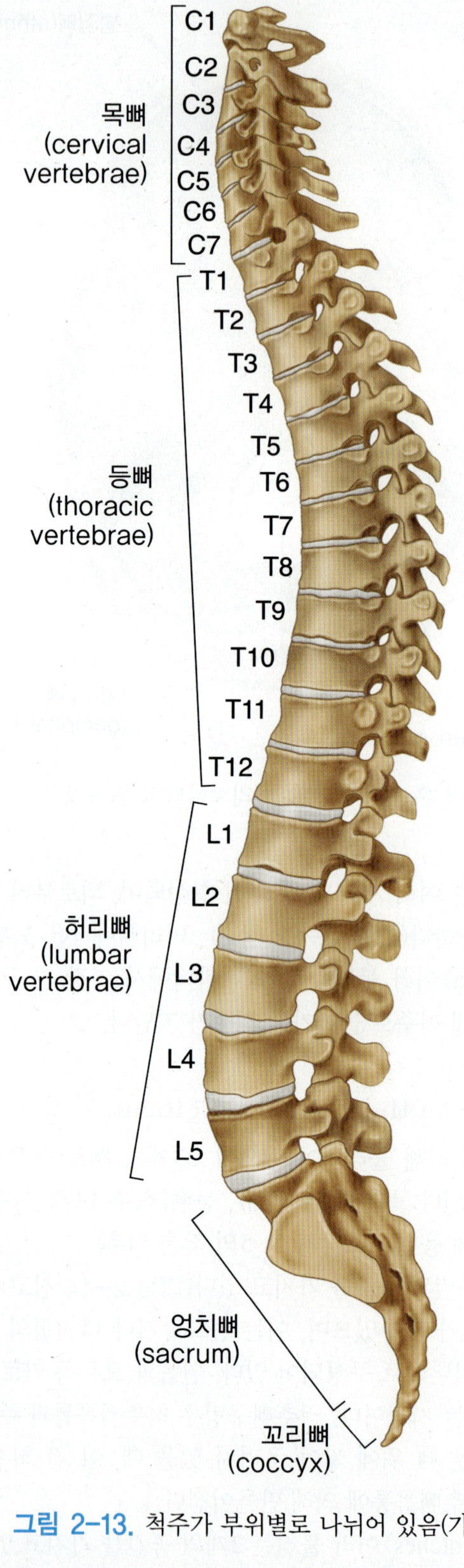

그림 2-13. 척주가 부위별로 나뉘어 있음(가쪽면).

흡수한다. 각 속질핵은 물을 함유하고 있으며, 척주에 체중부하(서기와 걷기 동안)가 가해질 때 압박된다. 이는 척추원반이 저녁에 약간 작아지는 것을 의미하며, 키가 아침보다 저녁에 더 작아질 것이다. 척추원반에 과도한 힘이 가해지면, 이들은 아마도 돌출(bulge)되어 인접한 구조물들을 압박하여 통증을 일으킨다. 척추원반에 지나친 힘이 가해지면 속질핵이 새어나오며 파열된다. 이는 종창, 통증과 기능소실을 유도한다.

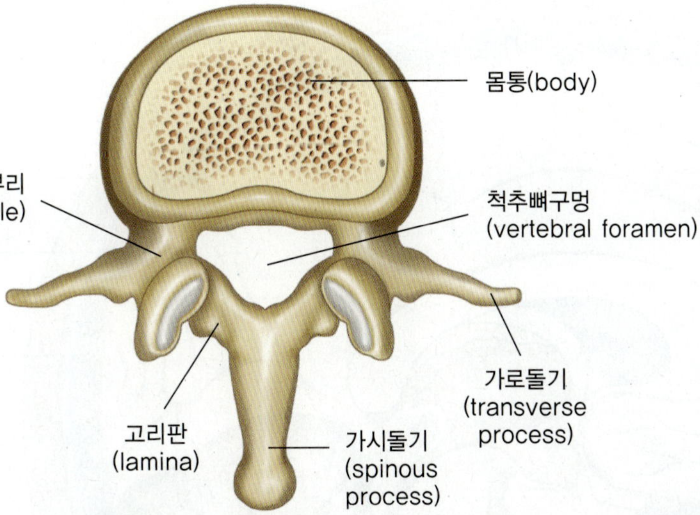

그림 2-14. 척추뼈 표시.

수막 / The Meninges

결합조직의 3개 층은 뇌와 척수를 둘러싸고 있는 머리뼈와 척추관 안쪽에서 발견된다. 이들은 **수막**(meninges)이라 불린다(그림 2-16 참고). 수막은 신체적 외상과 감염으로부터 중추신경계통을 보호한다.

맨 안쪽의 수막층은 연질막(pia mater)이다. 이는 매우 얇고, 약하며, 뇌와 척수 표면에 가까이 부착되어 있다. 다음 층은 거미막으로 연질막보다 두껍지만, 거의 투명하고, 거미줄과 유사하여 이름 지어졌다. 거미막의 작은 섬유들은 연질막과 연결되어 있다; 이는 거미막잔기둥(arachnoid trabecula)으로 알려져 있다. 거미막과 연질막 사이의 공간(거미막밑공간)은 뇌척수액(CSF)을 포함하고 있다. **뇌척수액**(cerebrospinal fluid)은 물과 같은 액체로 뇌와 척수의 보호를 돕는다. 평균적으로 사람의 뇌척수액은 약 140 ml이다.

수막의 가장 바깥층은 경질막이다. 경질막은 매우 두껍고 튼튼하며, 거미막, 연질막, 중추신경계통 주위를 튼튼하게 덮고 있다. 척주를 나와 척수신경을 따라 가쪽으로 뻗어 있으며, 척수신경을 결합조직이 덮고 있다. 경질막은 많은 감각신경종말을 가지고 있어 통증에 매우 민감하다.

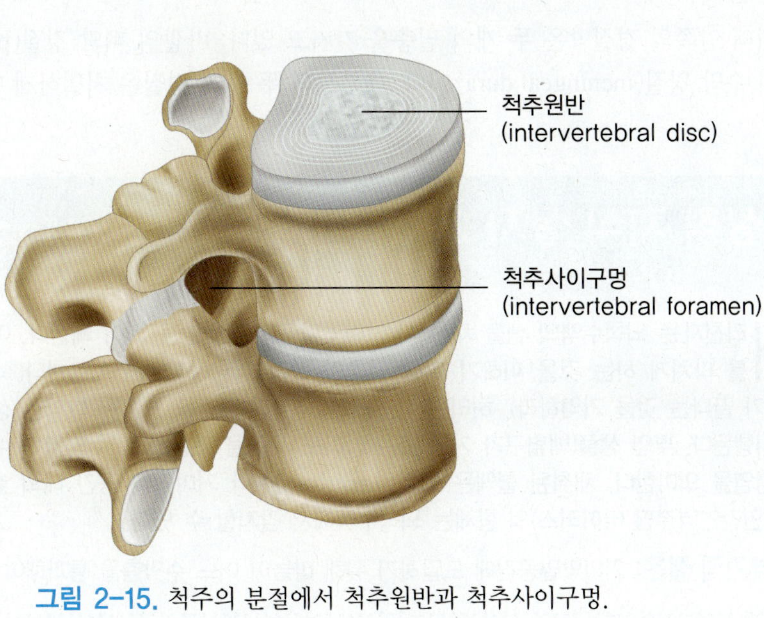

그림 2-15. 척주의 분절에서 척추원반과 척추사이구멍.

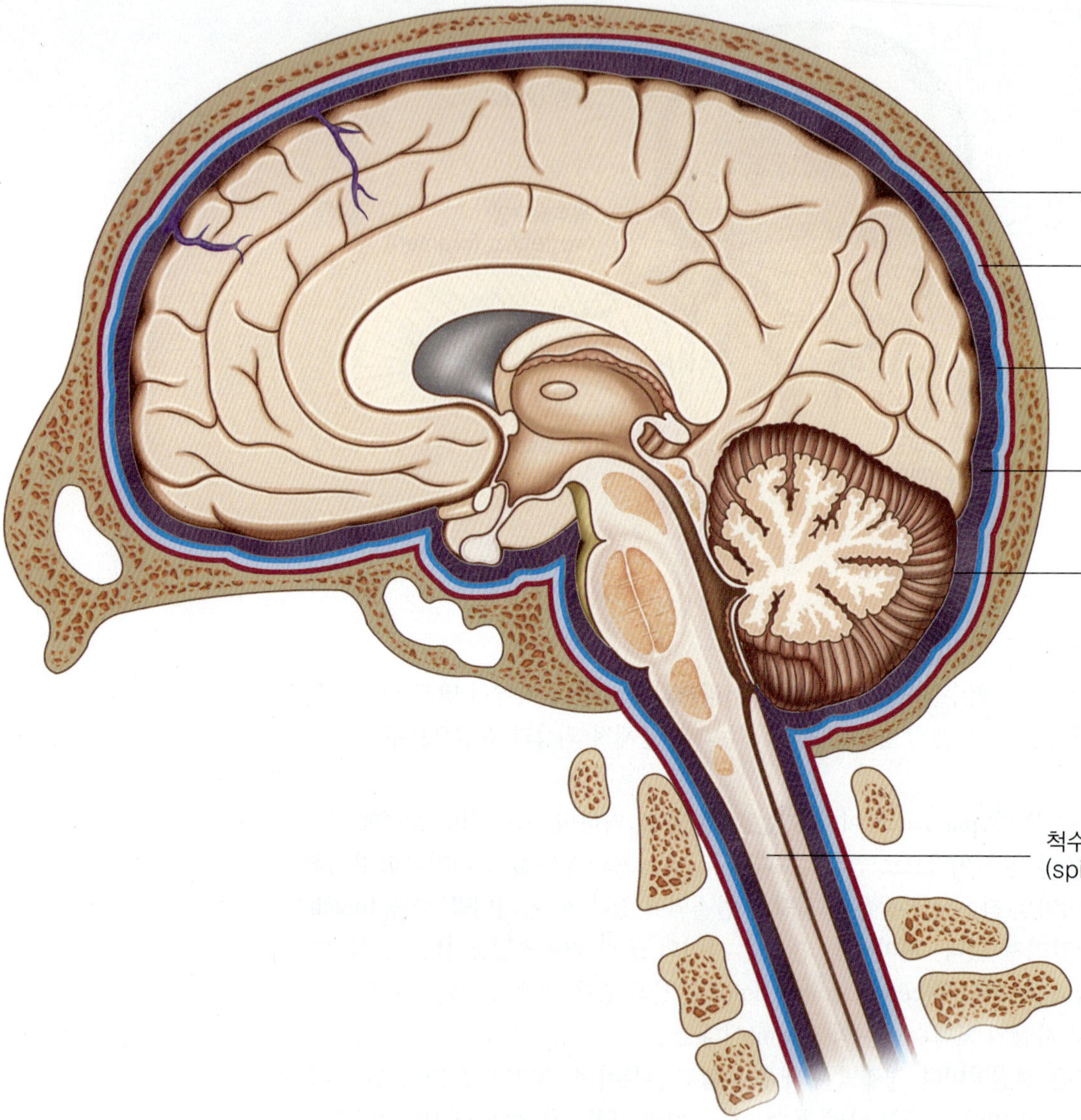

그림 2-16. 뇌의 시상면에서 수막(경질막, 거미막, 연질막)을 보여준다. 거미막과 연질막 사이 거미막밑공간에 뇌척수액이 차 있다.

머리뼈 안쪽의 경질막은 두 개의 밑층을 가지고 있다: 바깥의 뼈막 경질(periosteal dura)과 안쪽의 수막 경질(meningeal dura)이다. 대부분의 두 층의 경질은 치밀하게 연결되어 있다. 그

임상적 지식 상자 2-2: 허리천자(Spinal Tap)

허리천자는 뇌척수액의 샘플 채취 시 거미막밑공간에 바늘을 넣어 빼낸다. 이는 바늘이 척수를 다치게 하는 것을 피하기 위해 척추의 허리부위 아래에서 시행한다(척추 수준 L1에서 척수가 끝나는 것을 기억하라). 허리천자는 뇌와 척수의 감염을 포함한 다양한 상태의 진단을 위해 시행된다. 뿌연 샘플(백혈구가 가득함)은 아마도 세균을 포함하며, 수막염과 수막의 심각한 세균 감염을 의미한다. 채취된 혈액은 **뇌실(ventricle)**이나 거미막밑 공간 내의 출혈을 의미한다. HIV(인간면역결핍 바이러스)의 항체는 뇌척수액에서 감지할 수 있다.

부가적 질문: 거미막밑공간에 도달하기 위해 바늘이 어느 수막층을 통과해야 하나요?

임상적 지식 상자 2-3: 경질막바깥과 척수 마취 (Epidural and Spinal Anesthetics)

경질막바깥 공간에 마취제 주사는 감염 위험과 경질막 천자 없이, 온도감각이 소실을 일으킨다. 경질막바깥 마취는 출산과 다리를 포함한 일부 수술 중 사용된다. 경질막과 반대로 척수 마취는 거미막밑 공간의 뇌척수액에 직접적으로 투여된다. 이는 경질막을 뚫기 때문에 환자에게 더 큰 위험을 포함한다. 이는 뇌척수액이 조금씩 새어나가며 척추 통증과 두통을 일으킬 수 있다.

부가적 질문: 경질막공간에 위치한 구조가 무엇이며, 전달하는 감각과 이 공간에 마취제를 주입 시 어떠한 영향을 주는가?

신경과학 요점 상자 2-3: 수막염 (Meningitis)

수막의 감염을 수막염(meningitis)이라 불리며, 조직손상과 종창 때문에 심각한 상태가 될 수 있다. 동반된 감염은 중추신경계의 손상을 야기할 수 있다. 수막염은 뇌척수액의 샘플을 얻어 진단을 할 수 있으며, 정상적으로 깨끗하나 감염이 있을 때 뿌옇게 보인다. 수막염은 경질막에 많은 통증 수용기가 있기 때문에 심한 두통을 일으킨다. 다른 일반적인 증상은 높은 열과 목의 경직을 포함한다.

러나 그것들은 일부 특정 구역에서 분리되어 층 사이에 공간을 만들며 이것들은 경질막정맥굴(dural sinus)이라 불린다. 뇌의 정맥 혈액은 경질막정맥굴로 배출된다. 거미막밑공간(subarachnoid space)으로부터 뇌척수액은 또한 굴을 통해 배출된다; 그러므로 굴은 혈액과 뇌척수액이 혼합되어 있다. 굴은 목의 목정맥에 배출되고, 혈액과 뇌척수액은 정맥계통에 되돌아온다.

척수(척주) 내에 일부 경질막(경질막바깥공간)의 바깥 공간 일부는 척추에 융합되지 않았다. 경질막바깥공간은 척수신경뿌리를 포함한다.

혈관계통, 뇌실계통과 뇌척수액 / Vascular System, Ventricular System, and Cerebrospinal Fluid

뇌와 척수는 여러 주요 동맥들로부터 혈액을 받아 신경조직의 특정 부위에 각기 공급한다. 더욱이 중추신경계는 빈공간(뇌실)을 함유하는데 여기에 액체가 차여 있다. 이 액체는 중추신경계통의 바깥을 둘러싸며, 신경조직에 영양분과 보호를 제공한다.

혈관계통 / The Vascular System

사람의 신경계통은 매우 높은 대사율을 갖고 있어, 다량의 일정한 산소가 충분한 혈액 공급을 요구한다. 뇌 무게는 약 3 파운드(체중의 약 2%) 밖에 안 되지만, 심장에서 펌프되는 혈액의 약 20%가 뇌로 간다. 신경세포는 산소 없이 3~5분을 살 수 있다. 뇌와 척수 조직으로의 혈액 공급 방해는 신경세포의 비가역적인 상실을 야기하며, 이는 주요한 세포 죽음과 장애의 원인이다.

뇌에 혈액을 공급하는 4개 주요 동맥: 2개의 속목동맥과 2개의 척추동맥(그림 2-17 참고). 목의 온목동맥으로부터 속목동맥이 분지된다(이 분지 지점은 뇌로가는 혈액 흐름의 장애로 동

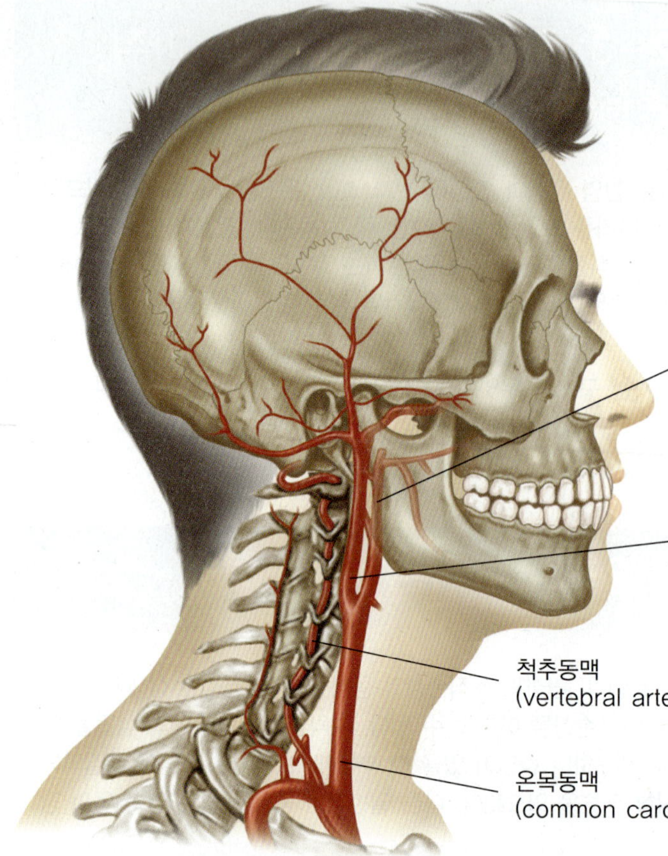

그림 2-17. 뇌의 동맥공급은 척추동맥과 속목동맥으로부터 됨.

맥경화 플라그 형성이 흔하게 일어나는 장소이다). 척추동맥은 숨뇌 옆으로 달리며 작은 가지를 내어 척수동맥을 형성한다(아래 설명되었다). 각 척추동맥은 또한 가지를 가지고 있으며(뒤아래 소뇌 동맥) 소뇌로 혈액을 공급한다. 뇌줄기 근처에 2개의 척추동맥은 합해져서 바닥동맥을 형성하며 다리뇌와 소뇌에 혈액을 공급한다(위척수동맥과 앞아래척수동맥을 통해).

윌리스환(Circle of Willis)은 혈관이 반지 모양으로 뇌의 바닥에 놓여 있다(그림 2-18 참고). 이는 뇌바닥동맥(basilar artery)뿐만 아니라, 속목동맥(internal carotid artery)으로부터 혈액을 받는다. 윌리스환은 3쌍의 동맥을 분지한다: 앞대뇌동맥, 중간대뇌동맥, 뒤대뇌동맥. 이들은 모두 뇌의 대부분의 혈액을 공급한다.

앞대뇌동맥(anterior cerebral artery)은 중심고랑 내 이마엽 사이의 앞으로 주행한다. 이들은 이마엽의 앞쪽과 아랫부분과 마루엽 부분에 혈액을 공급한다. 작은 앞교통동맥은 윌리스 환의 부분을 형성하며 앞대뇌동맥과 연결되어 있다.

2개의 중간대뇌동맥은 윌리스환으로부터 분지된다. 이들은 이마엽과 관자엽 사이의 가쪽으로 달린다. 이들 동맥은 윌리스환에서 가장 큰 가지로 뇌의 대부분에 혈액을 공급한다. 중간대뇌동맥을 통해 가쪽 소뇌와 사이뇌를 통해 흐른다.

뒤대뇌동맥가지는 윌리스환의 뇌바닥동맥 근처에서 분지된다. 이 혈관은 뒤통수엽에 혈액을 공급하며, 시상과 중간뇌에 가지를 낸다.

뇌의 정맥 배출은 작은 정맥을 통해 발생하며, 3개의 큰대뇌정맥(large cerebral vein)을 따라 혈액이 배출된다. 대뇌정맥은 경질막의 두 층 사이에 형성된 공간인 경질막굴로 혈액을 배출한다. 경질막굴은 속목정맥(internal jugular vein)으로 빠져나가며, 목정맥구멍(jugular foramen)을 통해 머리뼈를 빠져나가며, 심장으로 혈액을 되돌린다(그림 2-20 참고).

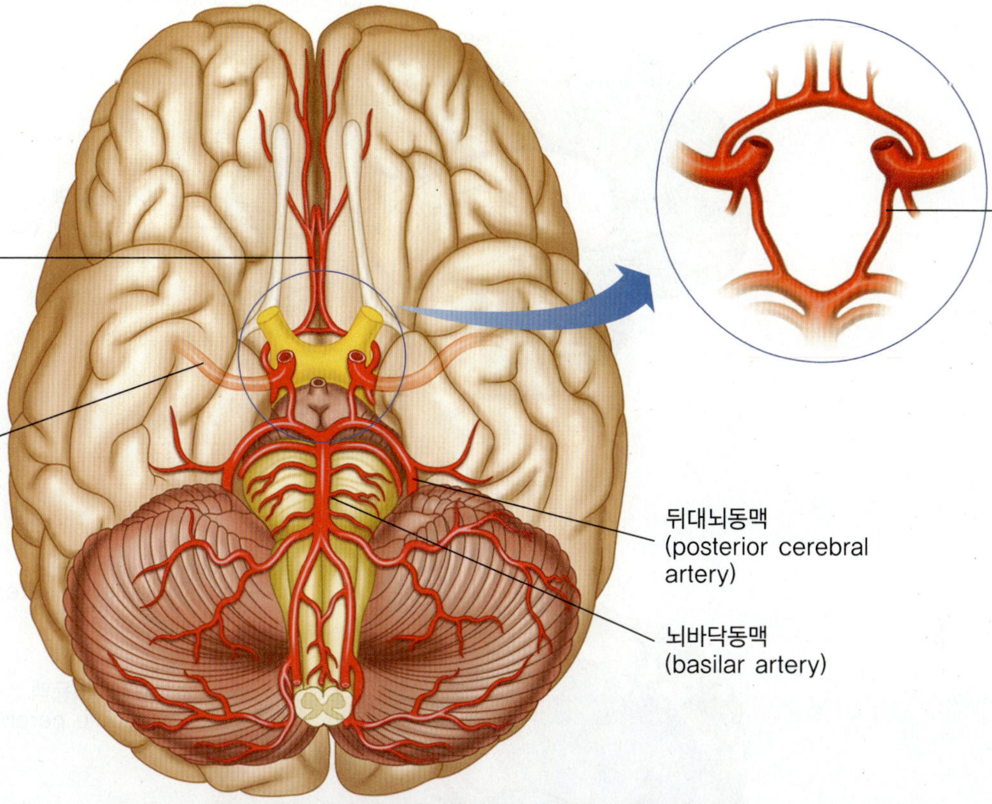

그림 2-18. 대뇌동맥고리와 대뇌동맥은 뇌에 혈액을 공급하는 주요 혈관이다(아래면).

척수는 3개의 작은 척수동맥으로부터 혈액을 공급받고 척수의 길이를 따라 주행한다(그림 2-21 참고). 앞척수동맥은 척수 앞쪽 2/3를 공급하며, 2개의 작은 뒤척수동맥은 뒤쪽 1/3 혈액을 공급한다. 여기에 작은 구역동맥(segmental artery)은 개개의 척수 구역에 공급한다. 이러한 혈관 손상은 척수의 경색을 야기할 수 있다.

2개의 큰 중심정맥은 척수 길이로부터 혈액을 배출하며 각 척수 수준에 작은 분절 정맥으로 공급된다. 정맥 모두 경질바깥막공간에 위치한 정맥그물(epidural plexus, 경질막바깥얼기)로 배출된다. 경질바깥막그물로부터 혈액은 척추사이정맥(intervertebral vein)으로 배출되며, 구역동맥과 나란히 위치하고 있으며 혈액은 더 큰 정맥으로 이동하며, 마지막에 대정맥(vena cava)에서 비워진다.

신경과학 요점 상자 2-4: 다른 뇌졸중(Different Strokes)

뇌의 각 부분은 단일 동맥으로부터 혈액을 공급받는다. 이 의미는 동맥이 막히거나 손상 시 죽은신경조직을 생성하며 이를 **경색(infarct)**이라 불린다. 뇌 혈류 흐름의 방해는 *뇌혈관사고(cerebrovascular accident: CVA)* 또는 뇌졸중과 관련된다. 대부분의 뇌졸중은 하나의 동맥이 폐쇄된 결과이며, 다른 경우는 동맥의 파열로 뇌출혈을 발생된다. 뇌졸중의 특이한 증상은 영향받은 동맥을 결정하며, 뇌의 부위에 따라 산화된 혈액의 부족에 의해 영향 받는다. 모든 경색이 약간씩 다르기 때문에 각 뇌졸중은 다른 징후와 증상을 나타내게 될 것이다(그림 2-19 참고).

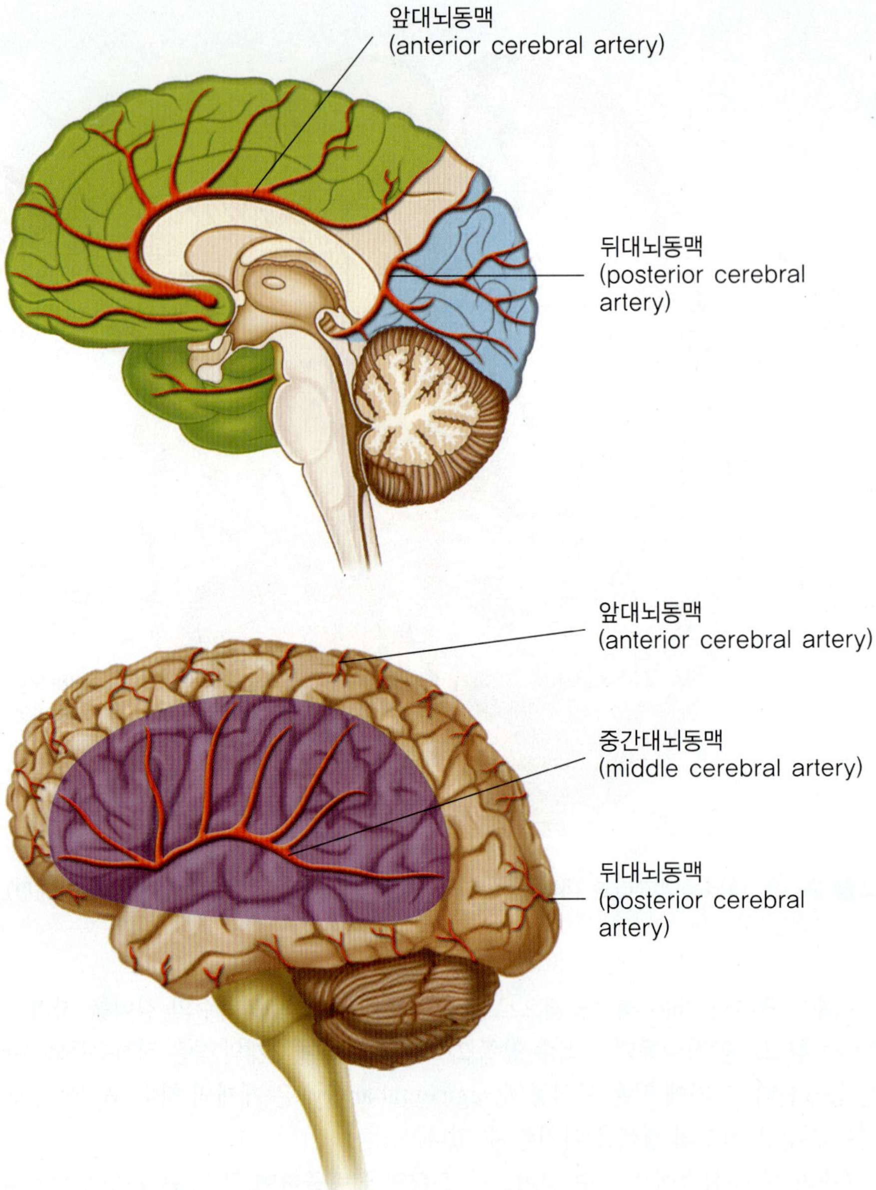

그림 2-19. 중간대뇌동맥(자주색), 뒤대뇌동맥(파란색), 앞대뇌동맥(초록색)에 의해 공급받는 뇌의 주요 영역. 동맥이 막혔다면, 뇌는 특정 영역 손상으로 고통을 받을 것이다.

중추신경계통은 **혈액뇌장벽**(blood-brain barrier)에 의해 혈액 내 잠재적인 유해 물질로부터 보호된다(그림 2-22 참고). 혈액뇌장벽은 모세혈관 내 세포 사이에 치밀이음부(tight junction)에 의해 형성된다. 아교세포(glial cell)는 별아교세포(astrocyte)로 불리며, 치밀이음부를 형성하고 자극을 위해 화학물질을 분비한다. 혈액뇌장벽은 신경세포 주위에 액체와 혈액으로부터 지나가는 물질들을 조절한다. 물질들은 신경세포가 필요로 하는 물질(산소, 물, 포도당과 아미노산)은 장벽을 통과할 수 있으며, 반면 많은 큰 물질은 통과할 수 없다.

혈액뇌장벽은 태아발달 중간지점 동안에 형성된다(약 20주). 장벽이 발달되기 전에 임신한 여성이 화학물질을 섭취 시 태아의 발달 중인 신경계통에 확산될 수 있다. 이는 임신 중 여성은 알콜과 약물을 포함한 독성물질의 노출을 피하고 조심하여야 하는 것을 의미한다.

말초신경계통의 혈액신경장벽(blood-nerve barrier)은 혈액 내 발견되는 물질로부터 말초신경세포를 보호한다. 혈액신경장벽은 모세혈관을 따라 있는 세포에 의해 형성된다. 일부 위치

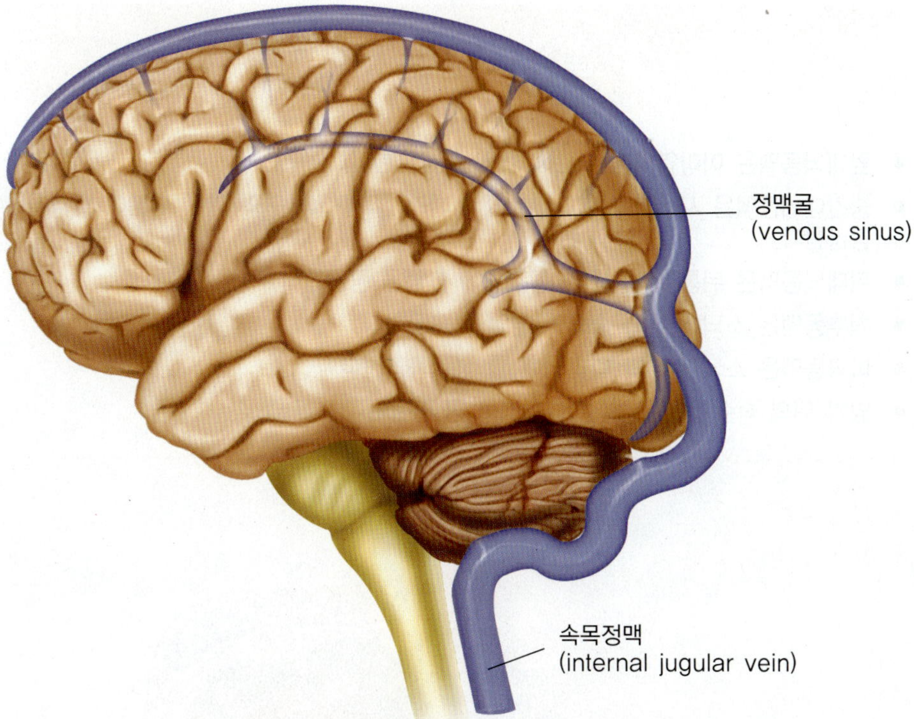

그림 2-20. 뇌의 정맥배출은 정맥굴을 통해 발생한다; 혈액은 속목정맥을 따라 배출되며, 심장으로 되돌아간다.

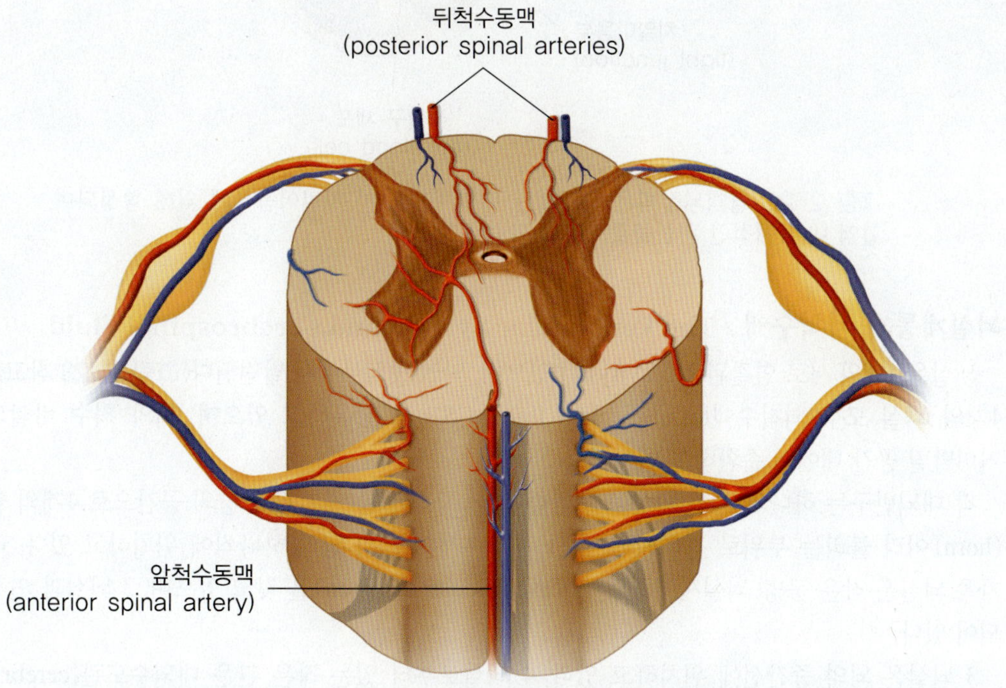

그림 2-21. 척수는 앞척수동맥과 뒤척수동맥을 통해 혈액을 공급.

(예: 운동신경세포와 뼈대근육세포가 위치한 신경근육연접부)에는 혈액신경장벽이 없다. 이는 신경계통으로 침범하여 혈액신경장벽을 피하는 일부 바이러스들을 허용한다. 광견병바이러스(rabies)와 대상포진(herpes zoster; chicken pox)을 포함한 바이러스들은 신경계통의 감염에 이러한 방법을 사용한다.

개념 복습 2-2: 혈액공급(Blood Supply)

- 앞대뇌동맥은 이마엽의 앞부분에 혈액을 공급한다.
- 중간대뇌동맥은 시상과 시상하부뿐만 아니라, 각 대뇌반구의 가쪽 부분에 혈액을 공급한다.
- 뒤대뇌동맥은 뒤통수엽, 시상, 중간뇌에 혈액을 공급한다.
- 척추동맥은 소뇌 일부와 숨뇌에 혈액을 공급한다.
- 바닥동맥은 소뇌 일부와 다리뇌에 혈액을 공급한다.
- 앞과 뒤의 척수 동맥은 척수에 혈액을 공급한다.

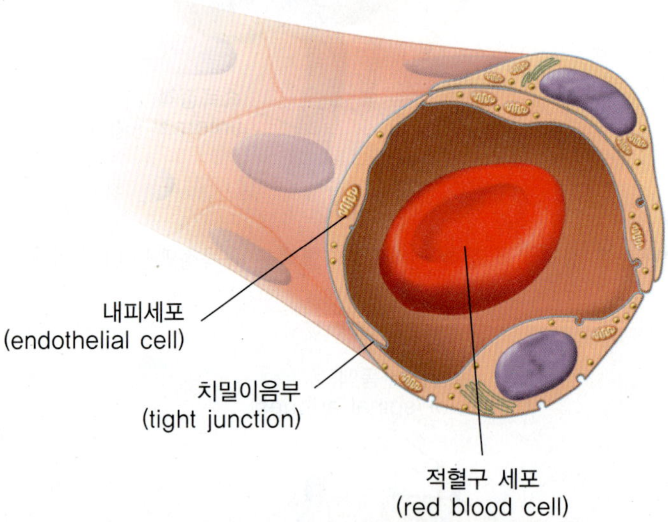

그림 2-22. 혈액뇌장벽은 모세혈관 내피세포 사이 치밀이음부에 의해 형성되며, 혈액 내 잠재적인 위험물질로부터 뇌를 보호한다.

뇌실계통과 뇌척수액 / The Ventricular System and Cerebrospinal Fluid

뇌실은 4개의 서로 연결된 강(cavity)이 있으며, 뇌의 중심부에서 발견된다(그림 2-23 참고). 4개의 뇌실 모두 뇌척수액(cerebrospinal fluid: CSF)을 함유하고 있으며, 뇌와 척수 바깥의 거미막밑 공간 내에서 순환하고 있다.

각 대뇌반구는 하나의 가쪽 뇌실을 포함한다. 가쪽 뇌실은 거친 C 모양의 공간으로 4개의 뿔(horn)이라 불리는 부위로 정의되며, 이들 각각 4개의 대뇌 엽의 하나씩에 위치하고 있다. 각 가쪽 뇌실은 작은 구멍(뇌실사이구멍, interventricular foramen)을 갖고 있으며, 3 뇌실과 연결되어 있다.

3 뇌실은 뇌의 중간선에 위치하고 있다. 4 뇌실로부터 있는 작은 관은 대뇌수도관(cerebral aqueduct)이라 불리며, 4 뇌실과 연결되어 있다. 4 뇌실은 다이아몬드 모양의 공간으로 숨뇌와 소뇌 사이에 위치하고 있다. 4 뇌실로부터 뇌척수액은 아주 작은 구멍을 통해 거미막밑 공간이나 척수의 작은 중심관으로 흐를 수 있다.

뇌척수액은 4개 뇌실 모두에서 생성되며, 대부분 왼쪽과 오른쪽 가쪽뇌실에서 형성된다. 각 뇌실은 맥락얼기를 포함하며 뇌실막세포와 일부 결합조직 주위의 모세혈관 망에 존재한다. 뇌실막세포는 뇌실 안의 모세혈관으로부터 혈장을 여과하며, 뇌척수액을 만들고 순환을 보조한다.

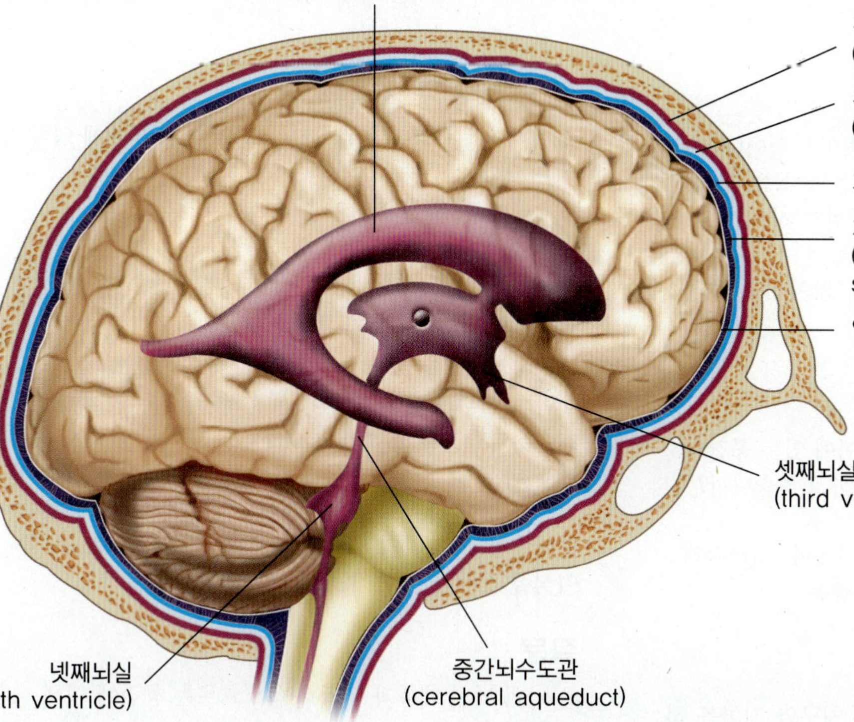

그림 2-23. 뇌의 뇌실: 가쪽뇌실, 셋째뇌실, 중간뇌수도관, 넷째뇌실. 거미막밑공간은 또한 뇌척수액(CSF)의 전달에 중요하며 수막 속에서 보여진다.

뇌척수액의 전체 양은 약 140 ml로 약 25 ml은 뇌실 안, 그리고 약 115 ml은 거미막밑공간에서 발견된다. 뇌척수액은 지속적으로 생성되며, 하루 약 3회 이상 완전히 순환한다. 이는 경질막굴 내 거미막밑공간으로 재흡수되며, 정맥혈류에 혼합된다. 작은 거미막 융모는 경질막굴의 거기막밑 공간에 연결되어 아주 작은 한 방향 판막으로 작용한다.

뇌척수액은 여러 필수적 기능을 가지고 있다. 첫 번째 이는 이온, 영양물과 호르몬을 신경세포에 전달하고 노폐물을 제거한다. 둘째, 뇌척수액은 신경세포와 아교세포 주변의 세포외액의 구성요소를 조절한다. 더욱이 뇌척수액은 뇌와 척수 주위에 쿠션과 같은 보호작용과 물을 제공한다. 액체는 머리뼈에 대항하는 압력으로부터 뇌를 유지하고, 충격 흡수를 제공할 수 있다.

신경과학 요점 상자 2-5: 물뇌증(Hydrocephalus)

정상적으로 생성되는 뇌척수액의 양과 혈액으로 재흡수되는 양 사이에는 균형이 존재한다. 재흡수가 차단되어 뇌척수액이 뇌실 내에 모이게 된다면 물뇌증을 야기한다. 어린아이들의 머리뼈는 아직 융합되지 않아 물뇌증은 머리뼈, 뇌, 뇌실이 엄청나게 커지는 결과를 가져온다. 머리뼈가 융합되었다면 뇌실은 커지게 되고, 머리뼈에 대항해서 안쪽으로 뇌를 압박하게 된다. 근처 혈관과 뇌조직은 아마도 압박의 결과 허혈과 뇌손상을 가져오게 될 것이다.

물뇌증은 종양에 의해 뇌척수액의 배출이 차단되거나 감염에 의한 고름이 배출을 막아 뇌실계통의 변형을 야기할 수 있다. 치료는 막힌 것을 우회하기 위한 션트 이식과 머리뼈 밖으로 액체를 배출하는 것을 포함한다. 보통 하나의 가쪽 뇌실에 션트(shunt)를 위치시킨다.

환자 시나리오 (Patient Scenarios)

환자 사례 2-1 (Ryan)

라이언은 20세 대학생이다. 그는 어느날 아침 일어나니 고열, 목앓이(인후통, sore throat), 심한 두통과 목의 뻣뻣함이 있었다. 라이언은 대학 건강센터에 가서 의사에게 검진을 받고, 허리천자를 위해 병원으로 보내졌다. 진단은 세균성 수막염(bacterial meningitis)이었고, 라이언은 정맥 내 항생제 주입을 위해 병원에 입원했다.

질문

a) 중추신경계 주위의 수막과 이들 사이에 있는 공간의 이름. 어떤 공간에 뇌척수액을 함유하고 있습니까?
b) 왜 라이언이 두통을 가지고 있나요?
c) 허리천자가 수막염 진단에 좋은 방법일까? 뇌척수액 샘플을 얻기 위해 천자를 하는 수막층은?

환자 사례 2-2 (Florence)

플로런스는 77세이며, 어느날 오후에 친구와 전화를 하는 중 갑자기 혼란과 방향감각을 잃게 되었다. 그녀는 말을 할 수 없었기 때문에 대화를 지속하기가 어려웠다. 더욱이 신체 오른쪽에 저림증상을 느꼈고, 그녀는 오른손으로 전화를 잡을 수 없었다. 플로런스는 병원으로 이송되었고, 그녀의 중간대뇌동맥에 영향이 있는 뇌졸중으로 진단되었다.

질문

a) 중대뇌동맥의 뇌혈관사고는 뇌의 어느 부위에 영향을 미칠까?
b) 뇌졸중에 의해 혈액이 부족해진다면 뇌 안의 신경세포는 얼마나 살 수 있을까?

환자 사례 2-3 (Maria)

마리아는 8개월 되었다. 그녀는 그녀의 척수와 척수 수막이 일부 노출되어 태어났다(척추갈림증의 형태로 척수수막탈출증; myelomeningocele). 이는 그녀가 태어난 이후 바로 외과적 수술이 요구되었다. 지금 마리아의 머리 지름은 그녀 나이보다 현저히 크다. 그녀는 물뇌증을 진단받았고, 그녀의 오른쪽 가쪽 뇌실에 션트(shunt)를 이식할 것이다.

질문

a) 뇌의 뇌실 계통과 뇌척수액이 흐르는 공간에 대해 설명하시오.
b) 왜 마리아의 머리가 커질까?
c) 우회로 제공은 무슨 목적인가?

복습문제(Review Questions)

1. 뇌의 각 주요 해부학적 영역의 이름과 도표에서 각 부위의 위치. 각각의 일반적 기능 상태를 서술하시오.
2. 척수구역(*spinal cord segment*) 용어를 정의. 척수의 4개 해부학적 부위 안에 척수 구역은 몇 개나 될까요?
3. 수막의 3개 층 이름과 도표에서 이들을 확인. 수막의 기능을 설명하시오. 또한 수막에 인접해 위치해 있는 공간의 이름과 각 공간에 함유된 것들을 설명하시오.
4. 뇌와 척수에 혈액을 공급하는 각 주요 동맥의 이름. 경질막굴의 기능을 설명하시오.
5. 혈액뇌와 혈액신경장벽의 기능을 설명한다. 장벽을 통과할 수 있는 여러 물질들의 이름을 제시하시오.

추천문헌(Further Reading)

1. Felten, D. L., & Shetty, A. (2009). *Netter's atlas of neuroscience* (2nd ed.). Philadelphia: Saunders.
2. Haines, D. E. (2011). *Neuroanatomy: An atlas of structures, sections and systems* (8th ed.). Philadelphia: Lippincott, Williams and Wilkins.
3. Kandel, E. R., Schwartz, J. H., & Jessel, T. M. (2000). *Principles of neural science* (4th ed.). Norwalk, CT: Appleton and Lange.
4. Moore, J. C. (1993). *Brain atlas and functional systems.* Rockville, MD: American Occupational Therapy Association.
5. Schuenke, M., Schulte, E., Schumacher, U., & Ross, L. (2010). *Head and neuroanatomy (THIEME atlas of anatomy).* Stuttgart, Germany: Thieme.

제 3 장

신경세포와 아교세포

Neurons and Glial Cells

학습목표(CHAPTER OBJECTIVIES)

이 장을 완전히 이해한 후에, 독자들은 다음을 할 수 있다:

1. 세포체, 가지돌기, 가지돌기가시, 축삭과 축삭종말을 포함한 신경세포의 구조를 설명할 수 있다.
2. 신경세포막의 구조를 논의하고, 어떻게 안정막전위가 유지되는지 설명할 수 있다.
3. 활동전위가 말이집과 민말이집 축삭에서 전파되고 발생하는지 설명할 수 있다.
4. 불응기를 정의하고, 신경세포 기능을 위한 결과를 논의할 수 있다.
5. 아교세포의 5가지 형태를 나열하고, 신경계통에서 각 형태의 기능을 찾을 수 있다.
6. 말초신경계통과 중추신경계통의 신경세포가 손상 시 어떠한 영향을 미치는지 설명할 수 있다.

핵심 용어 (KEY TERMS)

활동전위(신경전도)
(action potential
[nerve impulse])
별아교세포(astrocyte)
축삭(axon)
축삭종말(시냅스종말)
(axon terminal [synaptic
terminal, synaptic knob])
가지돌기(dendrite)
탈분극(depolarization)
뇌실막세포(ependymal cells)
아교세포(신경아교세포)
(glial cell, [neuroglial cell])
이온(ion)
이온통로(ion channel)
국소전위(local potential)
세포막펌프(membrane pump)
미세아교세포(microglial cell)
말이집(myelin)
괴사(necrosis)
신경세포(neuron)
신경전달물질
(neurotransmitter)
희소돌기아교세포
(oligodendrocyte)
불응기(refractory period)
안정막전위
(resting membrane potential)
안전계수(safety factor)
도약전도(saltatory conduction)
슈반세포(Schwann cell)

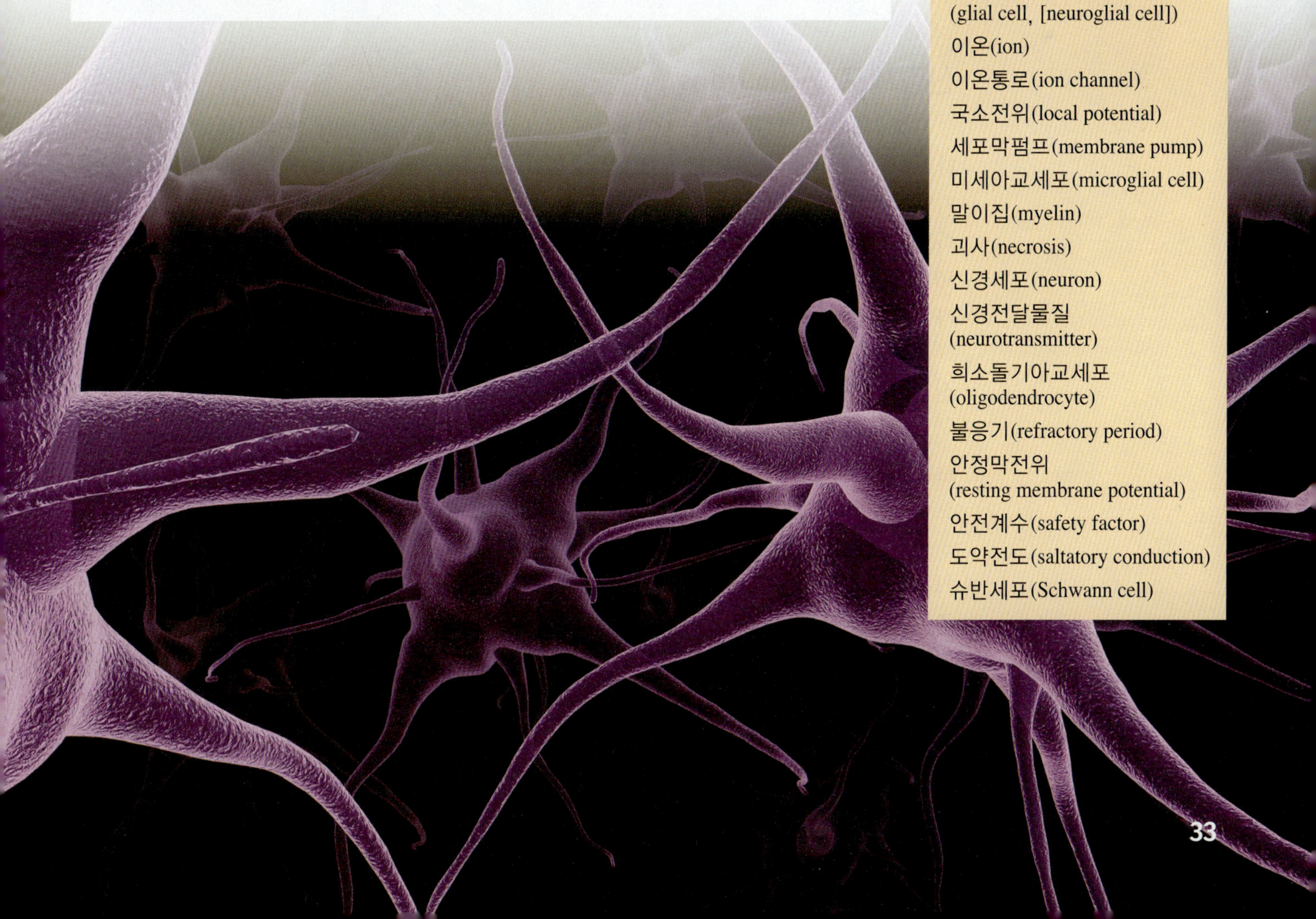

필수 정보(Essential Facts)

- 신경세포는 아교세포에 의해 지지받으며, 신경계통에 정보를 전달한다.
- 신경세포는 활동전위의 형태로 신경섬유(축삭)를 따라 신호를 전달한다.
- 말이집으로 절연된 축삭은 활동전위의 속도를 증가한다.
- 중추신경계통의 신경세포가 손상된다면 재생되지 않지만, 말초신경계통의 신경세포는 재생할 수 있다.

이 장에서는 뇌, 척수, 말초신경계통에 어떤 세포들이 있는지 설명하였다. 신경세포는 정보를 전달하는 주된 세포이며, 아교세포는 신경세포를 유지하고 지지한다. 이 장에서는 또한 어떻게 손상 시 신경세포들이 반응하고, 언제 치유가 되는지에 대해 설명하였다. 비록 신경세포는 정상적으로 출생 이후에는 분화되지 않는다. 손상 이후에 회복할 수 있는 어떤 기능에 의한 다른 기전이 있다. 정상 기능을 회복하고 증진하기 위한 치료와 재활은 신경계통 전반에 걸쳐 신경세포 활성화에 집중되어 있다.

신경세포 / Neurons

신경계통은 두 형태의 세포로 구성되어 있다: 신경세포(nerve cells)와 아교세포(glial cell)이다. **신경세포**(neurons)는 신체 기능을 조절하기 위한 정보를 전달하고 발생시켜, 사고, 감정, 기억을 가능하게 한다. **신경아교세포**(glial cells, **neuroglial cells**)는 신경세포 주위에서 지지하고, 말이집으로 축삭을 절연체하여 신경전도를 빠르게 한다. 사람의 뇌는 10^{12} 신경세포와 약 50배의 많은 아교세포로 구성되어 있다. 뇌와 척수에 위치한 신경세포의 손상은 결과적으로 세포가 죽는데 반해 말초신경계통의 신경세포는 재생과 치유가 가능하다.

신경세포 구조 / Neuron Structure

신경세포는 다양한 형태와 크기로 되어 있다. 그러나 일반적으로 뚜렷한 특징을 가지고 있다. 모든 신경세포는 세포체(soma)를 가지고 있으며, 세포핵을 함유한다(그림 3-1 참고). 일반적으로 세포핵은 세포체의 중심에 있다. 이는 세포의 DNA를 함유한다.

핵(nucleus)과 함께 세포체에 리보좀(ribosomes)을 함유한다. 많은 리보좀은 막에 부착하여 거친세포질그물(rough endoplasmic reticulum; RER)이라 불리는 구조를 형성한다. 다른 리보좀은 아무것도 부착되지 않아 이를 자유리보솜(free ribosome)이라 한다. 모든 리보좀은 단백질을 생성하며 신경세포의 기능과 정상 구조에 필수적이다. 세포체는 또한 골지체(Golgi body)를 함유하며, 이는 단백질 배출과 처리를 위해 중요하다. 세포체가 손상된다면, 신경세포는 죽을 것이다.

대부분의 신경세포는 돌기를 갖고 있고, 세포체의 곁가지를 이룬다. 이는 **가지돌기**(dendrite)로 알려져 있다. 가지돌기의 크기, 모양과 구조는 신경세포의 종류에 따라 다양하다. 많은 가지

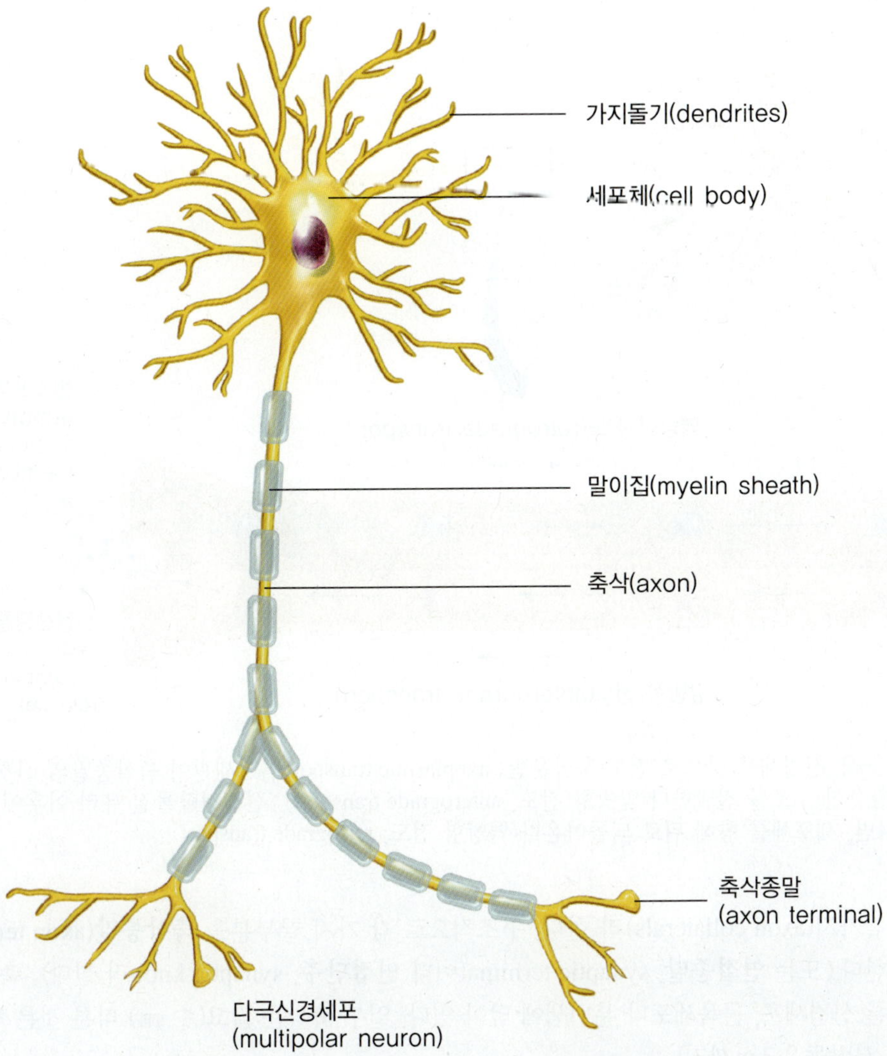

그림 3-1. 전형적인 신경세포 세포체, 많은 수의 가지돌기, 단일 축삭과 많은 축삭종말.

돌기는 분지들을 갖고 있고, 일부는 이들 가지에 작은 가지들을 가지고 있으며, 이를 가지돌기 가시(dendritic spine)라 불린다. 신경세포에서 보통 가지돌기 가시는 보통 다른 신경세포로부터 입력을 받는다. 일부 신경세포는 무려 100,000개의 가시돌기 가시를 가지고 있다.

신경세포는 세포체로부터 뻗어 있는 하나의 긴 돌기를 가지고 있으며, 다른 세포들과 연결을 만든다; 이 돌기를 **축삭**(axon)이라 한다. 축삭은 신경섬유로 알려져 있다. 비록 신경세포는 많은 가지돌기를 갖고 있으나 축삭은 단지 하나만 가지고 있다. 일부 축삭은 가지를 갖고 있으며

신경과학 요점 상자 3-1: 가지돌기 가시와 학습 (Dendritic Spines and Learning)

신생아들의 신경세포에는 매우 적은 수의 가지돌기 가시를 가지고 있다. 가시의 수와 밀도는 어린이에서 성장하고 학습함으로써 증가한다. 아기동물들은 학습이 수반되면서 뇌 안에 많은 수의 가지돌기 가시가 증가한다. 이러한 가시는 동물(또는 사람)이 새로운 기술을 연습하거나, 지식과 신체활동을 수행한다면 대부분 유지된다. 최근 근거로 신체 활동은 모든 연령층의 사람들의 새로운 지식과 기술을 유지하는 것과 학습이 상관성을 나타내었다.

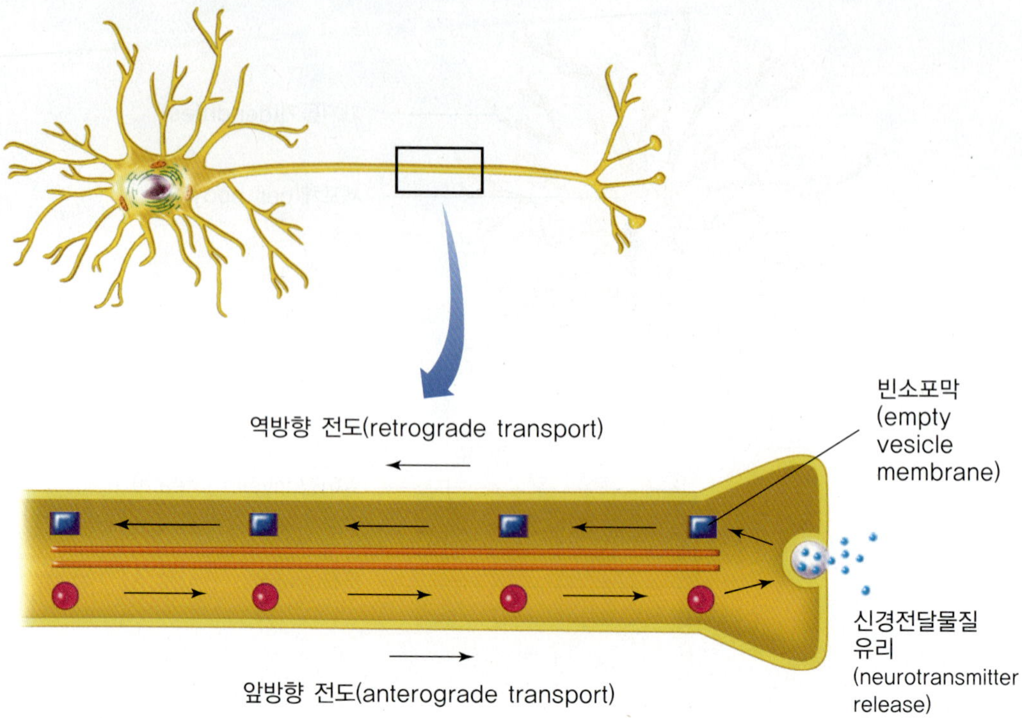

그림 3-2. 신경세포 안으로 전도(축삭운반; axoplasmic transport). 미세관이 축삭종말의 신경전달물질을 함유한 소포를 전달한다(앞방향 전도, anterograde transport). 신경전달물질 유리 이후에 소포가 비워지면, 세포체를 향해 뒤로 되돌아온다(역방향 전도, retrograde transport).

이를 곁가지(axon collaterals)라 한다. 구조적으로 각 가지 끝부분을 **축삭종말**(axon terminal)이라 한다(또는 **연접종말**, synaptic terminal이나 **연접단추**, synaptic knob라 한다). 축삭종말은 다른 신경세포, 근육세포나 분비샘에 닿아 있다. 일부 축삭은 짧고(수 ㎜) 다른 것은 꽤 길다(일부 사람들은 3 m까지).

세포 내 작은 "모터(motors)"라 불리는 미세소관(microtubules)은 신경세포 안으로 주변 물질을 이동시킨다. 미세소관은 양쪽 방향으로 분자를 이동시킨다; 축삭종말을 향하거나(앞방향 전도 또는 orthograde transport) 축삭종말로부터 멀어지는 방향(역방향 전도)(**그림 3-2** 참고).

미토콘드리아는 작은 세포소기관으로 신경세포 안에서 발견되며, 세포의 발전소이다. 이들 역할은 포도당과 산소로부터 에너지를 만들어내고 이를 신경세포가 이용할 수 있게 한다. 이러한 이유로 신경세포는 매우 높은 대사율을 가지고 있으며 신경세포는 많은 미토콘드리아를 가지고 있다. 이는 축삭종말에 특히 많이 있다.

신경세포의 세포막(형질막)은 인지질로 구성되어 있다. 세포막은 신경세포 안쪽 세포질과 주위의 액체 사이에 장벽을 형성한다. 산소(O_2), 이산화탄소(CO_2), 질소(N_2)와 지질용해분자(예: 에탄올)와 같은 작은 분자들은 세포막을 따라 확산할 수 있다. 다른 분자들은 막통로를 통해 신경세포의 안밖으로 이동하거나 특정 운반단백질(예: 운반단백질에 의해 신경세포 안으로 포도당이 유입된다)을 따라 이동한다.

세포막을 가로지르는 많은 분자들은 **이온**(ions)이다. 이온은 작고, 하전된 분자이다. Na^+과 K^+을 포함한 일부 이온은 신경세포 기능을 위해 중요하다. 이러한 이온들은 세포내액(세포질)과 세포막 밖 액체(사이질액; interstitial fluid)에 용해되어 있다. 하전된 이온은 세포막을 통해 확산할 수 없다. 그들은 **이온통로**(ion channels)라 알려진 세포막의 작은 통로를 통해서 지나야 한다(**그림 3-3** 참고). 통로는 이온의 특정 종류에 대해 특이성이 있다. 예를 들어, Na^+ 통로는 단지 Na^+ 이온만 지나가게 구성되어 있다. 일부 통로는 지나는 이온이 하나의 형태보다 더 많이

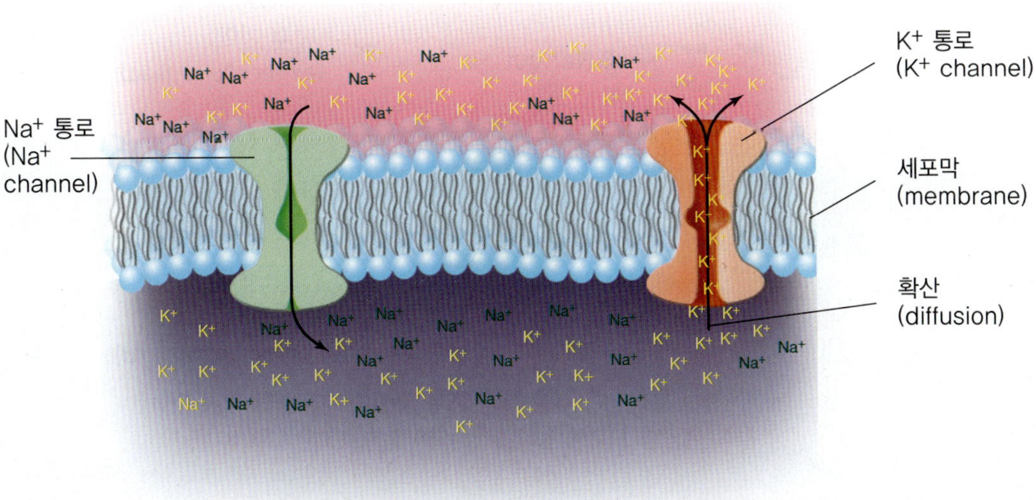

그림 3-3. 각 이온은 신경세포막의 통로가 열려 있을 때 특정 통로를 따라 지나갈 수 있다; 예를 들어, Na^+ 통로는 닫혀 있고, K^+ 통로는 열려 있다.

지나간다: Na^+–K^+ 통로를 통해 Na^+와 K^+ 모두 이동할 수 있다. 이러한 특이성을 선택적 투과성(selective permeability)이라 한다.

이온의 움직임(MOVEMENT OF IONS) 세포막을 따라 이온이 확산할 때 모든 입자들의 움직임은 규칙을 따른다. 첫째, 이온은 그들의 농도경사에 따라 낮은 데로 이동한다. 이러한 의미는 이온은 높은 농도에서 낮은 농도 영역으로 이동할 것이다. 세포막의 다른 쪽의 큰 농도차이(농도경사, gradient)는 이온의 움직임을 빠르게 할 것이다. 둘째, 이들 전하에 따른 확산: 양전하 이온은 음전하 이온에 부착되며, 반대 또한 같다. 그러므로 이온은 세포막을 따라 양쪽 농도 차이와 전하 차이에 의한 결과로 확산될 것이다. 이 모든 경우 에너지(ATP)가 요구되지 않는다. 하전된 이온의 움직임을 전류(electrical current)라 불린다.

때로는 농도경사(즉, 낮은 데서 높은 데로)와 반대로 신경세포막을 따라 이온의 움직임은 필수적이다. 이는 **세포막펌프**(membrane pump)를 요구한다. 세포막펌프는 세포막에 박혀 있는 단백질로 농도경사에 *대항하여* 막을 따라 이온을 전달하기 위해 ATP를 사용한다. 에너지의 대부분 신경세포가 이러한 막펌프의 기능을 유지하기 위해 사용한다. 신경세포막 내 중요한 막펌프로서 Na^+–K^+라 불린다(그림 3-4 참고). Na^+–K^+는 신경세포의 안정 또는 활동 시 항상 작동한다. 이 펌프는 세포 안쪽으로 K^+ 이온을 세포 밖으로 Na^+ 이온을 전달하며, 에너지를 위해 ATP를 사용한다.

이온통로(ION CHANNELS) 여러 종류의 이온통로 신경세포막에서 발견된다. 이들은 두 그룹으로 분류된다: (1) 비관문통로(nongated channel)("누설, leak") (2) 관문통로(gated channel). 비관문(nongated, leak) 통로는 항상 열려 있다. 이온은 이들 농도경사와 전하를 근거로 이러한 누설통로를 통해 흐른다. 관문이온통로(gated ion channel)는 "문(gates)"이라 불리는 작은 분자를 가지고 있으며, 닫히거나(이온 흐름을 방지) 열릴 수(이온 흐름) 있다. 이러한 문은 자극에 반응하여 열린다. 어떠한 자극이 제거되거나 열리는 시간이 지난 후에 통로 문은 다시 닫힌다(그림 3-5 참고).

신경세포에는 3 종류의 관문 통로가 있다: (1) 기계적 관문 통로 (2) 리간드 관문 통로 (3) 전압 관문 통로. 이러한 문은 각기 자극의 다른 형태에 반응하며 문이 열린다.

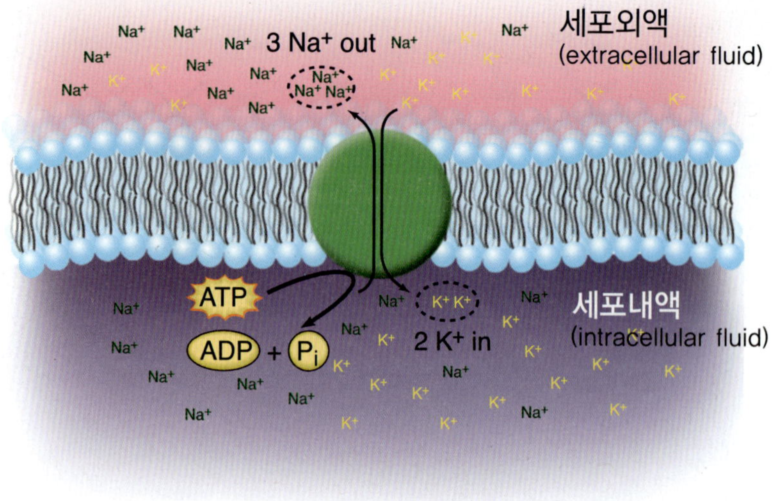

그림 3-4. 세포막의 Na^+–K^+ 펌프. 이 펌프는 Na^+ 이온은 세포 바깥으로 밀어내고, K^+ 이온은 세포 안으로 가지고 온다. 펌프는 기능을 수행하기 위해 ATP 형태의 에너지를 요구한다.

*기계적 관문 통로(modality-gated channels, pressure-gated channel)*는 이들 문이 기계적 반응에 자극에 반응하여 문이 열린다. 예를 들어, 촉각은 조직 변형을 유도하고 이러한 자극이 통로를 열게 한다. 온도, 음파, 다양한 종류의 촉각(압각과 진동)을 포함한 다른 종류 자극은 기계적 관문 통로를 열게 한다.

*리간드 관문 통로(ligane-gated channels)*는 이온통로 단백질에 화학물질의 결합하는 반응으로 열게 한다. 예를 들어, 조직손상의 자극이 있을 때 세포 일부분이 손상(damage)되고, 세포는 화학물질을 유리하며 이들이 리간드 관문통로에 결합하여 이 결과로 통증을 유발한다. 일부 리간드관문이온통로는 **신경전달물질**(neurotransmitter)이라 불리는 화학물질이 결합하며, 이러한 중요한 화학물질에 대해서는 4장에서 더 논의하였다.

*전압 관문 통로(voltage-gated channels)*는 세포막의 한쪽에서 발견되는 전하의 변화가 있을 때 열린다. 전압관문이온통로는 매우 여러 종류가 있다. 예를 들어, 일부 통로는 느리게 열리고, 다른 것은 빠르게 열린다. 이들은 Na^+, Ca^{2+}, K^+을 투과한다.

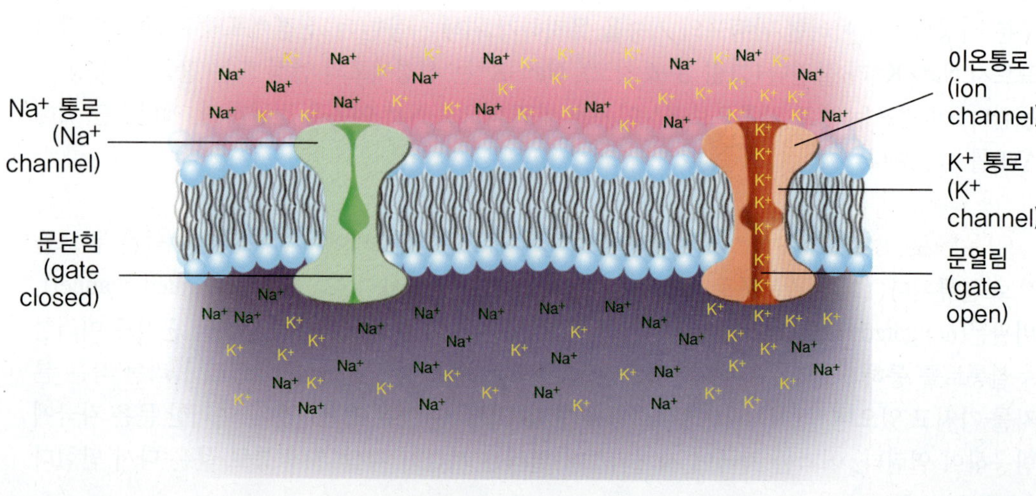

그림 3-5. 2개의 문 이온통로(gated ion channel)를 보여준다. Na^+ 통로(녹색)는 닫혀 있어 어떠한 Na^+ 이온이 세포 안으로 들어오거나 나가는 것을 방지한다. 그림에서 열려 있는 K^+ 통로는 세포의 안이나 밖으로 Na^+ 이온이 흐르는 것을 허락한다.

안정막전위 / Resting Membrane Potential

신경세포가 "안정 시"에는 정보를 전달하지 않는다. 신경세포 안쪽(세포질)에 순음전하(net negative charge)를 가지고 있다. 이는 세포막 안의 액체는 단백질과 아미노산을 함유하고 있어 음전하를 갖는다. 동시에 세포막의 Na^+–K^+ 펌프는 작동하며, Na^+ 이온은 밖으로, K^+ 이온은 세포 안으로 퍼낸다. 세포막 내 누설(비관문, nongated) 이온통로는 닫을 수 있는 문이 없기 때문에 항상 열려 있다. 누설통로는 K^+은 매우 잘 투과하며, Na^+은 약간 투과된다. 이는 신경세포에 펌프되는 K^+ 이온의 대부분은 다시 확산되어 나갈 수 있다. 그러나 대부분의 밖에 펌프되어 나간 Na^+은 세포막 밖에 유지해야 한다.

종합하면, 안정 시 신경세포 내 이런 활동 모두 다음을 의미한다:

- 세포막 안에 음전하를 가지고 있다.
- 세포막 밖에 양전하를 가지고 있다.

그러므로 Na^+–K^+ 펌프와 누설통로 결합과 세포질의 음전하는 세포막을 따라 전하 차이를 만들어 낸다. 이러한 차이를 **안정막전위**(resting membrane potential)라 한다(그림 3-6 참고). 미세한 작은 전극으로 안정막전위를 측정 시 약 −70 mV의 전압을 갖고 있다(이 안정막전위는 신경세포를 따라 다양하다). 세포 안의 음전하를 갖고 있어 안정막전위는 음전위라 할 수 있다.

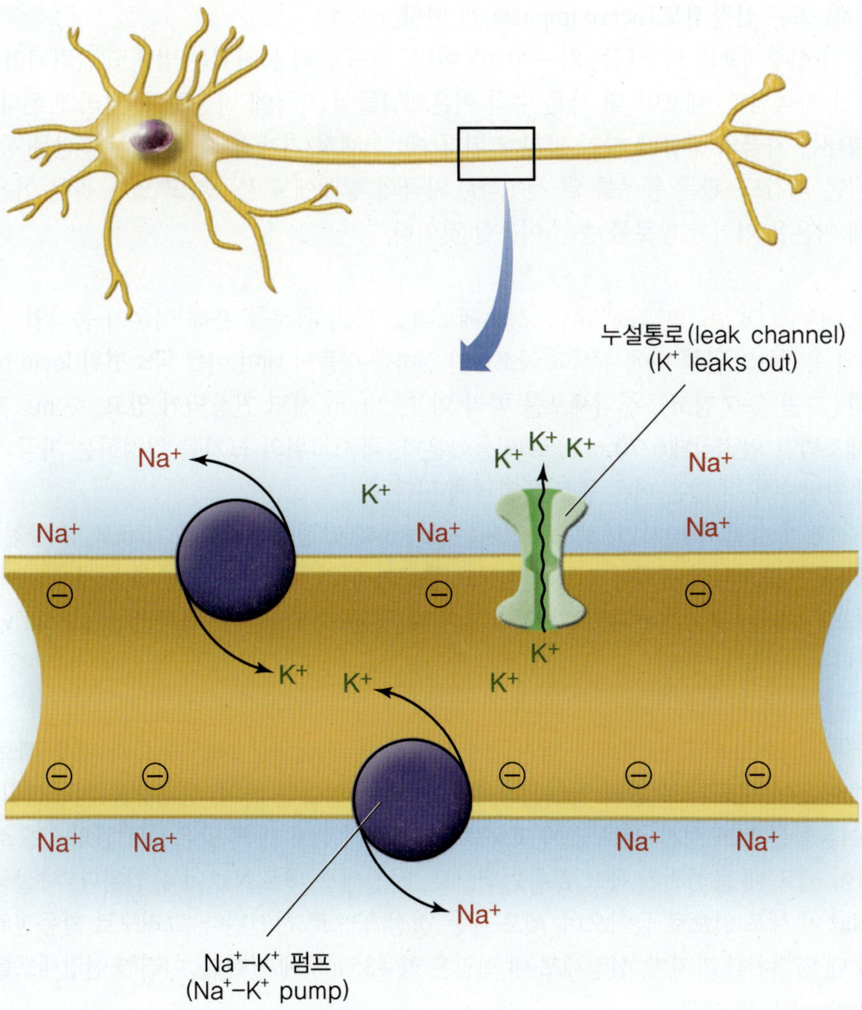

그림 3-6. 안정막전위(resting membrane potential). Na^+–K^+ 펌프에 의해 Na^+은 세포막 밖으로 K^+은 안으로 펌프되지만, 누설통로(leak channel)를 통해 확산되어 나간다. 이는 양이온이 세포막 밖으로 나가 모여 있기 때문에 안정막전위를 만든다.

개념 복습 3-1: 신경세포 기능 (Neuron Function)

- 신경세포는 세포막을 가지고 있고, 세포 바깥쪽 액체와 세포의 안쪽이 분리되어 있다.
- 산소와 이산화탄소는 세포막을 통해 확산할 수 있다.
- 이온은 하전된 입자로 막에 포함된 작은 이온 통로를 사용하여 신경세포의 세포막을 지난다.
- 이온은 이들 농도 경사(높은 데서 낮은 데로)와 전하(반대 전하로 끌어당김)에 따라 세포의 안팎으로 움직인다.
- 안정 시, 신경세포 막은 안쪽이 더 음전하를 가지고 바깥쪽이 더 양전하를 가진다.
- 안정막 전위는 평균 −70 mV이다.

활동전위 / The Action Potential

신경세포의 기능은 정보 전달이다. 신경세포막을 따라 이온의 흐름에 의해 발생된다. 이온의 움직임은 세포막을 따라 파도와 같이 밀려가며, 전기적 신호를 만들며 이를 **활동전위**(action potential) 또는 **신경전도**(nerve impulse)라 한다.

안정 시 신경세포의 막전위는 약 −70 mV이다. 세포 안의 음전위는 밖에도 관련되어 있다. 신경세포가 자극되면, 세포막 내 작은 수의 이온채널들이 자극에 반응하며, 열리게 된다. 이온통로의 형태는 자극의 종류에 따라 열리게 된다(예: 신체적/기계적 자극은 압력-관문 통로, 화학적 자극은 리간드-관문 통로를 열 것이다). 자극의 형태에도 불구하고 일부 관문 이온 통로가 열릴 때 이온은 이러한 통로를 통해 이동할 것이다.

국소전위(LOCAL POTENTIAL) 신경세포막을 따라 통로를 통해 이온이 움직일 때 이들은 양전하와 음전하의 균형 내에서 작고 국소적인 전하를 만들어 내며 이를 **국소전위**(local potential)라 한다(그림 3-7 참고). 신경세포를 따라 약 1-2 mm 정도 연장되어 있고, 수 ms 지속되며, 이후 세포막은 안정상태(−70 mV)로 되돌아온다. 국소전위의 크기를 결정하는 자극의 강도는 자극이 강할수록 더 많은 이온 통로가 열리게 된다.

국소전위가 충분히 커지면, 세포막전위는 −55 mV(안정막전위보다 15 mV 더 양전위)에 도달하게 되며, 막전위의 변화는 전압관문 Na^+ 통로가 열리기 때문에 충분히 커지게 된다. 대부분 신경세포는 전압-관문 Na^+ 통로가 열리기 위해 평균 −55 mV의 "역치값(threshold value)"을 요구한다.

탈분극(DEPOLARIZATION) 역치값에 도달하면, 전압관문 Na^+ 통로가 매우 빠르게 열리고 Na^+ 이온이 세포 내로 밀려 들어온다. 이를 Na^+ 유입이라 하며, 신경충동(활동전위)을 일으킨다. 이온들은 농도 경사(세포 밖에 고농도 $[Na^+]$에서 세포 안의 낮은 $[Na^+]$)와 양으로 하전된 이온들이 세포 내 음하전된 쪽으로 유인되므로, 신경세포 내로 Na^+이 유입된다. 사실상 상당히 많은 Na^+이 세포 안으로 들어오며, 세포 내는 점점 양으로 하전된다. 그러므로 활동전위는 최고 정점일 때 양전위를 가지며, 신경세포 내 전압은 약 +35 mV에 달한다. 이러한 신경세포를 **탈분극**(depolarized)이라 한다.

빠른 소듐통로(fast-opening Na^+ channels)는 1 ms 동안 열려 있다. 이들이 닫히자마자 Na^+ 이온은 Na^+-K^+ 펌프에 의해 세포 밖으로 나간다. 전압관문 Na^+ 통로는 세포막전위가 안정값

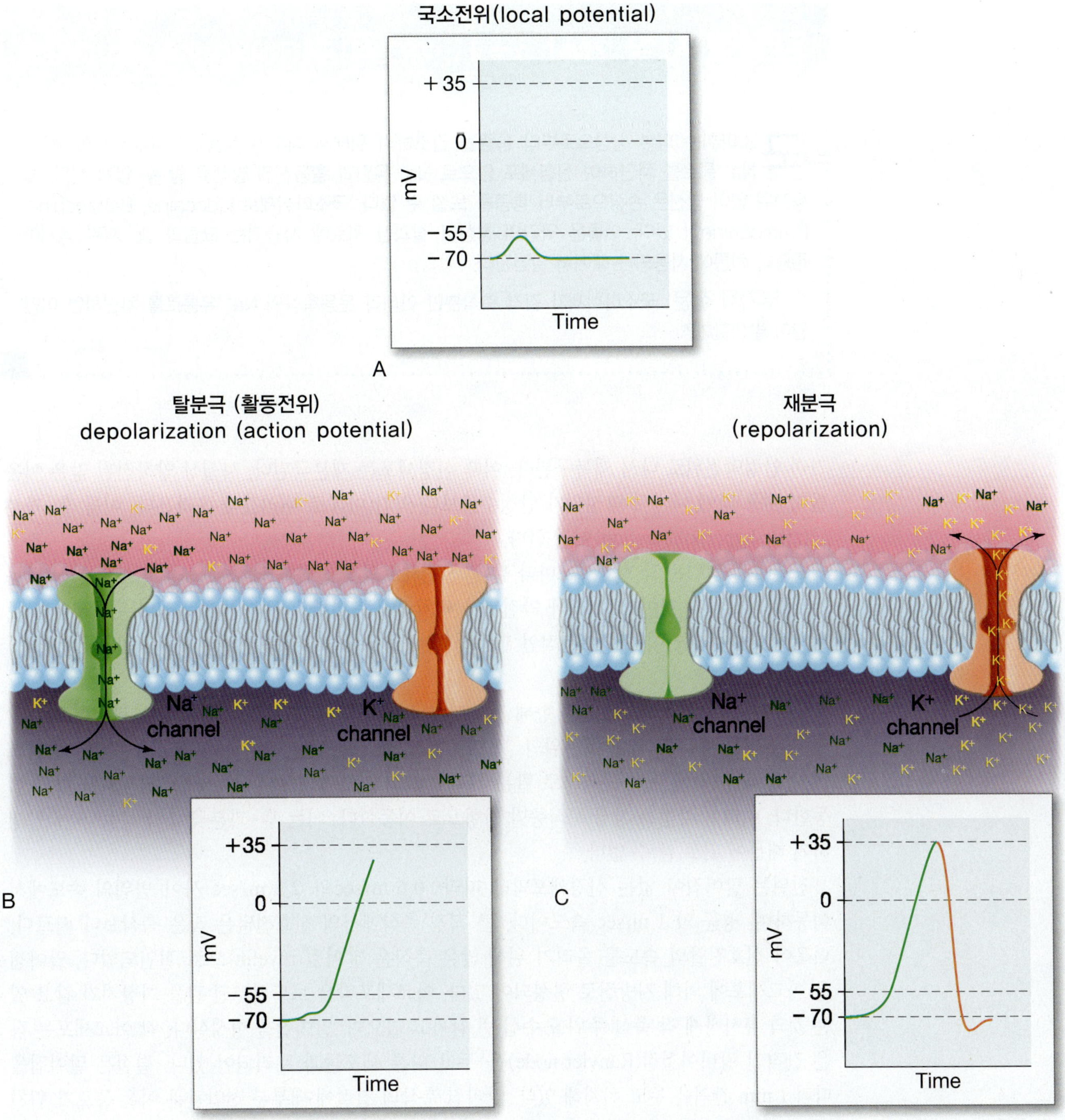

그림 3-7. 신경세포막의 흥분: 국소전위, 탈분극(활동전위), 재분극. 탈분극 동안 전압의존성관문 Na^+ 통로가 열리고 많은 양의 Na^+ 이온이 신경세포 안으로 흘러들어온다. 재분극 동안 K^+ 통로가 열리고 K^+ 이온이 신경세포의 밖에 나가 안정막전위로 되돌아온다.

(−70 mV)으로 되돌아올 때까지 다시 열릴 수 없다. 이 의미는 신경세포가 수 ms 동안 다시 발화(다른 활동전위 발생)하지 않는다. 활동전위 사이의 시간적 간격을 **불응기**(refractory period)라 한다.

신경세포막이 역치(−55 mV)에 도달하면, 느린 K^+ 통로가 열린다. 이는 Na^+ 이온이 세포막으로 펌프되어 나갈 때 세포에 K^+ 이온이 나가게 된다. 함께 Na^+과 K^+이 신경세포에서 함께 나

임상적 지식 상자 3-1: 국소마취 (Topical Anesthetics)

국소마취는 피부 창상으로부터 통증을 감소하기 위해서 피부에 적용한다. 이러한 약물들은 Na^+ 통로를 차단하여 신경세포 안으로 Na^+ 유입과 활동전위 발생을 할 수 없게 한다. 활동전위 없이 당신은 손상으로부터 통증을 느낄 수 없다. 국소마취제로 Lidocaine, Benzocaine, Pramocaine이 있다. 이들은 약간의 창상과 찰과상 치료에 사용되는 크림과 겔, 저린 생치아 통증과 치통에 사용되는 겔에서 발견된다.

부가적 질문: 국소마취제가 감각 축삭뿐만 아니라 운동축삭의 Na^+ 유통로를 차단하면 어떤 일이 발생할까?

가며 안정막전위로 다시 재복구된다. 이때 신경세포는 재분극된다. 사실상 양하전된 많은 이온들이 세포 밖에 나가며 막전위가 안정수준보다 약간 아래로 내려갔다 올라온다. 이를 후-과분극(after-hyperpolarization)이라 한다.

모든 활동전위는 각 신경세포마다 같다. 신경세포의 막전위가 역치에 도달 시 이는 항상 활동전위를 발생시킬 것이다. 그러나 막전위가 역치값에 도달하지 못하면 활동전위는 발생하지 못할 것이다. 이러한 이유로 부분적인 활동전위는 불가능하며 활동전위는 "실무율(all or none)"과 관련된다.

활동전위는 항상 축삭종말을 향해 전달된다. 각 구역의 세포막 탈분극은 전압관문통로가 앞서서 열리기 때문이다〔활동전위의 "선도연(leading edge)"〕(그림 3-8 참고). 이러한 방법으로 막의 각 구역은 다음 구역으로 탈분극된다. 그러므로 막의 탈분극 파가 신경세포를 따라 이동한다. 이러한 파형은 항상 축삭종말 방향으로 이동한다. 이는 후-과분극이 각 충동 후에 발생하기 때문에 뒤로 갈 수 없다.

전위는 말이집이 없는 신경세포막을 따라 0.6 m/sec와 2.3 m/sec 사이 범위의 속도에서 이동하며, 평균 약 1 m/sec 속도이다. 큰 직경 축삭에서의 신호전달은 작은 축삭보다 빠르다. 더욱이 신호전달의 속도를 올리기 위해 많은 축삭은 **말이집**(myelin)으로 절연되었다. 말이집은 아교세포에 의해 지방질로 형성되어 있다. 아교세포막은 보드지로된 관을 화장지가 감고 있는 것과 유사하게 각 축삭 주위를 수십 번 감싸고 있으며, 말이집을 형성한다. 각 아교세포는 작은 간격인 랑비어결절(Ranvier node)을 두고 다른 세포들과 분리되어 있다. 결절은 말이집을 따라 1 mm 간격을 두고 위치해 있다. 말이집 축삭의 결절에 대부분 전압관문 이온 통로가 위치해 있으며 단지 일부 통로들이 말이집 바로 아래에서 발견된다. 이는 이온들이 한 결절에서 통로를 탈분극한 다음 한 결절에서 다음 결절로 세포 내로 흐르게 한다. 그러므로 활동전위가 말이집 축삭을 따라 결절에서 결절로 "건너뛰는(skip)" 이러한 과정을 **도약전도**(saltatory conduction)라고 한다(그림 3-9 참고). 이는 활동전위 속도를 10~100배 빠르게 하며 평균 약 100 m/s이다.

활동전위의 전도는 매우 확실하다. 이러한 신뢰도는 신경세포의 **안전계수**(safety factor)에서 설명한다. 안전계수는 전류(이온흐름) 양 사이의 비율로 활동전위 자극을 위해 이용하며, 전류의 양을 비교하여 신경세포를 자극하기 위해 필요하다. 건강한 말이집 축삭의 안전계수는 보통 5-6 사이이다. 이것은 신경세포가 정말 필요로 하는 전류량이 약 5배가 많아야 함을 의미한다. 안전계수가 1 아래로 떨어지면, 활동전위는 전달할 수 없으며 이를 전도차단(conduction block)이라 부른다.

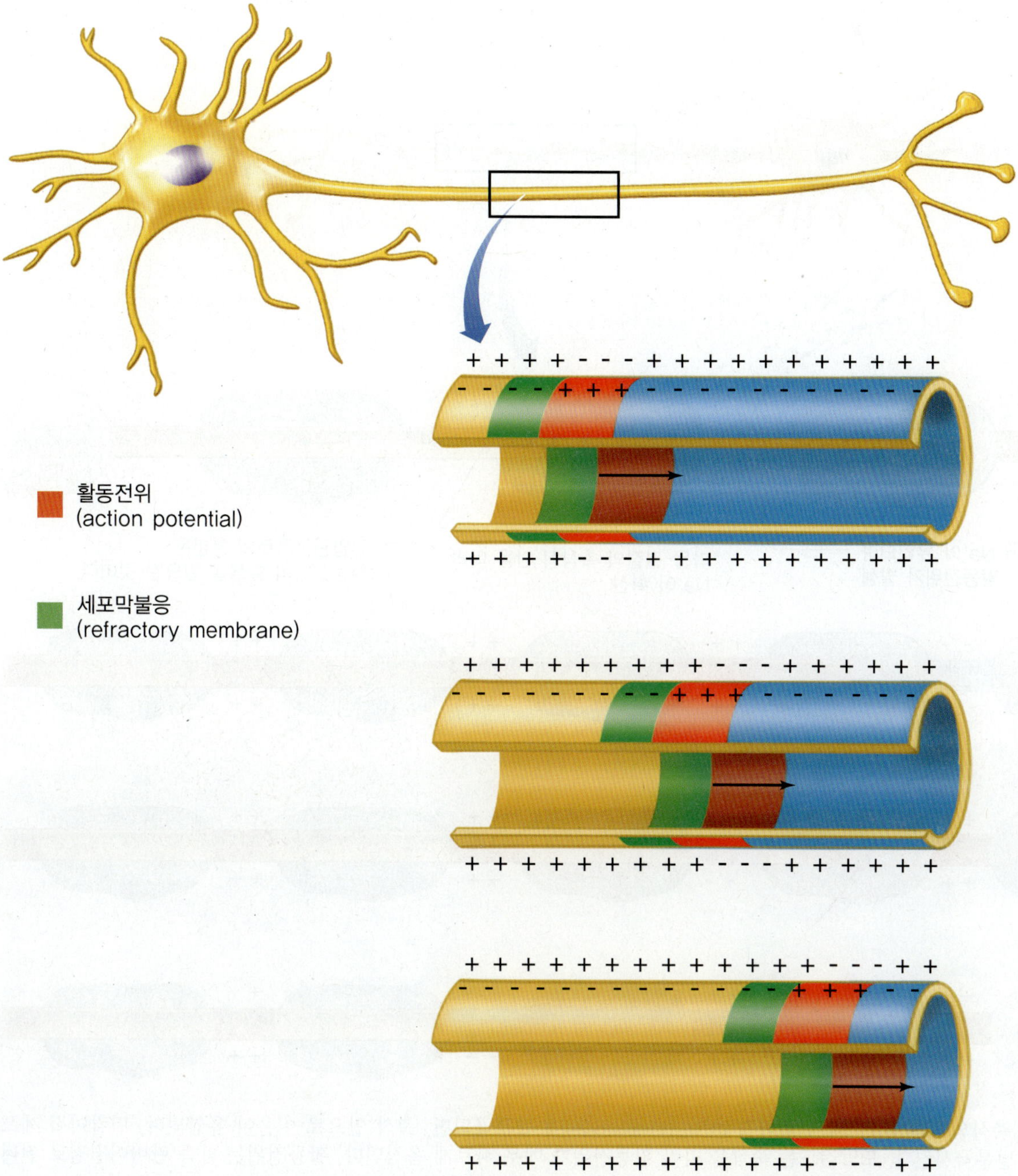

그림 3-8. 활동전위의 전도. 활동전위는 항상 축삭종말을 향해 이동한다. 신경세포막의 각 분절은 세포막의 다음 분절이 탈분극 시 Na^{+}이 유입되며 탈분극된다.

아교세포 / Glial Cells

아교세포(신경아교, neuroglia)는 신경계통의 지지하는 세포이다. 여기에는 신경세포 보다 50배 많은 아교세포가 있다(아교세포는 대부분 신경세포와 다르게 일생을 통해 분화되며, 거의 대부분의 뇌종양은 실제 아교세포 종양이다). 신경아교는 신경세포 주위 액체 유지, 신경계통으로부터 찌꺼기 제거, 말이집 형성으로 축삭의 절연과 같은 많은 다른 기능을 가지고 있다. 더욱이 일부 아교세포는 이들 기능에 영향을 주는 신경세포와 소통할 수 있다(Fields & Stevens-Graham, 2002).

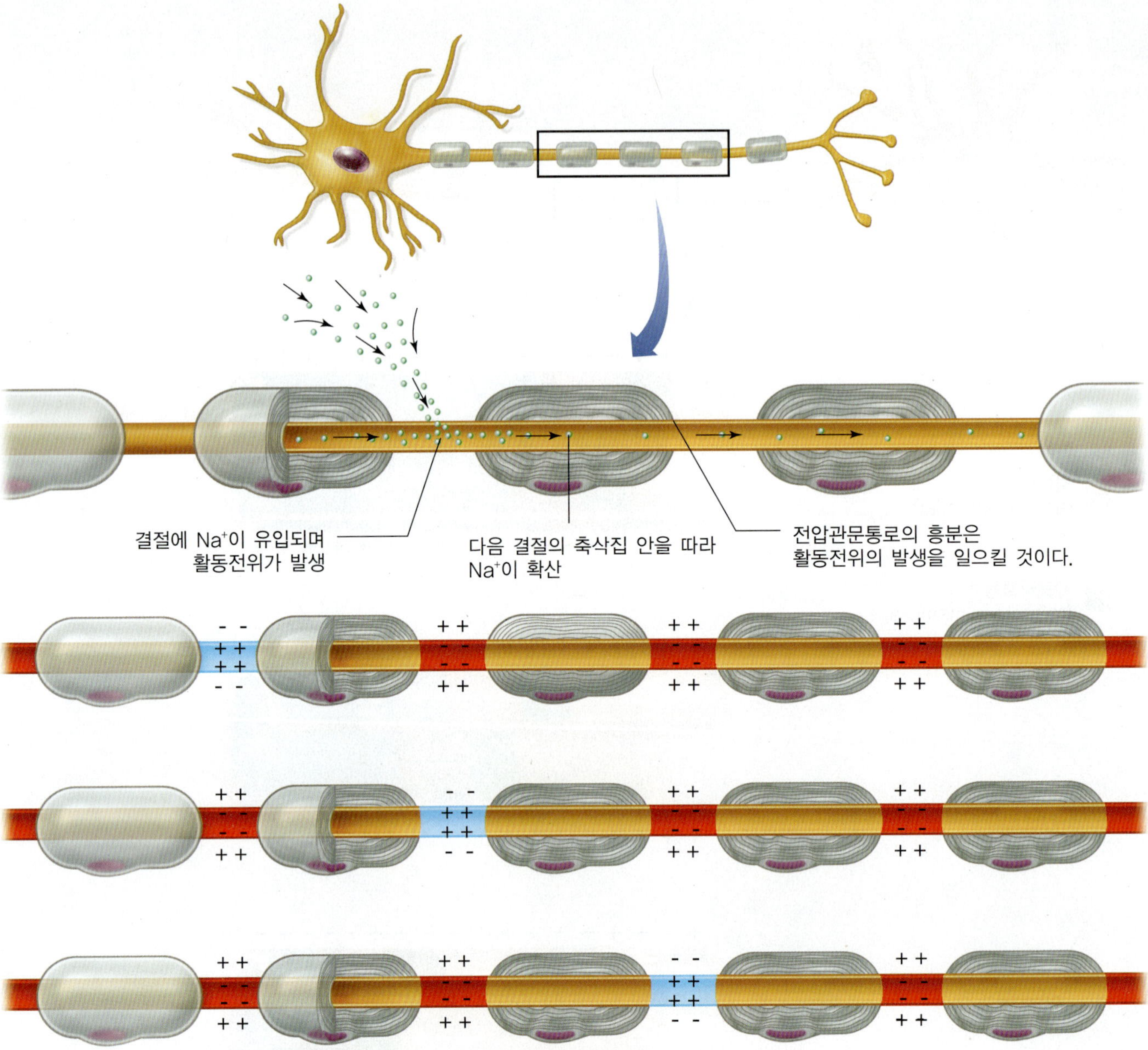

그림 3-9. 말이집축삭의 도약전도. 각 란비어결절(Ranvier node)이 탈분극되면, 축삭 안으로 이온이 유입되며, 민말이집 세포막의 다음 분절을 탈분극시킨다. 도약전도는 축삭을 따라 활동전위가 매우 빠르게 움직인다. 활동전위는 다음 란비어결절로 건너뛸 수("skip") 있다.

신경계통에서 5 종류의 신경아교세포가 관찰된다(그림 3-10 참고). 별아교세포(astroglia), 희소돌기아교세포(oligodendroglia), 미세아교세포(microglia), 뇌실막세포(ependymal cell) 4종류는 중추신경계통에 위치하고 있다. 5번째 종류(슈반세포, Schwann cells)는 단지 말초신경계통에서 발견된다.

별아교세포(astrocyte)는 크고 별모양의 세포로 모세혈관과 연결되어 혈액뇌장벽을 형성하며, 혈액내 물질로부터 신경세포를 보호한다. 별아교세포는 신경계통의 발달 동안 이들 표적을 찾기 위해 축삭 성장을 돕는다. 만약 CNS가 손상되었다면 별아교세포 증식(수적인 증가)과 비대(커짐)가 일어난다. 이들은 손상된 부위 주변에 어느 정도 그물네트워크를 형성하여 신경계통의 안정된 곳과 영향이 있는 부분을 분리시킨다.

임상적 지식 상자 3-2: 다발경화증 (Multiple Sclerosis)

말이집이 손상된 상태를 말이집탈락병(demyelinating disease)이라 한다. 이러한 대부분 일반적인 것을 다발성경화증(multiple sclerosis; MS)이라 한다. 다발성경화증은 뇌와 척수 내 말이집 손상과 면역계통의 공격에 의해 생기는 자가면역질환이다. MS 환자들은 효율적으로 활동전위를 전달할 수 없다. 말이집 손상이 중추신경계통 내 특정 부위에 따라 다양한 증상들이 있다. 일반적인 증상은 감각소실과 경직성 마비를 포함한다. 높은 온도는 MS 증상을 더 악화시키므로 치료사들은 MS 환자들과 활동 시 과도한 열을 피해 주의를 기울여야 한다.

부가적 질문: 면역계통 기능을 감소하는 약물은 MS 환자의 감각을 증진시킬까? 왜 또는 왜 안 될까?

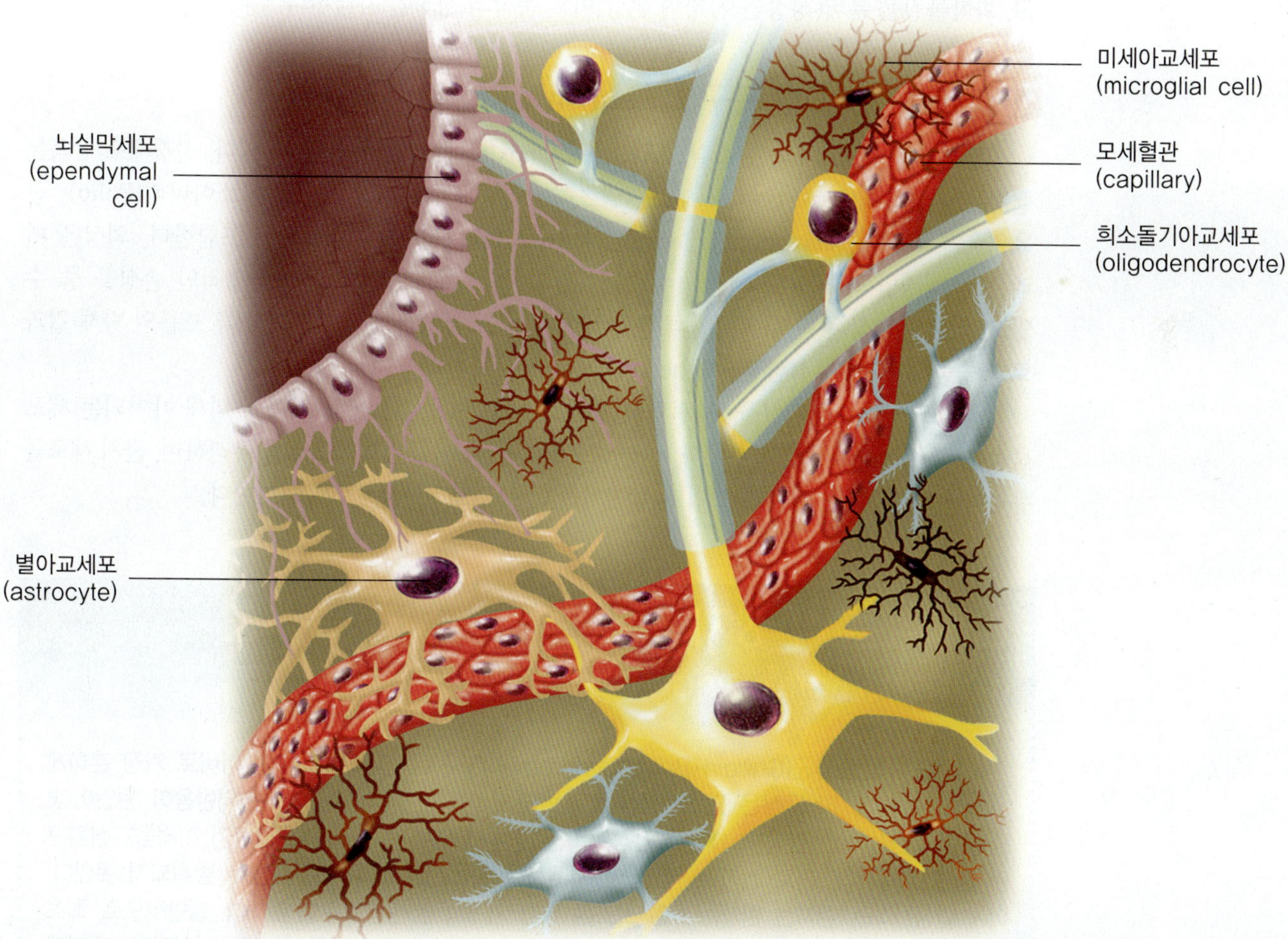

그림 3-10. 별아교세포(혈액뇌장벽의 생성을 자극), 희소돌기아교세포(말이집 형성), 미세아교세포(포식작용), 뇌실막세포(뇌척수액 분비)를 포함한 중추신경계통의 아교세포.

희소돌기아교세포(oligodendrocyte)는 또한 CNS에서 발견된다. 이들은 말이집을 형성하여 뇌와 척수의 축삭을 절연한다. 각 희소돌기 아교세포는 7-70개의 축삭의 말이집 형성에 기여한다. 희소돌기아교세포는 탈수초(demyelinated)와 활동전위 전도의 장애를 야기하는 다발성경화증(multiple sclerosis) 사람에서 면역계통의 표적이다.

미세아교세포(microglia)는 CNS에서 발견되는 작은 세포이다. 미세아교세포는 이들이 손상이나 질병이 있을 때 활성화된다. 미세아교세포가 활성화될 때 손상된 부위에서 손상된 신경세포 주변으로 이동한다. 이들은 포식세포처럼 활동하며 신경계통으로부터 손상된 세포나 죽은 조직을 제거한다(Fetler & Amigorena, 2005). 미세아교세포는 AIDS(HIV) 유발하는 바이러스를 위한 세포 표면 수용체(cell-surface receptors)를 가지고 있으며, 그러므로 신경계통 내부의 바이러스의 은신처로 작용한다.

뇌실막세포(ependymal cell)는 뇌의 뇌실과 척수 중심관을 따라 놓여 있다. 일부 뇌실 안쪽의 뇌실막세포는 뇌척수액을 생성하고 순환을 보조한다.

슈반세포(Schwann cell, neurilemmal cell)는 말초신경계통에 위치한다. Schwann 세포는 말초신경섬유(축삭)를 감싸고, 보호하며, 이들 세포막에 말이집을 형성하여 말초신경 축삭을 절연한다. 더욱이 Schwann 세포는 작은 관을 형성하여 축삭 재생을 도우며, 재성장을 유도하고, 화학물질을 분비(성장인자)하여 손상 이후 축삭의 성장을 자극한다.

신경세포 손상과 복구 / Neuron Injury and Repair

신경세포는 질병, 외상, 산소결핍(무산소증, anoxia)에 의해 손상될 수 있다. 신경세포가 죽는 질병은 파킨슨병(Parkinson disease), 알츠하이머병(Alzheimer disease), 소아마비(Polio), 근육위축가쪽경화증(amyotrophic lateral sclerosis, Lou Gehrig disease)을 포함한다. 외상은 머리손상, 신경압박, 허혈(혈액공급 부족)의 결과이다. 이는 신경세포의 직접적인 손상을 줄 수 있고, 외상성 손상 주변 부위에 혈류를 방해한다. 산소 부족은 신경계통의 혈류 흐름의 방해 결과로 뇌졸중(stroke)이나 심장발작(heart attack)을 유도한다.

신경세포체가 손상되었을 때 전체 신경세포가 죽는다. 손상이나 질병에 의해 야기되는 세포 죽음을 **괴사**(necrosis)라고 부른다. 신경세포가 죽을 때 이들은 화학물질을 유리하며, 근처 세포를 유독하게 한다. 이는 괴사가 초기 손상에서 인근 부위로 퍼지는 것을 의미한다.

임상적 지식 상자 3-3: 길랭-바레 증후군 (Guillain-Barre Syndrome)

길랭-바레 증후군(Guillain-Barre Syndrome; GBS)은 급성(비외상성) 마비로 가장 흔하게 유발된다. 이 증상은 말초신경섬유 주변의 말이집이 파괴되는 자가면역반응이 원인이다. 증상은 이완성마비, 감각 소실이나 감각의 과민감성, 혈압변동, 조음장애(말하기 어려움), 삼킴곤란 등을 포함한다. 가로막(가로막신경)이 지배하는 말초신경이 아마도 제대로 발휘되지 못한다. 이게 발생한다면, 환자는 환자는 호흡 보조를 위한 기계적 환기를 요구할 것이다. 일반적으로, 최초의 탈수초된 수주 이내에 슈반세포가 재생을 하고 신경전도는 다시 회복을 시작한다. 초기에 GBS 환자들을 위한 치료는 최고 급성기로 진행하는 환자들의 관절가동범위를 유지와 욕창 예방에 집중되어 있다. 신경 기능(활동전위 전달) 회복을 위해 환자들은 회복을 시작해야 하고 임상가들은 근력, 균형, 보행훈련을 회복하는 치료를 집중한다.

부가적 질문: 다발성 경화증(Multiple Sclerosis: MS)과 GBS의 공통점은 무엇인가? 둘의 차이점은?

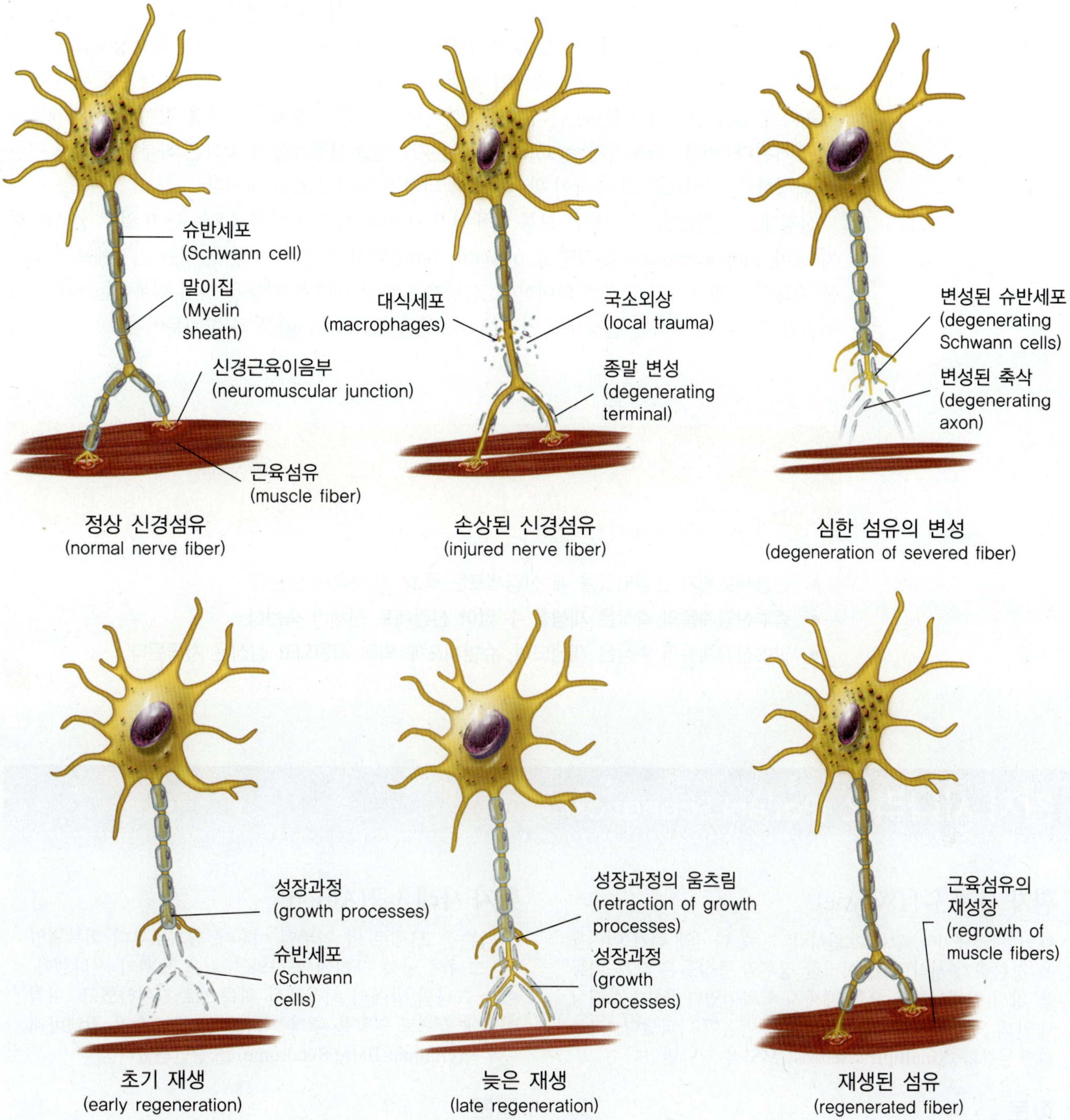

그림 3-11. 손상된 신경세포의 재생. 말초신경계통의 축삭이 손상되었을 때 이는 변성되고 다시 재성장한다. 이러한 성장은 슈반세포에 의해 유도된다.

축삭(세포체 대신에)이 손상되면 축삭은 이 결과 퇴행화할 것이다(그림 3-11 참고). 중추신경에서 전체적인 신경세포가 죽는다. 분명히 중추신경세포는 이들의 축삭을 재생할 수 없다. 이는 아마도 중추신경계통에 축삭 재생을 촉진하는 화학물질이 부족하고 재성장을 억제하는 화학물질을 가지고 있기 때문이다. 그러므로 뇌나 척수의 축삭의 손상은 거의 대부분 전체적인 신경세포가 죽는다.

말초신경계통에 일반적인 축삭의 손상은 신경세포의 죽음을 일으키지 않는다. 손상 이후 몇 주 내에 축삭이 퇴화된다. 이후 새로운 축삭이 세포체로부터 발아한다. 새로운 축삭의 성장은 표적세포(다른 신경세포나 근육세포)에 도달할 때까지 성장하며, 새로운 연접을 형성한다. 어느 정도 이는 슈반세포가 화학성장(영양)인자를 생성하기 때문에 발생하며, 축삭성장을 자극하고 터널을 형성하여 표적을 향해 축삭이 재생하도록 유도한다. 새로운 축삭은 생존을 위해 다른 세포와 연접을 형성해야 한다. 이러한 연접이 실패한다면 신경세포는 죽을 것이며, 신경계통에서 제거된다(이를 "가지치기, pruning"라 부른다). 말초신경계통에 축삭은 하루 약 1 mm 비율로 재생한다. 그러므로 긴 축삭이 완전히 재생되려면 수년이 걸릴 것이다.

신경세포가 죽었을 때 이들은 보통 대체되지 않는다. 성인의 신경세포는 단지 일부 선택적 위치(해마, hippocampus와 후각망울, olfactory bulb)에서 재생할 수 있다. 이는 신경세포의 소실은 죽음이나 영구적인 장애를 의미한다. 신경계통 손상 이후에 기능을 다시 회복하는 사람들의 이러한 개선은 현존하는 신경세포 가운데 새로운 연결(rewiring)을 하기 때문이다.

개념 복습 3-2: 신경세포 재생 (Neuron Regeneration)

- 신경세포체가 손상되었을 때 신경세포는 죽고, 대체되지 않는다.
- 중추신경계통의 축삭은 재생할 수 없어 신경세포 전체가 죽는다.
- 말초신경계통의 축삭은 재생되며, 슈반세포에 의해 지원되고 성장은 자극된다.

환자 시나리오 (Patient Scenarios)

환자 사례 3-1 (Wayne)

웨인은 55세이다. 그는 흐린시력, 피로, 마비와 걷기 어려움을 경험하기 시작했다. 이러한 징후와 증상들은 그가 이동을 위해 휠체어를 필요할 때까지 악화되었다. MRI 스캔상 웨인의 뇌와 척수에서 많은 딱딱한 반점이 나타났다. 그는 다발성경화증(multiple sclerosis; MS)을 진단받았다.

질문

a) 어떻게 MS가 신경충동의 전달에 영향을 줄까요?
b) MS는 CNS나 PNS에 영향을 줄까요?
c) 어떤 아교세포가 MS에서 손상의 표적인가?

환자 사례 3-2 (Alison)

앨리슨은 23세로 약 일주일 이후에 감기로부터 회복되었고, 그녀의 양쪽 다리에 약화와 저림을 느끼기 시작했다. 이는 그녀의 발에서 시작해서 위쪽으로 진행하였고, 며칠 이후에 팔에도 영향을 주기 시작했다. 앨리슨은 길랭바래 증후군(Guillain-Barre Syndrome)을 진단받았다.

질문

a) 어떻게 신경충동 전달에 GBS가 영향을 미칩니까?
b) GBS는 CNS 또는 PNS에 영향을 줄까요?
c) 어떤 아교세포가 GBS에서 손상의 표적인가?

복습문제 (Review Questions)

1. 세포체, 가지돌기, 축삭과, 축삭종말을 포함한 신경세포의 모든 부분을 확인하시오.
2. 압력–관문, 리간드–관문, 전압–관문 이온 통로가 어떻게 작동하는지 설명하시오. 각 통로의 문을 열기 위해 어떤 형태의 자극이 필요한가?
3. 신경세포의 안정 상태(정보전달을 하지 않음)를 설명하시오. 안정막전위에 어떤 인자가 기여하는가? 안정막전위의 평균전압은 무엇인가?
4. 어떻게 활동전위가 발생하는지 설명하시오. 탈분극과 재분극 시 전압관문 Na^+과 K^+ 통로의 역할을 포함하여 설명하시오.
5. 왜 민말이집축삭보다 말이집축삭의 신경충동 전도가 더 빠른 이유는? *도약전도*를 정의하시오.
6. 아교세포(별아교세포, 희소돌기아교세포, 미세아교세포, 뇌실막 세포와 슈반세포)의 기능을 설명하시오. 신경계통의 어느 부분에 각기 아교세포 종류들이 위치하는가?
7. 신경세포가 손상 시 어떤 일이 발생하는지 설명하시오. 중추신경계통에서 발생한 것에서부터 말초신경계통의 과정을 구별하시오.

참고문헌 (References)

1. Fetler, L., & Amigorena, S. (2005). Brain under surveillance: The microglia patrol. *Science, 309,* 392–393.
2. Fields, R. D., & Stevens-Graham, B. (2002). New insights into neuron-glial communication. *Science, 298,* 556–562.
3. Kablar, B., & Belliveau, A. C. (2005). Presence of neurotrophic factors in skeletal muscle correlates with survival of spinal cord motor neurons. *Developmental Dynamics, 234,* 659–669.
4. Oh, S., Huang, X., & Chiang, C. (2005). Specific requirement of sonic hedgehog signaling during oligodendrocyte development. *Developmental Dynamics, 234,* 489–496.

추천문헌 (Further Reading)

1. Long, S. B., Campbell, E. B., & MacKinnon, R. (2005). Voltage sensor of Kv1.2: Structural basis of electromechanical coupling. *Science, 309,* 903–908.
2. Pascual, O., et al. (2005). Astrocytic purinergic signaling coordinates synaptic networks. *Science, 310,* 113–116.
3. Yang, Y. et al. (2004). Mutations in SCN9A encoding a sodium channel alpha subunit in patients with primary erythermalgia. *J. Med. Genetics, 41*(3), 171–174.

제 4 장

시냅스
Synapses

학습목표(CHAPTER OBJECTIVIES)

이 장을 완전히 이해한 후에, 독자들은 다음을 할 수 있다:

1. 화학적 시냅스의 구조를 서술하고, 각 단계별 시냅스 기능을 설명할 수 있다.
2. 자극성/흥분성 시냅스와 억제성 시냅스를 구분할 수 있다.
3. 화학적 신경전달물질의 주요 분류와 각 분류 내 여러 신경전달물질의 이름을 열거할 수 있다.
4. 시냅스 가소성을 논의하고, 어떻게 시냅스들이 만들어지고, 유지되고 제거되는지 설명할 수 있다.

핵심 용어 (KEY TERMS)

탈신경(denervation)
흥분성시냅스후전위 (excitatory postsynaptic potential; EPSP)
세포외배출(exocytosis)
유전자발현(gene expression)
억제성시냅스후전위 (inhibitory postsynaptic potential; IPSP)
신경가소성(neural plasticity)
신경근육이음부 (neuromuscular junction)
신경전달물질 (neurotransmitter)
시냅스이후 신경세포 (postsynaptic neuron)
시냅스이전 신경세포 (presynaptic neuron)
시냅스(synapse)
시냅스간극(synaptic cleft)
시냅스가지치기 (synaptic pruning)
시냅스수용체 (synaptic receptor)
시냅스소포(synaptic vesicles)
시냅스형성(synaptogenesis)

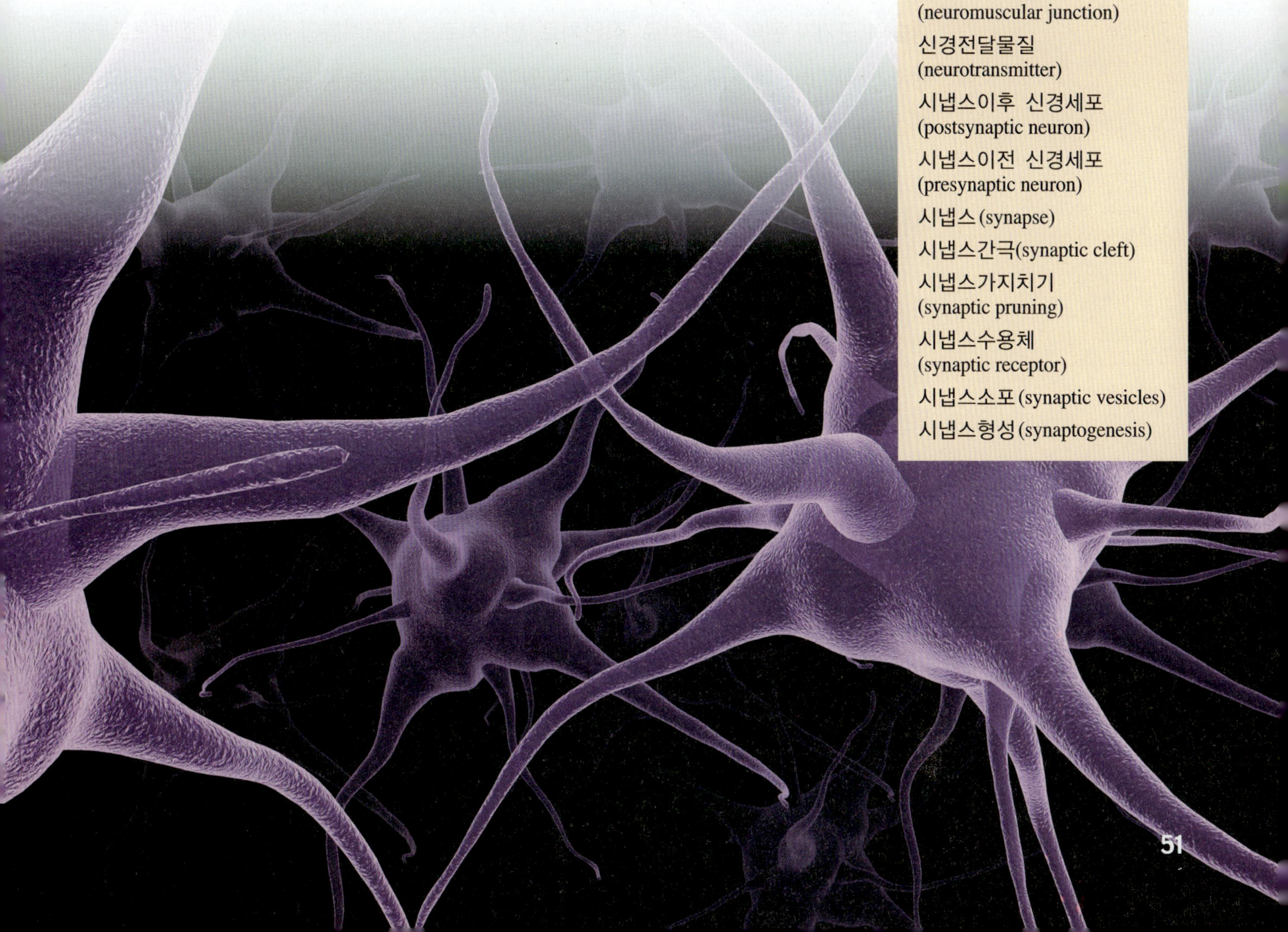

필수 정보(Essential Facts)

- 시냅스(synapse)는 두 신경세포 사이의 연결이다.
- 시냅스에서 신경전달물질이라 불리는 화학물질은 하나의 신경세포에서 다른 신경세포로 이동한다.
- 신경전달물질은 수용체에 결합하고, 신경세포의 기능을 바꾼다.
- 많은 질병과 신경계통의 상태는 시냅스의 기능과 구조 변화를 포함한다.
- 시냅스 기능의 변화는 학습과 기억과 관련 있다.

인체 신경계통은 약 10^{12}개의 신경세포로 구성되어 있다. 이들 세포는 많은 다른 신경세포에 결합을 하며 이러한 구조를 **시냅스(synapses)**라 한다. 시냅스는 신경계통에서 많은 복잡함을 주는 구조이다. 시냅스는 지속적으로 생성, 변형, 제거된다("가지치기"). 신경연결 네트워크의 유연성을 시냅스 가소성이라 하고, 이는 학습의 근거가 된다. 물리치료, 작업치료, 언어치료는 신경계통의 손상이나 질병으로부터 환자가 회복하는데 가소성을 활용할 수 있다. 임상가는 기능적 능력 부위의 재구성과 재설계를 위한 신경계통의 능력을 극대화하기 위한 설계와 재활부분을 디자인한다.

시냅스 구조와 기능 / Synapse Structure and Function

시냅스는 신경세포가 다른 세포들과 의사소통하는 장소이다(그림 4-1 참고). 신경세포는 다른 신경세포, 근육세포, 분비샘과 시냅스를 형성할 수 있다. 신체적 · 정신적인 질병을 포함한 신경계통의 많은 질병들은 시냅스와 관련되어 있다. 더욱이 많은 약물은 시냅스에도 영향을 주며, 신경계통에 영향을 주는 것이 처방되어지며, 대부분 중독성 있는 약물들이다. 효과적인 재활과 치료는 기능 증진 또는 재합성을 위해 시냅스를 변화시키려고 디자인된다.

시냅스 구조 / Synapse Structure

신경계통에서는 전기적 시냅스와 화학적 시냅스, 2가지 형태의 시냅스가 발견된다. *전기적 시냅스(electrical synapses)*는 틈새이음(gap junction)이라 불리는 작은 통로를 가지고 있으며, 하나의 신경세포에서 다음 신경세포로 이온이 흐르게 한다. 전기적 시냅스는 자극에 매우 빠른 반응을 형성하며, 신경세포들이 통합된 형태로 발화된다.

사람 신경계통에서 발견되는 대부분의 시냅스는 화학적 시냅스이다. *화학적 시냅스(chemical synapse)*는 하나의 신경세포와 다른 신경세포가 서로 소통 시 **신경전달물질**(neurotransmitter)이라 불리는 화학물질을 유리하며 다음 세포의 기능에 영향을 준다.

화학적 시냅스는 2개의 세포를 가지고 있다. (1) **시냅스이전 신경세포**(presynaptic neuron) (2) 시냅스이후 신경세포(그림 4-2 참고). 시냅스이후 신경세포는 다른 신경세포(postsy-

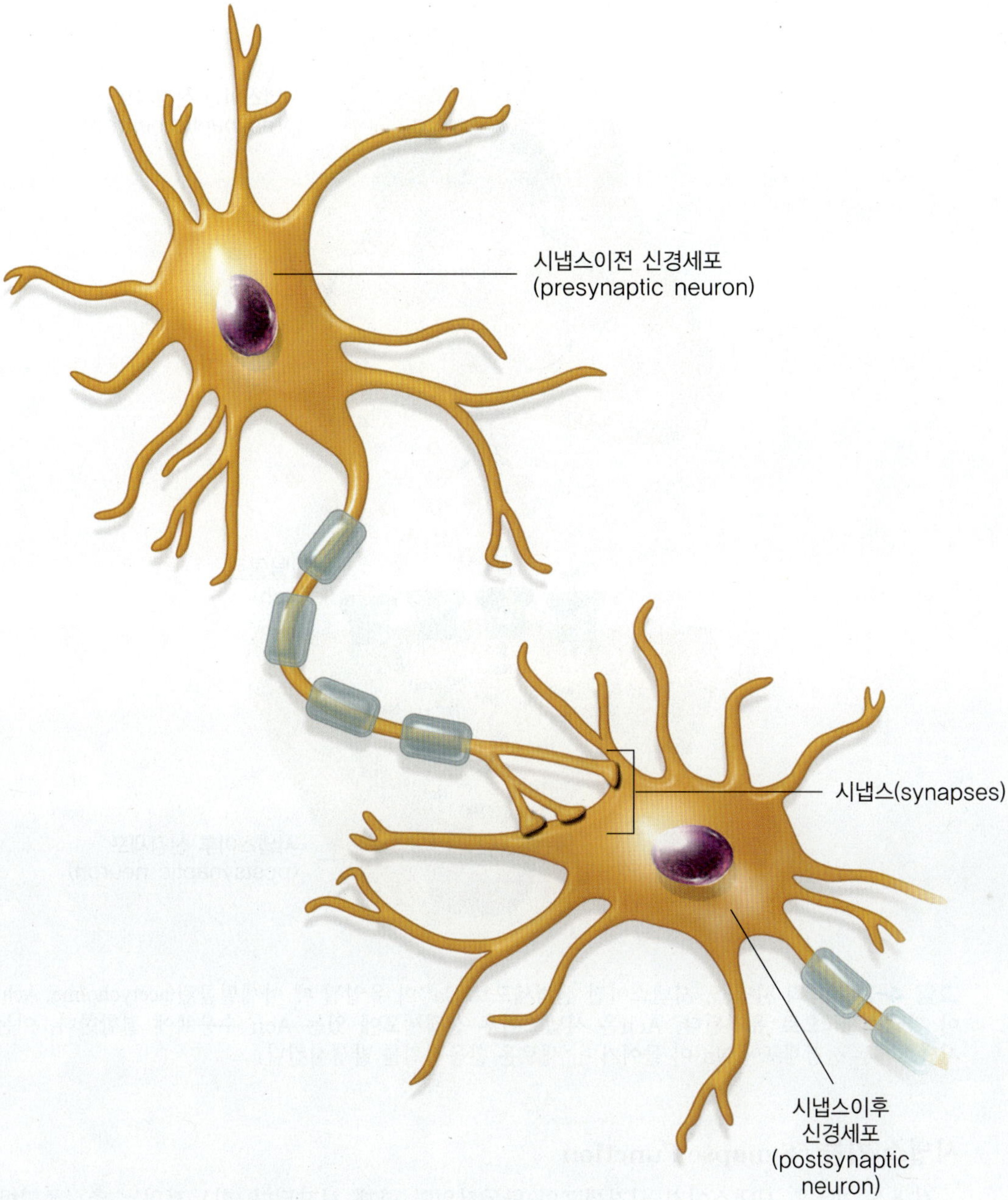

그림 4-1. 시냅스이후 신경세포와 시냅스이전 신경세포의 연접.

naptic cell), 근육세포나 분비샘세포라 할 수 있다〔시냅스이후 신경세포가 근육세포이면 이 시냅스를 **신경근육 연접**(neuromuscular junction)이라 불린다.〕 시냅스이전 신경세포와 시냅스이후 신경세포 사이에 작은 공간을 **시냅스간극**(synaptic cleft)이라 부른다. 이 간격은 약 30 nm의 넓이로 액체를 함유하고 있다.

각 시냅스이전 축삭종말 안에 수천 개의 작은 속이 비어 있는 원형이 있고, 이를 **시냅스소포**(synaptic vesicle)라 한다. 각 소포는 신경전달물질이라 불리는 여러 수천 개의 화학 분자들을 함유한다. 시냅스의 시냅스이후 각 세포들은 많은 작은 수용체 단백질을 가지고 있다. 이 수용체는 시냅스에서 발견되며, 신경전달물질에 특이적이다. 신경전달물질과 수용체는 시냅스 기능을 수행하기 위해 서로 일치해야 한다.

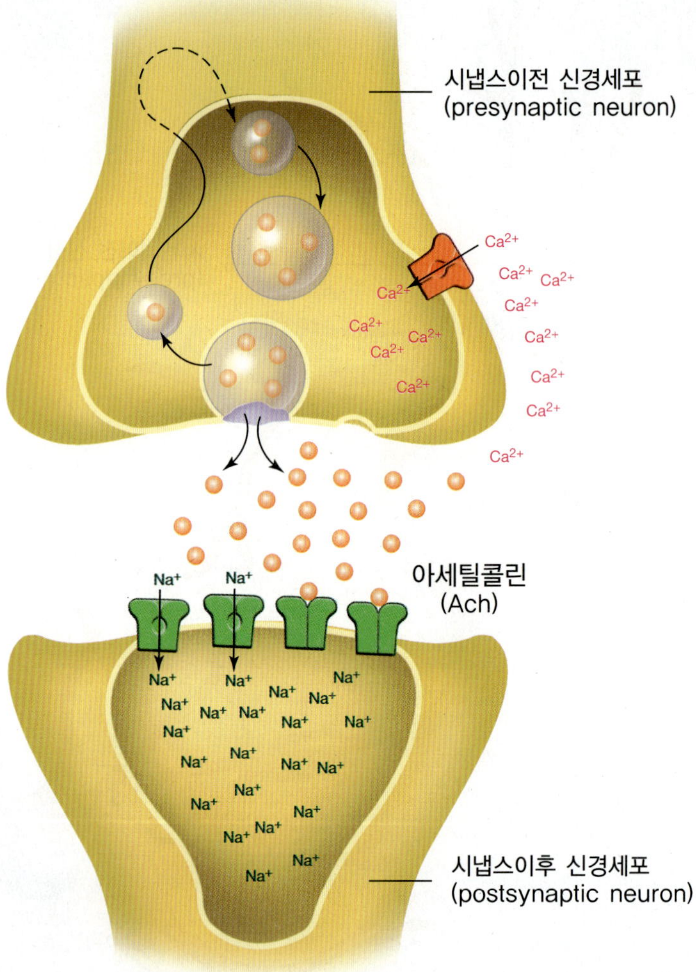

그림 4-2. 화학적 시냅스. 시냅스이전 신경세포로 Ca^{2+}이 유입될 때 아세틸콜린(acetycholine, Ach)이 시냅스간극으로 유리된다. Ach은 시냅스이후 신경세포에 있는 Ach 수용체에 결합한다. 이는 시냅스이후 신경세포에 Na^+이 들어가며, 새로운 활동전위를 발생시킨다.

시냅스 기능 / Synapse Function

시냅스 기능은 시냅스이전 신경세포의 활동전위와 함께 시작된다. 활동전위는 축삭종말에 Ca^{2+} 통로가 열리며 Ca^{2+}이 안으로 유입되기 때문이다. Ca^{2+} 유입은 시냅스소포를 시냅스이전 세포막에 융합하게 한다. 이 결과 화학적 신경전물질들이 시냅스 간격으로 **세포외배출**(exocytosis) 한다(Rettig & Neher, 2002).

시냅스간극으로 신경전달물질의 분비될 때 신경전달물질 분비는 간격을 따라 확산된다. 시냅스이후 세포막은 신경전달물질 수용체를 포함한다. 신경전달물질이 시냅스이후 막에 도달할 때 이는 이 수용체에 결합이다.

신경전달물질이 수용체(receptor)에 결합할 때 이온이 시냅스이후 세포(아래 참고) 안으로 흘러들어 가게 하거나 나가게 된다. 그러므로 신경전달물질 결합은 시냅스이후 세포막전위를 변화한다(그림 4-3 참고). 이러한 변화는 시냅스후전위(postsynaptic potential; PSP)라 부른다. PSP의 크기는 얼마나 많은 신경전달물질이 이들 **시냅스 수용체**(synaptic receptors)에 결합하는가에 결정된다; 더 많은 신경전달물질은 더욱 강한 PSP를 의미한다.

일부 시냅스의 신경전달물질의 결합은 시냅스이후 신경세포 내부를 더욱 양전하로 되게 많는다. 이렇게 되면 PSP는 **흥분성시냅스후전위**(excitatory postsynaptic potential; EPSP)라 할

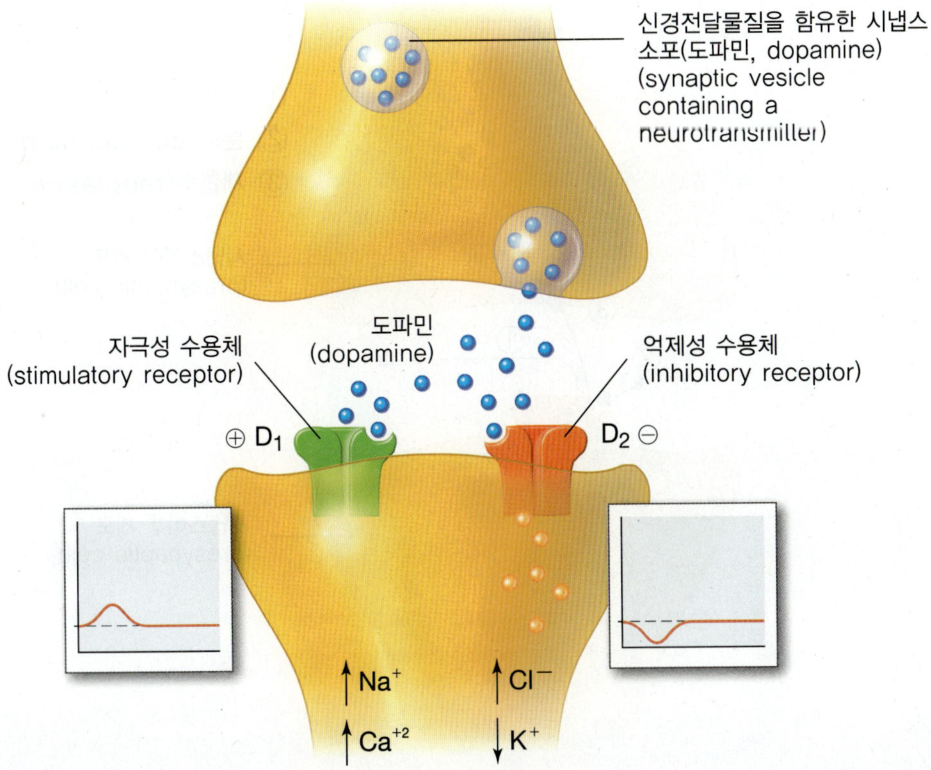

그림 4-3. 시냅스이후 전위. 자극성 수용체에 신경전달물질이 결합할 때, 시냅스이후 세포 안쪽이 더 양하전이 된다. 이는 Na^+이나 Ca^{2+}이 세포 안으로 유입될 때 발생할 수 있다. 신경전달물질이 억제성 수용체에 결합한다면 시냅스이후 안은 더욱 음하전이 된다. 이는 세포 안에 Cl^-가 유입되거나 K^+ 이온이 세포 내에 남아 있을 때 발생할 것이다.

것이다. 이러한 형태의 시냅스는 자극성 시냅스라 불린다. 시냅스이후 세포가 더 음전하를 띄는 PSP라면 **억제성시냅스후전위**(inhibitory postsynaptic potential; IPSP)가 될 것이다. IPSP 시냅스는 억제성 시냅스와 연관된다. EPSP는 신경전달물질이 안으로 흘러들어 양전하이온(Na^+이나 Ca^{2+})이 유입 시 발생한다. IPSP는 신경전달물질이 결합 시 양이온(K^+)이 밖으로 빠져나가거나 음전하 이온(Cl^-)이 안으로 흘러 들어올 때 발생한다.

각 EPSP는 약 0.2에서 0.4 mV로 약 50에서 100개의 EPSP는 시냅스이후 세포에 탈분극을 위한 역치에 도달하게 된다. 이러한 의미는 (1) 하나의 시냅스는 시냅스이후 신경세포의 활동전위를 자극하기 위해 50~100배가 발화해야 한다. (2) 여기에는 50~100개의 분리된 시냅스가 발화되어야 한다.

신경과학 요점 상자 4-1: 약물과 시냅스 (Drugs and Synapses)

대부분 약물은 사람들은 시냅스의 작용을 "기분전환의 목적"을 위해 받아들인다. 이런 약물들은 다른 것들은 억제하는 반면, 일부는 시냅스를 자극한다. 예를 들어, 니코틴과 코카인은 둘 다 자극성이고 헤로인과 알콜은 억제성이다. 자극성인 약물들을 과용할 경우 신경계통을 과도하게 활동하여 사망하게 할 수 있다. 코카인은 심장박동을 극적으로 증가(빈맥, tachycardia)하게 할 수 있고, 심장발작에 이르게 한다. 대조적으로 억제성 약물을 과용할 시 치명적인 호흡 정지를 유도할 수 있다.

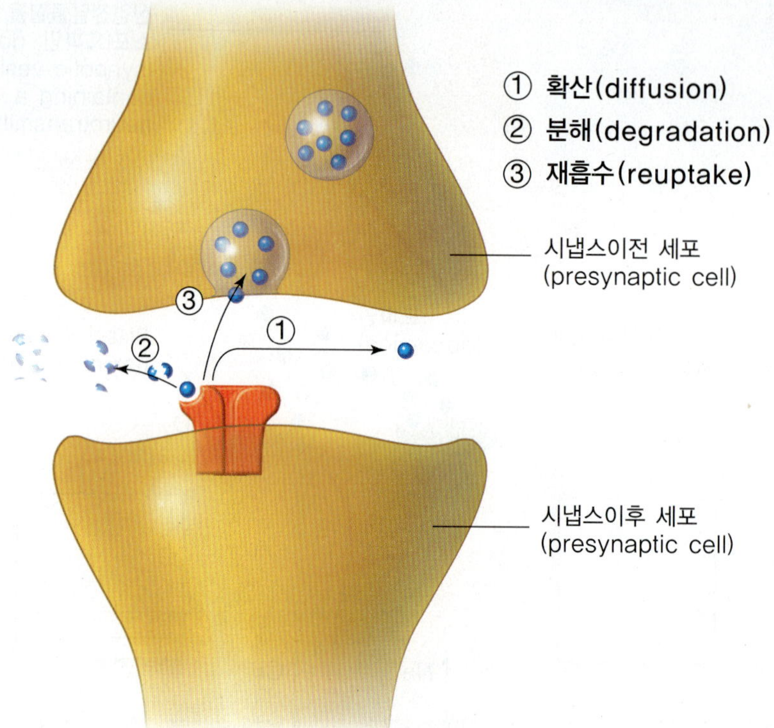

그림 4-4. 신경전달물질의 불활성화. 신경전달물질은 3가지 방법 중 하나로 불활성화가 된다. (1) 신경전달물질의 시냅스 밖으로 확산할 수 있다. (2) 이들은 효소에 의해 분해될 수 있다. (3) 이들은 시냅스이전 신경세포에 의해 재흡수된다.

사람 신경계통의 모든 신경세포는 수천 개의 시냅스에서 받는다. 신경세포의 위치에 모든 EPSP와 IPSP가 합해서 탈분극 역치에 도달하면, 세포는 자극된다; 새로운 활동전위가 발생할 것이다. 그러나 EPSP와 IPSP가 합해져 활동전위 역치에 도달하기 못하면 시냅스이후 신경세포는 억제될 것이다. 즉, 신경계통은 대략 동일한 수의 자극성(EPSPs)과 억제성(IPSPs) 시냅스를 가지고 있다. 그러므로 신경세포가 탈분극(활동전위 발생) 유무와 관계없이, 특정 부분의 흥분성/자극성 시냅스와 억제성 시냅스 사이에 균형을 이룬다.

시냅스 기능의 마지막 단계는 불활성이다. 신경전달물질이 수용체에 결합한 이후에 시냅스 간격에서 분리되고 다시 되돌아간다(**그림 4-4** 참고). 신경전달물질이 간격에 있으면 다른 수용체에 결합을 할 수 있다. 시냅스에서 불활성화하기 위해 신경전달물질은 시냅스 간격에서 제거되야 한다. 이는 3가지 방법 중 하나로 가능하다: 확산, 분해, 재흡수. 모든 신경전달물질은 거의 대부분 시냅스 간격에서 확산(diffusion)되어 제거된다. 분해(degradation)는 효소를 사용하

개념 복습 4-1: 신경세포 기능(Steps in Synapse Function)

- 신경전달물질은 신경세포 안에서 생성되고, 활동전위로 자극된 이후에 시냅스 간격 내로 유리된다.
- 신경전달물질은 시냅스간극을 따라 확산되고 이들 특정 수용체에 결합한다.
- 시냅스이후 신경세포 내 수용체 결합은 자극성이나 억제성 변화를 생성한다.
- 신경전달물질은 이들 수용체로부터 분리하면 불활성화된다.

표 4-1. 작은분자 신경전달물질

명칭	기능	관련 질병	이 신경전달물질이나 수용체에 영향을 주는 약물
아세틸콜린 (Acetylcholine; Ach)	뼈대근육 수축; 집중과 주의	중증근무력증, 알츠하이머병	보톡스, 니코틴, 큐라레
도파민(Dopamine; DA)	움직임 시작과 억제; 동기와 움직임	파킨슨병, 뚜렛증후군, 정신분열병, 중독, 강박신경증	니코틴, 코카인, 알코올, L-도파, 항정신병
노르에피네프린 (Norepinephrine; NE)	전신 각성과 주의	우울, 조증, 외상후스트레스장애(PTDS)	암페타민
글리신(Glycine)	척수 억제	글리신 뇌병증	스트리크닌
GABA (Gamma amino butyric acid)	뇌 억제	헌팅톤병, 경련, 발작	바리움, 바크로펜, 에탄올, 자낙스, 펜토바르비탈, 뉴론틴, 토파맥스
글루타메이트(glutamate)	학습과 기억	발작, 근위축석축삭경화증(ALS)	
세로토닌(Serotonin)	기분, 행동, 통증 억제	우울, 불안	세로토닌재흡수억제제(SSRIs) (프로작, 졸로푸트, 이펙사)

여 신경전달물질을 화학 성분으로 분해한다. 재흡수(reuptake)는 운반체단백질은 시냅스이전 축삭종말로 신경전달물질 분자를 펌프한다. 시냅스이전 종말 내로 회수된 신경전달물질은 효소에 의해 파괴되거나 재사용을 위해 새로운 시냅스 소포에 담는다. 재흡수는 신경전달물질의 불활성화를 위한 가장 일반적인 기전으로 보여진다.

신경전달물질과 수용체 / Neurotransmitters and Receptors

신경전달물질은 화학물질로 시냅스에서 작용한다. 일반적으로 신경전달물질은 2개 종류로 구성된다: 작은분자 신경전달물질과 큰분자 신경전달물질(**표 4.1**과 **표 4.2** 참고). 작은 분자의 신경전달물질은 아민이나 아미노산이다. 아민류 신경전달물질은 이름 끝이 *-ine*로 되어 있고, acetylcholine, dopamine, histamine, norepinephrine, serotonin(5-hydroxytritamine)을 포함한다. 아미노산은 glycine, glutamate, GABA(gamma-amino butyric acid)를 포함한다. 큰분자 신경전달물질은 펩타이드(신경펩타이드, neuropeptide)이다. 신경펩타이드는 substance P, endorphine, enkephalin을 포함한다.

표 4-2. 큰분자 신경전달물질

명칭	기능	관련 질병	약물
내재성오피오이드 (endogenous opioids) (endorphins & enkephalins)	통증 감소, 인지	중독(addiction)	몰핀, 헤로인, 바이코딘, 옥시콘틴
P 물질(substance P)	통증 전달	통증과 염증(inflammation)	

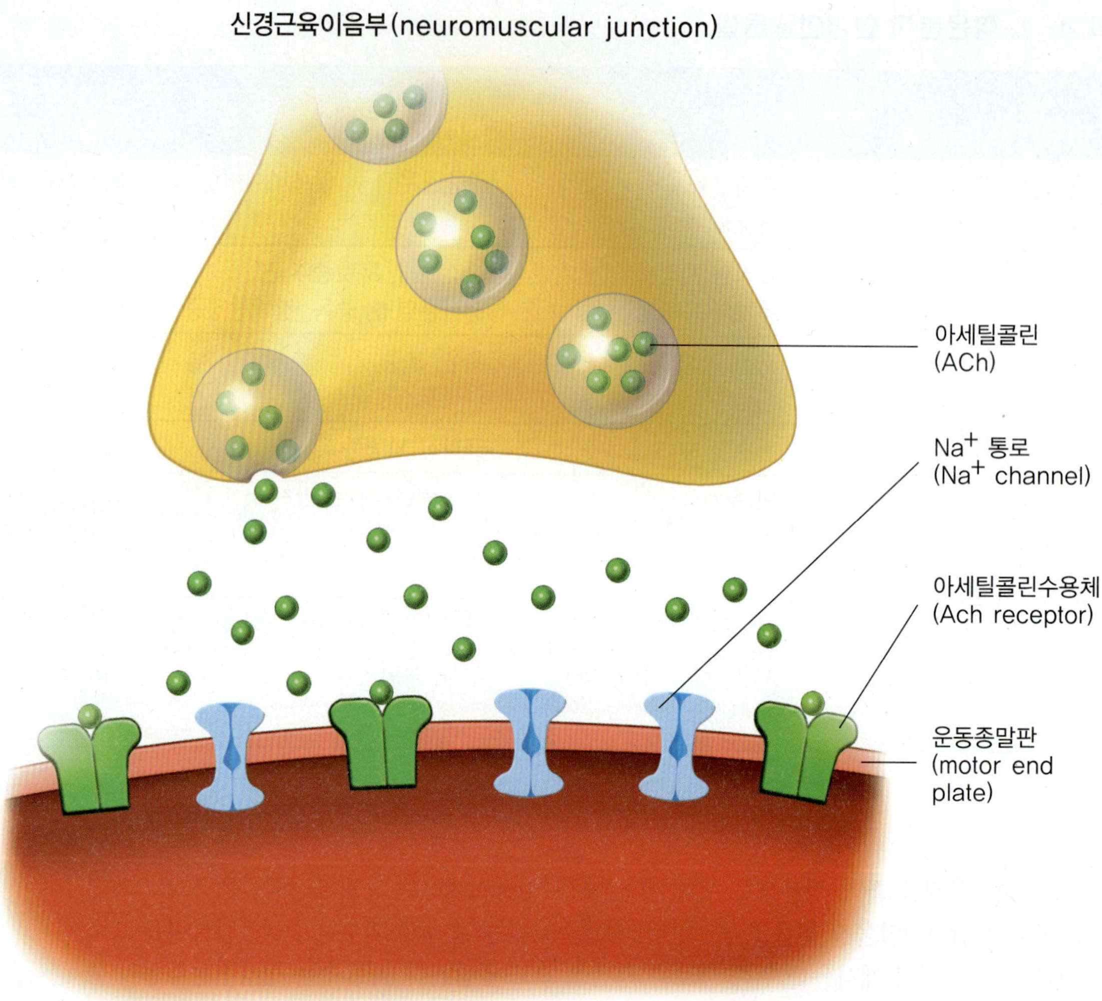

그림 4-5. 신경근육이음부. 아세틸콜린(Ach)이 축삭종말로부터 유리될 때 이는 시냅스간극을 따라 확산되고, 근육세포의 운동종말판의 Ach 수용체에 결합한다. 이는 근육 세포 안으로 Na^+ 유입을 일으킨다. 근육세포가 Na^+ 이온에 의해 탈분극되었을 때 근육은 수축할 것이다.

각 시냅스 수용체는 신경전달물질에 대해 특이적이다. 신경전달물질은 정확한 화학적 구조를 가지고 이들 수용체의 결합 부위에 맞아야 한다. 모든 수용체는 다른 유형을 가지고 있으며, 이들은 각기 시냅스후 신경세포에 약간 다른 영향을 준다. 예를 들어, 신경전달물질인 도파민은 자극성 수용체(D1)와 억제성 수용체(D2)에 결합할 수 있다. 그러므로 같은 화학적 신경전달물질이라도 이들 수용체의 형태와 위치에 따라 신경계통의 기능에 다른 영향을 줄 수 있다(Klein et al., 2007).

시냅스의 특정 형태는 운동신경세포와 골격근육 섬유 사이의 연결되는데 위치하고 있다. 이를 신경근육이음부(neuromuscular junction)라 한다(그림 4-5 참고). 신경근육이음부의 축삭종말은 항상 아세틸콜린(acetycholine: Ach)을 유리한다. 아세틸콜린은 근육세포에 있는 아세틸콜린 수용체에 결합하여 근육세포 수축을 촉진한다. Ach가 운동신경세포에서 유리될 수 없거나 근육세포막의 Ach 수용체가 손상되었다면 근육은 수축할 수 없다. 이는 여러 질병, 다수의 약물이 신경근육연접의 기능을 변화시킬 수 있다. 예를 들어, 큐라레(curare, 남미 개구리에서 유래됨)는 Ach 수용체를 차단하여 근육 수축을 할 수 없게 한다. 이러한 이유로 이는 독약으로 사용한다. 중증근무력증(myasthenia gravis)은 면역계통에서 Ach 수용체의 항체를 형성하여 근약화와 피로를 일으킨다.

임상적 지식 상자 4-1: 뇌질병과 신경전달물질 (Brain Disease and Neurotransmitters)

신경계통에 영향을 주는 많은 질병과 질환들은 신경전달물질과 이들 수용체와 관련된다. 예를 들어, 파킨슨 질환이 있는 사람들은 보통 도파민이 결핍된다. 많은 정신질환(예: 양극성 장애, 정신분열병과 임상 우울)은 뇌에 영향을 주는 실질적 생물학적 상태이다. 이러한 상태는 신경전달물질, 수용체, 또는 모두의 변화와 연관된다. 예를 들어, 일부 임상 우울증의 경우 세로토닌의 비정상적인 생성이나 수용체의 기능장애 문제와 연관되어 이들이 세로토닌과 결합을 할 수 없게 한다.

부가적 질문: 파킨슨 병의 증상을 치료하기 위해서 약물을 설계한다면, 어떤 종류의 수용체에 초점을 맞출 것인가?

시냅스 가소성 / Synaptic Plasticity

신경세포는 복잡한 신경 네트워크는 시냅스에 의해 연결되어 있고, 신경계통에서 많은 중요한 기능을 수행한다. 예를 들어, 이러한 상호작용은 네트워크에서 기억저장, 효율적인 움직임 허용, 감각에 반응하고 감지하며 생각, 감정, 의사소통을 한다. 시냅스 형성은 생물학적인 장기학습과 기억에 근거한다고 믿는다. 일생에 거쳐 새로운 시냅스가 형성되고 오래된 것은 유지되거나 제거된다. 그러므로 뇌의 연결 네트워크는 항상 변화한다. 이는 **신경가소성**(neural plasticity)을 근거로 뇌의 시냅스 연결이 경험에 의해 재형성된다(Cohen-Cory, 2002; Sheng & Kim, 2002).

시냅스형성(synaptogenesis)은 새로운 시냅스의 형성과정이다. 시냅스는 일생을 통해 형성되며, 이들은 나이든 사람들보다 젊을수록 더 쉽게 형성된다. 출생 시 이미 형성된 사람의 뇌는 상대적으로 적은 수의 시냅스를 가지고 있다. 출생 후 자극은 시냅스 형성을 증진한다. 시냅스가 충분히 활성화되었을 때 시냅스이전 신경세포와 시냅스이후 신경세포의 시냅스 형성 유전자가 발현된다(흥분한). 그러므로 충분한 감각이나 운동자극은 중추신경계통에 새로운 시냅스 형성을 유도할 수 있다. 사실상 적절한 자극은 시냅스의 정상 패턴을 발달시키기 위해 요구된다. 치료의 중요한 기능은 환자의 기능적인 회복을 위해 가장 유용한 시냅스 연결을 얻도록 돕는다.

임상적 지식 상자 4-2: 탈신경 과민 (Denervation Hypersensitivity)

신경전달물질의 수용체는 오직 시냅스에서만 발견된다. 정상 신경계통에서 수용체는 세포막의 다른 부분에서는 전혀 발견되지 않는다. 이는 시냅스이전 축삭종말에서 나타나며 시냅스의 세포막에 수용체에 부착되어 시냅스이후 신경세포에게 전달한다. 시냅스이전 신경세포의 손상이나 질병이 있을 때 시냅스와 신경세포가 일부 또는 모두 소실되는 것을 **탈신경**(denervated)이라 한다. 이러한 신경세포들이 과민되거나 자극에 과도하게 반응하는 이유는 잘 알려져 있지 않다. 이러한 의미는 탈신경된 세포가 정상적인 신경전달물질에 너무 강하게 반응하기 때문일 것이다. 이러한 현상은 탈신경 과민과 관련되어 있다.

부가적 질문: 탈신경 과민된 환자가 있다면 이 환자의 운동 기능에 어떠한 영향을 미칠까? 감각 기능에는 어떠한 영향을 줄까?

임상적 지식 상자 4-3: 보톡스(Botox)

보톡스(Botox, botulism toxin)는 신경근육연접에서 아세틸콜린 신경전달물질의 세포외유출을 방지하여 근수축을 방해한다. 이는 임상적으로 경직성 근육 환자의 근육 수축을 감소시키기 위해 사용한다(예를 들어, 뇌성마비나 기운목 사람들). 보톡스 주사 결과 주사 부위 주변의 근육에 일시적 마비나 불완전마비(약화)를 가져온다. 임상가들은 정상 자세를 회복하는 것을 돕고, 구축 진행을 제한하거나, 긴장 또는 경련성 근육을 완화하고, 이완을 위한 부전마비 기간에 사용한다. 일부 사람들은 보톡스를 얼굴 근육에 주사하고 일시적으로 주름이 지는 것을 최소화하기도 한다. 보톡스는 몇 달 후에 효과가 떨어지기 때문에 치료를 반복해야 한다.

부가적 질문: 환자가 만약 보톡스를 크게 과다투여 시 무슨 일이 일어날까? (힌트: 가로막신경[phrenic nerve]이 이 약물을 과도하게 받았다고 가정한다.)

일생을 통해 일부 신경세포는 시냅스 형성에 실패할 것이다. 게다가, 일부 시냅스는 드물게 활성화된다. 이러한 신경세포는 시냅스 **가지치기**(synaptic pruning)라 하는 과정을 통해 중추신경계로부터 제거된다. 거의 사용되지 않는 신경세포와 시냅스의 가지치기는 시간이 지날수록 기억이 나지 않는지를 설명하는데 도움을 주며, 시냅스를 규칙적으로 사용하지 않는다면 이들은 점차적으로 가지치기하고 제거된다. 규칙적인 시냅스의 활성은 단백질의 유전자 코딩을 활성화하기 위해 요구되어지며, 시냅스를 유지한다.

어린이들의 많은 시냅스는 특정 발달 단계 동안에 구성된다. 이들은 *민감화(sensitive)*나 *임계기간(critical period)*과 관련 있다. 임계기간 동안 많은 새로운 시냅스 연결은 뇌의 특정 부위의 신경세포 가운데 구성된다. 이러한 새로운 시냅스 형성을 위해 적절한 자극이 요구된다. 이는 동물의 시각 계통에서 설명된다. 예를 들어, 출생 시 아기 동물의 눈꺼풀이 아직 붙어 폐쇄되어 있다면(즉, 시각 계통이 어떠한 시작 자극을 받을 수 없다.), 동물의 시각 겉질은 정상적인 시냅스 패턴을 형성하지 않을 것이다. 동물의 눈꺼풀이 열리게 되었을 때 시각 계통은 시냅스를 구성하고 정확하게 구성할 수 없다.

앞서 설명한 것처럼 시냅스는 지속적으로 만들어지고, 유지되며, 제거된다(가지치기)(**그림 4-6** 참고). 이는 신경가소성 현상을 위한 하나의 기전을 제시한다. 신경가소성은 손상이나 질병 이후에 기능회복, 치유를 위한 기반, 경험을 근거로 신경계통을 재구성한다. 이는 많은 물리치료, 작업치료, 언어치료를 위한 근거가 된다. 치료는 중추신경계통의 시냅스 연결의 적절한 패턴을 촉진하기 위해 환자에게 적절한 운동과 감각 경험을 제공한다.

신경과학 요점 상자 4-2: 유전자와 학습 (Genes and Learning)

초파리와 생쥐를 포함한 동물에서 과학자들은 시냅스 형성에 관한 유전자를 변경하고, 동물들의 학습과 기억이 변화하는 것을 발견하였다. 예를 들어, 글루타메이트 수용체의 특정 종류의 유전자를 더 많이 복제한 생쥐가 정상 생쥐보다 더욱 빠르게 학습하였다. 대조적으로 정상 생쥐보다 유전자를 적게 복제한 생쥐에서 학습이 더뎠다. 사람에서 여러 유전자 상태는 인지 장애를 만들어내고 이는 이러한 유전자의 변화와 관련이 있다.

개념 복습 4-2: 신경가소성(Neuroplasticity)

- 신경가소성은 중추신경계통의 시냅스 연결을 재구성한다.
- 시냅스가 형성되는 양상은 경험에 영향을 받는다.
- 시냅스가 자주 사용되면 중추신경계통을 강화하고, 영향을 준다.
- 시냅스를 거의 사용하지 않으면 제거된다.

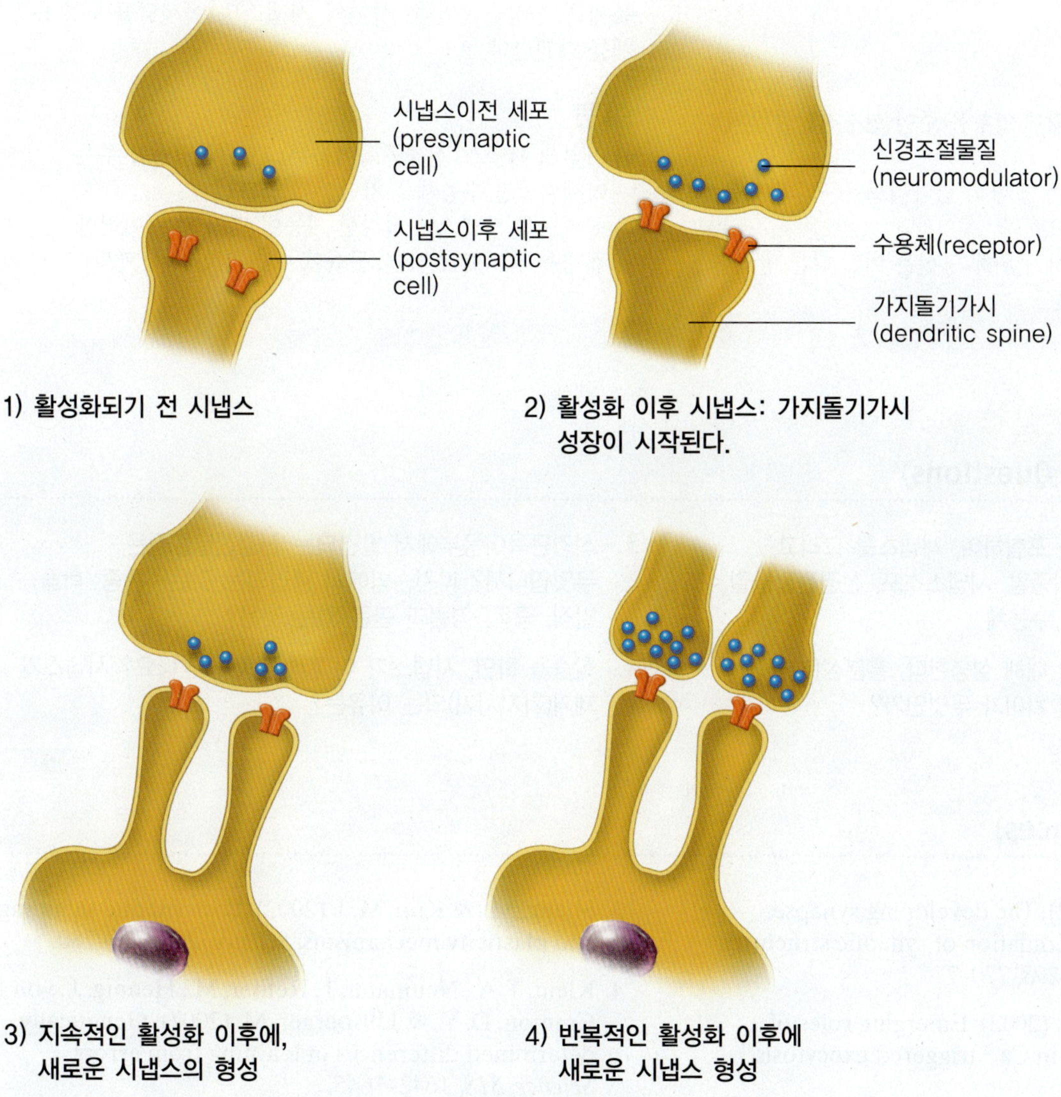

그림 4-6. 시냅스가 새로운 가지돌기와 축삭종말의 성장을 포함하고, 활성화된 이후에 시냅스 변화가 발생하며, 이는 새로운 시냅스 연결 형성을 할 수 있다.

환자 시나리오 (Patient Scenarios)

환자 사례 4-1(Andy)

앤디는 7살이다. 그는 양쪽 다리에 영향이 있는 뇌성마비로 태어났다. 앤디는 보조와 함께 걸을 수 있으나, 그의 걸음은 그의 넙다리모음근 부분의 근육의 과긴장과 심한 강직에 의해 방해받는다. 의사는 강직을 완화하고 앤디의 걸음을 더 정상적으로 수행할 수 있게 보톡스 주사를 추천하였다. 보톡스는 운동신경세포와 근육세포(신경근육 연접) 사이에 시냅스에서 신경전달물질인 아세틸콜린의 세포외유출을 억제한다.

질문

a) 시냅스의 기능에 어떻게 영향을 주어 신경전달물질의 유리를 억제할까요?
b) 어떻게 보톡스 주사는 앤디의 넙다리모음근의 수축을 감소시킬 수 있을까요?
c) 시냅스 기능을 억제하기 위해 당신은 어떤 다른 방법을 생각할 수 있습니까?

환자 사례 4-2(Johnnie)

쟈니는 33세 여성이다. 그녀는 신체의 양쪽 모두 근육 약화와 피로가 있었다. 이러한 약층은 그녀의 신체 모든 근육에 영향을 주었고, 특히 눈(바깥눈근육, extraocular muscle)과 얼굴(얼굴 표정 근육)의 근육에 두드러졌다. 그녀는 또한 삼킴 장애를 갖고 있고, 눈꺼풀이 쳐졌다. 그녀는 중증근무력증(myasthenia gravis)을 진단받았고 자가면역질환이다. 중증근무력증은 면역계통을 공격하고, 운동신경세포와 근육세포(신경근육연접) 사이의 시냅스의 아세틸콜린 수용체를 파괴한다.

질문

a) 어떻게 시냅스(신경근육이음부) 기능에 영향을 주는 아세틸콜린 수용체를 차단할 것인가?
b) 신경근육 시냅스에 정확한 기능이 되지 않는 이러한 질병을 가지고 있다면, 근육에 어떤 영향을 줄까?

복습문제 (Review Questions)

1. 도표에 다음의 내용을 포함하여, 시냅스를 그리고, 명칭을 표기한다: 축삭종말, 시냅스소포, 신경전달물질, 시냅스간극, 시냅스후 수용체
2. 시냅스 전도의 과정에 대해 설명한다. 흥분성(자극성)과 억제성 시냅스 사이에 차이가 무엇인가?
3. 신경근육이음부에서 발견되는 신경전달물질은 무엇입니까? 파킨슨병에서 결핍되는 것은? 통증, 학습, 발작, 중독, 경련과 관련 있는 것은?
4. 학습을 하면, 시냅스가 어떻게 영향을 받나요? 시냅스가 제거(가지치기)되는 이유는?

참고문헌 (References)

1. Cohen-Cory, S. (2002). The developing synapse: Construction and modulation of synaptic structures and circuits. *Science, 298,* 770–776.
2. Rettig, J. & Neher, E. (2002). Emerging roles of presynaptic proteins in Ca^{+2} triggered exocytosis. *Science, 298,* 781–785.
3. Sheng, M., & Kim, M. J. (2002). Postsynaptic signaling and plasticity mechanisms. *Science, 298,* 776–780.
4. Klein, T. A., Neumann, J., Reuter, M., Hennig, J., von Cramon, D. Y., & Ullsperger, M. (2007). Genetically determined differences in learning from errors. *Science, 318,* 1642–1645.

추천문헌 (Further Reading)

1. Atwood, H. L. (2006). Gatekeeper at the synapse. *Science, 312,* 1008–1009.
2. Delkoe, D. L. (2002). Alzheimer's disease is a synaptic failure. *Science, 298,* 789–791.
3. Zoghbi, H. Y. (2003). Postnatal neurodevelopmental disorders: Meeting at the synapse? *Science, 302,* 826–830.

제 5 장

대뇌겉질

Cerebral Cortex

학습목표(CHAPTER OBJECTIVIES)

이 장을 완전히 이해한 후에, 독자들은 다음을 할 수 있다:

1. 대뇌겉질의 신경세포와 축삭(신경섬유)의 주요 종류 이름을 알 수 있다.
2. 각 부분의 역할 상태와 대뇌겉질의 각 엽의 주요 기능적 영역을 확인할 수 있다.
3. 언어생성과 자각, 미각, 후각, 시각, 청각, 몸감각, 움직임을 책임지는 대뇌겉질의 부위를 논의할 수 있다.
4. 앞이마겉질이 충동적 행동의 억제, 문제해결, 사고에 어떤 관련이 있는지 설명할 수 있다.
5. 겉질의 각 기능적 부분의 손상이나 질병의 영향을 서술할 수 있다.

핵심 용어 (KEY TERMS)

기억상실증(amnesia)
편도체(amygdala)
후각상실증(anosmia)
실어증(aphasia)
실행증(apraxia)
청각겉질(auditory cortex)
브로카 영역(broca's area)
브로드만의 지도 (Brodmann's map)
대뇌피질(cerebral cortex)
대뇌반구 (cerebral hemisphere)
대뇌(cerebrum)
뇌들보(뇌량) (corpus callosum)
이마엽(frontal lobe)
반맹증(hemianopsia)
해마(hippocampus)
내포(internal capsule)
둘레계(limbic system)
운동겉질(motor cortex)
뒤통수엽(occipital lobe)
후각겉질(olfactory cortex)
마루엽(parietal lobe)
앞이마겉질(prefrontal cortex)
앞이마증후군 (prefrontal syndrome)
몸감각겉질 (somatosensory cortex)
입체감각(stereognosis)
보완운동영역(supplementary motor area; SMA)
관자엽(temporal lobe)
시각겉질(visual cortex)
베르니케 영역 (Wernicke's area)

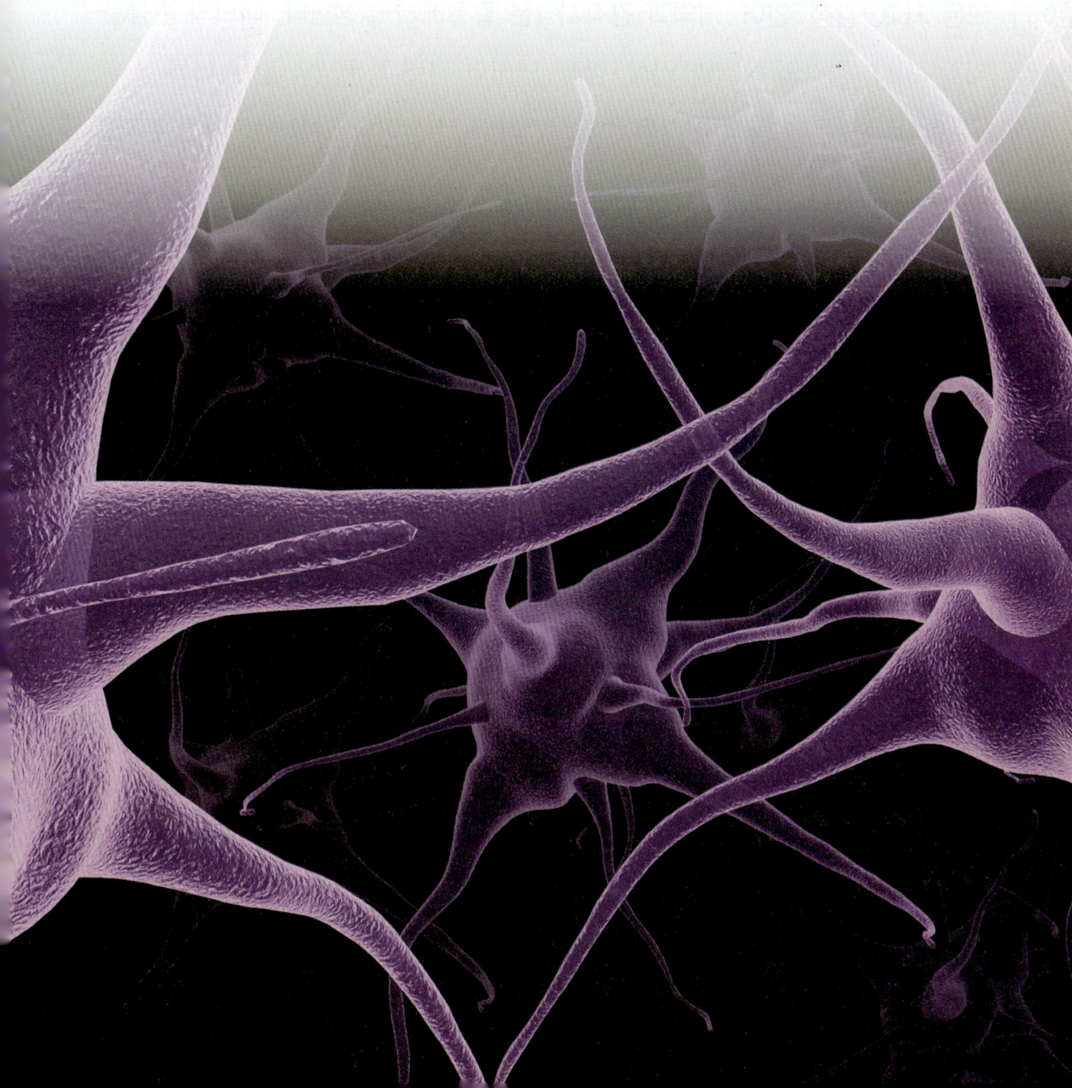

필수 정보(Essential Facts)

- 대뇌겉질은 **대뇌**(cerebrum)의 바깥부분으로 뇌의 약 80%를 구성한다.
- 대뇌겉질은 좌,우 반반(반구)으로 형성된다.
- 각각의 대뇌반구는 4개의 엽으로 나누어진다: 이마(전두, frontal), 마루(두정, parietal), 뒤통수(후두, occipital), 관자(측두, temporal)
- 겉질은 반구 안, 반구 사이, 신경계의 다른 부위와 엄청난 양으로 기능적 연결이 되어 있다.
- 기억, 언어, 사고, 감정, 문제해결 그리고 감각의 모든 것은 대뇌겉질 안에서 일어난다.
- 움직임은 겉질에서 비롯되고 또한 뇌와 척수의 많은 다른 부위도 수반한다.

대뇌는 뇌의 가장 큰 구역으로 뇌의 약 80%를 구성한다. 이것은 절반으로 나뉘어서 좌 · 우반구로 불린다. 대뇌의 껍질은 **대뇌겉질(cerebral cortex)**로 불리고 엽이라 불리는 부위로 세분된다(그림 5-1 참고). 겉질은 고수위의 과정이 발생하는 뇌의 부분이다. 모든 사고, 감정, 언어, 기억과 감각지각은 겉질에서 발생한다. 대뇌의 손상은 마비, 감각지각, 시각, 청각의 상실과 인식, 감정, 언어와 관련된 문제와 같은 다른 행동장애를 포함한 수많은 기능적 어려움을 일으킨다. 뇌손상이나 뇌질환을 가진 환자를 다루는 임상의들은 대뇌의 장애를 접할 것이다.

세포 해부학 / Cellular Anatomy

대뇌겉질은 2개의 **대뇌반구**(cerebral hemispheres) (좌 · 우)로 세분된다. 대략 250억개 신경세포가 들어 있고, 약 3×10^{14}개의 시냅스에 의해 서로 연결되어 있다. 겉질(cortex) 안에서는 놀라울 정도의 복잡성이 만들어진다. 겉질 신경세포는 분명하게 막과 기둥으로 매우 조직화되어 있다. 이 조직화는 정상 겉질 기능에 필수적이다.

대뇌겉질의 축삭은 계획된 곳에 따라 분류된다(그림 5-2 참고). 연합섬유들은 같은 대뇌반구의 다른 부위와 서로 연결되어 있다. 예를 들면, 어떤 연합섬유들은 오른쪽운동겉질에서 오른쪽감각겉질로 연결되어 있다. 연합섬유는 가까운 부위와의 연결은 짧게, 먼 부위와의 연결은 길 수 있다. 긴연합섬유(상세로다발)의 한 그룹은 하나의 반구 안의 모든 언어 부위와 연결되어 있다. 맞교차섬유는 반구사이를 잇는다(예: 왼쪽운동겉질과 함께 오른쪽운동겉질에도 연결된다). 가장 큰 맞교차섬유의 묶음은 **뇌들보**(corpus callosum)로 불린다. 이것은 2개의 반구를 서로 연결하고 약 3억 개의 축삭을 가지고 있다. 마지막으로 투사섬유는 중추신경계(CNS)의 다른 부위와 함께 겉질에 연결되어 있다. 이 대부분은 **내포**(internal capsule)라 불리는 구조를 형성하고 시상과 척수를 함께 겉질에 연결하는 축삭을 함유하고 있다. 내포는 작은 부위로 축삭과 함께 단단히 묶여 있다. 이런 이유로 내포 안에서 작은 병변(뇌졸중)은 기능면에서 심각하게 부정적인 영향을 가질 수 있다.

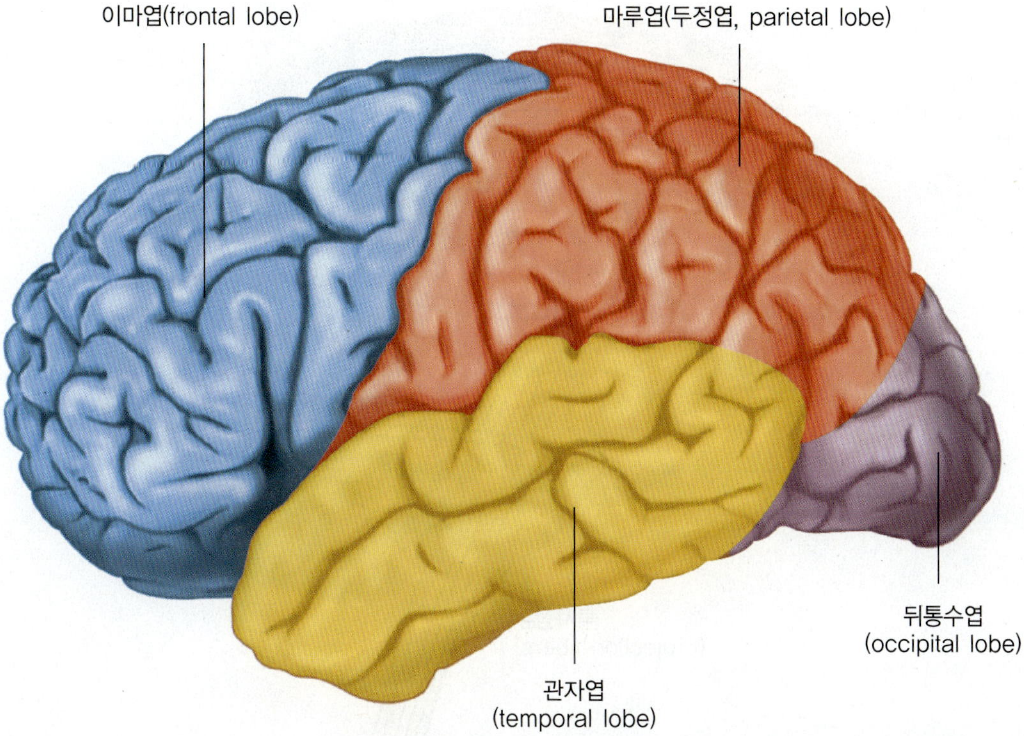

그림 5-1 대뇌겉질(가쪽면)은 4개의 엽으로 나누어진다.

부위별 겉질 해부학 / Regional Cortical Anatomy

각각의 대뇌반구는 엽으로 불리는 구역으로 나누어지고 인접한 두개골(skull bone)의 이름을 따서 명명된다. 덧붙여, 5번째 "둘레엽(limbic lobe)"은 뇌의 안쪽 표면에 위치해 있다. 겉질은 **브로드만의 지도**(Brodmann's map)에 따라서 겉질 구역 안에서 기능적으로 나누어질 수 있다. 브로드만은 독일 신경학자로서 47개의 뚜렷한 영역을 알아내어 번호를 붙인 사람이다. 그의 지도는 명확한 기능적 부위를 확인하는데 손쉬운 방법을 제공한다(그림 5-3 참고).

이마엽 / Frontal Lobe

이마엽(frontal lobe)은 두 개의 주요 기능을 가지고 있다: 자발적 움직임과 생각/문제해결의 조절이다(그림 5-4 참고). 이마엽은 가장 큰 겉질엽으로 이마뼈 바로 아래 뇌의 앞쪽 측면에 위치해 있다.

일차**운동겉질**(primary motor cortex)(브로드만 영역 4)은 앞중심이랑에 위치해 있다. 일차운동겉질에는 운동신경세포의 세포체가 있어 반대편 머리와 몸통의 자발적 움직임을 조절한다. 이것은 상위운동신경세포로 종종 언급되고 축삭을 가지고 겉질척수와 겉질숨뇌를 형성한다(7장과 8장에 이 경로에 관한 더 많은 정보를 서술하였다).

일차운동겉질에 위치하는 신경세포는 그들이 조절하는 신체의 부위에 따라 정확히 조직화된다. 예를 들면, 엄지손가락을 움직이는 모든 신경세포는 한 장소에서 함께 무리를 이룬다. 운동겉질의 명확한 부위가 자극을 받았다면 엄지손가락은 움직인다. 이런 배치는 운동겉질을 가로질러서 신체의 지도를 만들고 '운동뇌도'라 부른다(그림 5-5 참고; "뇌난쟁이"로도 알려져 있다). 입술, 혀, 손가락 같이 작고 정확하게 움직이는 신체부위는 운동겉질에서 상당한 공간을 차지하지는 반면에, 등, 엉덩이, 무릎 같이 덜 정확하게 조절하는 신체부위는 비교적 적은 공간을 차지한다. 입과 손가락의 정확한 움직임을 조절하는 데에는 더 많은 신경세포가 필요하기 때문이다.

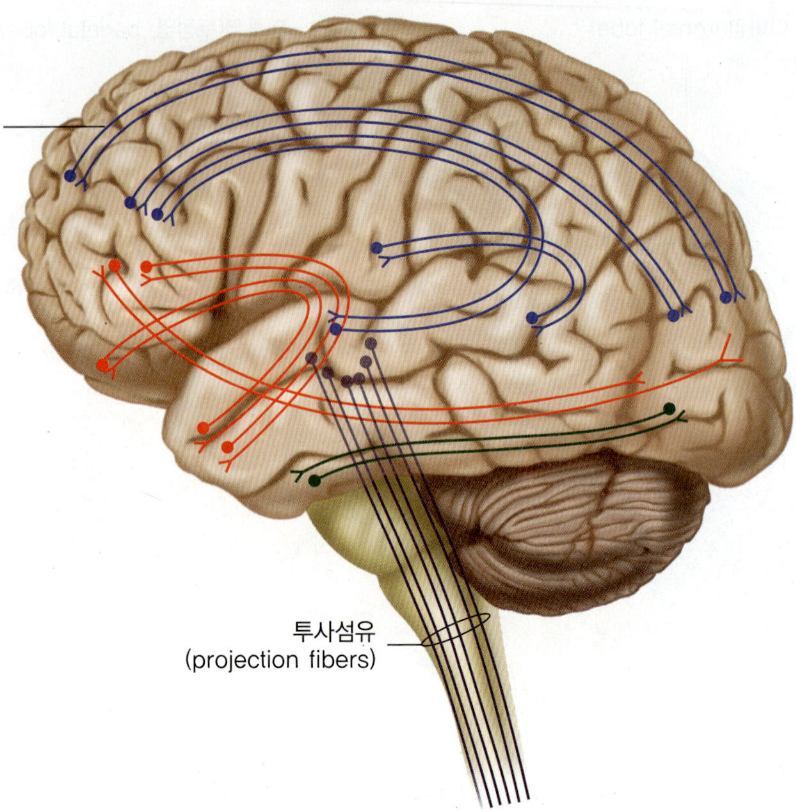

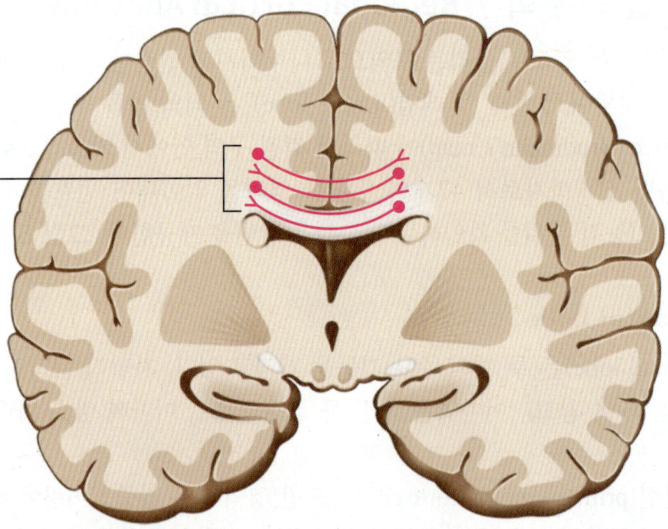

그림 5-2 대뇌겉질에 있는 축삭(신경섬유). 연합섬유는 같은 반구를 서로 연결하고 맞교차섬유는 좌우반구를 연결한다. 투사섬유는 다른 뇌의 부분에서 겉질과 연결한다. 위 그림은 측면이고, 아래 그림은 뇌의 이마(전두)의 단면이다.

일차운동겉질의 손상은 신체의 반대편과 얼굴의 아래 부분에 있는 얼굴표정근육의 마비를 일으킨다. 이것은 이런 근육들을 조절하는 신경세포의 파괴 때문이다. 이 종류의 병변은 뇌졸중, 뇌의 손상이나 루게릭병처럼 운동신경세포가 목표 대상인 질병으로부터 발생한다.

운동앞겉질(브로드만 영역 6)은 일차운동겉질의 바로 앞에 위치해 있다. 운동앞겉질의 신경세포는 척수와 근위의 사지근육과 몸통의 행동을 조절하는 뇌줄기를 조절한다(그물척수로와

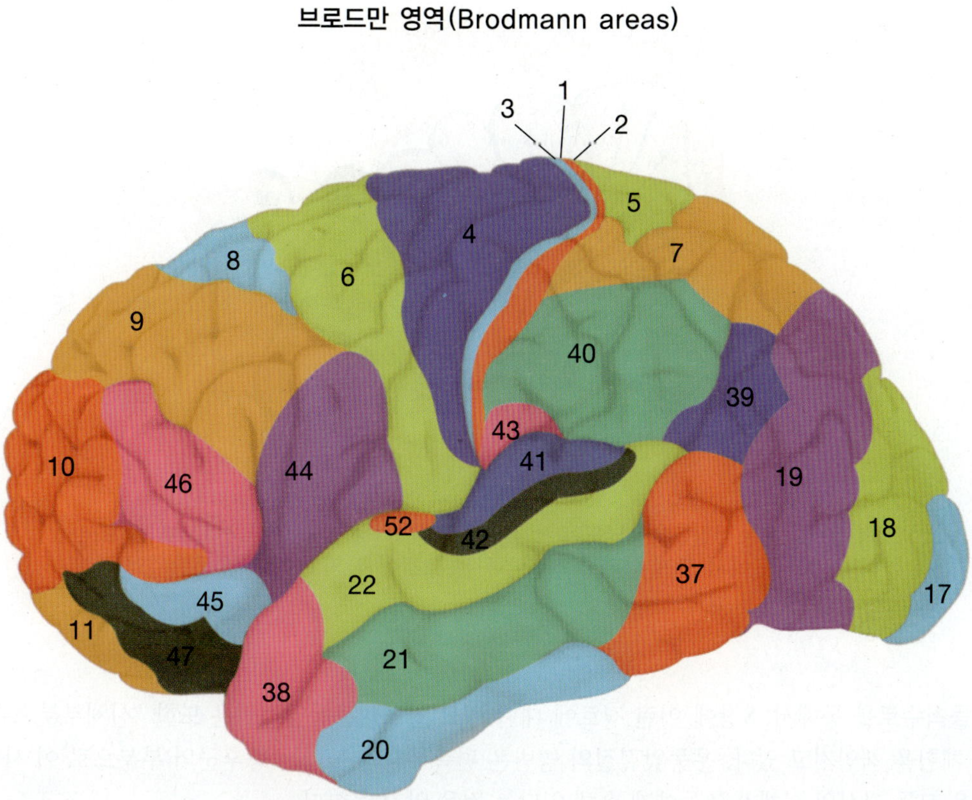

그림 5-3 겉질의 브로드만 지도(Brodmann's map).

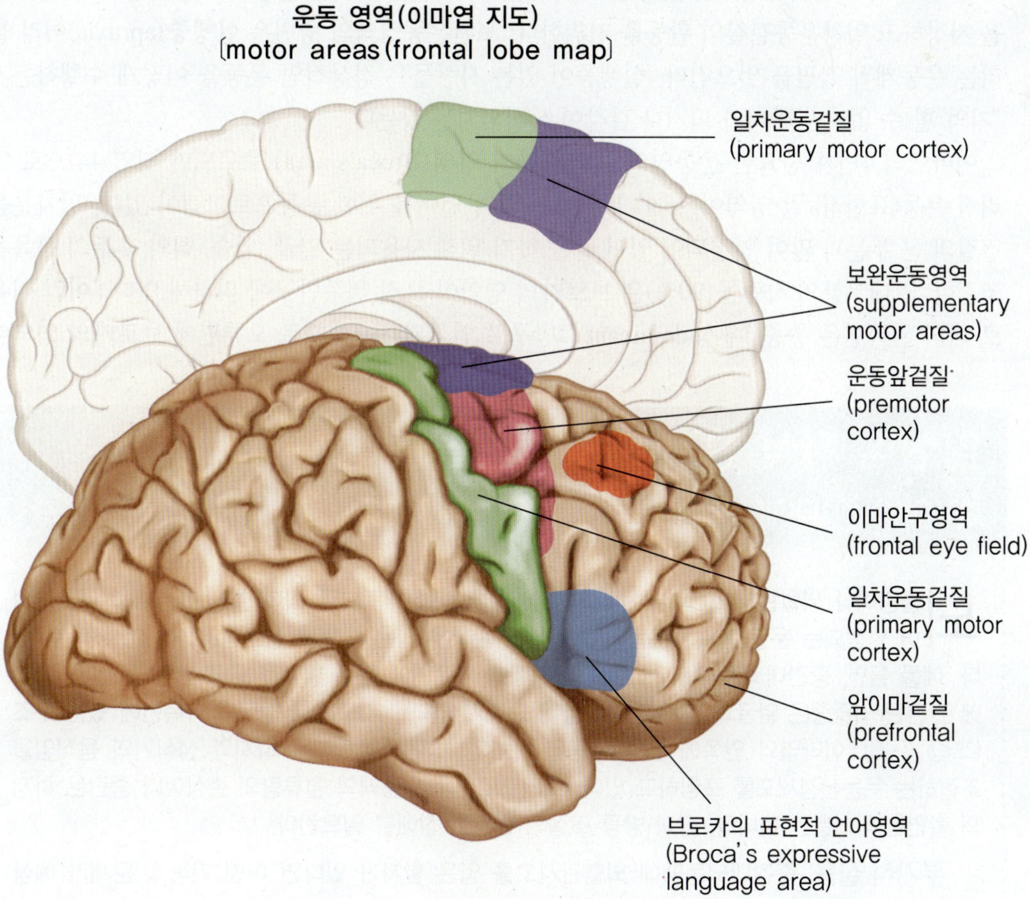

그림 5-4 이마엽의 주요 기능적 부위.

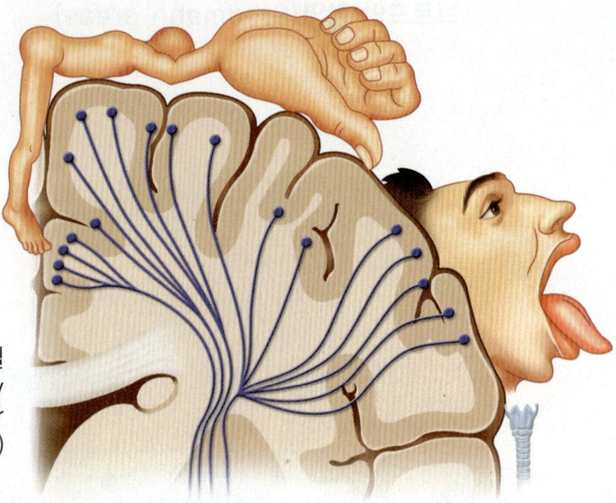

그림 5-5 운동겉질; 운동뇌도는 겉질 부위를 나타내고 정확한 신체부위를 조절한다. 운동뇌도에서 크게 나타난 신체부위는 조절이 잘되고 작은 운동단위와 함께 근육들을 가지고 있다.

안뜰척수로를 통해서; 8장에 이런 경로에 대한 정보 참조). 운동앞겉질은 또한 "신체부분소유"의 체험을 책임지고 있다. 운동앞겉질의 병변은 편측무시라 불리는 증후군의 부분으로 이 사람들은 그들 자신의 신체가 그들에게 속해 있다는 것을 알지 못한다.

보완운동영역(supplementary motor area) (SMA; 브로드만 영역 8)은 운동앞겉질의 안쪽에서 발견된다. 보완운동영역은 운동을 계획하는 부위이다. 이것은 운동기억(움직임의 프로그램)을 저장하고 일차운동겉질의 활동을 지휘한다. 보완운동영역의 병변은 **실행증**(apraxia)이라 불리는 운동계획 결핍을 일으킨다. 실행증이 있는 사람들은 정상적인 운동을 어떻게 수행하는지 "기억"할 수 없지만 마비가 되거나 감각이 상실되지는 않는다.

이마엽의 4번째 중요한 운동영역은 **브로카의 영역**(Broca's area)(브로드만 영역 44)으로 알려진 운동(표현적) 말 영역이다. 이 부위에는 말과 언어를 위한 운동프로그램이 있다. 일차운동겉질의 큰 부분과 많이 연결되어 있어 말을 하기 위해 사용되는 얼굴, 입술, 혀와 후두의 근육을 조절한다. 대부분의 사람들(90%)은 브로카의 영역이 오직 왼쪽반구에 위치해 있다 〔이런 이유로 뇌의 왼쪽면은 종종 "우성(dominant)" 반구로 언급된다〕. 때때로 오른편에 브로카의 영역이

임상적 지식 상자 5-1 : 뇌졸중 장애와 뇌도 (Stroke Impairments and the Homunculus)

뇌졸중이나 뇌혈관사고(CVA)는 뇌의 부위에 혈류량 부족으로 나타난다. 이 부위에 해를 입어 발생되는 운동결여는 운동뇌도와 함께 손상은 입은 부위를 상호참조하여 예측할 수 있다. 예를 들면, 중간대뇌동맥(MCA)은 이마겉질의 가쪽면에 많은 혈액을 공급한다. 중간대뇌동맥에 관련된 뇌졸중은 얼굴과 상체에 마비를 일으키기 쉽다—지도에서 겉질의 가쪽면에 있는 구조(그림 5-5). 이마엽의 안쪽에 혈액을 공급하는 앞대뇌동맥(ACA)은 하지와 생식기의 움직임을 조절하는 운동신경세포를 포함하고 있다. 그러므로 앞대뇌동맥의 혈류량의 손상이나 중단은 하지의 확연한 약화뿐만 아니라, 장과 방광 조절의 현저한 장애를 일으킨다.

부가적 질문: 중간대뇌동맥에 뇌혈관사고를 입은 환자가 있다면 어떤 기능적 문제가 예상되는가?

임상적 지식 상자 5-2 : 편측무시(Unilateral Neglect)

편측무시는 뇌혈관사고에 따르는 비교적 흔한 장애로 운동앞겉질에 영향을 준다. 편측무시로 고통 받는 환자는 보통 한쪽만을 볼 것이고 영향을 받지 않은 팔만 사용하고 영향받지 않은 쪽에 체중지지를 할 것이다. 이런 종류의 무시와 근육활동이 계속 된다면 자세에 현저한 변화가 생길지도 모른다. 무시의 영향을 줄이고 신경성형술의 결과를 촉진시키는데 도움이 되는 것은 임상인들이 치료 시 다음 종류의 활동을 자주 포함하는 것일 것이다.

- 적당한 자세 정렬과 함께 치료적 중재를 시작한다.
- 침범된 상체를 통해 체중지지 활동을 설계한다.
- 임상의는 무시된 시야의 훑어보기를 격려하기 위해 환자의 침범된 쪽을 향해 위치해 있는다.
- 침범된 상체를 포함하는 활동을 장려한다(양손 활동).
- 침범된 상체에 시각적 신호를 더한다(형형색색의 팔찌)

부가적 질문: 운동앞겉질이 이마엽의 가쪽면에 위치한 이후로 어떤 동맥이 이 부위에 혈액을 공급할까?

있거나 양쪽반구에 위치해 있을지도 모른다. 비우성반구(오른쪽반구)에서 브로카 영역과 관련된 부위는 표현적 비언어 소통(손동작, 목소리톤, 얼굴표정)을 책임진다.

운동 부위에 덧붙이자면, 이마엽은 생각, 계획, 감정적 반응에 있어서 중요한 부위이다(그림 5-6 참고). 눈확이마겉질(브로드만 영역 11, 47)은 충동조절, 부적절한 행동억제와 계획실행하기에 관계된다. 눈확이마겉질의 손상은 환자를 무책임하고 충동적인 방법으로 행동하게 한다. 그들은 현실적 계획을 만들 수 없고 그들이 만든 계획을 실행할 수 없고 충동억제와 체계성, 관심집중에 어려움을 겪기가 쉽다. 이런 상태는 **앞이마증후군**(prefrontal syndrome)으로 알려져 있다.

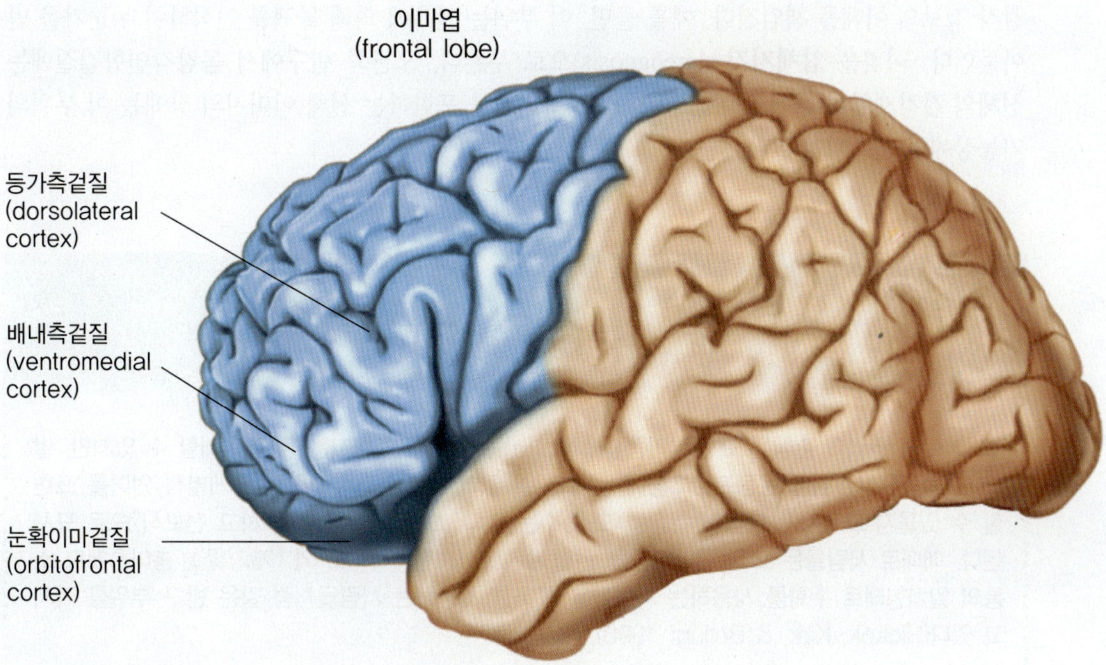

그림 5-6 이마엽 부위는 등가측 앞이마겉질(문제 해결), 배내측 앞이마겉질(감정), 눈확이마겉질(충동조절)을 포함하는 인식과 감정과 관련이 있다.

등가측이마겉질(dorsolateral frontal cortex)(브로드만 영역 45, 46)은 분석적인 생각, 문제해결과 계획과 관련이 있다. 이것은 또한 주목과 집중〔마음의 "앞(front)"에서 생각을 붙잡는 능력〕에 있어서 중요하고 일반적인 지능과 연관성이 있다. 이 부위의 손상은 장애가 있는 생각과 행동을 일으키고 환자는 혼란스럽고 쉽게 산만해진다.

배내측이마겉질(ventromedial forntal cortex)(브로드만 영역 11, 12와 25)은 둘레계의 부분이다. 이 부위는 사고를 가진 감정을 연결하는 것과 생활경험에서 감정적 의미에 무게를 두는 것을 도와준다. 배안쪽이마겉질에 병변을 가진 사람들은 김빠진 감정을 보여주는 무관심으로 묘사된다. 그들은 선호하는 것이 없고 삶의 흥미가 없거나 아주 조금 내보인다. 이 부위는 우울증이 있는 환자에게서는 저활동성이 나타나고 조증이 있는 사람들에게는 지나친 활동을 하게 한다. 과거에 이 부위는 앞이마엽절제술이라 불리는 수술로 외과적으로 파괴되었다.

앞띠이랑(anterior cingulate gyrus)은 뇌의 중간–시상봉합에서 보인다(브로드만 영역 24, 32). 이것은 둘레계의 한 부분이고 사고, 동기, 집중과, 행동의 통합을 도와준다. 이것은 아마도 자신의 생각에 맞추어 사람을 받아들이는 것으로 묘사될 수 있다. 앞띠이랑이 지나치게 활동하면 사람들은 불안을 느끼고 저활동성이 무관심의 느낌으로 나타난다.

마루엽 / Parietal Lobe

마루엽(parietal lobe)은 감각의 과정과 인식에 관여한다(그림 5–7 참고). 일차**몸감각겉질**〔somatosensory(sensory) cortex〕은 중심뒤이랑에 위치해 있다(브로드만 영역 3, 1과 2). 통증, 온도, 압력, 접촉, 진동, 고유수용성감각(위치감) 같은 감각은 일차몸감각겉질에서 감지된다. 각 신체 부위의 감각신경은 중심뒤이랑에서 명확한 위치를 계획한다. 이 배열은 감각뇌도라 불리는 신체의 감각지도를 만들어 냈다(그림 5–8 참고). 입술, 얼굴, 손가락 끝과 같은 매우 민감한 신체 부위는 일차감각겉질에서 어느 정도 큰 공간을 가지고 있는 반면에, 등, 팔, 다리와 같은 덜 민감한 부위는 적은 공간을 차지한다. 미각은 미각인지 부위(브로드만 영역 43)에서 감지되고 일차몸감각겉질 근처에 위치해 있다.

일차감각겉질(primary sensory cortex)의 후면에서 몸감각연합부위(브로드만 영역 5, 7)는 몸감각 정보의 이해를 책임진다. 예를 들면, 이 부위는 접촉에 의해 물체를 인식하여 누군가를 받아들인다. 이것을 **입체지각**(stereognosis)으로 부른다. 오른쪽 반구에서 몸감각연합겉질에는 신체의 감각재현이 들어 있다. 거식증과 편측무시를 포함하는 신체 이미지의 장애는 이 부위의 기능장애와 연결되어 있다.

임상적 지식 상자 5–3 : 표현 실어증 (Expressive Aphasia)

브로카 영역의 손상은 표현**실어증(aphasia)**을 일으키고 환자는 말은 이해할 수 있지만, 말을 만들기 위한 운동프로그램에 접속할 수 없다. 이 상태의 사람들은 개별적 언어를 표현할 수 있을지 모르지만 복잡한 문장을 모을 수는 없다. 그들의 말은 "주저하고 전보식"으로 묘사된다. 때때로 사람들은 오직 한마디만을 말할 수 있다(보통 *'아니오'*와 *'제기랄'*). 흥미롭게도 소통의 일차형태로 수화를 사용하는 사람들은 구어를 사용하는 사람들처럼 같은 반구 부위를 가지고 있다(Hickok, Kirk, & Bellugi, 1998).

부가적 질문: 말을 생산하기 위해서 사용하는 근육의 조절을 책임지는 일차운동겉질의 부분에 대해 설명하시오.

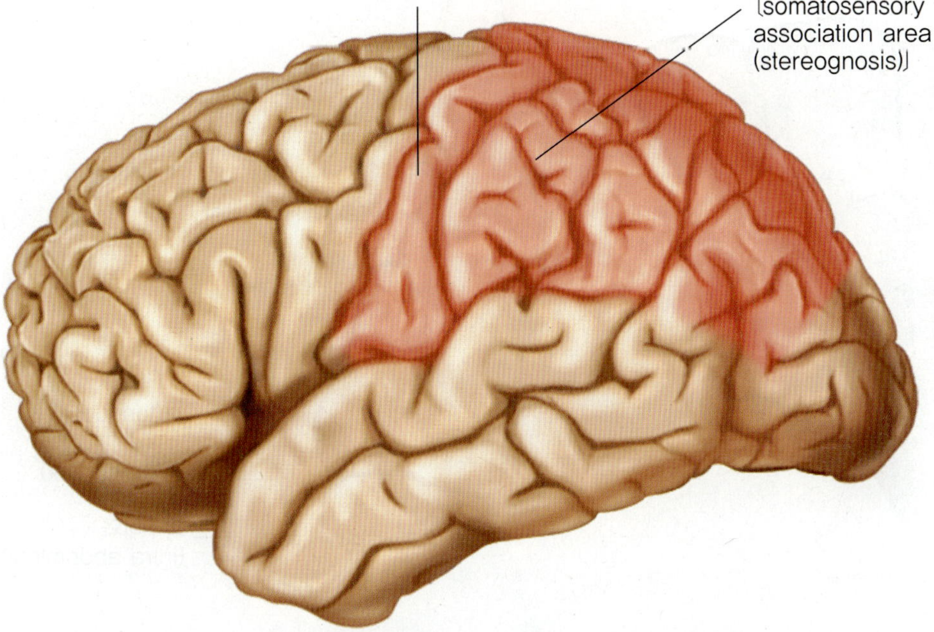

그림 5-7 마루엽의 주요 기능적 부위.

마루엽의 뒤, 아래 부분은 관자–마루연합겉질로 알려져 있다. 이 부위는 관자엽과 마루엽 둘 다 겹쳐진다(브로드만 영역 40). 이것은 추상적 사고, 읽기, 쓰기, 수학, 공간인지와 관련이 있다. 각 모이랑(영역 39)은 특히 문자언어를 이해하는데 중요하고, 다른 언어센터와 수없이 연결되어 있다. 흥미롭게도 앨버트 아인슈타인은 남달리 큰 관자–마루연합부위를 가지고 있었다.

뒤통수엽 / Occipital Lobe

뒤통수엽(occipital lobe)은 뒤통수뼈 아래, 뇌의 뒤쪽에 위치해 있다(그림 5-9 참고). 여기에는 두 개의 중요한 부위가 있다. 일차시각겉질과 시각연합겉질이다. 일차시각겉질(브로드만 영역 17)은 감각인지의 지점이다. 신경섬유는 눈으로부터 시각정보를 나르는 신경세포를 여기

신경과학 요점 상자 5-1 : 앞이마엽절제술 (Prefrontal Lobotomy)

앞이마엽절제술은 포르투칼의 신경학자 안토니오 모니쯔로부터 유래되었다. 그는 환자의 두개골에 구멍을 뚫었고 앞이마겉질의 조직을 파괴하기 위해 작은 철사고리를 사용하였다. 그는 이 기술로 1949년에 노벨상을 받았다. 미국의 신경학자 월터 프리맨과 제임스 와츠는 더 쉽고 더 비용이 저렴한 수술로 만들기 위해 기술을 수정하였다. 두피에 드릴 대신 위 눈꺼풀을 올리고 이마엽 안쪽과 눈구멍 위의 뼈를 통해 얼음깨는 송곳과 작은 망치를 사용하여 박아 넣었다. 그리고 나서 얼음송곳은 축삭을 자르기 위해 가쪽으로 이동하거나 회전하였다. 이 수술은 미국에서 최소 2만명이 받았고 심각한 정신질환을 가진 사람들을 더 차분하고 더 "온순하게(tractable)" 만드는 의미로 발달하였다. 정신분열증과 임상우울증과 같은 질병을 다루는 의학의 발달로 이 절제술은 더 이상 시행되지 않고 있다(Jones and Shanklin, 1950).

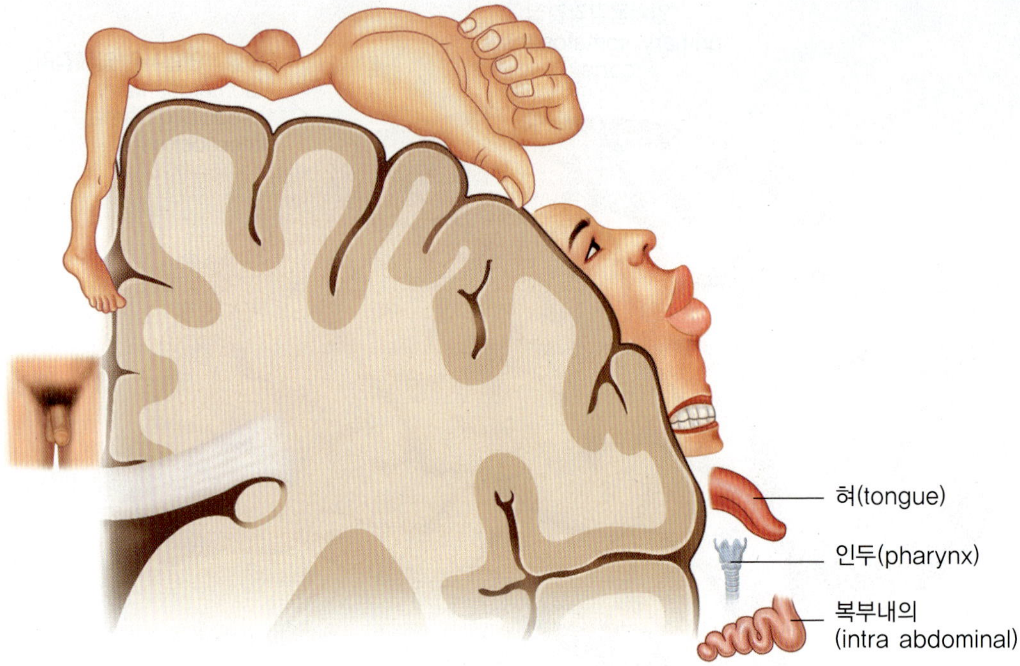

그림 5-8 감각겉질 : 감각뇌도는 신체의 감각지도를 나타낸다. 더 많은 감각수용기를 가진 부위가 덜 민감한 부위와 비교해서 감각겉질에서 더 큰 공간을 차지한다.

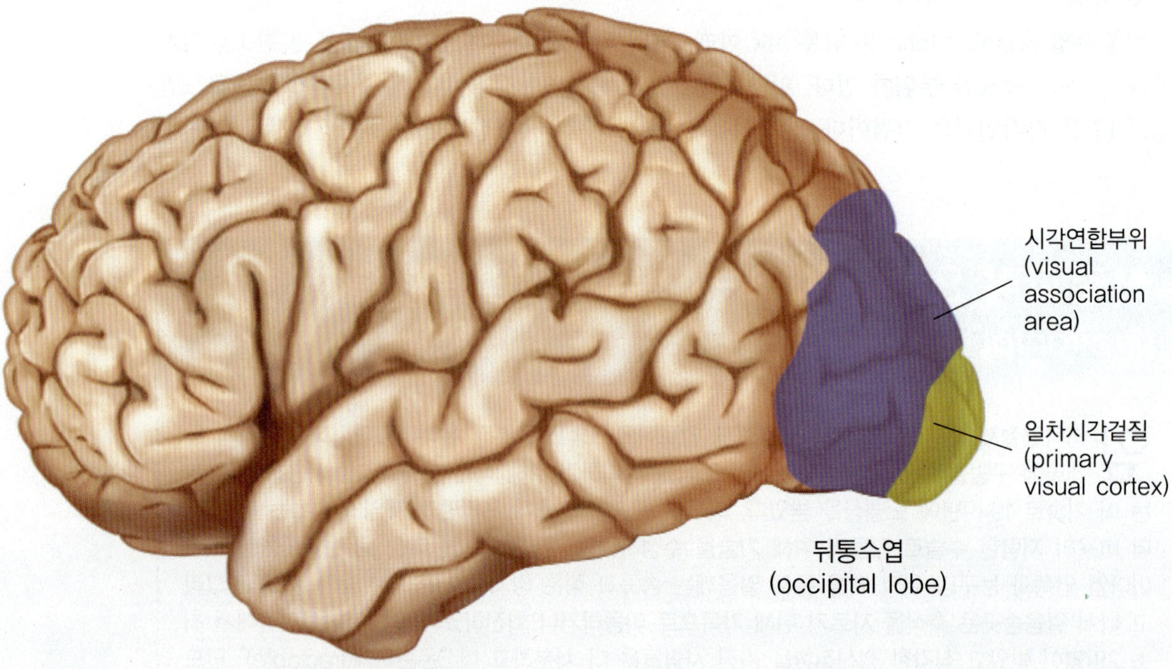

그림 5-9 뒤통수엽의 주요 기능적 부위는 일차시각겉질(시각인지)와 시각연합겉질(시각정보의 해석)을 포함한다.

서 계획한다. 각 반구의 일차신경겉질은 반대쪽 시야로부터 시각입력을 받는다. 한쪽의 시각겉질 손상은 반대쪽 시야에서 **반맹증**(hemianopsia)으로 알려진 시각상실을 일으킨다(12장에 시야 결손에 관한 더 많은 정보가 있다).

시각연합부위는 일차시각겉질의 앞부분에 위치해 있다(브로드만 영역 18과 19). 이 영역은 시각적 자극의 해석을 책임지고 있다. 시각연합겉질의 손상은 시각실인증을 일으킬 수 있어서 환자는 시력에 의해 볼 수는 있지만 물체를 인지할 수는 없다. 시각연합겉질은 얼굴의 공간적 지각과 인지를 위한 부위와 많이 연결되어 있다.

관자엽 / Temporal Lobe

관자엽(temporal lobe)은 귀 바로 위, 뇌의 가쪽 측면에 위치해 있다(그림 5-10 참고). 관자엽은 **둘레계**(limbic system) (감정과 기억을 책임진다), 청각체계, 후각체계와 얼굴을 인식하는 특정 영역의 부분을 포함하고 있다.

일차**청각겉질**(auditory cortex)(브로드만 영역 41)은 소리를 감지하는 곳이다. 이것은 음성 주파수에 의해 조직된다. 뇌의 각 면의 청각겉질은 양쪽 귀로부터 입력된다. 일차청각겉질의 부분은 음악을 인식하기 위해 특별히 몰두한다. 이 부위는 보통 오른편이 더 크고 감정적 센터와 많이 연결되어 있다. 시각연합겉질은 일차청각겉질(브로드만 영역 42)의 뒤쪽에 위치해 있고 소리의 이해와 해석을 책임진다.

베르니케의 수용성 말/언어 영역 또한 관자엽에 위치해 있다. **베르니케의 영역**(Wernicke's area)(브로드만 영역 22)은 언어를 이해하기 위해 중요하다. 이것은 구두/구어, 수화와 문자언어를 포함한다. 대부분의 사람들은 베르니케의 영역이 왼쪽(우성의)반구에만 위치해 있지만 5~10%의 사람들은 양쪽에 있다. 오른쪽반구에 해당하는 부위는 손짓, 얼굴표정, 신체언어, 목소리톤을 포함하는 비언어 의사소통의 해석을 책임진다.

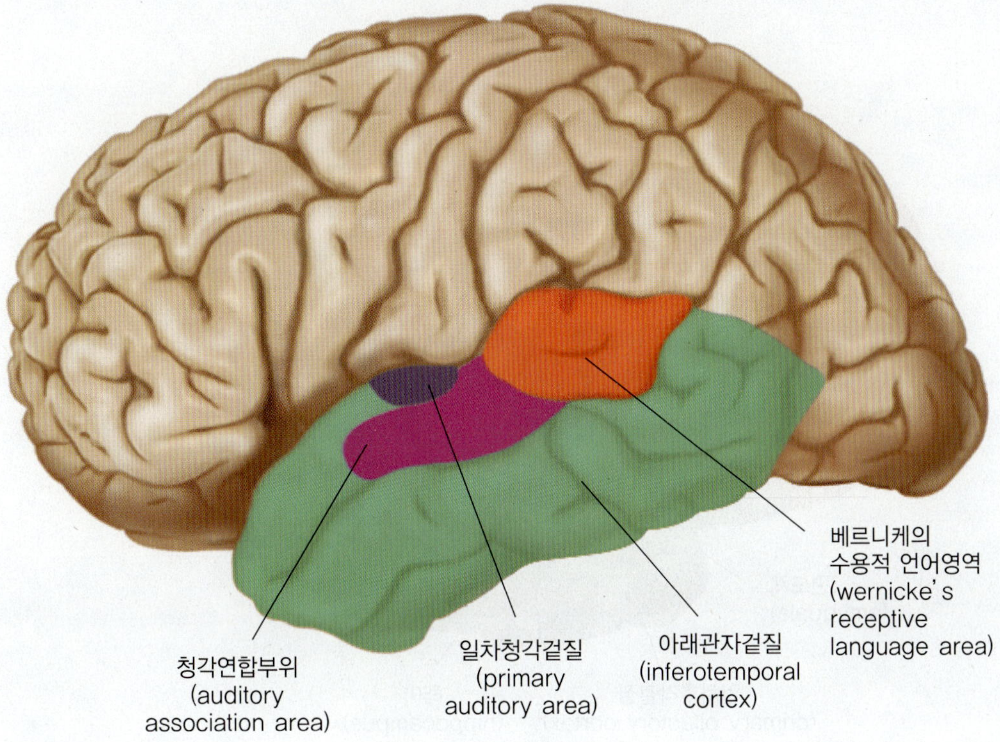

그림 5-10 관자엽의 주요 기능적 부위는 일차청각겉질(소리의 인식), 청각연합부위(소리의 해석), 베르니케의 표현적 언어 영역과 아래관자엽겉질(얼굴, 물체와 색깔의 인식)을 포함한다.

임상적 지식 상자 5-4: 수용적 실어증 (Receptive Aphasia)

베르니케의 영역의 병변은 수용적 **실어증**(aphasia)이라 불리는 상태를 일으킨다. 환자는 어떠한 형태의 언어도 이해할 수 없다. 이 상태의 사람들은 말을 거침없이 이어서 말하지만 뜻을 전달하기 위한 정확한 단어를 선택할 수 없기 때문에 그들이 말한 것은 의미있는 말이 아니고 또한 그들 자신이 말한 것도 이해할 수 없다. 베르니케의 영역은 다른 주요 언어센터(이마엽에서 브로카의 표현적 언어영역)와 많이 연결되어 있다. 어떤 병변은 브로카와 베르니케 영역 둘 다에 손상을 준다; 이것은 표현적이고 수용적인 말에 영향을 미치고 전체성 실어증(global aphasia)이라 부른다.

부가적 질문: 수용적 실어증을 가진 환자와 임상인은 어떻게 의사소통하는가?

관자엽의 가쪽면에서 큰 부위는 아래관자엽(브로드만 영역 21)이다. 이 구역은 얼굴, 물체와 색깔의 인식을 책임진다. 이 부위의 손상은 안면실인증으로 불리는 상태를 가져올 수 있어서 환자는 심지어 그들이 잘 알고 있는 사람들 조차도 인식할 수가 없다. 안면실인증은 알츠하이머병의 초기 신호가 될 수 있다.

관자엽(temporal lobe)의 안쪽 부분은 몇 개의 부위를 갖고 있고 그것은 둘레계의 부분이기도 하다 (그림 5-11 참고). 일차**후각겉질**(olfactory cortex)은 냄새 감지를 책임진다. 이 부위가 양측으로 파괴된다면 **후각상실증**(anosmia) (냄새 맡는 감각의 상실)을 가져올 수 있다. 발작이나 종양이 일차후각겉질을 자극한다면 사람들은 실제 냄새를 맡지 못한다 (후각 환각). 불행하게도 그들이 환각으로 맡은 냄새는 보통 불쾌하다 (예: 고무타는 냄새).

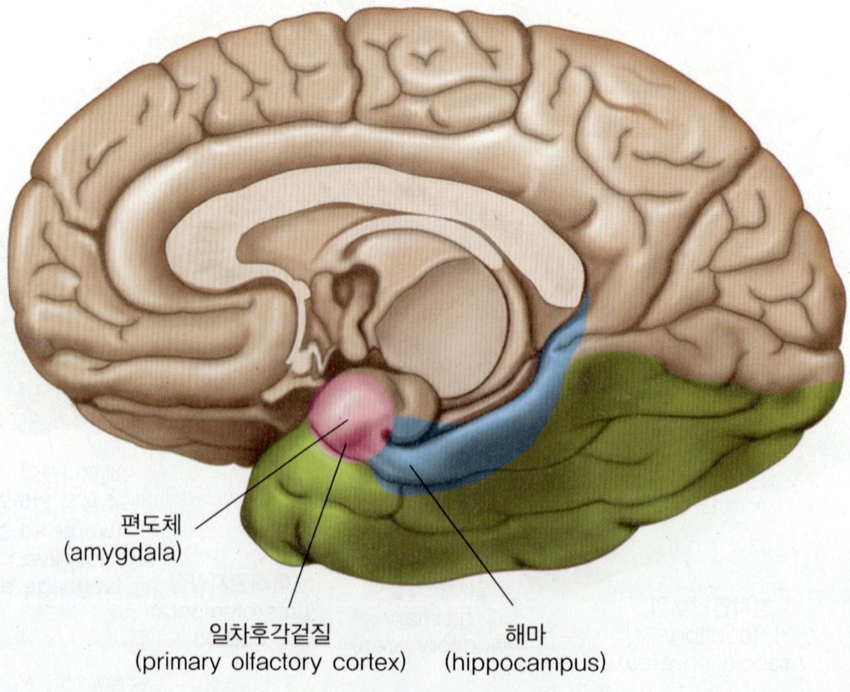

그림 5-11 관자엽: 뇌의 안쪽면의 기능적 부위는 일차후각겉질(냄새인식), 편도체(감정), 해마(장기간 기억)를 포함한다.

제 6 장

사이뇌

Diencephalon

학습목표(CHAPTER OBJECTIVES)

이 장을 완전히 이해한 후에, 독자들은 다음을 할 수 있다:

1. 시상과 시상하부의 각 부위의 구조와 기능을 서술하고 각 부위에 대한 병변의 영향을 설명할 수 있다.
2. 시상하부와 내분비계 사이의 연결뿐만 아니라, 시상하부와 자율신경계 사이의 연결에 대해 논의할 수 있다.

핵심 용어 (KEY TERMS)

연합핵(association nuclei)
중추자율신경섬유(central autonomic fibers)
사이뇌(diencephalon)
시상상부(epithalamus)
시상하부(hypothalamus)
수판내핵(intralaminar nuclei)
멜라토닌(melatonin)
옥시토닌(oxytocin)
솔방울샘(pineal gland)
뇌하수체(pituitary gland)
중계핵(relay nuclei)
시상의 그물핵(reticular nucleus of the thalamus)
시상밑핵(subthalamic nucleus)
시상증후군(thalamic syndrome)
시상(thalamus)
바소프레신(vasopressin)

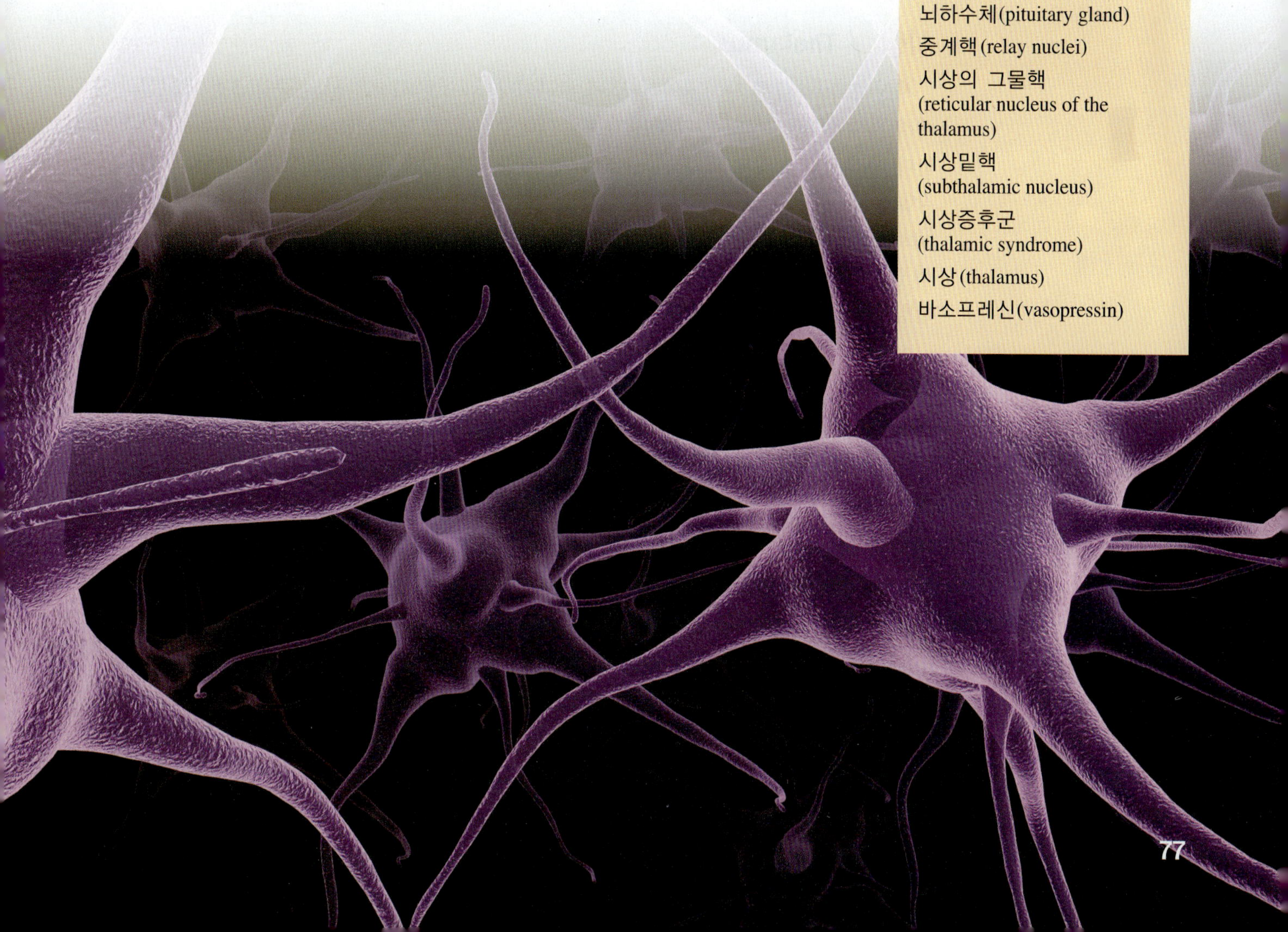

필수 정보(Essential Facts)

- 시상과 시상하부는 사이뇌의 부위로 뇌의 중앙에 위치해 있다.
- 시상은 대뇌겉질의 많은 부분에 신호로 이동하면서 처리한다.
- 시상 안의 감정적 센터는 둘레계의 부분이다.
- 시상하부는 자율신경계를 조절하고 심박수, 호흡, 식욕, 갈증, 수면과 번식을 통제한다.
- 시상하부는 뇌하수체와 연결되어 있고 신체의 호르몬(내분비계)을 조절한다.

시상과 시상하부는 사이뇌의 부분이고 앞뇌의 한 부분이다. 이것은 **사이뇌(diencephalon)**의 바로 위에 위치해 있다. 사이뇌는 4개의 부분이 있다: 시상, 시상하부, 시상상부, 시상밑부 (그림 6-1 참고). 4개 부분의 기능은 독립적이고 뇌에서 그 위치는 그룹으로 모여 있다. 시상은 가장 큰 부분이고 시상상부와 시상밑부는 상당히 작다. 사이뇌의 장애는 비교적 흔하지 않지만 환자에게는 심각한 결과를 초래한다.

시상 / Thalamus

시상(thalamus)은 사이뇌의 가장 큰 부분이다. 좌 · 우 시상은 뇌의 중앙, 3번째 뇌실의 양쪽에 위치해 있다. 시상의 종합적인 기능은 대뇌겉질에서 "보좌관(executive assistant)"의 역할을 한다. 대뇌겉질에 결국 도달하는 거의 모든 자료는 첫 번째 시상을 통해 지나간다. 일반적인 감각(sensory)(즉, 통증, 온도, 압력, 촉각), 청각(auditory), 시각(visual), 후각(taste)과 안뜰감각(vestibular sensation)은 겉질에 도달하기 전 시상에서 모두 신경접합한다. 이런 감각들의 일반적 인식은 감각이 기분 좋은지 불쾌한지의 결정에 따라 시상에서 발생한다. 이것은 일반적 신체 웰빙의 인식에 기여한다. 덧붙여 시상은 의식과 민첩함을 유지하는 것도 포함한다.

시상은 개별적 핵에서 재분할되어 3개의 기능적 분류로 조직된다: 중계핵, 연합핵, 수판내핵(또한 비특이적 핵으로 불린다)(그림 6-2 참고). 네 번째 부위는 시상의 그물핵으로 불린다. 이 부위는 다른 시상핵의 기능을 조절한다. (그 이름에도 불구하고 뇌간그물체와 연관이 없다.)

6개의 **중계핵**(relay nuclei)은 각각 신경계의 특정 부위로부터 입력을 받고 대뇌에 이 신호를 전달한다(그림 6-3 참고). 2개는 일반적 감각, 2개는 특별한 감각, 그리고 나머지 2개는 운동핵이다. 2개의 일반적 감각핵은 신체의 반대편에서 입력을 받고 일차몸감각겉질로 그것을 보낸다. 특별한 감각핵은 겉질에 시각과 청각자료를 보낸다. 마지막으로 시상의 2개의 운동핵은 대뇌의 운동 부위에 운동자료를 보낸다.

시상의 **연합핵**(association nuclei)은 중추신경계(CNS)로부터 활동전위를 받는다. 그것들은 겉질의 변연 부위에 계획을 보내고 감정적 반응을 입력하는 감각과 연결한다.

수판내핵(intralaminar nuclei)은 바닥핵(basal ganglia)과 둘레계(limbic system)와 많은 상호간의 연결은 하고 있다. 그것들은 겉질의 광범위한 부위에서 계획하고 서로 많이 연결되어 있다. 수판내핵은 자각있는 의식을 유지하는 것과 관련이 있다. 수판내핵의 병변은 혼수상태(의식의 장기적 상실)를 일으킬 수 있다.

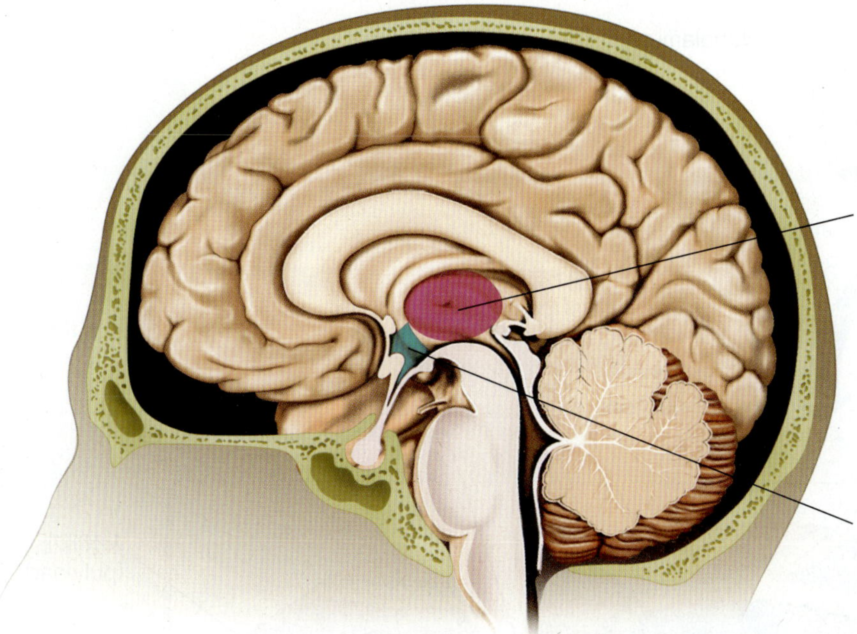

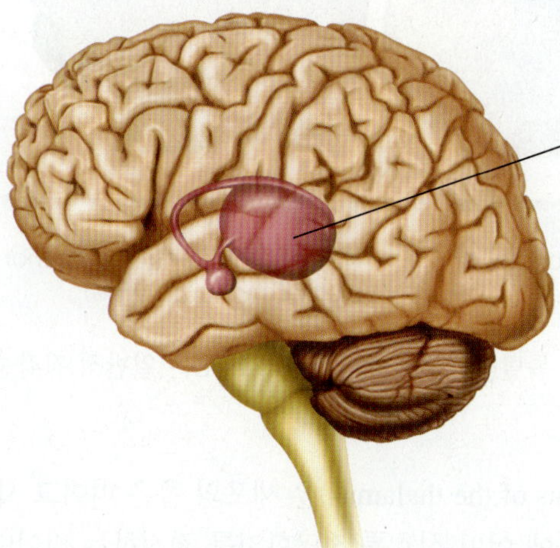

그림 6-1 사이뇌는 시상과 시상하부를 포함하는 포함하고 있다. 위 그림은 정중시상 단면이고, 아래 그림은 뇌의 가쪽면이다.

신경과학 요점 상자 6-1 : 혼수상태 (Coma)

미국에서는 캐런 퀸란이라는 젊은 여성이 "죽을 권리"에 관련된 첫 번째 법률 중 하나의 경우가 있었다. 그녀는 의사처방이 필요한 약을 과다복용해서 수년간 혼수상태였다. 그녀의 부모는 그녀의 기계적 환기를 제거하기 위해 법정 싸움에서 이겼고 그 후 10년 동안 스스로 호흡하며 살았지만, 자극에는 무반응이었다(이것은 "계속적인 식물상태"로 언급되었다). 캐런이 죽었을 때, 그녀의 뇌의 부검은 그녀의 상태를 일으키는 손상이 시상에 있었으며 특히, 수판내핵에 있었다는 것을 보여주었다.

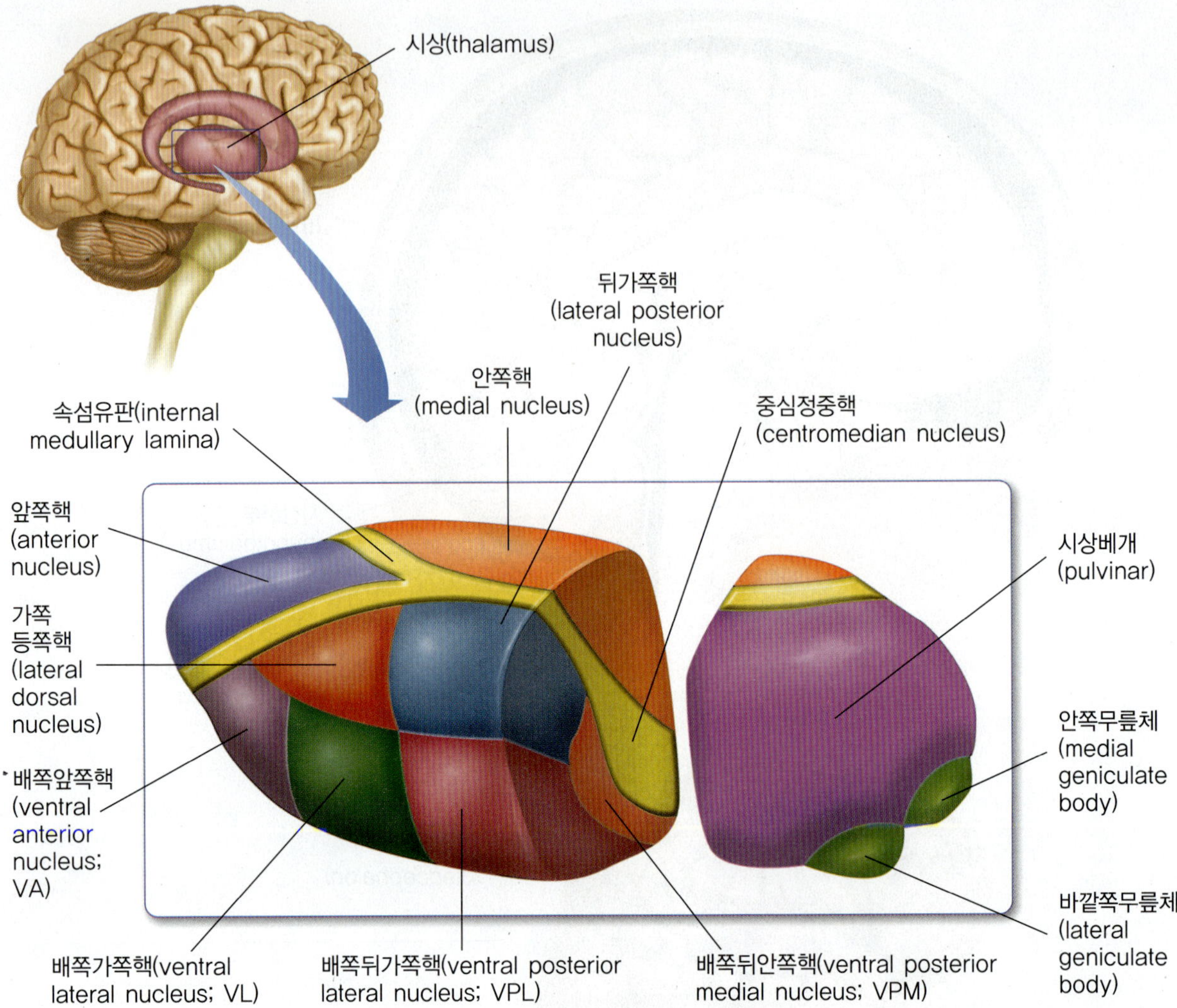

그림 6-2 시상의 해부학. 무릎체의 안쪽과 가쪽은 특별감각중계핵, VPM과 LPL은 일반적 감각중계핵, VA와 VL은 운동중계핵이다.

시상의 그물핵(reticular nucleus of the thalamus)은 세포의 좁은 띠이고 시상의 안쪽과 가쪽에 있다. 이것의 기능은 대뇌겉질에 어떤 신호를 전달할지를 결정하는 것이다. 우리가 깨어 있고 정신이 또렷할 때 중계핵 신경세포는 우리 주변에서 일어날 사건에 대한 자세한 정보를 겉질에 제공한다. 잠자는 동안에는 겉질에 매우 적은 정보를 제공한다. 그물핵은 중계핵 활동을 조

개념 복습 6-1 : 시상핵(Thalamic Nuclei)

중계핵(relay nuclei)

- 몸감각핵(somatosensory nuclei)은 몸감각겉질에 몸감각을 전달한다.
- 특별감각핵(special sensory nuclei)은 겉질에 시각이나 청각신호를 전달한다.
- 운동핵(motor nuclei)은 운동겉질에 운동신호를 전달한다.
- 연합핵(association nuclei)은 겉질의 변연(감정적) 부위에 입력을 전달한다.
- 수판내핵(intralaminar nuclei)은 의식을 유지한다.
- 그물핵(reticular nucleus)은 중계핵을 조절한다.

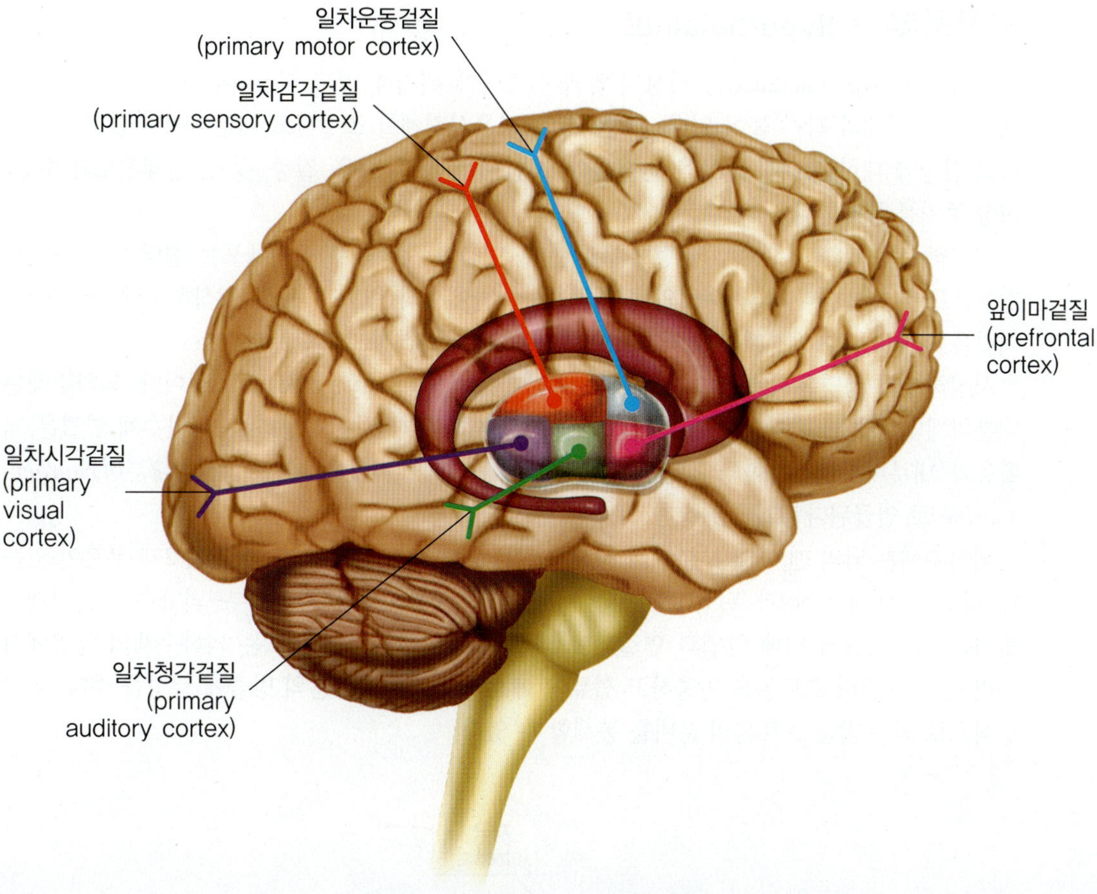

그림 6-3 시상의 중계핵과 계획.

절한다. 이것은 아마 겉질에 '중요하지 않은' 감각 자료의 흐름을 제한해서 뇌의 종합적인 효율을 향상시키는 것을 도와준다(예: 겉질은 당신의 발목에 양말을 느끼는 집중은 필요로 하지 않치만, 거미가 다리를 기어 올라가는 자각을 만드는 것은 필요로 할지 모른다. 그물핵의 기능이상은 감각입력을 조절하는 능력을 제한하는 자폐증 같은 장애와 관련이 있다는 증거가 있다.

신경과학 요점 상자 6-2 : 시상증후군 (Thalamic Syndrome)

시상은 후대뇌동맥의 가지로부터 대부분의 혈액공급을 받는다(reviewed in Schmahmann, 2003). 시상에 손상을 입은 뇌졸중과 다른 병변들은 **시상증후군**을 만든다. 증후군은 3개의 증상으로 구성되어 있다: 편측지각마비, 감각실조증, 시상통증. 편측지각마비는 병변 부위의 반대측이나 신체의 한 편에 몸감각의 상실이 극심하고 때때로 전체적으로 일어난다. 통각, 온도감각과 비분별 촉각은 항상 시간이 지나면 다시 돌아온다. 감각실조증이 있는 환자는 근육, 관절, 힘줄로부터 고유수용성 정보의 상실로 인해 운동의 불협응을 보여준다. 근육길이, 관절 위치와 사지 움직임의 속도에 대한 정보없이 운동구조물은 성공적으로 계획을 세우고 협응하고 운동을 실행할 수 없다. **시상통증**(thalamic pain)은 극심하고 매우 불쾌하다. 보통은 통증약으로도 통증이 줄지 않고 통증을 일으키지 않는 자극에 의해 통증이 유발될 수 있다(예: 피부에 접촉하기). 시상통증은 아마도 손상받은 시상에서 비정상적인 통증조절에 의해 일어나는 듯하다. 시상통증은 약과 치료에도 저항력이 있기 때문에 *아주 다루기 힘든* 또는 *중추통*으로 알려져 있다. 이 통증은 시상의 어느 특정 부위에 위치해 있지 않는다. 이것은 보통 시간이 지나도 더 나아지지 않는다.

시상하부 / Hypothalamus

시상하부(hypothalamus)는 시상의 앞과 아래쪽에 위치해 있고 시상하부의 좌 · 우는 3번째 뇌실 바로 아래와 각각 붙어 있다. 시상하부는 자율신경계를 조절하고 내분비선의 활동을 통제하고 감정에 대한 생리적 반응을 연결한다. 또한 수분균형, 식욕, 갈증, 성욕, 신체온도와 수면/기상 주기를 통제한다.

시상하부는 뇌와 척수로부터 정보를 받는다. 덧붙여 시상하부 신경세포는 혈당치, 호르몬과 혈액온도에 대응한다. 뇌척수액의 화학적 구성 안에서의 변화도 또한 시상하부에 전달된다. 이것은 시상하부를 신경계와 혈액계 사이에서 중요한 연결점으로 만든다.

시상하부의 생명유지에 필수적인 기능은 **뇌하수체**(pituitary gland)의 조절이다. 뇌하수체는 내분비계의 부분이고 다른 내분비선의 기능을 지시하기 때문에 시상하부-뇌하수체 연결은 뇌 활동과 내분비 기능 사이의 직접적인 연결을 제공한다. 이것은 때때로 *신경내분비(neuroendocrine)*로 언급된다(그림 6-4 참고).

뇌하수체는 뇌의 맨 아래 부분에서 시상하부 바로 아래 위치해 있다. 이것은 2개 부분이 있는데 앞엽(anterior lobe)과 뒤엽(posterior lobe)이다. 시상하부는 시상하부-뇌하수체 문맥계로 불리는 정맥집합에 의해 앞엽과 연결되어 있다. 시상하부의 신경세포는 뇌하수체의 앞엽에서 이런 문맥을 통해 호르몬을 방출하고 혈류 안에서 뇌하수체호르몬의 방출에 영향을 준다. 이런 방식으로 뇌는 많은 호르몬의 분비를 통제할 수 있다.

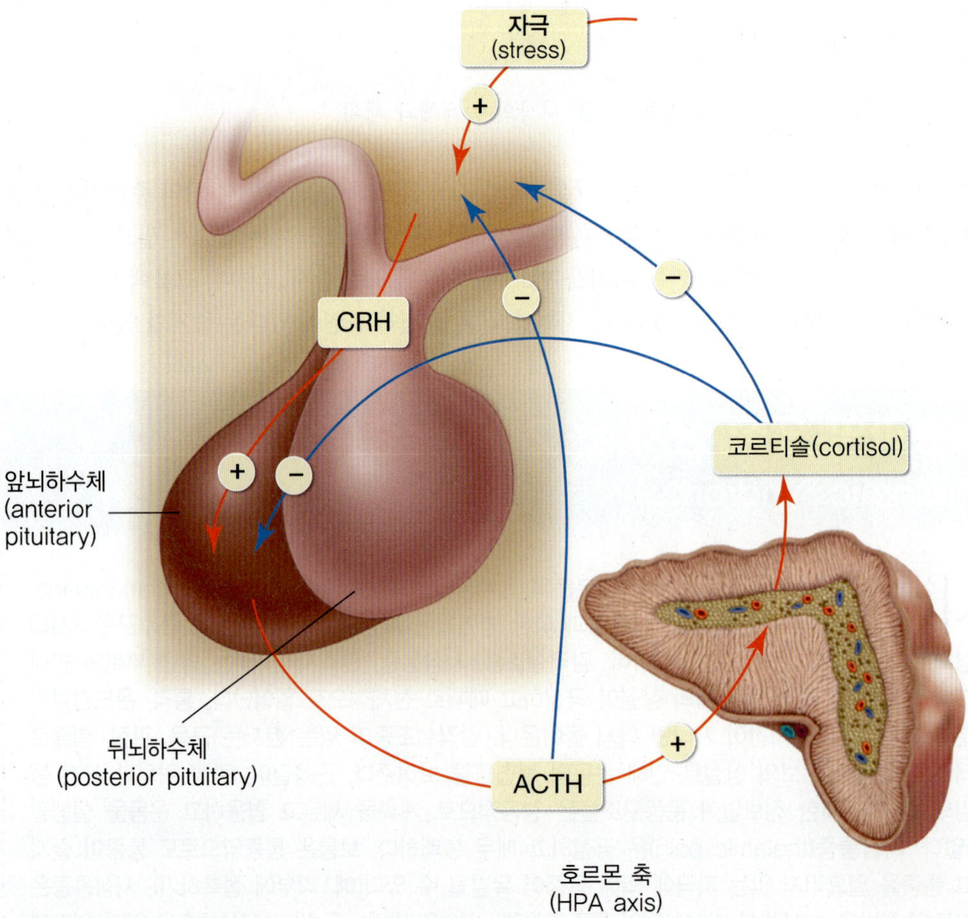

그림 6-4 시상하부, 뇌하수체와 내분비계. 시상하부는 부신피질자극호르몬(ACTH)의 분비를 자극하기 위해 부신피질자극방출호르몬(CRH)을 방출한다. ACTH는 부신에서 활동하고 코르티솔(cortisol)의 방출을 일으킨다. 그러면 코르티솔은 시상하부와 앞뇌하수체에 부정적인 되먹임 결과를 가져온다.

시상하부(hypothalamus)의 부분은 축삭종말로부터 2개의 호르몬을 방출하는 전문화된 신경세포를 함유하고 있다: **바소프레신**(vasopressin)(또한 항이뇨호르몬 또는 ADH로 불린다.)과 **옥시토신**(oxytocin)이다. 두 호르몬은 뇌하수체의 뒤엽에서 방출되고 그 후 혈액 안에서 확산된다. 바소프레신은 신장에서 수분재흡수를 증가시키고 소변생산을 감소시켜 신체의 수분균형을 조절한다. 또한 혈관수축과 조직의 혈압상승을 일으킨다. 옥시토닌은 자궁과 젖샘의 민무늬근의 수축을 일으킨다. 옥시토닌은 오르가즘 후에 방출되고 이완의 느낌을 생산한다. 이런 이유로 때때로 "쿠들호르몬(cuddle hormone)(포옹호르몬)" 이라고 불린다.

시상하부로부터 어떤 신경세포들은 **중추자율신경섬유**(central autonomic fibers)의 형태로 그물척수로에서 뇌줄기와 척수에 직접적으로 내려온다(그림 6-5 참고).

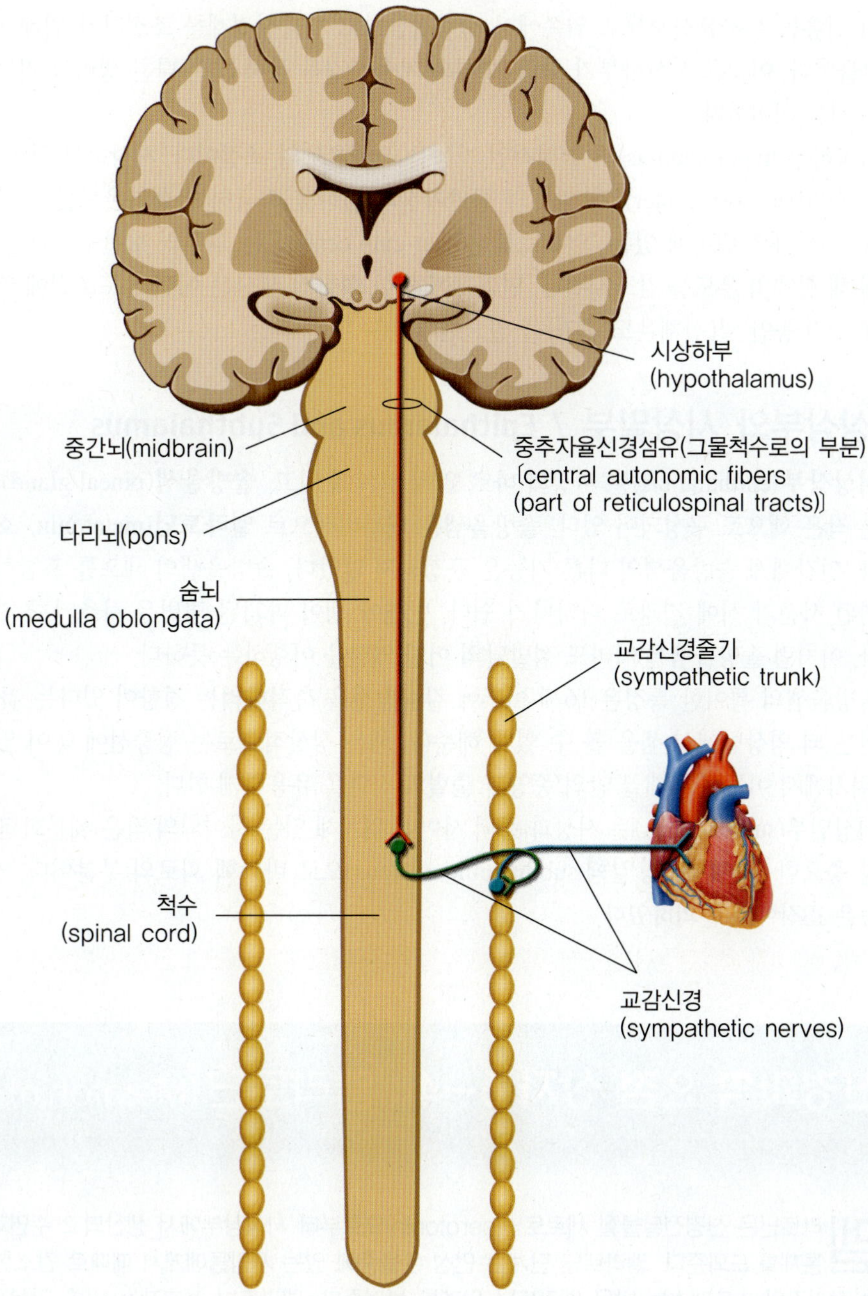

그림 6-5 중추자율신경섬유는 자율신경계를 조절하고 그물척수로 안에서 이동한다. 중추자율신경섬유는 교감, 부교감신경에서 신경접합하고 내장기관의 기능을 조절한다.

신경과학 요점 상자 6-3 : 요붕증 (Diabetes Insipidus)

요붕증(DI)은 시상과 뒤뇌하수체에 의해 바소프레신(부신피질자극호르몬; ADH)의 생산 감소로 나타난다. ADH는 수분재흡수를 증가시키고 소변양을 줄이기 위해 신장에서 활동한다. ADH 없이 신장은 수분을 재흡수할 수 없고 소변은 매우 묽어진다(희석되고 엄청난 양). 이것은 과도한 소변생산과 배뇨(다뇨증)를 일으키고, 결국에는 과도한 갈증(조갈증)을 불러온다. 요붕증은 당뇨병과는 다르고 당뇨병은 혈당통제와 관련된 장애이다. 두 상태 다뇨증을 일으킬 수 있다.

이 섬유들은 자율신경세포 위쪽에서 신경접합하고 자율신경계를 조절하기 위해 시상하부를 받아들인다. 이것은 시상하부가 혈압, 혈류와 자율신경을 통해 많은 다른 생리적 기능을 통제한다는 것을 의미한다.

시상하부(hypothalamus)의 결정적인 기능은 신체온도의 조절이다. 시상하부 앞쪽에서는 "열손실센터(heat-loss center)"가 피부의 혈관확장과 발한을 자극하여 혈액온도를 증가시켜 대응한다. 시상하부 뒤쪽에 있는 "열획득센터(heat-gain center)"는 피부의 혈관수축과 오한을 시작하게 해 혈액의 온도를 감소시킨다. 면역계에 의한 화학적 생산은 이런 온도조절에 영향을 끼쳐 병에 걸린 동안 열(신체온도 증가)을 일으킨다.

시상상부와 시상밑부 / Epithalamus and Subthalamus

시상상부(epithalamus)는 시상의 바로 위에 위치해 있고, **솔방울샘**(pineal gland)과 몇 개의 다른 작은 핵으로 구성되어 있다. 솔방울샘은 내분비선으로 **멜라토닌**(melatonin) 호르몬을 숨긴다. 인간에게 솔방울샘의 다른 기능은 규정되지 않았다. 솔방울샘의 세포를 포함하는 종양은 지연된 사춘기 시에 결과로 나타나기 쉽다. 반면에 샘이 파괴된 병변은 사춘기 초기와 연관이 있다. 이처럼 솔방울샘은 아마도 성발달의 어떤 역할을 이행하는 듯하다.

솔방울샘의 특이한 특징은 16세 이후에 칼슘침전을 축적하려는 경향이 있다는 것이다. 이런 침전은 뇌 영상법에서 샘을 볼 수 있게 해준다. 샘은 정상적으로는 정중선에 놓여 있기 때문에 그 위치에서 이동은 두개골 안의 종양과 출혈의 진단을 유용하게 한다.

시상밑부(subthalamus)는 시상과 중뇌 사이에 위치해 있는 사이뇌의 작은 세분화된 부분이다. 가장 중요한 부분은 **시상밑핵**(subthalamic nucleus)으로 바닥핵 회로의 부분이다. 시상밑핵의 기능은 13장에서 논의하였다.

신경과학 요점 상자 6-4 : 멜라토닌 (Melatonin)

멜라토닌은 신경전달물질 세로토닌(serotonin)으로부터 시상상부에서 생산되고 수면과 기상의 통제를 도와준다. 멜라토닌 단계는 만성 우울증에 있는 사람들에게서 때때로 감소한다. 덧붙여 장기간의 스트레스는 낮은 멜라토닌 단계를 보여준다. 멜라토닌 보충제는 비록 임상적으로 증명되지 않았지만, 불면증을 위한 치료로 가정하에 약국에서 살 수 있다.

환자 시나리오 (Patient Scenarios)

환자 사례 6-1 (Ted)

테드는 24살 남자로 차 사고로 손상을 받았다. 그는 외상성 뇌손상으로 시상에 영향을 미쳐 시상증후군을 일으켰다. 간호사나 치료사들이 그에게 접촉하거나 그의 곁에 있을 때마다 그는 비명을 지르고 극심한 통증을 나타낸다. 테드는 또한 신체의 오른편에서 실조증(운동협응 부족)과 편측 감각소실(감각상실)을 보여준다.

질문

a) 많은 종류의 접촉과 움직임이 통증의 강도를 유발시키는 시상증후군으로부터 고통받는 환자를 다루는 임상인들을 위해서 어떤 접근이 있어야 할까?

복습문제 (Review Questions)

1. 각 시상핵의 기능과 이름은 무엇인가?
2. 시상하부의 기능과 시상하부와 뇌하수체가 호르몬의 분비, 자율신경계와 신체에서 수분 균형을 통제하기 위해 어떻게 함께 작용하는지 서술하시오.
3. 시상증후군의 증상과 징후를 설명하시오.

참고문헌 (References)

1. Schmahmann, J. D. (2003). Vascular syndromes of the thalamus. *Stroke, 34,* 2264–2278.

추천문헌 (Further Reading)

1. Broggi, G. (2008). Pain and psycho-affective disorders. *Neurosurgery, 62*(6), 901–919.
2. Brooks, D., & Halliday, G. M. (2008). Intralaminar nuclei of the thalamus in Lewy body disease. *Brain Res. Bull.* (e-publication).
3. Chen, F. Y., Tao, W., & Li, Yong-Jie. (2008). Advances in brain imaging of neuropathic pain. *Chinese Medical Journal, 121*(7), 653–657.
4. Henderson, J. M., Carpenter, K., Cartwright, H., & Halliday, G. M. (2000). Loss of thalamic intralaminar nuclei in progressive supranuclear palsy and Parkinson's disease: clinical and therapeutic implications. *Brain, 123*(7), 1410–1421.
5. Houtchens, M. K., Benedict, R. H. B., Killiany, R., Sharma, J., Jaisani, Z., Singh, B., Weinstock-Guttman, B., Guttman, R. G., & Bakshi, R. (2007). Thalamic atrophy and cognition in multiple sclerosis. *Neurology, 69,* 1213–1223.
6. Mesaros, S., Rocca, M. A., Absinta, M., Ghezzi, A., Milani, N., Moiola, L., Veggiotti, P., Comi, G., & Filippi, M. (2008). Evidence of thalamic gray matter loss in pediatric multiple sclerosis. *Neurology, 70,* 1065–1066.
7. Schiff, N. D. (2008). Central thalamic contributions to arousal regulation and neurological disorders of consciousness. *Ann. N.Y. Acad. Sci., 1129,* 105–118.

제 7 장

뇌줄기와 뇌신경

Brainstem and Cranial Nerves

학습목표(CHAPTER OBJECTIVIES)

이 장을 완전히 이해한 후에, 독자들은 다음을 할 수 있다:

1. 주요 신경로(tract), 핵과 뇌신경을 포함하여 뇌줄기의 각 부분의 기능과 구조를 서술할 수 있다.
2. 그물구성체의 기능과 조직을 논의할 수 있다.
3. 각 뇌신경의 기능을 나열하고, 각 신경의 손상에 대한 결과를 서술할 수 있다.
4. 주요 뇌줄기 병리학의 신경해부를 설명할 수 있다.

핵심 용어 (KEY TERMS)

갓돌림신경(abducens nerve)
편도체(amygdala)
상행그물활성계 (ascending reticular activating system; ARAS)
둔덕(colliculi)
혼수상태(coma)
복시(diplopia)
등쪽호흡핵 (dorsal respiratory nucleus)
구음장애(dysarthria)
연하곤란(dysphagia)
얼굴신경(facial nerve)
설인신경 (glossopharyngeal nerve)
혀밑신경(hypoglossal nerve)
감금증후군 (locked-in syndrome)
숨뇌(medulla oblongata)
눈돌림신경 (oculomotor nerve)
후각신경(olfactory nerve)
시각신경(optic nerve)
다리뇌(pons)
그물구성체 (reticular formation; RF)
척수부신경 (spinal accessory nerve)
흑질(substantia nigra)
삼차신경(trigeminal nerve)
도르래신경(trochlear nerve)
미주신경(vagus nerve)
안뜰복합체 (vestibular apparatus)
안뜰핵(vestibular nuclei)
속귀신경 (vestibulocochlear nerve)

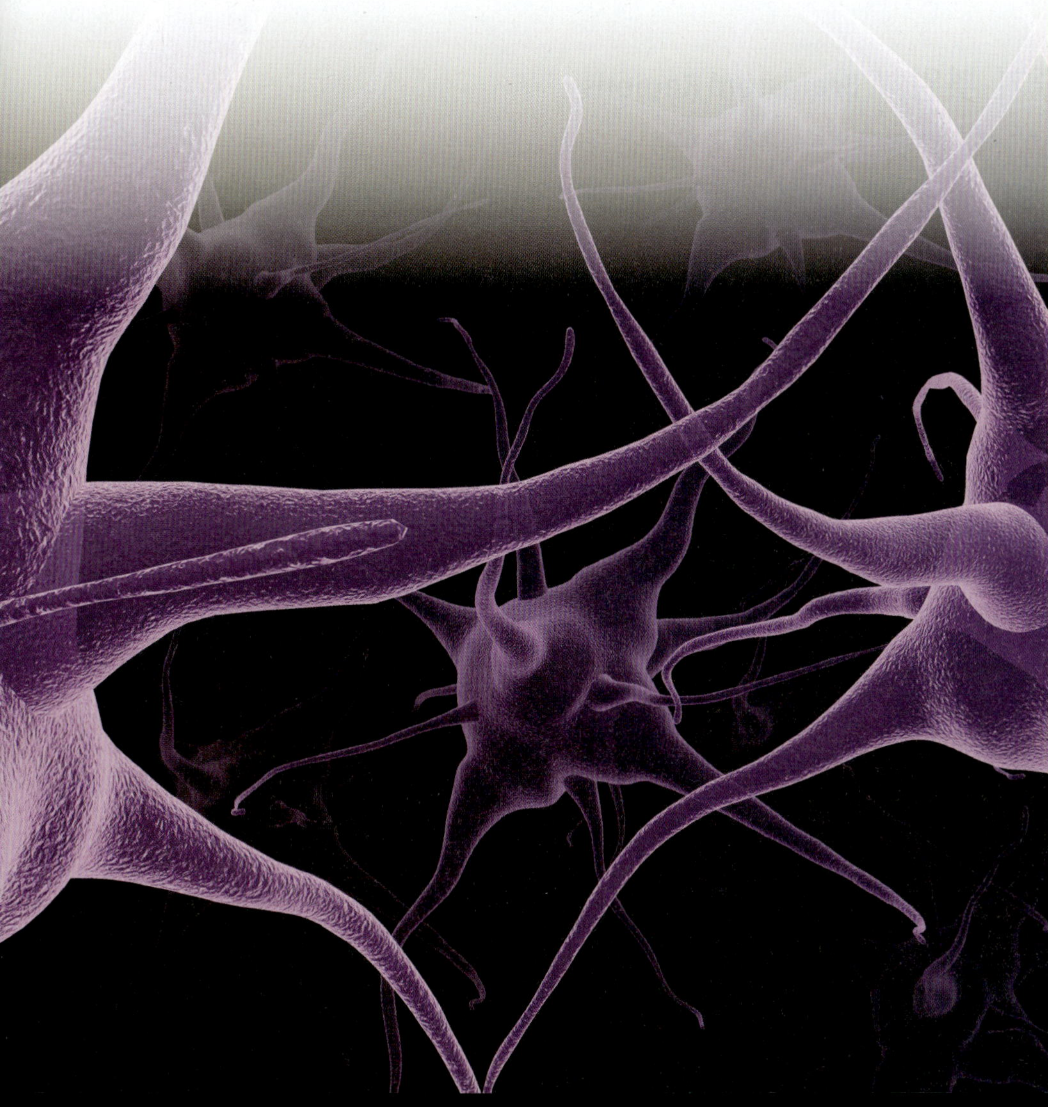

필수 정보(Essential Facts)

- 뇌줄기는 3개의 부위로 구성되어 있다 : 중간뇌, 다리뇌, 숨뇌.
- 많은 필수적인 삶의 기능들은 심박수, 호흡, 수면과 기상을 포함하여 뇌줄기에 의해 조절 받는다.
- 뇌신경의 대부분은 뇌줄기에서 비롯된다 ; 뇌신경은 주로 머리와 목의 구조와 기능을 조절한다.

뇌줄기는 중추신경계와 함께 척수에 연결되어 있고 소뇌를 오고 가는 신경섬유의 지점과 연결되어 있다. 뇌줄기는 기본 삶을 유지하는 기능을 조절하고("식물인간상태" 기능이라 불린다.) 뇌신경 10-12쌍을 함유하고 있다. 이것은 또한 그물구성체로 알려진 신경의 복잡한 망을 가지고 있다. 그래서 많은 생명유지 구조물들이 뇌줄기에 위치해 있기 때문에 이 부위의 손상은 종종 치명적이다. 임상인들이 뇌신경과 연관된 질환을 가진 환자를 다루게 되면 그 대부분은 뇌줄기로부터 발생한다.

뇌줄기 부위 / Brainstem Regions

뇌줄기에는 3 부분이 있다: 중간뇌, 다리뇌, 숨뇌(그림 7-1 참고). 중간뇌는 매우 작고 사이뇌와 다리뇌 사이에 위치해 있다. 중간뇌는 정중시상 단면에서 보기 쉽다. 다리뇌와 숨뇌는 둘 다 초기 마름뇌의 재분할이다. 그들은 뇌의 배측에서 잘 볼 수 있다.

중간뇌 / Midbrain

중간뇌는 뇌줄기의 가장 작게 세분된 부분으로 4개의 중요한 구조물을 가지고 있다: 적핵, 흑질, 윗둔덕, 아래둔덕(그림 7-2 참고). 적핵은 주로 상체의 운동 협응성과 연관이 있다. 이름은 색깔 때문에 지어졌다; 활기찬 뇌에서 붉은색으로 나타난다.

임상적 지식 상자 7-1 : 파킨슨병(Parkinson Disease)

파킨슨병은 흑질에서 도파민 생산 신경세포의 죽음으로 나타난다. 흑질 신경세포가 약 80% 소실되었을 때 파킨슨병의 증상과 증후군이 나타난다. 휴식 시 떨림(안정 시 떨림)이 분명하고 운동완만증(움직임이 느려짐)과 자세 불안정성이 있다. 파킨슨병에 걸린 사람들은 또한 고정되고 구부정한 자세를 나타낸다. 흑질세포가 더 많이 죽게 될수록 병은 점점 더 심해진다. 이것은 소실된 도파민의 효과를 증가시키거나 대체하는 약으로 치료할 수 있다.

부가적 질문: 파킨슨병이 진전된 환자에게서 중간뇌의 흑질이 검은색으로 나타날까?

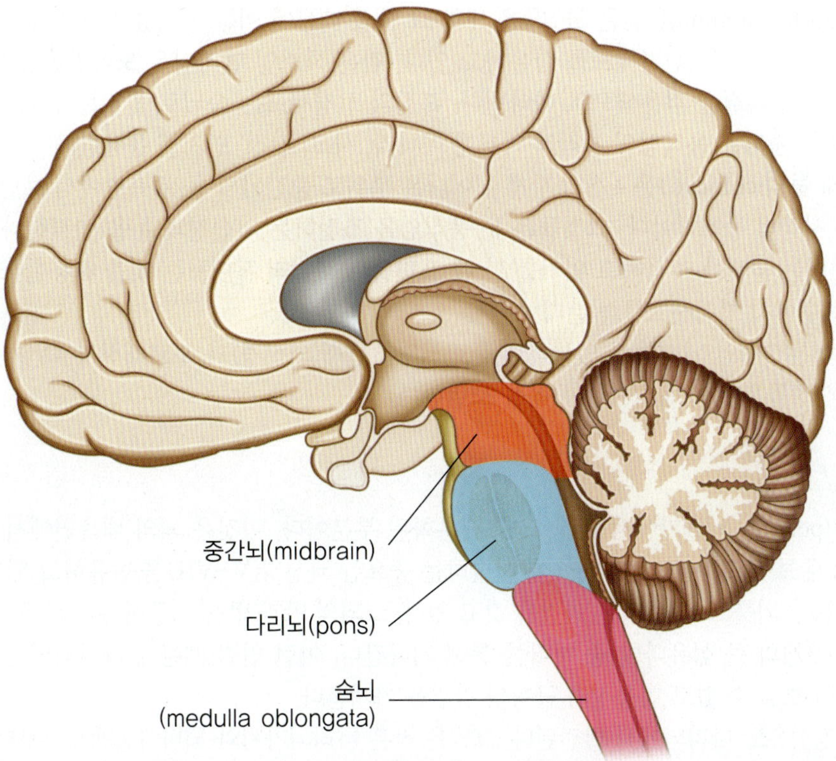

그림 7-1 정중시상 단면에서 보여지는 뇌줄기(가쪽면). 뇌줄기는 중간뇌, 다리뇌, 숨뇌로 구성되어 있다.

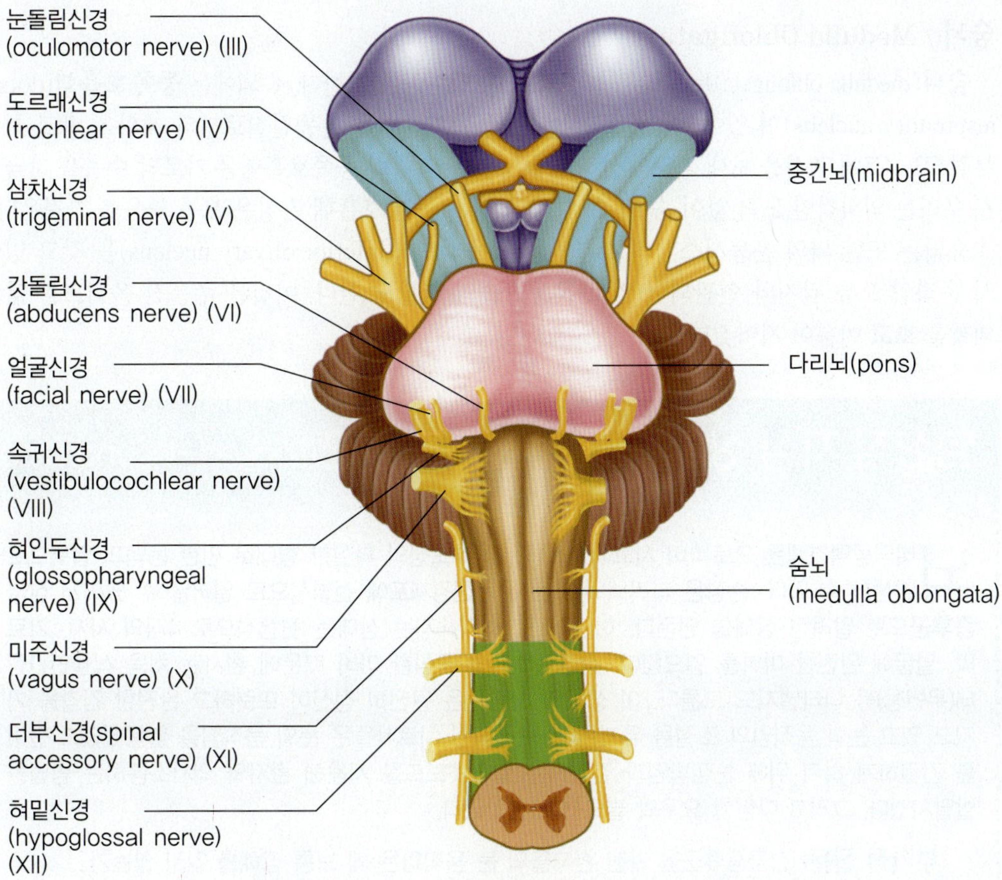

그림 7-2 뇌신경(III-XII)과 뇌줄기(배측면).

흑질(substantia nigra)("검은 물질")은 또한 그 색깔 때문에 이름 지어졌다. 이 핵은 신경전달물질 도파민을 만드는 신경세포를 함유하고 있다. 검은 색소인 멜라닌은 도파민합성의 생산으로 만들어져서 흑질을 검은색으로 나타낸다. 흑질의 신경세포는 숨뇌로 불리는 앞뇌의 부분에서 계획된다. 숨뇌는 움직임의 시작과 억제뿐 아니라, 사고, 감정, 인지를 통제한다.

윗, 아래 **둔덕**(colliculi)은 4개의 작게 튀어나온 부위로 중간뇌의 등/뒤측면에서 보인다. 윗둔덕은 시각적 중계핵이다. 그것들은 눈 움직임을 조절하는 뇌신경과 눈을 연결한다. 이것은 눈이 움직이는 물체를 추적하고 읽기를 할 때 표면을 가로질러 훑어보는 것을 허용한다. 아래둔덕은 양쪽 귀에서 청각신호를 받는다.

중간뇌에는 2개의 뇌신경이 있는데 눈돌림신경(3번째 뇌신경)과 도르래신경(4번째 뇌신경)이다. 이 신경들은 눈을 움직이는 근육을 조절한다.

다리뇌 / Pons

다리뇌(pons)는 뇌줄기에서 가장 크게 세분화된 부분이다. 이것은 뇌의 배측면에서 크게 툭 튀어 나오게 보이고, 이 장에서 나중에 서술하는 중요한 뇌신경(V–VII)을 함유하고 있다.

다리뇌는 소뇌를 오가는 많은 연결을 갖고 있다. 소뇌의 안과 밖을 이동하는 축삭은 소뇌다리로 불리는 3개의 큰 섬유다발 중 하나를 통해 지나간다. 이런 연결 때문에 다리뇌의 손상은 소뇌병변처럼 보일 수 있고 협응성과 균형의 결핍을 가져온다.

운동신경섬유도 다리뇌에서 발견된다. 그들은 작은 다리뇌가지와 뇌바닥동맥으로부터 혈액을 공급받는 배/앞 부위에 위치해 있다. 이런 축삭은 척수에서 대뇌겉질의 운동부위와 연결되어 있고 자발적인 움직임의 조절을 허용한다. 이런 신경의 손상은 *잠금증후군(locked-in syndrome)*으로 불리는 상태를 가져온다.

숨뇌 / Medulla Oblongata

숨뇌(medulla oblongata)는 중추신경계와 함께 척수와 연결한다. 숨뇌에는 **등쪽호흡핵**(dorsal respiratory nucleus)이 있어서 숨을 조절한다. 등쪽호흡핵은 운동겉질로부터 계획을 받고 척수분절 C3–C5에 축삭을 보내 가로막신경을 형성한다. 이처럼 등쪽호흡핵은 가로막 수축을 자극해서 우리는 의식적인 노력 없이 숨 쉴 수 있다. 잠자는 동안 호흡핵 손상은 보통 죽음을 가져온다.

숨뇌는 또한 뇌의 운동시스템의 부분인 아래올리브핵(inferior olivary nucleus)을 갖고 있어서 움직임 오류 감지와 연관되어 있고 운동학습의 역할도 한다. 이것은 주름진 올리브를 닮은 외형을 보고 이름이 지어졌다.

임상적 지식 상자 7–2 : 잠금증후군(Locked–In Syndrome)

뇌바닥동맥경색은 오토바이 사고나 뇌졸중, 척추교정의 확실한 형태로 인한 동맥의 압축으로 발생할 수 있다. 손상은 다리뇌의 모든 운동신경세포에 선별적으로 일어날 수 있어서 **잠금증후군**으로 알려진 상태를 만든다. 이 극도로 쇠약해지는 상태는 전형적으로 4개의 사지, 가로막, 얼굴에 완전한 마비를 일으킨다. 잠금증후군의 극심한 마비 때문에 환자는 처음 식물인간상태(무반응)를 나타낼지도 모른다. 이 상태의 사람들은 완전히 정신이 또렷하고 완전한 감각을 가지고 있고 눈의 움직임의 조절을 유지한다. 혁신적인 치료사들은 눈의 움직임을 활용했었고 단어를 간결하게 하기 위해 눈깜박임과 결합하는 알파벳보드를 사용해 환자와 의사소통하는 방법을 발달시켰다. 그리고 다양한 요구와 필요를 표현하였다.

부가적 질문: 잠금증후군을 가진 환자들의 눈 움직임은 왜 보통 장해를 입지 않는가? (힌트: 뇌줄기의 포함된 어떠한 뇌신경이 대부분의 움직임을 조절하는가?)

뇌줄기로 / Brainstem Tracts

뇌줄기에는 4개의 주요 오름로가 있다 (그림 7-3 참고):

1. 앞척수시상로 (가벼운 접촉과 압력)
2. 가쪽척수시상로 (통증과 온도)
3. 뒷기둥로 (이점분별- 진동과 의식적 고유수용기)

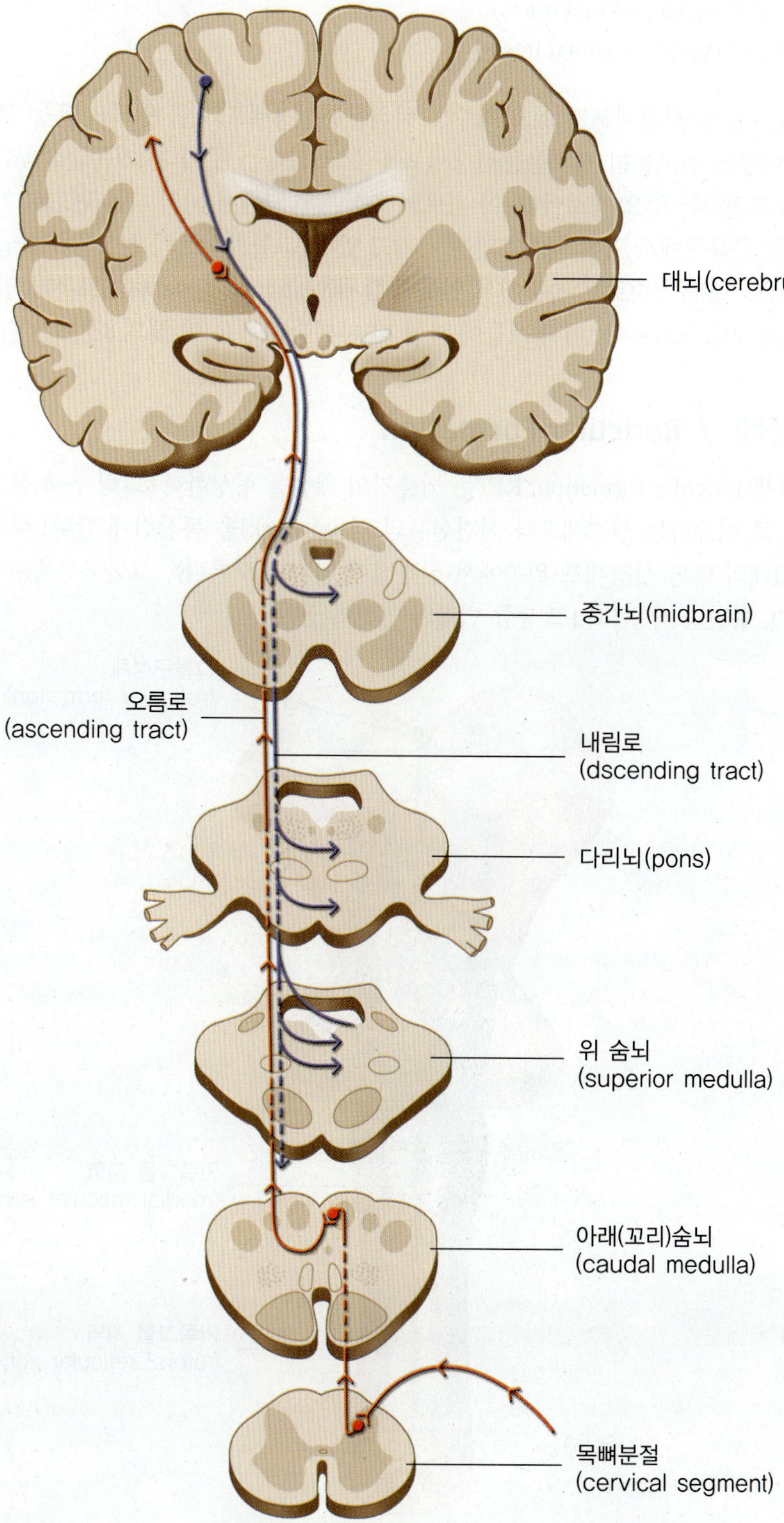

그림 7-3 오름뇌줄기로(적색)와 내림뇌줄기로(파란색).

4. 척수소뇌로 (무의식적 고유수용기)

이 모든 경로에는 신경세포가 있고 뇌에 몸감각활동전위를 전달한다. 이것은 이 책의 8장에 자세히 서술되어 있다. 뇌줄기손상은 이 경로에 손상을 줄 수 있고 감각소실을 가져온다.

3개의 주요 내림로는 척수에서 뇌줄기를 통과해 지나간다:

1. 가쪽겉질척수로(lateral corticospinal tract)
2. 그물척수로(reticulospinal tracts)
3. 안뜰척수로(vestibulospinal tracts)

이 경로에는 모두 신경세포가 있고 척수의 하위운동신경세포와 함께 뇌의 운동 부위와 연결되어 있다. 이것은 경로들이 상위운동신경세포를 갖고 있다는 뜻이다. *가쪽겉질척수로*는 신체 전체 근육을 조절하는 주요 경로이다. 이 경로의 축삭은 숨뇌에서 뇌의 다른 편으로 가로지른다. *그물척수로*는 근육톤에서 강한 억제효과를 가지고 있다. 그물척수로의 손상은 고혈압과 경직을 일으킬 수 있다. *안뜰척수로*는 속귀에서 **안뜰복합체**(vestibular apparatus)로부터 입력을 받고 균형과 자세유지를 도와준다. 이 경로들에 관한 더 자세한 내용은 이 책의 8장에 서술하였다.

그물구성체 / Reticular Formation

그물구성체(reticular formation: RF)는 뇌줄기의 핵심을 형성한다(그림 7-4 참고). 이것은 모든 방향으로 이동하는 신경세포와 신경섬유의 망(network)을 복잡하게 한다(각 RF 신경세포는 25,000개의 다른 신경세포 위쪽에서 신경접합 할지도 모른다). 그물구성체는 동기, 의사 결정, 분위기, 수면과 기상 그리고 통증 변화와 연관이 있다.

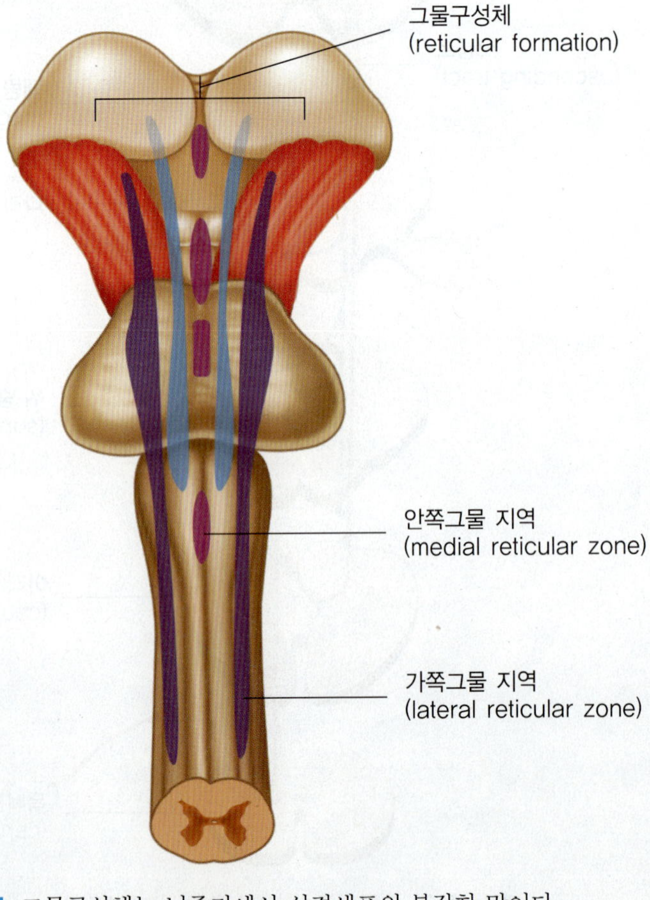

그림 7-4 그물구성체는 뇌줄기에서 신경세포의 복잡한 망이다.

신경과학 요점 상자 7-1 : 혼수상태 vs. 식물인간상태 (Coma versus Vegetative State)

혼수상태라는 용어는 눈을 감은 채 무의식의 상태를 말하고 환자는 내·외부의 자극에 의해 깨울 수 없다. 사람이 혼수상태일 때 뇌줄기반사는 없고 수면/기상 주기는 뇌전도(EEG)로 구별할 수 없다. 식물인간상태는 혼수상태와 비슷하지만, 자발적으로 눈을 뜨고 뇌줄기반사와 수면/기상 주기가 돌아오는 특성이 있다. 식물인간상태의 환자는 혈압과 심박수 증가와 같은 통증자극에 생리학적 반응을 나타내지만, 그들은 계속 의식이 없다. 혼수상태는 종종 외상성뇌손상에 의해 나타난다.

'Glasgow Coma Scale'은 환자의 처음 상태를 평가하고 장애 단계를 추적하는데 사용한다. 환자들은 의식과 관련된 중요한 부위에서 점수를 받는다. 눈뜨기(1-4점), 운동반응(1-6점) 및 언어반응(1-5점)이 있다. 낮은 점수는 더 심각한 뇌손상과 의식의 감소를 암시하는 반면, 높은 점수는 덜한 신경손상을 의미한다.

그물구성체에는 **상행그물활성계**(ascending reticular activating system; ARAS)가 있어 감각계의 모든 부분으로부터 시상에 입력을 보낸다. ARAS를 통해 감각계로부터 시상과 겉질에 입력하는 끊임없는 상향식 흐름은 의식적인 지각을 유지하기 위해 필요하다. 이 시스템의 손상은 **혼수상태**(coma)를 불러올 수 있다.

뇌신경 / Cranial Nerves

뇌신경은 머리와 목의 구조물을 위해 모든 감각과 운동신경분포를 공급한다. 인간의 신경계에는 12쌍의 뇌신경이 있다(그림 7-5와 표 7-1 참고). 그 중 10개(III-XII)는 뇌줄기로부터 나오고 말초신경계의 부분으로 간주된다. 다른 2개(I-II)는 뇌신경으로 서술되지만, 실질적으로 중추신경계의 부분이다(신경세포가 머리뼈에 존재하는 사실은 *'cranial'*이라는 용어가 나타낸다).

뇌신경 I : 후각신경 / Cranial Nerve I: Olfactory Nerve

후각신경(olfactory nerve)은 특별한 감각신경으로 기능은 냄새의 전달과 발견이다. 뇌신경으로 서술되지만, 실제로는 중추신경계의 부분과 뇌의 부분이다. 이것은 뇌줄기와는 관련이 없다.

냄새를 내는 분자가 코에 들어왔을 때 콧물을 터뜨려 코 안의 꼭대기에 위치하는 후각수용기세포와 연결된다. 후각세포는 전기적 신호에서 화학적 신호(냄새의 분자)로 전환한다. 활동전위를 만들기 위해 냄새의 분자는 보통 오랫동안 후각신경세포와 연결되어 있다. 그 후 각 연결은 지극히 잠깐이다(Bhandawat, Reisert, & Yau, 2005).

신경과학 요점 상자 7-2 : 중추와 말초대뇌신경 (Central and Peripheral Cranial Nerves)

뇌신경 I (후각신경)과 뇌신경 II (시각신경)은 해부학적으로 중추신경계의 부분으로 고려된다. 이 신경들이 손상을 받으면 재생되지 않을 것이다. 남겨진 뇌신경(III-XII)은 모두 뇌줄기에서 나오고 해부학적으로 말초신경계의 부분이다. 다른 말초신경들처럼 그들은 손상을 받으면 재생할 수 있다.

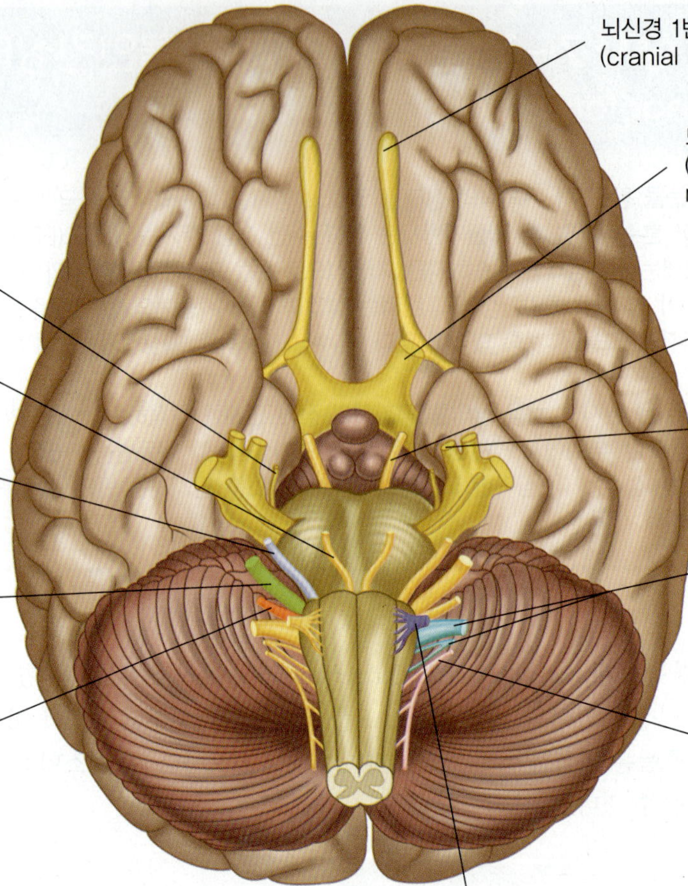

그림 7-5 뇌 전체의 아랫면에서 보여지는 뇌신경. 뇌신경 I, II는 뇌줄기와 관련이 없는 반면 뇌신경 III-XII는 뇌줄기로부터 나온다.

후각신경은 후각신경세포와 신경접합부를 형성한다. 각 후각신경은 대뇌겉질에서 3개의 주요한 연결을 하고 있다. 하나의 연결은 관자엽의 일차후각겉질이고 냄새의 인식과 의식을 맡고 있다. 또 다른 연결은 **편도체**(amygdala)이다. 이 또한 관자엽에 위치해 있다. 편도체는 둘레계의 부분이고 냄새의 감정적이고 본능적인 반응(즉, 즐거움이나 혐오감)을 책임지고 있다. 마지막으로 후각신경은 시상하부와 연결되어 있고, 맛있는 음식 냄새에 반응하는 침분비를 만들어 낼 수 있다. 그리고 불쾌한 냄새에 반응하는 구역질을 책임지고 있다.

신경과학 요점 상자 7-3 : 후각소실(Anosmia)

냄새의 감각상실을 후각소실이라 부르고 종양, 감염이나 후각신경섬유의 파열로 인한 후각신경의 압축이 원인일 수 있다. 일시적인 후각소실은 후각수용기가 점액과 함께 가로막혔을 때 발생할 수 있다(예: 코감기로 고생할 때). 또한 후각성분 없이는 음식의 향미도 잃게 될 것이다. 나이가 듦에 따라 후각상피의 세포는 점점 잃게 된다. 냄새의 감각과 미각은 나이가 들수록 감소한다. 후각상피세포는 신체의 다른 신경세포와는 달리 사는 동안 재생될 수 있다(Gage, 2000). 후각소실은 또한 퇴행성 뇌질환의 초기 징후이다. 예를 들면, 파킨슨병 환자들에게서 자주 발견된다.

표 7-1. 뇌신경 (Cranial Nerves)

번호	이름	성분(요소)	구조물 신경지배	기능
1	후각신경 (Olfactory)	특별감각 (냄새)	후각상피(비강)	후각 인식
2	시각신경 (Optic)	특별감각 (시각)	망막(눈)	시각 인식
3	눈돌림신경 (Oculomotor)	자발적 운동	4개의 바깥눈근육, 올림눈꺼풀근	안구 움직임; 눈뜨기
		부교감신경	동공 축소근과 수정체의 모양체근	동공 축소; 수정체수용 (근시)
4	도르래신경 (Trochlear)	자발적 운동	바깥눈근육 (위빗근)	안구 움직임
5	삼차신경 (Trigeminal)	몸감각	얼굴, 두피, 치아, 입술, 혀의 앞 ⅔	얼굴과 머리의 몸감각
		자발적 운동	저작근과 구개근	턱과 입천장의 움직임
6	갓돌림신경 (Abducens)	자발적 운동	바깥눈근육 (가쪽곧은근)	안구 움직임
7	얼굴신경 (Facial)	자발적 운동	얼굴표정근육; 붓목뿔근과 두힘살근의 뒤힘살; 등자근 (속귀)	얼굴근육 움직임 (얼굴표정); 목뿔뼈 움직임 (삼키기); 시끄런 소리 약화
		특별감각 (미각)	혀와 구개의 앞 2/3	미각
		부교감신경	침샘(혀밑과 턱밑); 눈의 눈물샘; 코와 입천장의 샘	침; 눈물
		몸감각	바깥귀길의 피부	바깥귀길의 몸감각
8	속귀신경 (Vestibulocochlear) (acoustic)	특별감각 (균형과 듣기)	반고리관, 속귀의 타원주머니와 둥근주머니 (안뜰복합체), 속귀의 달팽이관 (듣기)	안뜰감각 듣기

(계속)

표 7-1. 뇌신경 *(계속)*

번호	이름	성분(요소)	구조물 신경지배	기능
9	혀인두신경 (Glossopharyngeal)	몸감각	인두, 입천장, 혀의 뒤$\frac{1}{3}$, 목동맥팽대와 목동맥토리, 가운데 귀와 바깥귀	몸감각; 혈압과 혈액산소의 감지
		특별감각 (미각)	혀의 뒤$\frac{1}{3}$	미각
		자발적 운동	붓인두근 (삼키기)	삼키기 (보조)
		부교감신경	귀밑샘 (침샘)	타액분비
10	미주신경 (Vagus)	몸감각	후두, 경막, 귀, 목구멍과 복부내장	몸감각
		자발적 운동	인두와 후두의 근육	삼키기, 발성하기
		부교감신경	가슴우리(흉곽)와 배의 내장	심장 천천히 뛰기; 기관지 직경 줄이기, 소화 자극하기
		특별감각(미각)	목구멍의 뒤	미각
11	더부신경 (Spinal accessory)	자발적 운동	목빗근과 등세모근	머리, 목, 어깨의 움직임
12	혀밑신경 (Hypoglossal)	자발적 운동	혀의 근육 (내재근과 외재근)	혀의 움직임

Sources:

1. Marieb, E. N. and Mallatt, J. (2001). *Human Anatomy*, 3rd ed. San Francisco: Benjamin Cummings.
2. Moore, K. L and Dalley, A. F. (1999). *Clinically Oriented Anatomy*, 4th ed. Philadelphia: Lippincott Williams and Wilkins.
3. Snell, R. S. (2006). *Clinical Neuroanatomy*, 6th ed. Philadelphia: Lippincott Williams and Wilkins.

신경과학 요점 상자 7-4 : 실명 (미숙아 망막증) (Retinopathy of Prematurity)

아기들이 조산으로 태어났을 때 그들은 허파가 완전하게 발달되지 않았기 때문에 산소호흡기가 필요할지도 모른다. 아이들에게 산소가 너무 많이 주어지면, 망막의 작은 혈관은 파열되고 양쪽이나 한쪽 눈에 실명이 온다. 이것을 미숙아 망막증이라 부른다.

뇌신경 Ⅱ : 시각신경 / Cranial Nerve II: Optic Nerve

시각신경은 특별한 감각신경으로 뇌에서 시각적 정보를 감지하고 전달하는 기능이 있다. 후각신경처럼 실제로는 중추신경계의 부분이고, 뇌의 로(tract)이다. 시각신경은 손상받으면 재생되지 않는다.

시각적 인식은 각 눈 뒤의 망막에 위치하는 빛수용기 세포와 함께 시작된다. 2개의 빛수용기가 있는데 색깔을 감지하는 원뿔세포와 흑과 백을 감지하는 막대세포가 있다. 빛이 원뿔세포와 막대세포에 부딪혔을 때 그것들은 화학적 반응의 복잡한 연속을 통해 활동전위에 빛의 파동을 전달한다. 그러면 활동전위는 뇌의 시각신경을 통해 이동한다.

뇌신경 Ⅲ : 눈돌림신경 / Cranial Nerve III: Oculomotor Nerve

눈돌림신경은 중간뇌에 위치해 있다. 운동신경세포가 함유되어 있는 신경세포는 안구[바깥눈근육(외안근)]을 움직이는 근육의 대부분을 신경지배한다. 덧붙여 각각의 눈돌림신경은 양쪽 눈에 위눈꺼풀올림근을 공급한다. 이 근육은 자발적인 눈뜨기를 책임진다.

또한 눈돌림신경은 눈안의 민무늬근을 조절하는 부교감신경을 갖고 있다: 동공조리개근과 모양체근육. 동공조리개는 빛에 대응하여 동공을 수축하게 한다. 모양체근육은 가까운 물체에 초점을 맞추기 위해 수정체의 모양을 변화시킨다.

뇌신경 Ⅳ : 도르래신경 / Cranial Nerve IV: Trochlear Nerve

도르래신경은 중간뇌에 위치해 있고 각각의 눈을 안쪽과 아래쪽으로 움직이는 하나의 바깥눈근육(위빗근)을 신경지배한다. 오직 뇌신경은 등쪽의 뇌줄기에서 나간다. 중간뇌에서 떠나기 전 축삭은 반대편으로 가로지른다. 그래서 왼쪽 도르래신경은 역으로 오른눈의 위빗근을 신경지배한다. 도르래신경의 손상은 **복시**(diplopia)와 아래와 안쪽을 보는데 문제를 일으킬 수 있다.

신경과학 요점 상자 7-5 : 눈돌림신경 마비 (Oculomotor Nerve Palsy)

눈돌림신경은 머리뼈 안에서 부종이나 출혈이 있을 때마다 관자뼈 때문에 압축되어 상처입기가 유난히 쉽다. 그러므로 눈돌림신경의 신호와 증상은 외상성 손상 후 뇌 또는 머리뼈에 심각한 손상을 초기에 알려준다. 특히, 눈돌림신경의 손상은 동공괄약근을 마비시킬 수 있어서 동공이 더 이상 빛에 반응할 수 없도록 수축시킨다. 이것은 *확대되어 고정된 동공*, 무반응적 동공으로 알려져 있고 잠재적으로 심각한 머리손상의 첫 번째 지표가 될 수 있다. 이것은 머리외상을 체크할 때 의사가 눈에 빛을 비추는 이유이기도 하다.

임상적 지식 상자 7-3 : 눈꺼풀처짐(Lid Drop) (ptosis)

3번째 중추신경계의 손상은 위눈꺼풀이 처지게 되는 *눈꺼풀처짐*으로 알려진 상태이다. 덧붙여 바깥눈근육의 소실은 복시를 일으킬 것이고 이후에는 두 안구의 움직임이 더 이상 정확하게 조정되지 않게 할 것이다.

부가적 질문: 눈돌림신경의 기능을 체크하는 좋은 임상적 검사는 무엇인가?

뇌신경 Ⅴ : 삼차신경 / Cranial Nerve V: Trigeminal Nerve

삼차신경은 가장 큰 뇌신경으로 다리뇌로부터 나타난다. 3개의 세분된 부분이 있다: 눈신경분할(V_1), 위턱신경분할(V_2) 그리고 아래턱신경분할(V_3). *눈신경분할*(V_1)은 눈(각막을 포함)과 눈꺼풀, 이마, 코와 머리/두피의 꼭대기에 감각을 공급한다. *위턱신경분할*(V_2)은 아래눈꺼풀, 뺨, 윗입술, 위턱, 윗몸, 치아와 입천장뿐 아니라, 바깥귀의 부분에 공급한다. 마지막으로 *아래턱신경분할*(V_3)은 아래턱, 입바닥, 아랫입술, 잇몸, 치아뿐 아니라, 바깥귀의 부분과 머리의 옆과 혀의 앞 2/3에 감각을 공급한다. 3개의 모든 분할은 경막을 신경지배하고 경막은 통증수용기를 풍부하게 공급받는다.

아래턱신경분할은 또한 8개의 골격근을 신경지배한다. 여기에는 턱을 움직이고 씹게 하는 저작의 4개의 근육이 있다. 다른 4개의 근육은 작고 입천장의 움직임과 관련이 있고, 그 둘 중 하나(고막긴장근)는 중간귀에서 발견되며 고막의 손상을 막기 위해 수축한다.

뇌신경 Ⅵ : 갓돌림신경 / Cranial Nerve VI: Abducens Nerve

갓돌림신경은 다리뇌로부터 나오고 하나의 바깥눈근육에 공급한다: 가쪽곧은근. 가쪽곧은근은 안구를 외전시켜 갓돌림신경에 손상을 입으면 복시를 일으키고, 눈을 가쪽으로 움직일 수 없게 한다. 신경은 두개내압이 상승할 때마다 관자뼈의 마루에서 지나치게 당겨지기 때문에 손상에 취약하다.

뇌신경 Ⅶ: 얼굴신경 / Cranial Nerve VII: Facial Nerve

얼굴신경은 4개의 다른 종류의 신경세포를 갖고 있어 복잡하고 신경이 혼합되어 있다. 이것은 다리뇌에서 나온다. 얼굴신경은 감정을 전달하기 위해 얼굴피부를 움직이는 섬세한 골격근의 그룹인 얼굴표정근육을 신경지배한다. 이것은 또한 중간귀(등자근)의 작은 근육들을 신경지배한다. 이 근육 수축은 한쪽 귀에 큰소리가 들어왔을 때 수축되어 큰소리의 영향을 감소시킨다.

얼굴신경은 눈물 생산을 자극하고 침을 생산하기 위해 눈물샘과 침샘에 부교감축삭을 보낸

신경과학 요점 상자 7-6 : 각막반사(Corneal Reflex)

V_1은 각막반사의 감각 사지를 형성하기 때문에 시각에 중요하다. 눈의 각막은 아주 민감하다; 어떤 이질적인 물체가 각막에 닿으면 자동적으로 눈을 깜박거리고 씻어내기 위해 눈물을 만든다. 각막반사가 없다면, 각막은 손상입기가 쉽고 위기의 경우에는 상처 때문에 시각상실을 가져올 수 있다.

신경과학 요점 상자 7-7 : 삼차신경통 (Trigeminal Neuralgia)

삼차신경통(통증성 틱)은 **삼차신경**(trigeminal nerve)과 잠재적으로 관련 있는 장애상태이다. 이 장애는 신경의 한 개나 그 이상의 가지를 따라 이동하는 극심한 고통의 짧은 체험으로 특징지어진다(보통 위턱신경이나 아래턱신경분할 중 하나). 통증은 극히 강렬한, "최고조의", 찌르는 듯한으로 묘사된다. 이것은 얼굴접촉, 씹기, 하품하기, 이 닦기나 다른 정상적인 통증없는 자극에 의해 통증이 유발된다. 삼차신경통의 가장 흔한 원인은 혈관으로부터 신경이 압박되면서 나타난다. 또 다발성경화증을 가진 사람들에게 보인다. 어떤 경우에는 보톡스 사용이나(Kabatas, Karasu, Civeiek, Sabanci, Hepgul, & Teng, 2008) 동맥으로부터 신경을 분리하는 수술에 의해 통증을 덜어줄 수 있다(Zuniga, Diaz, Piedimonte, & Micheli, 2008).

다. 이것은 혀로부터 미각을 신경전달하고 감각신경섬유를 갖고 있어서 인두의 부분과 물렁입천장을 신경지배한다.

뇌신경 Ⅷ: 속귀신경 / Cranial Nerve VIII: Vestibulocochlear Nerve

속귀신경은 귀 안쪽의 털세포라 불리는 전문화된 수용기로부터 안뜰(균형)과 청각(듣기) 정보를 전달한다. 신경의 한쪽 부분에 나타나는 손상이나 질환이 다른 부분에 영향을 줄 수 있기 때문에 균형장애와 듣기 약화는 자주 함께 나타난다. 신경의 안뜰 부위의 손상은 균형에 영향을 주고 어지럼증(불균형이나 회전의 감각)을 일으킬 수 있다. 이 신경은 숨뇌에서 나온다. (균형과 듣기에 대한 속귀신경의 역할에 대한 더 많은 정보를 12장에 서술하였다.)

뇌신경 Ⅸ: 혀인두신경 / Cranial Nerve IX: Glossopharyngeal Nerve

혀인두신경은 숨뇌로부터 나오고 인두 주변과 안의 구조물을 신경지배한다. 신경은 입천장, 인두, 바깥귀의 부분과 혀의 뒤 1/3에 감각을 공급한다. 덧붙여 혀인두신경은 심박수와 혈압(목

임상적 지식 상자 7-4 : 벨마비(Bell' s Palsy)

얼굴신경 손상에서 가장 임상적으로 명확한 증상은 얼굴마비(또는 벨마비)로 손상된 신경과 같은 쪽 얼굴의 한쪽면의 표정근육이 마비된다. 또한 소리는 등자근의 마비로 매우 크게 감지한다. 벨마비는 자주 감염(단순 포진 바이러스)에 의해 생기고 부종과 신경압박을 받는다. 보통 8주 안에 약 80%가 시간이 되면 신경이 치유되고 부종이 줄어들면서 기능을 다시 시작한다. 대부분 경우에 치료는 필요치 않고 회복은 완벽하다. 몇몇 치료사들은 코르티코스테로이드와 항바이러스약을 혼합하여 벨마비를 치료할 것이다(Hato et al, 2007).

치유되지 않는 얼굴마비는 심신을 약화시킬 수 있다. 외모의 심각한 변화에 덧붙여서 얼굴근육이 눈과 입의 정상 기능에 매우 중요하다는 것이다. 얼굴마비는 눈감기를 불가능하게 하고 눈물샘이 눈물을 만들 수 없기 때문에 눈은 건조하고 자극적이게 된다. 미각의 능력 변화뿐 아니라, 입 주위의 근육마비와 몇몇 침샘의 소실로 입을 건조하게 하여 음식을 입 아래로 떨어뜨리거나 뺨 안쪽에 잡아두어 먹기가 도전이 되게 한다. 얼굴 재활치료는 정상적인 신경기능을 회복시키는데 도움이 될 수 있다.

부가적 질문: 얼굴에서 일반적 감각은 벨마비에 의해 영향을 받을까?

동맥팽대와 목동맥토리)을 조절하는 중요한 구조물도 신경지배한다. 또 신경은 귀밑침샘을 공급하는 부교감신경과 혀의 뒷부분의 미각을 위한 특별감각섬유를 갖고 있다. 마지막으로 이것은 한 개의 작은 인두근에 운동신경을 갖고 있다 – 붓인두근(stylopharyngeus).

혀인두신경의 병변은 혈압과 혈액산소 레벨의 통제에 영향을 미칠 수 있다. 덧붙여 신경이 구토반사의 구심(감각)로의 부분에 공급된 이후로 신경손상은 질식의 위험을 일으킨다.

뇌신경 X : 미주신경 / Cranial Nerve X: Vagus Nerve

미주신경은 머리에서 떨어진 두 개의 뇌신경 중 하나이다. 이것의 축삭은 목, 가슴우리, 배의 구조물에 공급한다. 이것은 숨뇌로부터 나온다. 미주신경의 가장 큰 부분은 부교감신경으로 구성되어 있고 가슴우리와 복부에서 발견되는 민무늬근과 심장근을 신경지배한다. 이것은 심장수축의 힘을 감소시키고 심박수를 느리게 하는 미주가 활동하는 심장을 포함한다. 이것은 또한 가로창자뿐 아니라, 이자, 간, 쓸개를 통해 식도 아래로부터 소화관, 기관지나무, 기도에서 민무늬근을 신경지배한다.

미주신경은 자발적 운동신경세포를 갖고 있어 대부분의 인두근과 후두의 모든 근육을 신경지배한다. 이처럼 미주신경은 삼키기와 말 생산 둘 다에 중요하다. 미주는 구토반사의 운동팔을 형성한다. 또한 이 신경은 가슴우리와 배의 장기와 인두의 약간, 숨뇌의 부분, 안쪽귀와 바깥귀의 부분, 후두, 기도, 식도에 감각을 공급하는 일반적 감각신경세포를 갖고 있다. 덧붙여 신경은 몇 개의 특별감각신경세포를 갖고 있어서 목구멍 뒤의 미각을 책임진다.

미주신경의 손상은 다양한 증후군을 만든다. 자발성 운동섬유는 자발적 삼키기(swallowing)와 말 생산을 책임지고 있다. 이처럼 신경손상은 **연하장애**(dysphagia)(삼키기 어려움)와 **구음장애**(dysarthria)(말하기 어려움이나 쉰목소리)를 일으킬 수 있다. 신경이 구토반사의 운동로를 형성하기 때문에 손상은 숨이 막히는 상황을 증가시킬 수 있다. 양쪽 미주신경이 손상되면 후두근이 마비되고 기도를 막아 질식하게 만들 것이다. 마지막으로 소화기관의 미주신경지배는 정상적인 기능을 위해 특히, 간과 이자로부터 호르몬과 소화액의 분비와 연동수축을 위해 필요하다.

뇌신경 XI: 더부신경 / Cranial Nerve XI: Spinal Accessory Nerve

더부신경은 자발적 운동섬유를 갖고 있어 2개의 골격근을 신경지배한다; 목빗근과 세모근. 신경은 2개의 부분으로 형성되는데 하나는 숨뇌(뇌부분의 신경)로부터 나오고 다른 하나는 윗목척수(척수부분의 신경)로부터 나온다. 더부신경의 손상은 목빗근과 세모근의 이완성 마비와 목과 어깨동작의 약화를 가져온다.

뇌신경 XII : 혀밑신경 / Cranial Nerve XII: Hypoglossal Nerve

혀밑신경은 숨뇌로부터 나오고 자발적 운동세포를 갖고 있어 혀의 모든 내재근과 외재근에 공급한다. 혀밑신경의 손상은 혀의 동측성 마비를 일으킨다; 혀는 병변이 있는 쪽에서 위축(수축)될 것이고 혀를 내밀면 마비된 쪽으로 휘어질 것이다.

뇌줄기반사 / Brainstem Reflexes

뇌줄기반사에는 눈깜박반사, 하악반사와 삼키기반사가 있다. 척수에도 이와 유사한 것이 있는데 각 반사는 감각신경세포와 운동신경세포, 최소 하나의 연결된 신경접합부로 구성되어 있다. 뇌줄기반사는 감각자극에 신속하게 반응하고 뇌신경 기능을 평가하는데 임상적으로 유용하다(그림 7-6 참고).

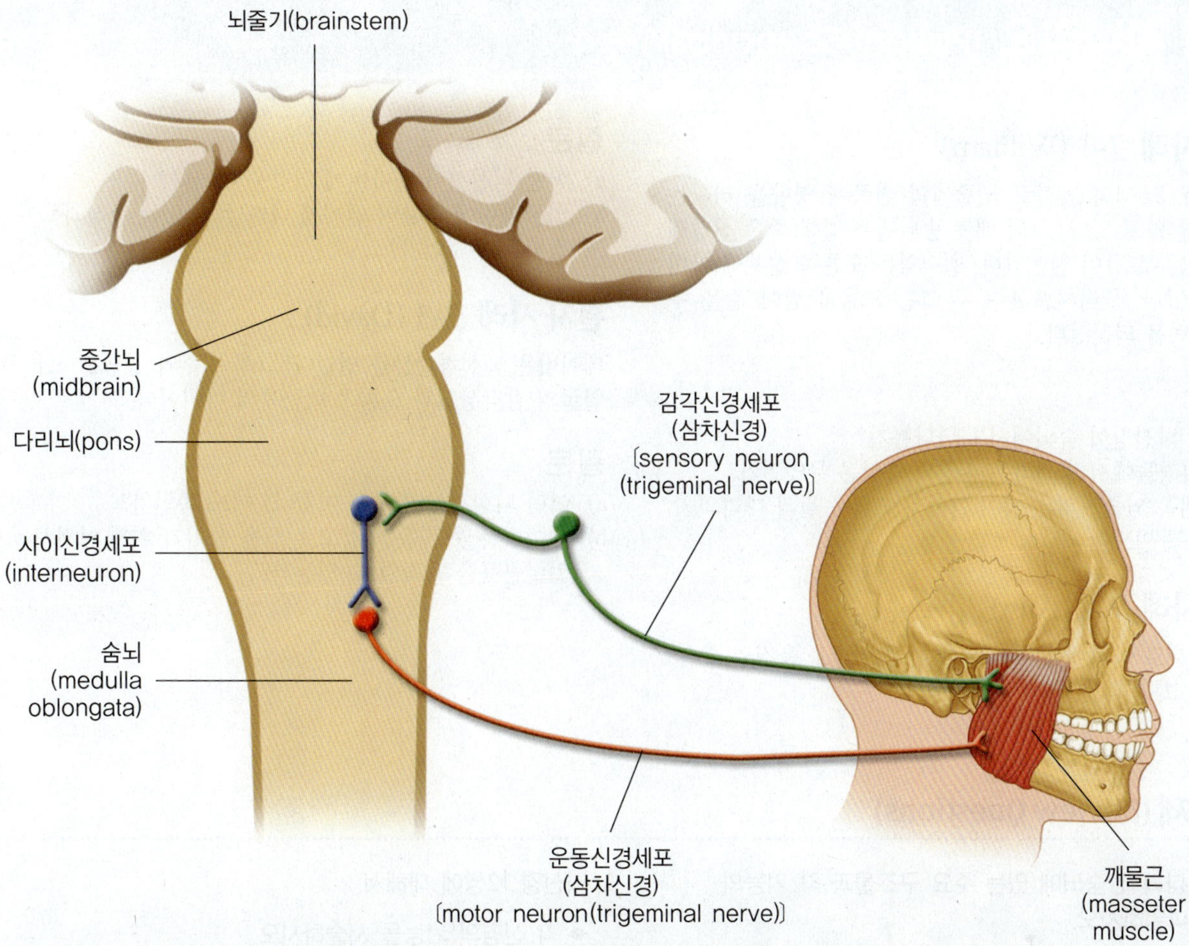

그림 7-6 뇌줄기반사: 하악반사. 깨물근의 빠른 신장은 뇌줄기에 활동전위를 보낸다. 사이신경세포는 운동신경세포와 연결되어 있어서 근육을 수축을 일으킨다.

눈깜박반사는 무언가가 각막에 접촉할 때마다 눈을 감는 눈둘레근의 양측성 반사수축을 일으킨다. 반사의 감각부분은 삼차신경(V_1)의 안신경분할에 의해 형성된다. 이 신경은 몇몇 신경세포사이 쪽으로 다리뇌에서 신경접합하고, 결국 얼굴신경 쪽에서 신경접합하여 반사의 운동부분을 형성한다.

지연되고 비정상적이거나 결핍된 눈깜박반사는 삼차신경, 얼굴신경이나 다리뇌 자체의 문제의 증거이다. 벨마비 환자, 다리뇌에 종양이 있는 환자, 다발성 경화증 환자는 자주 약화된 눈깜박반사를 가지게 될 것이다.

하악반사는 가장 간단한 뇌줄기반사로 가장 광범위하게 임상신경학에서 사용된다. 반사는 삼차신경(V_3)의 아래턱신경분할의 온전한 상태를 검사한다. 반사는 턱이 이완됐을 때 환자의 턱의 중간부분에 손가락을 대면서 검사한다. 근방추를 늘리기 위해 망치로 손가락을 부드럽게 두드린다. 이것은 턱 다물기와 깨물근의 양측성 수축을 만들 것이다. 정상적으로는 하악을 끌어내기가 어렵기 때문에 쉽게 관찰되었을 때는 보통 반사항진증의 징후이다.

삼키기반사는 복잡하고 중요하다. 삼키기의 첫째 단계는 자발적이고 입천장과 인두의 근육을 사용하고 혀인두신경(Ⅸ)과 미주신경(Ⅹ)에 의해 지배를 받는다. 위에 음식을 밀어 넣는 것은 미주신경에 의해 조절되는 비자발적 단계에 의해 따른 것이다. 뇌신경의 손상은 삼키기반사를 약화시킬 수 있고 환자에게 구토나 숨막힘을 일으킨다; 폐에 음식이나 음료가 들어갈 수 있는 위험성과 폐렴을 일으킨다.

환자 시나리오 (Patient Scenarios)

환자 사례 7-1 (William)

윌리엄은 96세의 남자로 뇌줄기의 왼쪽에 영향을 미치는 뇌졸중을 앓고 있다. 그의 배측 숨뇌에서 경색(죽은 신경세포가 있는 부위)이 일어났다. 윌리엄은 오른쪽 신체에 마비가 나타났다. 물리치료 4주 후 그는 도움을 받아 걸을 수 있는 능력을 되찾았다.

질문

a) 어떤 뇌신경이 숨뇌에서 나타나는가? 이 신경들에서 발생하는 손상의 증상은 무엇인가?
b) 왜 왼쪽 뇌줄기의 손상이 환자의 오른쪽 팔과 다리의 마비를 일으키나?

환자 사례 7-2 (Ann)

앤은 44세로 아침에 일어났을 때 왼쪽 얼굴을 움직일 수 없었다. 그녀의 진단명은 벨마비이다.

질문

a) 어떤 뇌신경이 벨마비에 영향을 미치나?
b) 얼굴마비에 덧붙여 앤에게 나타날 수 있는 증상과 징후는 무엇인가?

환자 사례 7-3 (David)

데이빗은 뇌신경손상을 입었다. 그의 징후와 증상은 오른쪽 얼굴의 감각상실과 오른쪽 턱근육의 마비이다.

질문

a) 어떤 뇌신경이 영향을 미쳤나? 어느 쪽인가?
b) 데이빗은 웃고 눈을 감고 눈썹을 올리기 위해 여전히 얼굴근육을 움직일 수 있는가?

복습문제 (Review Questions)

1. 중간뇌, 다리뇌, 숨뇌에 있는 주요 구조물과 각 기능의 상태를 나열하시오.
2. 상행그물활성계(ARAS)와 그물구성체의 기능을 서술하시오. 무엇이 ARAS의 심각한 병변의 결과를 가져왔나?
3. 뇌신경 12쌍에 대해서
   - 각 신경의 기능을 서술하시오.
   - 각 신경의 손상의 결과를 예측하시오.

참고문헌 (References)

1. Bhandawat, V., Reisert, J., & Yau, K.-W. (2005). Elementary response of olfactory receptor neurons to odorants. *Science, 308,* 1931–1934.
2. Gage, F. H. (2000). Mammalian neural stem cells. *Science, 287,* 1433–1438.
3. Hato, N., et al (2007). Valacyclovir and prednisolone treatment for Bell's palsy: A multicenter, randomized, placebo-controlled study. *Otol. Neurotol., 28*(3), 408–413.
4. Kabatas, S., Karasu, A., Civeiek, E., Sabanci, A. P., Hepgul, K. T., & Teng, Y. D. (2008). Microvascular decompression as a surgical management for trigeminal neuralgia: Long-term follow-up and review of the literature. **Neurosurg. Rev.** (e-publication).
5. Zuniga, C., Diaz, S., Piedimonte, F., & Micheli, F. (2008). Beneficial effects of botulinum toxin type A in trigeminal neuralgia. *Arq. Neuropsiquiatr, 66*(3-A), 500–503.

추천문헌 (Further Reading)

1. Sugita, M., & Shiba, Y. (2005). Genetic tracing shows segregation of taste neuronal circuitries for bitter and sweet. *Science, 309,* 781–785.
2. Teixeira, L. J., Soares, B. G. O., Vieira, V. P., & Prado, G. F. (2008). Physical therapy for Bell's palsy (idiopathic facial paralysis). *Cochrane Database of Systematic Reviews, 3.*
3. Tiemstra, J. D., & Khatkhate, N. (2007). Bell's palsy: Diagnosis and management. *Am. Fam. Physician, 78*(3), 997–1002.

제 8 장

척수

The Spinal Cord

학습목표 (CHAPTER OBJECTIVIES)

이 장을 학습한 후에 독자는 다음을 할 수 있다:

1. 척수와 척수수막 덮개의 해부학을 설명할 수 있다.
2. 오름/감각신경로의 역할 및 각 신경로의 손상으로 발생하는 기능적 영향을 토론할 수 있다.
3. 움직임을 생산하는 내림/운동신경로의 역할 및 각각 신경로의 손상에 관한 기능적인 영향을 설명할 수 있다.
4. 척수에 혈액공급을 설명하고 척수동맥의 손상으로 인한 기능적 영향을 예견할 수 있다.
5. 척수손상을 위치와 기능적 영향으로 구분할 수 있다.
6. 척수손상의 일반적인 합병증을 기술할 수 있다.

핵심 용어 (KEY TERMS)

앞척수증후군(anterior cord syndrome)
앞겉질척수로(anterior corticospinal tract)
앞척수시상로(anterior spinothalamic tract)
오름신경로(상행신경로, ascending tracts)
바빈스키징후(Babinski sign)
브라운-시쿼스증후군
(Brown-Sequard syndrome)
말총(마미, cauda equina)
중심척수증후군(central cord syndrome)
간헐적경련(간대경련, clonus)
완전척수손상(complete spinal cord injury)
내림신경로(하행신경로, descending tracts)
뒷기둥(후주, dorsal columns)
뒤뿔(후각, dorsal [posterior] horn)
회색질(gray matter)
반마비(편마비, hemiplegia)
불완전척수손상(incomplete spinal cord injury)
과긴장성(hypertonicity)
가쪽겉질척수로(lateral corticospinal tract)
가쪽뿔(lateral horn)
가쪽척수시상로(lateral spinothalamic tract)
아래운동신경세포(lower motor neurons)
홑팔다리마비(단마비, monoplegia)
마비(paralysis)
다리마비(하반신마비, paraplegia)
부전마비(paresis)
팔다리마비(사지마비, quadriplegia)
그물척수로(망상척수로, reticulospinal tract)
엉치감각보존(천수감각보존, sacral sparing)
강직(spasticity)
척수분절(spinal cord segments)
척수수막(spinal meninges)
척수신경(spinal nerves)
척수쇼크(spinal shock)
척수소뇌로(spinocerebellar tracts)
척추증(spondylosis)
팔다리마비(사지마비, tetraplegia)
앞뿔(전각, ventral [anterior] horn)
척주(vertebral column)
안뜰척수로(전정척수로, vestibulospinal tracts)
백색질(white matter)

필수 정보(Essential Facts)

- 척수는 척수신경과 함께 뇌에 연결된다.
- 척수는 인체의 감각을 뇌로 전달하고, 뇌의 운동신호(motor signal)를 인체로 전달한다.
- 척수는 4개의 해부학적 부위(목신경, 가슴신경, 허리신경 그리고 엉치신경)와 30개의 분절로 분리된다.
- 각 척수분절은 한 쌍의 척수신경을 낸다: 인체의 오른쪽에 한 개 및 왼쪽에 한 개.

척수(spinal cord)는 뇌와 인체 사이의 연결부이다. 척수는 인체로부터 감각정보를 뇌로 전달하고, 뇌로부터 근수축을 조절하고 운동신경 기능을 조절하는 운동신호를 전달한다. 정상 움직임과 감각이 뇌로 들어가고 뇌로부터 나오는 신경신호(활동전위)의 흐름에 의존하기 때문에 척수의 손상은 심각한 결과를 초래할 수 있다.

종양, 척추관절염, 척수 안의 출혈과 같은 병적 상태로 인해 척수손상이 발생한다. 그러나 대부분의 척수손상은 외상성으로 발생한다(예를 들면, 자동차사고, 추락, 그리고 스포츠 손상). 본 단원에서는 척수의 해부학과 기능뿐만 아니라, 척수손상에 대하여 설명하였다.

척수 해부학 / Spinal Cord Anatomy

척수 해부학은 척수(spinal cord)를 둘러싸고 보호하는 구조들까지 포함해서 본 단락에서 기술하였다.

뼈와 수막 / Bones and Meninges

척수는 33개의 척추뼈로 구성되어 있는 **척주**(vertebral column [spine])로 둘러싸여 있다(그림 8-1 참고). 척주는 목뼈 7개, 등뼈 12개, 허리뼈 5개 그리고 엉치뼈 5개로 구성되어 있다. 추가로 "꼬리뼈(tailbone)"를 형성하는 3~5개의 작은 꼬리뼈가 엉치뼈 아래에 위치한다. (척추뼈와 척주의 해부학에 관한 더 자세한 사항은 제 2장 참조).

척주의 안쪽에는 척수를 덮고 있는 **척수 수막**(spinal meninges)이라고 불리는 3층의 결합조직이 있다(그림 8-2 참고). 가장 안쪽 층은 *연질막(pia matter)*이라고 한다. 연질막은 척수의 바깥쪽에 붙어 있다. 연질막의 바깥쪽은 *거미막(arachnoid)*이라고 하며, 아주 작은 섬유가 연질막과 연결시키는 섬세한 결합조직으로 구성되어 있다. *거미막밑(subarachnoid)* 공간은 거미막과 연질막 사이를 말하며 뇌척수액(cerebrospinal fluid; CSF)이 있다. 뇌척수액은 척수 주변에 물로된 보호성 완충제이다. 척수수막의 가장 바깥층은 *경질막(dura mater)*이다. 경질막은 감각신경끝을 풍부하게 제공하는 단단한 결합조직층이다. 따라서 경질막을 누르거나 경질막이 신장되면(척수사이원반 돌출 혹은 종양과 같은) 통증이 발생할 수 있다.

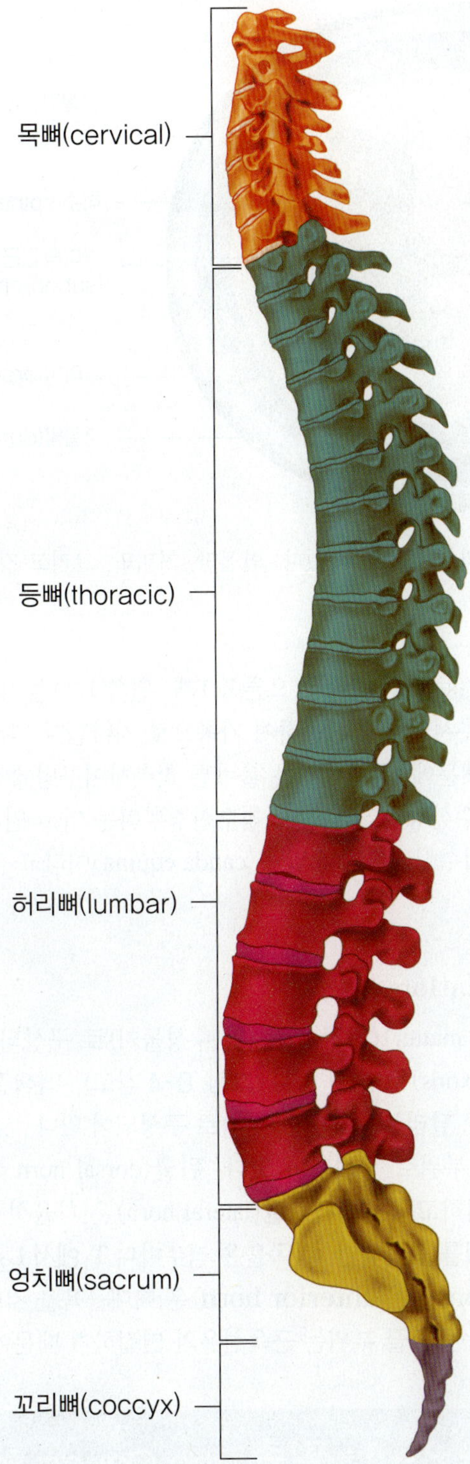

그림 8-1 척주는 5개 부위로 구분되는 31개의 개별 척추뼈로 구성되어 있다.

분절의 구성 / Segmental Organization

척수는 머리뼈의 바닥에서 시작하여 L1까지 뻗어 있다. 척수는 길이 약 45 cm이고, 너비는 약 1cm이다. 척수는 4개 부위로 구분할 수 있는 30개의 **척수 마디**(spinal cord segments)와 30쌍의 척수신경으로 분절적으로 기관화되어 있다(그림 8-3 참고). 목신경은 8쌍의 척수신경, 등신경은 12쌍, 허리신경은 5쌍 그리고 엉치신경이 5쌍이다(정상적으로 꼬리 부위는 1쌍의 척수신경이 있으나, 기능적으로 중요하지 않다).

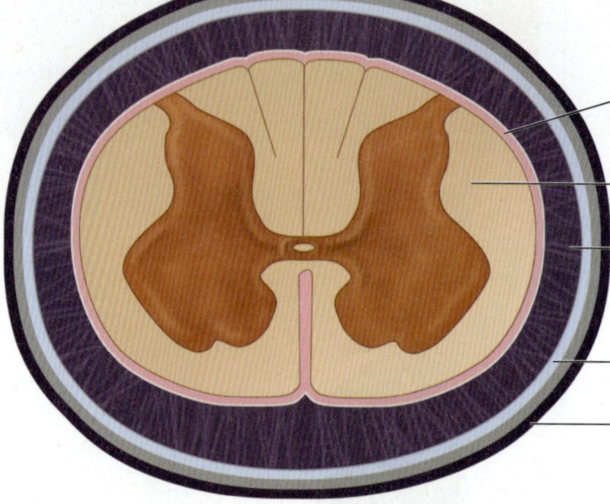

그림 8-2 척수는 척수막으로 둘러싸여 보호받고 있다: 연질막, 거미막, 그리고 경질막. 뇌척수액은 거미막밑 공간을 순환한다.

각 척수마디는 한 쌍의 **척수신경**(spinal nerves)(오른쪽 1개, 왼쪽 1개)을 내놓는다. 각 쌍의 척수신경은 척수로부터 나와서 척추사이구멍을 통하여 가쪽으로 지나간다. 척수는 L1 척수 수준에서 끝나고 척주보다 더 짧기 때문에, 척수신경은 올바른 척추사이구멍에 도달하기 위하여 척수강을 따라 내려간다. 허리 척수신경뿌리와 엉치 척수신경뿌리는 약 6 인치까지 척수강을 따라서 아래쪽으로 내려간다. 이 척수신경뿌리는 **말총**(cauda equina)이라고 불리는 척주의 허리엉치부위를 형성한다.

내부 구성 / Internal Organization

척수는 중심부에는 **회색질**(gray matter)(신경세포체와 수상돌기)로 구성되어 있고, 둘레는 **백색질**(white matter) (축삭돌기, axons)로 되어 있다(그림 8-4 참고). 백색질은 인체와 뇌를 연결하는 척수의 위쪽과 아래쪽으로 달리는 축삭돌기 다발로 구성되어 있다.

회색질은 뿔이라고 불리는 3개 부위로 구성되어 있다. **뒤뿔**(dorsal horn 혹은 posterior horn)은 감각(들)신경섬유를 포함하고 있다. **가쪽뿔**(lateral horn)은 자율신경계(교감신경과 부교감신경; 제10장 참조)의 세포체를 포함한다. 가쪽뿔은 척추마디 T_1에서 L_2 및 S_2에서 S_4까지에서 볼 수 있다. **앞뿔**(ventral horn 혹은 anterior horn)은 뼈대근육을 지배하는 운동신경의 세포체를 포함한다. 이들의 축삭돌기 끝 부위는 근육섬유와 연접하기 때문에 **아래신경세포**

신경과학 요점 상자 8-1: 말총 (The Cauda Equina)

말총은 1번 허리뼈 수준으로부터 각 신경이 지나가는 척추사이구멍으로 향하는 집단으로 내려오는 척수신경 다발이다. 한 집단이기 때문에, 이 신경은 라틴어로 "*cauda equina*"라고 하는 "말꼬리"와 유사하다. 흥미롭게도 이 신경은 약간의 거리를 척추공간 안에서 이동하지만, 실제로는 말초신경이다. 따라서 L1 혹은 L2 수준에서 그리고 그 이하의 수준에서 척수 손상은 아래운동신경세포 손상과 일치하는 손상이기 때문에, 이완마비, 위축, 그리고 반사 저하와 같은 손상이 나타난다. 전형적으로 L1 수준 이상의 척수손상은 실제 척수가 손상되어서 나타나는 것이기 때문에 위운동신경세포 손상의 증상과 징후로 출현한다: **강직**(spasticity)과 반사항진증.

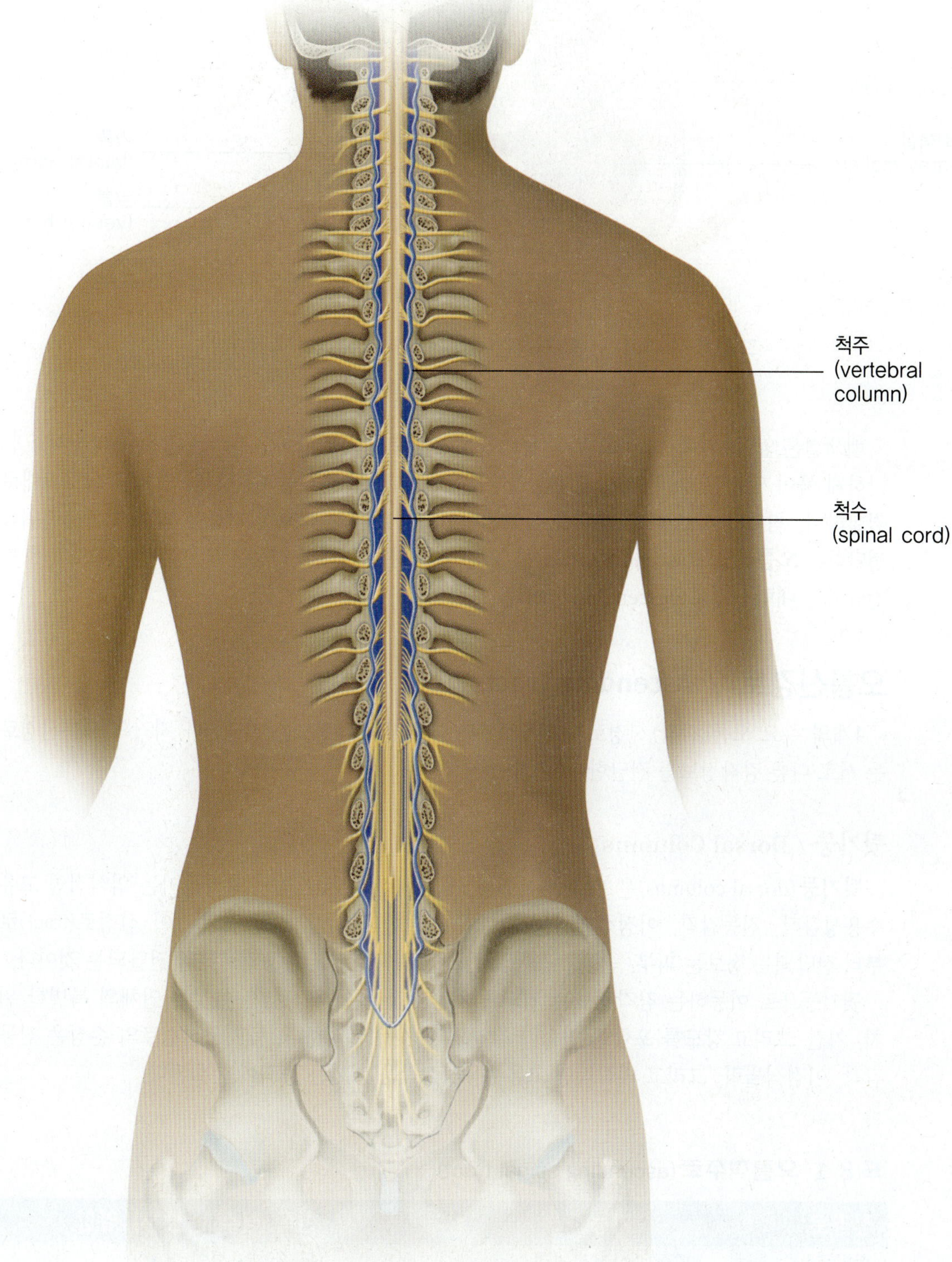

그림 8-3 척주 안에 있는 척수와 척수신경.

(lower motor neurons)라고 한다.

각 개별근육은 척수의 몇 개 마디에서 분지한 아래운동신경세포 집단에 의해 지배된다. 운동신경의 총 개수는 근육의 특별한 기능에 따라서 다르다. 정밀한 움직임을 수행하는 근육은 많은 아래운동신경세포의 지배를 받지만, 덜 정밀하고 힘 있는 움직임을 수행하는 근육은 몇 개의 운동신경이 지배한다. 따라서 더 정밀한 운동일수록, 더 많은 운동신경이 한 근육을 지배할 것이다.

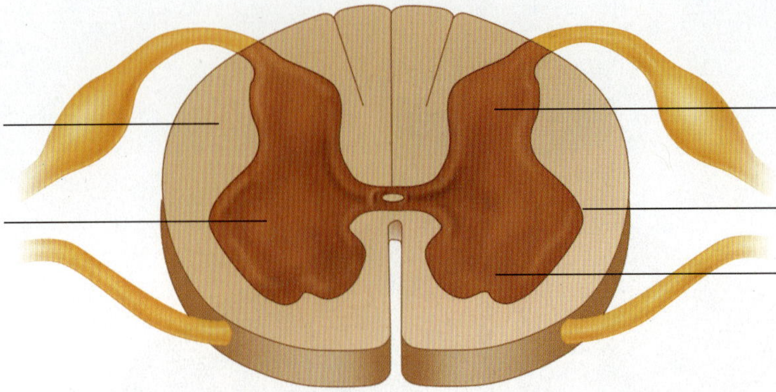

그림 8–4 척수 단면: 회색질(신경세포체)과 백색질(축삭다발).

백색질은 앞쪽, 가쪽, 그리고 뒤쪽 등의 3개 부위로 구분된다. 각 부위는 많은 축삭돌기가 단단하게 묶여 있는 몇 개의 백색질 기둥을 가지고 있다. 이 축삭돌기는 뇌와 인체를 상호교대로 결합하며, 척수의 서로 다른 부위를 상호결합한다. 몇 개의 백색질 기둥은 뇌까지 활동전위를 전달하는 **오름신경로**(ascending tract)를 포함하며, 다른 백색질 기둥은 뇌로부터 인체로 신호를 전달하는 **내림신경로**(descending tract)를 포함하고 있다.

오름신경로 / Ascending Tracts

4개의 주요 오름(감각)신경로가 인체로부터 뇌까지 감각정보를 전달한다. 각각의 오름신경로는 서로 다른 감각정보를 전달한다(**표 8–1** 참고).

뒷기둥 / Dorsal Columns

뒷기둥(dorsal columns)은 뒤쪽 백색질 안에 위치한다. 뒷기둥의 축삭돌기는 의식적인 고유수용성감각, 진동감각, 이점식별력을 뇌까지 전달한다(**그림 8–5** 참고). 이 신경로(tract)로부터 전달되는 정보는 피부, 근육, 힘줄 및 관절에 위치한 감각수용기로부터 전달되는 것이다.

뒷기둥으로 이동하는 감각정보는 뇌의 일차감각겉질로 전달된다. 이것은 인체의 특별한 위치, 기간 그리고 강도를 포함한 인식한 감각의 위치를 알려준다. 뒷기둥신경로의 손상은 진동감각, 이점식별력, 그리고 의식적인 고유수용성감각을 느끼는 능력이 손실된다.

표 8.1 오름척수로(ascending spinal tract)

신경로	기능	한쪽 척수 손상 시 영향
뒷기둥	이점식별력 진동감각 의식적인 고유수용성감각	동측 이점식별력, 진동감각 및 의식적인 고유수용성감각 손실
가쪽척수시상로	통증 온도	반대쪽 통증 및 온도감각 손실
앞척수시상로	압력 촉각	반대쪽 압력 및 촉각 손실
척수소뇌로	무의식적인 고유수용성감각	무의식적인 고유수용성감각 부분 손실

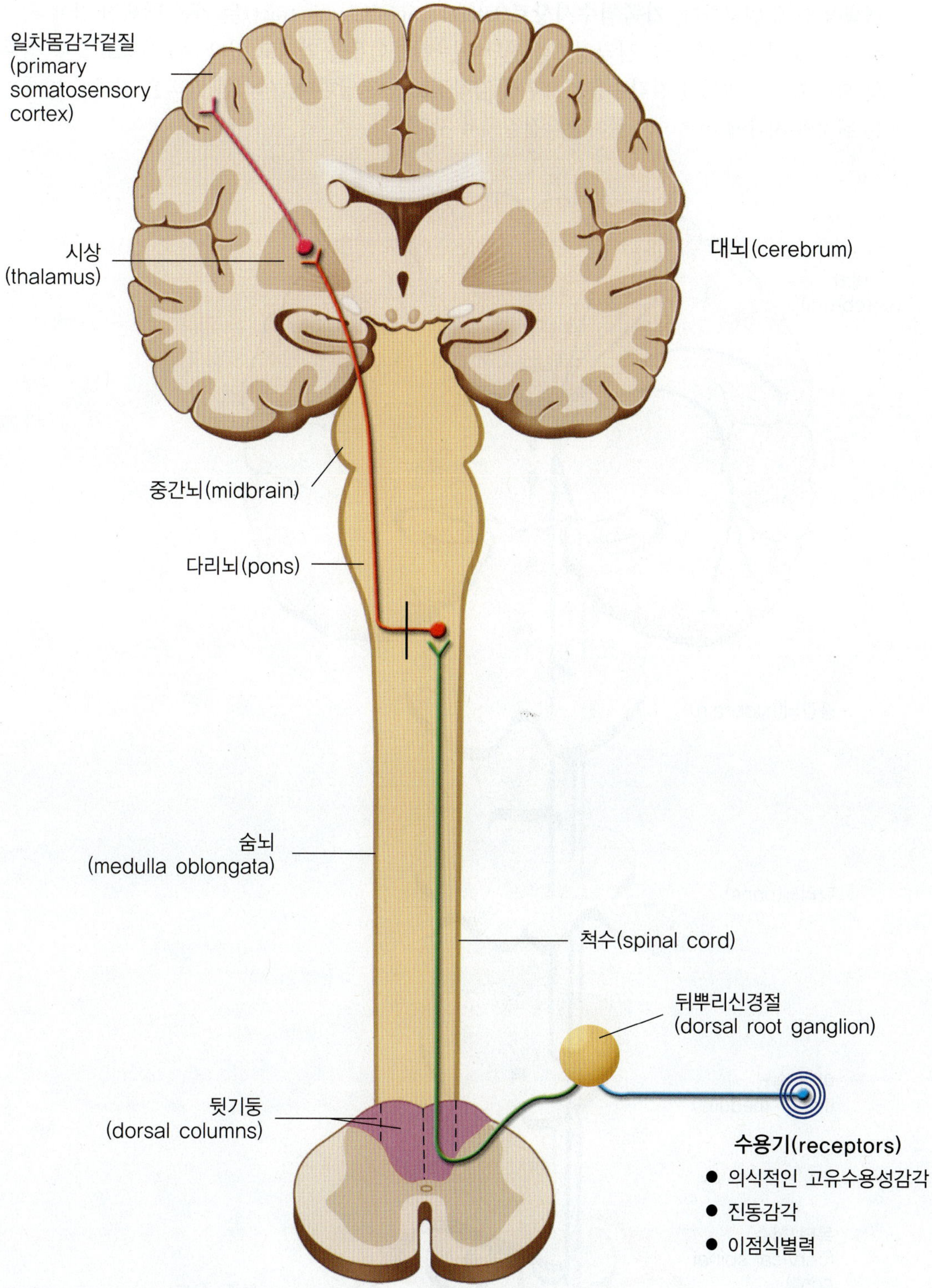

그림 8-5 뒷기둥은 진동감각, 이점식별력, 그리고 의식적인 고유수용성감각을 뇌로 전달한다. 뒷기둥은 뇌간에서 교차하고, 반대쪽 일차몸감각겉질로 투사한다.

척수시상로(앞-가쪽계) / Spinothalamic Tracts (Antero-Lateral System)

두 번째와 세 번째 주요 오름신경로는 앞척수시상로와 가쪽척수시상로이며, 때로는 이들을 앞가쪽계라고 한다(그림 8-6 참고). **앞척수시상로**(anterior spinothalamic tract)는 압력, 질감, 그리고 가벼운 촉각에 관한 감각정보를 전달하는 축삭돌기로 구성되어 있다. 이것은 앞쪽

백색질 안에 위치한다. **가쪽척수시상로**(lateral spinothalamic tract)는 가쪽 백색질 안에 위치하며, 통증과 온도에 관한 감각정보를 전달하는 신경섬유를 가지고 있다. 두 신경로 모두 피부와 피하조직에 위치한 감각수용기로부터 감각정보를 전달한다. 이러한 감각은 자극이 발생하는 위치와 지각에 관여하는 일차감각겉질에서 지각한다.

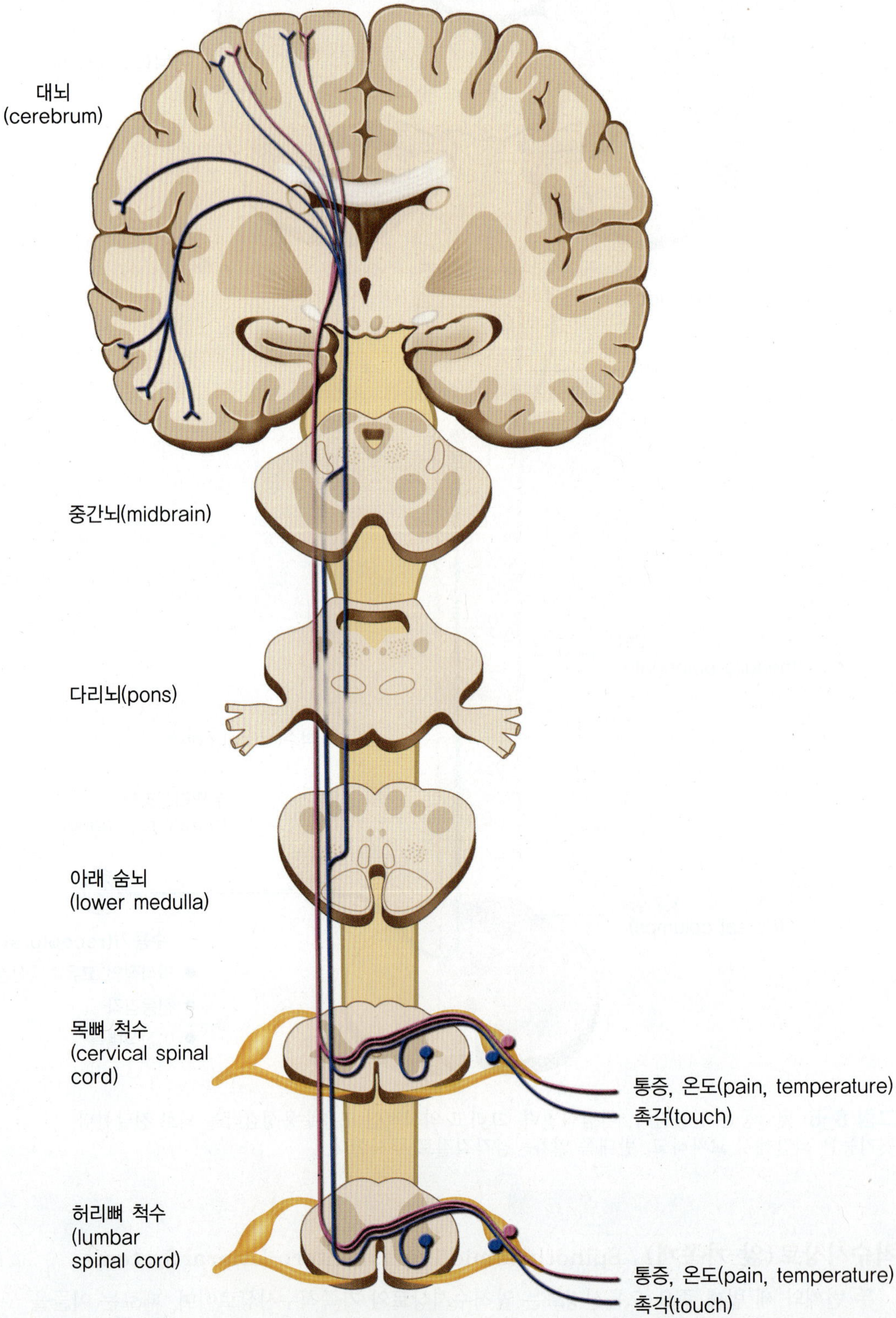

그림 8-6 앞쪽척수시상로와 가쪽척수시상로는 촉각, 압력, 통증 그리고 온도감각을 뇌로 전달한다. 척수시상로는 척수에서 교차하여 반대쪽 몸감각겉질로 투사한다.

척수의 앞가쪽계 손상은 손상된 반대쪽 인체의 감각변화를 야기한다. 예를 들면, 오른쪽 가쪽척수시상로의 손상은 인체의 왼쪽에서 들어오는 통증 혹은 온도에 대해 느끼지 못하는 결과를 초래한다. 이것은 앞가쪽신경로의 축삭이 척수의 반대쪽으로 가로질러서 뇌까지 올라가기 때문에 발생한다.

척수소뇌로 / Spinocerebellar Tracts

척수소뇌로(spinocerebellar tract)는 근육과 힘줄로부터 들어오는 무의식적인 고유수용성감각정보를 소뇌로 전달하며, 운동신경의 활동을 감시한다(그림 8-7 참고). 소뇌는 이 정보를 사용하여 움직임을 조정한다. 척수소뇌로는 다발성경화증과 같은 탈수초질환으로 손상될 수 있

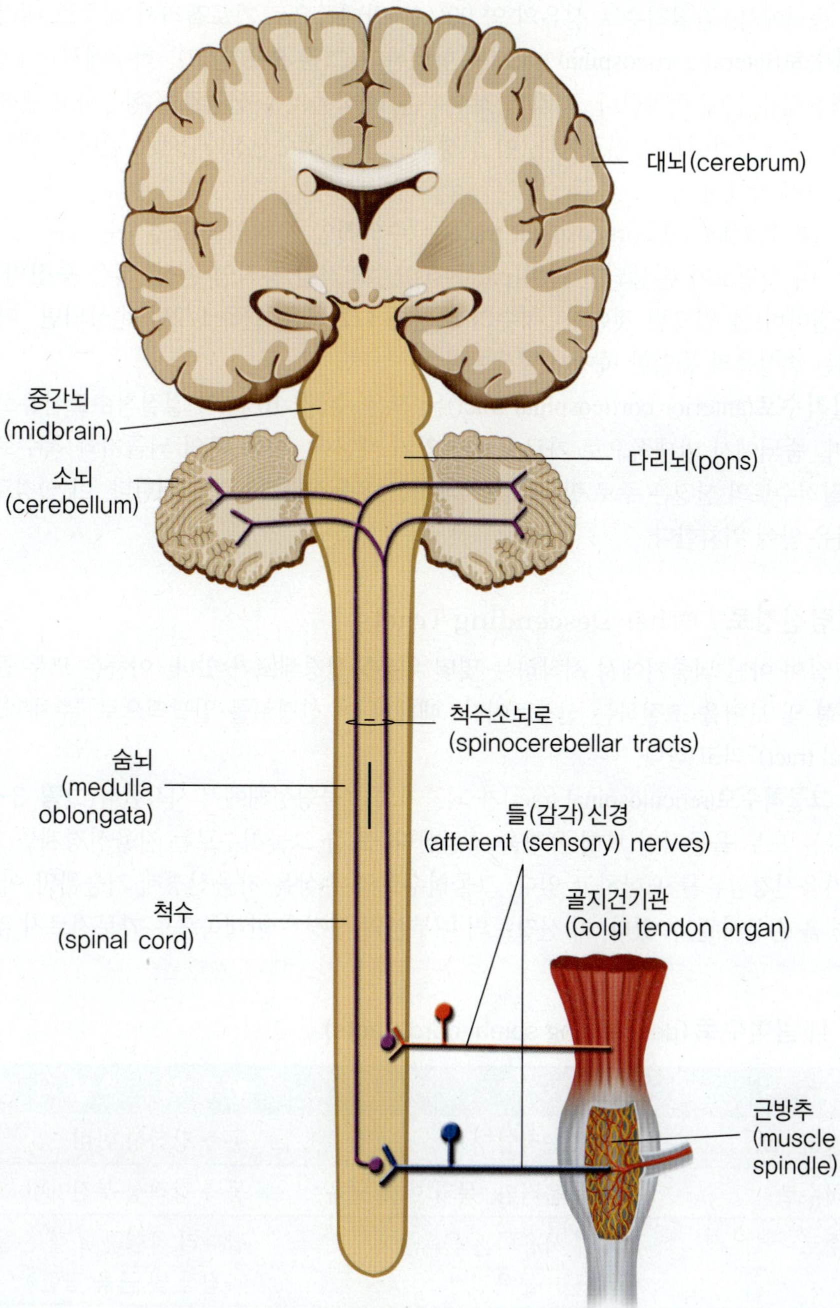

그림 8-7 척수소뇌로는 무의식적인 고유수용성감각을 뇌(소뇌)로 전달한다. 이 통로는 축삭을 소뇌의 양쪽으로 보내고 부분적으로 교차가 발생한다.

으며, 프레드리히 운동실조증 환자에게 손상되며, 결과적으로 근육의 협응력 감소(운동실조증)를 야기한다.

내림신경로 / Descending Tracts

척수의 내림(운동)신경로는 뇌와 아래운동신경세포를 연결하며, 수의적인 근수축 및 운동을 조절하는 역할을 한다. 내림신경로의 신경은 위운동신경세포라고 한다(표 8-2 참고).

겉질척수로 (추체로) / Corticospinal (Pyramidal) Tracts

겉질척수로는 인체 신경계의 가장 큰 신경로이다; 겉질척수로는 약 1,000,000개 이상의 축삭돌기로 구성되어 있다. 겉질척수로 섬유는 대뇌겉질에서 시작하여서 뇌줄기를 통하여 척수로 간다. 숨뇌에서, 겉질척수로 섬유의 약 90%는 반대쪽으로 가로질러서 척수로 내려가서 **가쪽겉질척수로**(lateral corticospinal tract)를 형성한다(그림 8-8 참고). 척수에서, 이 신경로는 가쪽 백색질섬유 안에 위치한다. 각각의 척수수준, 축삭돌기는 신경로를 형성하고 근육을 수축시키는 아래운동신경세포와 연접한다. 이 신경로는 모든 척수신경마디에서 끝나기 때문에 내려오면서 크기가 작아진다.

가쪽겉질척수로(lateral corticospinal tract)는 수의적인 움직임을 조절하는 위운동신경로를 포함한다. 이 신경로가 손상되면 **마비**(paralysis)(수의적인 움직임 손실) 혹은 **부전마비**(paresis)(불완전마비)를 일으킬 것이다. 척수의 오른쪽 1/2 혹은 왼쪽 1/2만 손상되면, 마비 혹은 부전마비는 손상측과 동일한 쪽에서 발생한다.

앞겉질척수로(anterior corticospinal tract)는 작은 수(약 10%)의 겉질척수로섬유로 구성되어 있으며, 숨뇌에서 반대쪽으로 가로지르지 않기 때문에, 같은 쪽의 뇌줄기와 척수로 내려간다. 앞겉질척수로의 신경은 주로 팔근육을 지배하는 운동신경세포를 지배한다. 이 신경로는 앞쪽 백색질섬유 안에 위치한다.

다른 내림신경로 / Other Descending Tracts

대뇌겉질이 아닌 뇌줄기에서 시작하는 몇몇 위운동신경세포가 있다. 이들은 모두 근육긴장, 자세, 균형 및 보행을 조절하는 신경로이다. 때대로 이 신경로를 일괄적으로 "추체외로(extrapyramidal tract)"라고 한다.

2개의 **그물척수로**(reticulospinal tract)가 뇌줄기의 그물형성체에서 시작한다(그림 8-9 참고). 두 신경로는 모두 율동적인 보행 유형을 조절한다. 또한 그물척수로는 자율신경계를 조절하는 중추성 자율신경섬유를 포함하고 있다. 그물척수로의 손상은 자율신경계 기능뿐만 아니라, 자세와 보행을 손상시킬 수 있다. 이 신경로의 대부분의 신경은 반대쪽으로 가로지르지 않고 동측

표 8.2 내림척수로(descending spinal cord tracts)

신경로	기능	한쪽 척수 손상 시 영향
가쪽겉질척수로	수의적 움직임	동측 강직성 마비
앞겉질척수로	수의적 움직임, 목과 어깨 근육	동측 강직성 부전마비
그물척수로	보행에 사용되는 근육들(굽힘근); 근육긴장	팔다리 굽힘근 조절 손실; 과긴장 및 근육 경련
안뜰척수로	균형 및 자세에 사용되는 근육들(폄근)	자세근육들 조절 손실

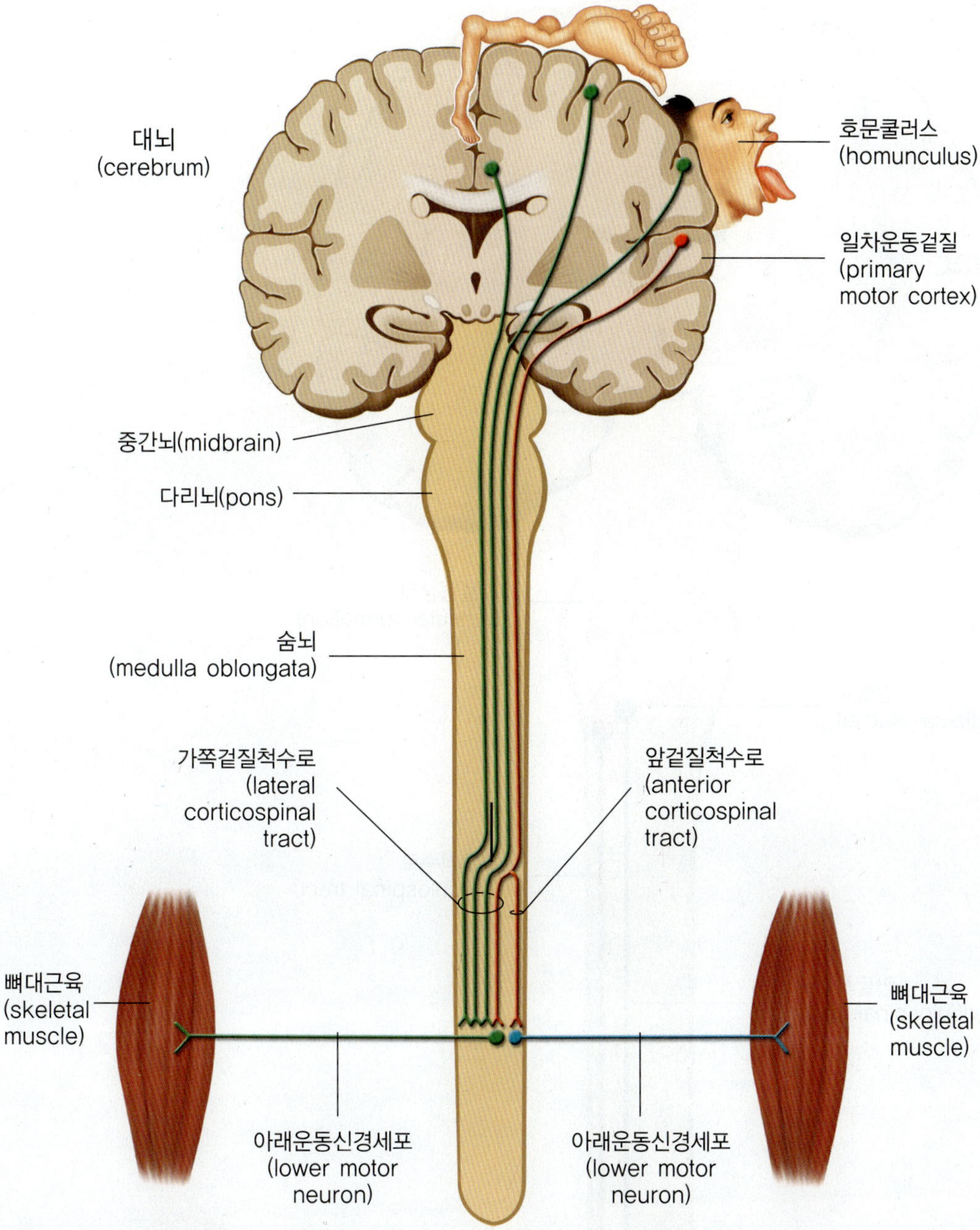

그림 8-8 가쪽겉질척수로는 수의적인 움직임을 조절하는 주요 신경로이다; 앞겉질척수로는 팔을 조절하는 신경로이다.

으로 내려간다.

그물척수로가 근긴장을 억제하기 때문에, 증가된 근긴장(**과긴장성**, hypertonicity)과 강직은 그물척수로의 위운동신경세포가 손상되었다는 신호이다. 그물척수로의 손상은 과활동성 힘줄반사(신장반사) 및 양성 **바빈스키징후**(Babinski sign)를 초래한다.

안뜰척수로(vestibulospinal tracts)는 뇌줄기의 안뜰핵에서 시작하여 뇌줄기와 척수를 통해서 내려간다. 안뜰척수로는 균형을 유지하는데 관여하는 주요 팔다리 근육을 조절하는 사이신경과 아래운동신경세포와 결합한다. 안뜰핵은 안쪽귀(안뜰장치), 소뇌, 그리고 뇌의 다른 영역으로부터 정보를 받는다. 이 신경로는 양쪽 신경로이다; 뇌줄기에서 약간을 반대쪽으로 가로질러서 내려가고 다른 신경섬유는 그대로 동측에 머무른다. 안뜰척수로가 손상되면 균형에 문제가 발생한다(운동실조증).

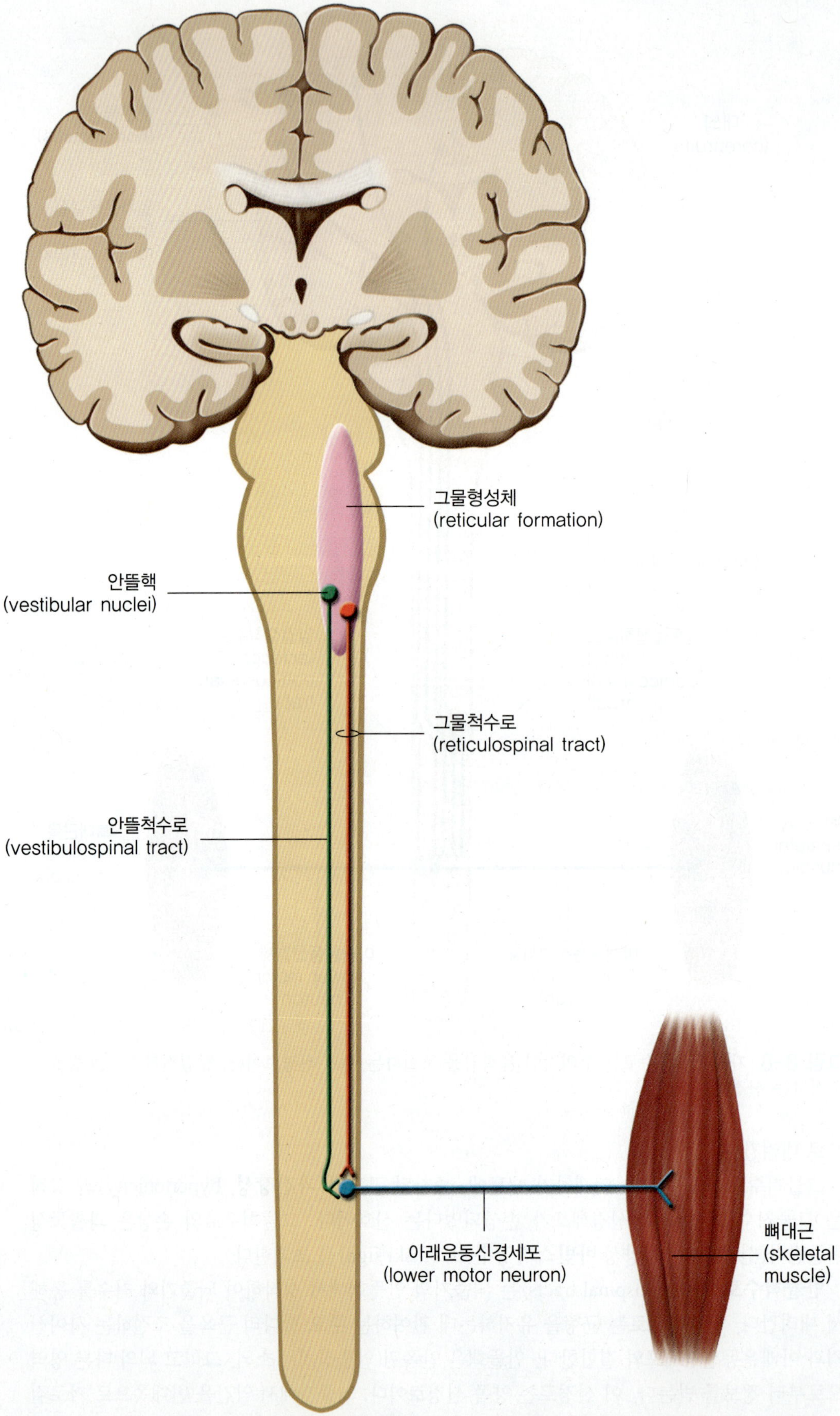

그림 8-9 그물척수로와 안뜰척수로는 보행, 자세, 그리고 근육의 긴장에 관여하는 근육을 조절한다.

임상적 지식 상자 8-1: 바빈스키징후(Babinski Sign)

위운동신경세포 손상의 잘 알려진 징후 중 하나가 양성 바빈스키징후이다. 바빈스키징후는 엄지 혹은 반사망치의 등과 같은 단단한 물체로 발바닥을 쓰다듬으면 나타난다. 검사자는 발뒤꿈치에서 시작하여 발의 가쪽을 통해서 엄지발가락 쪽으로 향하여 쓰다듬기를 하여 자극을 준다. 이 자극에 대한 정상 반응은 모든 발가락을 굽히는 것이다; 그러나 CNS 손상 환자는 엄지발가락을 펼 것이다(굽힘 대신; 그림 8-10 참고). 이러한 자극에 대한 반응으로 엄지발가락을 펴는 것은 양성 바빈스키징후라고 한다(전형적으로 신생아는 이런 종류의 자극에 양성반응이 나타날 것이다: 이것은 정상이다).

부가적 질문: 성인에서 출현하는 양성 바빈스키징후는 어떤 내림척수로의 기능에 대하여 이야기하는 것입니까?

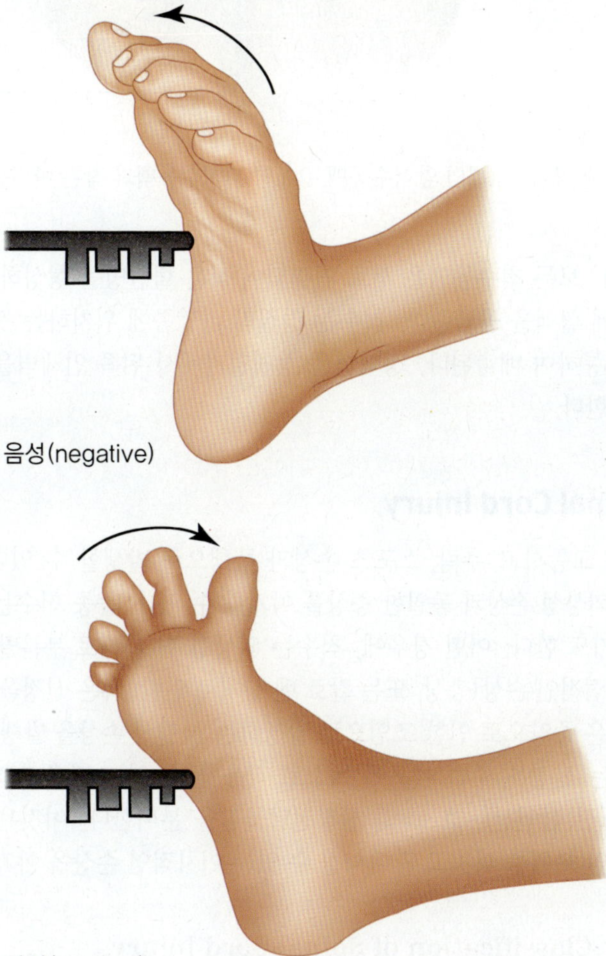

그림 8-10 바빈스키징후의 "양성반응"은 위운동신경세포의 손상을 뜻한다. 양성 바빈스키징후는 발바닥을 자극하면 발가락이 펴지는 것이다.

혈액공급 / Blood Supply

척수는 척수의 길이를 따라서 수직으로 지나가는 3개의 동맥으로부터 혈액공급을 받는다: 1개의 앞척수동맥과 2개의 뒤척수동맥(그림 8-11 참고). 추가로 2개의 작은 마디동맥이 각 척수마디에 혈액을 공급한다. 앞척수동맥은 척수의 앞쪽 2/3에 혈액공급을 하며, 뒤척수동맥은

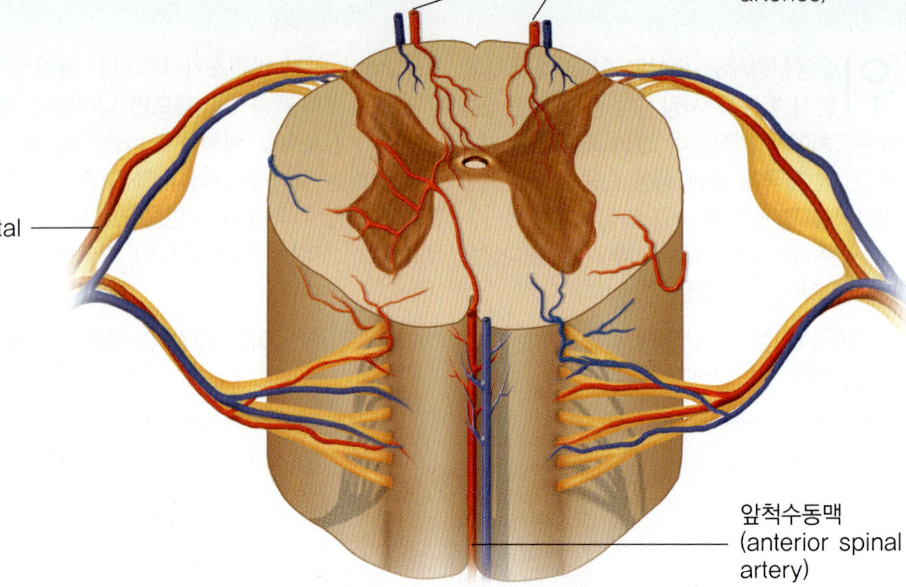

그림 8-11 척수의 혈관 공급은 1개의 앞척수동맥, 2개의 뒤척수동맥과 작은 마디동맥으로 구성된다.

뒤쪽 1/3을 지배한다. 모든 척수동맥은 서로 연결되어 작은 혈관망을 형성하며 척수강 안에 있는 척수와 척수신경에 혈액을 공급한다. 척수는 경질막 바깥쪽에 위치하는 정맥얼기 안으로 배출하는 작은 정맥을 통하여 배출된다. 정맥혈은 정맥얼기에서 뒤쪽 인체벽을 따라서 위치하는 더 큰 정맥으로 이동한다.

척수손상 / Spinal Cord Injury

외상성척수손상은 교통사고, 추락, 스포츠 손상과 폭행으로 발생할 수 있다. 추가로, 척수 관련 질병이나 질환도 외상성 손상과 동일한 증상을 야기할 수 있다. 종종 척수는 척추의 골절이나 탈구 때문에 손상되기도 한다. 어떤 경우에, 척수는 외상성 휨(때때로 부분탈구라고 함)을 경험하기도 한다. 또한 직접적인 손상(총상, 또는 칼로 벤 상처로 인한) 혹은 신경을 죽이고 작은 혈관을 압박하는 부종 혹은 종양으로 인한 조임으로 발생하는 허혈성 손상을 발생할 수 있다. 게다가 죽은 신경과 죽어가는 신경은 주변 세포에 독소로 작용할 수 있는 많은 양의 ATP(adenosine triphosphate, 아데노신 삼인산), 효소 및 신경전달물질을 분비한다. 이것은 외상성 손상으로 야기된 초기 세포 사망 부위를 퍼지고 확대시킬 수 있는 이차적인 손상을 야기한다.

척수손상의 분류 / Classification of Spinal Cord Injury

척수손상은 몇 개의 다른 방법으로 분류된다: 손상 마디에 따라서, 정상기능 수준에 따라서, 그리고 손상된 팔다리의 숫자에 따라서. 만약 척추가 골절 혹은 탈구된다면, 정형외과의는 손상된 뼈에 기초하여 손상 수준을 "뼈(bony)"로 기술한다. 척수 자체는 손상의 생리적 위치는 손상 부위로 기술할 수 있다. 이것은 몇몇 마디를 가로질러 퍼져 있고, 척수의 양쪽이 각각 다를 수 있다. 마지막으로, 재활전문가들은 종종 신경뿌리가 정상적으로 기능하는 가장 낮은 수준부터 손상 수준을 기술한다(그림 8-12 참고).

또한 척수손상은 운동기능을 상실하는 팔다리의 숫자에 따라서 분류할 수 있다. **팔다리마비**(사지마비, quadriplegia, **tetraplegia**)는 모든 팔다리에 완전 혹은 부전마비(paresis)가 발생

임상적 지식 상자 8-2: 척수의 혈관손상 (Vascular Disorders of the Spinal Cord)

척수의 혈류는 척수에 혈액을 공급하는 동맥 손상과 척추기둥 안에 부종을 일으키는 질환이나 외상으로 인하여 방해받을 수 있다. 이것은 작은 혈관이 압박되고 척수 안에 경색(세포사망 부위)의 원인이 될 것이다. 앞쪽 척수동맥의 경색은 앞척수증후군(anterior cord syndrome)을 야기한다. 이 증후군은 뒷기둥을 정상으로 두지만, 척수의 앞쪽에 있는 축삭이 손상된다. 보통 이 증후군은 마비와 감각손실을 야기하지만, 고유수용성감각은 정상이다.

부가적 질문: 환자가 혈관성 경색으로 척수의 뒤쪽에 위치한 축삭이 손상되었고 척수의 앞쪽과 가쪽 부분은 정상이라면, 어떤 징후와 증후군이 출현할 것으로 예상됩니까?

한 것이다. **다리마비**(하반신마비, paraplegia)는 다리만 마비된 것이고, **반마비**(편마비, hemiplegia)는 인체의 한쪽이 마비된 것이다. **홑팔다리마비**(단마비, monoplegia)는 팔다리 중 하나만 마비된 것이다.

마지막으로, 척수손상은 완전 혹은 불완전으로 구분할 수 있다. **완전척수손상**(complete spinal cord injury)은 손상수준 아래의 완전마비와 완전감각상실을 말한다. 척수손상 부위에 운동기능이나 감각이 남아 있으면, **불완전척수손상**(incomplete spinal cord injury)이라고 한다. 가장 낮은 신경뿌리수준(S5)의 감소로 완전척수손상 혹은 불완전척수손상을 구분한다. 이것은 S_5가 지배하는 항문 감각 및 괄약근의 근육 기능을 검사하는 것이다. 항문에 감각이 있거나 괄약근을 수축하는 환자는 **엉치감각보존**(sacral sparing)이 있으며, 불완전한 척수손상으로 판단한다.

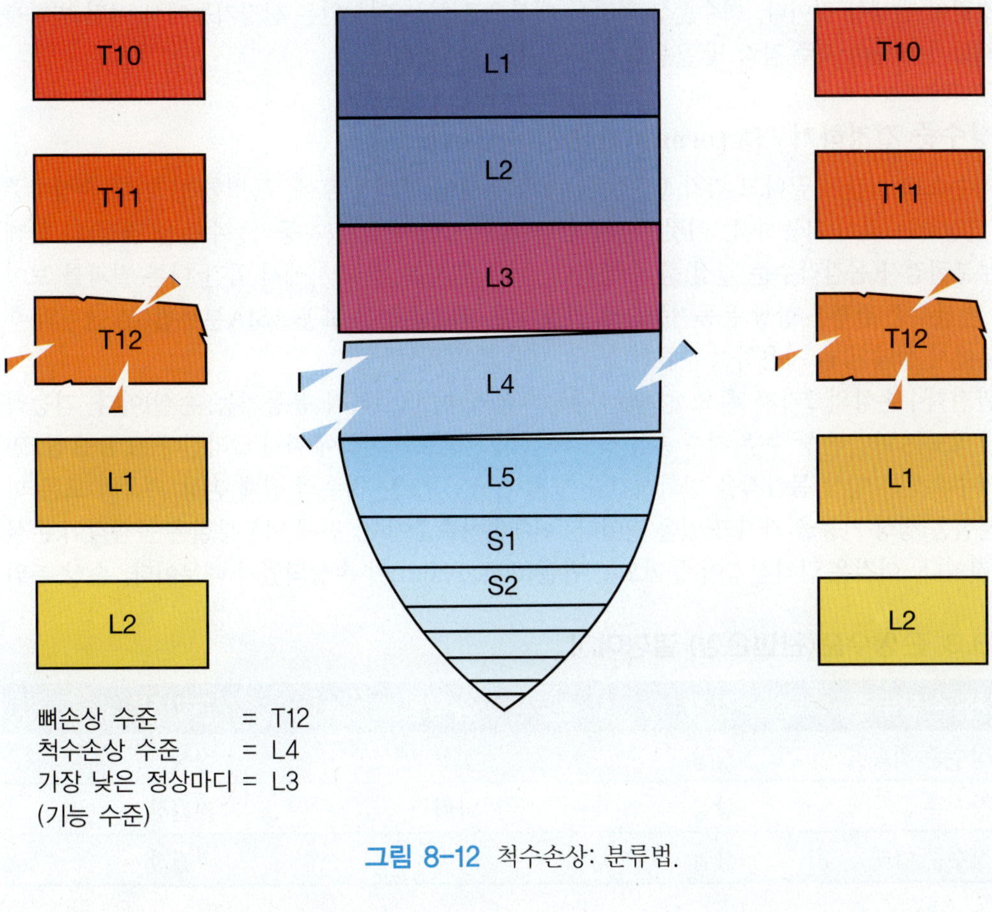

그림 8-12 척수손상: 분류법.

신경과학 요점 상자 8-2: 척수손상 이후에 부종 줄이기 (Reducing Swelling after Spinal Cord Injury)

척추기둥 안에 부종이 척수손상에 의해 야기되는 일부 손상에 관여하기 때문에, 응급실의 임상인들은 가능한 한 많은 신경학적 손상을 예방하기 위하여 부종을 감소시키려고 노력해야 한다. 염증을 감소시키는 약물들(예를 들면, methylpredisone)은 부족을 감소시키고 환자의 성과를 개선하는 것으로 나타났다. 또한 어떤 보고서는 치료적 저체온법(차가운 식염수로 손상된 척수 부위를 냉각시키는 방법)이 손상 후 조속히 이루어진다면 나머지 신경학적 손상을 예방하는데 도움이 된다고 제언하고 있지만, 이 방법에 관한 더 많은 근거가 필요하다.

엉치감각보존은 오름신경로와 내림신경로의 몇몇은 정상이라는 것을 지적하기 때문에 중요하다. 또한 불완전손상 환자는 운동 및 감각이 약간 회복할 수 있다는 가능성을 보여주는 것이다.

척수손상의 진행 / Progression of Spinal Cord Injury

척수손상 후 첫 몇 주는 **척수쇼크**(spinal shock) 기간이다. 이 기간 동안, 손상된 척수마디 아래에서는 어떤 감각 혹은 움직임도 없다. 손상마다 아래의 모든 반사는 폐쇄되고, 보통 대장 및 방광조절도 상실된다. 척수쇼크는 손상으로 인한 척수에 부종 및 외상뿐만 아니라, 척추강 안에 압력이 염증을 야기하여 발생하는 것으로 사료된다.

척수쇼크 기간이 끝나자마자 부종은 감소하고 약간의 척수반사는 회복될 것이다. 보통 처음에는 굽힘근반사가 회복되고 나중에 폄근반사가 회복된다. 종종 반사가 항진되는데, 깊은힘줄반사는 과활동성 반응을 보일 것이다. 시간이 흐르면, 폄근의 과활동으로 인한 주목할만한 폄근경련이 발생할 것이다. 척수손상 환자를 대상으로 하는 임상인은 신경기능에서 어떤 변화를 감시하기 위하여 자주 감각 및 운동평가를 실시하여야 한다.

손상수준 결정하기 / Determining Injury Level

척수쇼크 기간이 끝나고 감각 및 운동기능의 유형이 안정된 후에, 특별한 한 마디 손상수준을 결정하는 것이 가능하다. 이것은 깊은힘줄(심부건)반사 검사(운동기능수준을 결정)와 함께 피부분절검사(몸감각수준 결정)를 수행한다. 어떤 환자는 두 검사에서 약간 다른 결과를 보이며, 손상수준 결정은 항상 운동기능으로 결정한다. 척수손상은 보통 ASIA분류법(본 단원의 후반부에서 설명된)을 사용하여 분류한다.

완전척수손상의 2가지 주요 증상은 감각손실과 마비(수의적 운동기능 손실)이다. 기능적 손실 정도는 마디 손상 수준, 척수 손상 정도와 특정 신경로의 손상에 따라 달라진다(**표 8-3** 참고).

척수손상은 항상 몸감각을 변화시킨다(**그림 8-13** 참고). 척수의 신체 손상 *위쪽*의 모든 피부분절은 정상 기능을 가지고 있을 것이다. 신체손상수준에서, 전체 피부분절은 몸감각이 손실될 것이다. 이것은 감각신경이 들어오는 **뒤뿔**(dorsal horn)이 손상되었기 때문이다. 손상 부위

표 8.3 손상수준(완전손상) 결정하기

신체 손상수준	감각	움직임	근긴장
손상수준 위쪽	정상	정상	정상
손상수준	상실	마비	저긴장
손상수준 아래	상실	마비	과긴장

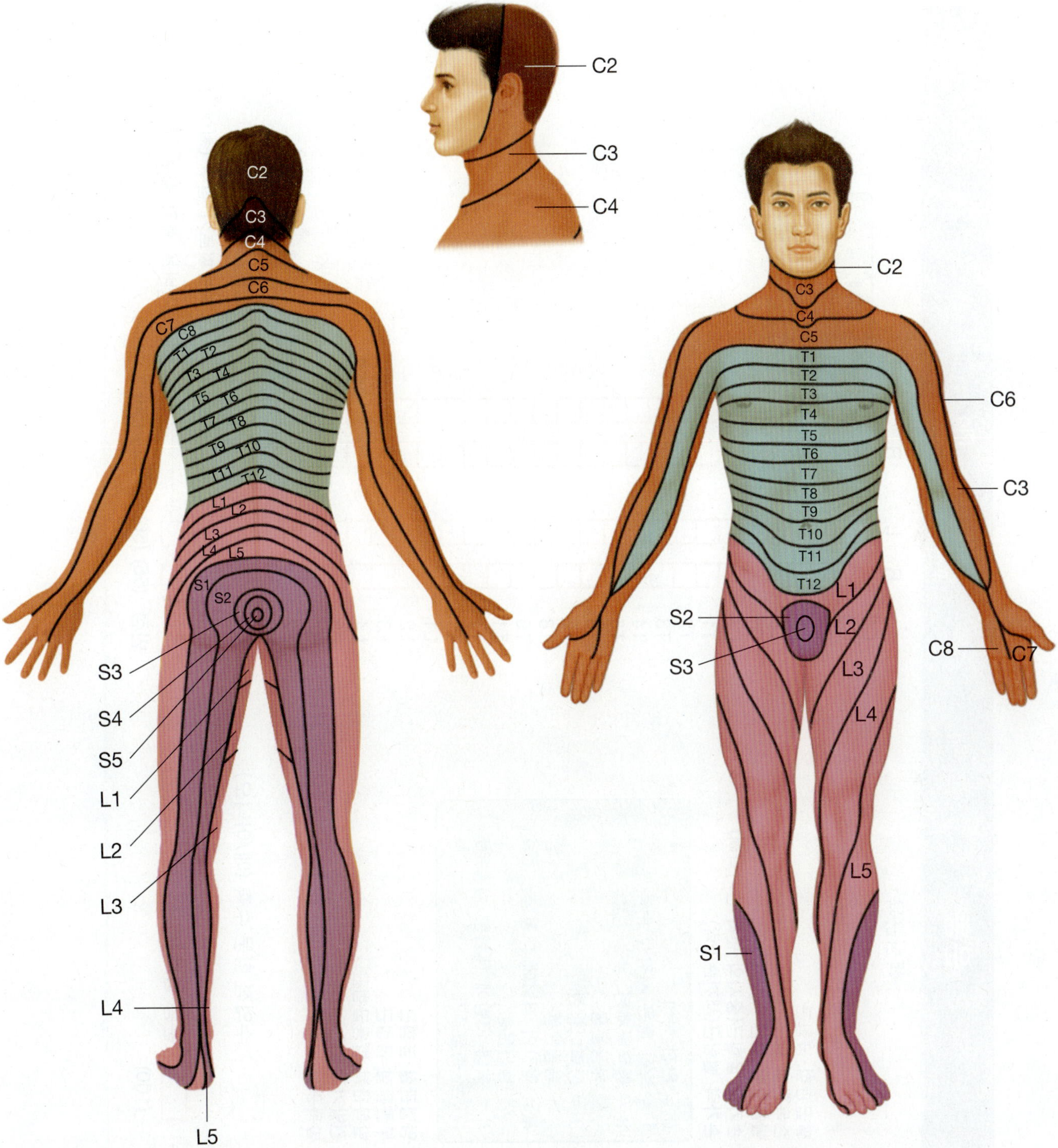

그림 8-13 피부분절은 각 척수마디가 지배하는 피부영역을 표현한 것이다. 피부분절지도는 척수손상 이후 손상수준을 결정하는 데 사용할 수 있다.

*아래에서*도 몸감각은 손상된다; 이것은 백색질 안에 있는 오름 척수로를 파괴한다. 따라서 피부분절검사는 신체손상 수준 아래에서 양쪽 모두 감각손실이 나타나고 손상 수준 이상에서는 정상 감각이 나타날 것이다.

마비(수의적 움직임 손실)는 척수손상의 주요 결과 중 하나이다. 마비는 운동겉질과 뼈대근육을 연결하는 통로의 차단으로 발생한다. 이 통로의 어디든 손상되면 근육이 마비될 수 있다(**그림 8-14** 참고). 척수의 신체적 손상수준에서, 그 척추마디가 지배하는 모든 근육은 척수 아

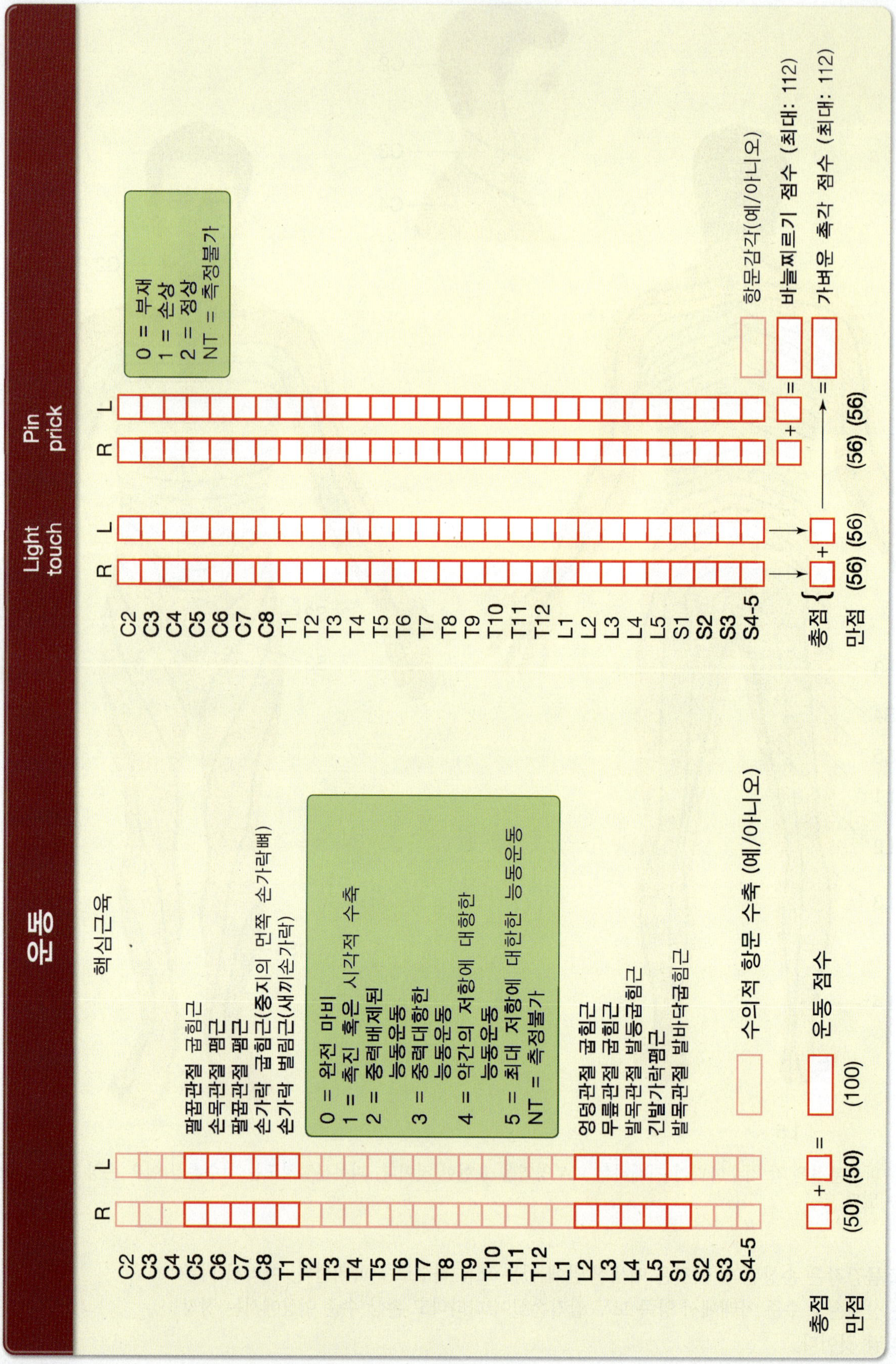

그림 8-14 척수손상의 미국척수손상협회(American Spianl Injury Association; ASIA) 분류법: 운동분절은 각 척수마디에 의해서 지배되는 기능적인 근육집단을 표현한 것이고, 피부분절은 각 마디에 의해 지배되는 피부 부위를 표현한 것이다.

신경과학 요점 상자 8-3: 운동과 척수손상 (Exercise and Spinal Cord Injury)

척수는 중추신경계의 일부분이기 때문에, 손상된 축삭이 재생되지 않으면 세포사망과 기능 손실이 나타난다. 과학자들은 축삭 재생을 증진하고 기능을 회복하는 방법을 연구하고 있다. 불완전 척수손상을 대상으로 한 쥐 실험에서, 운동은 척수 축삭의 재생을 촉진하는 신경친화제라고 불리는 화학물질을 증가시키고(Vaynman and Gomez-Pinilla, 2005; Vavrek et al., 2006) 운동기능을 개선한다(Vavrek et al., 2006; Kubasek et al., 2008)고 제언한다. 인간을 대상으로는 운동이 척수 재생을 증진하는지 아직 밝혀지지 않았다. 그러나 운동은 모든 사람에게 좋은 영향을 미친다는 이유로 척수손상 환자에게도 유익할 것이다; 이것은 심혈관 기능증진, 건강한 체중 유지와 감정을 개선할 수 있다.

래운동신경세포의 파괴로 마비될 것이다. 척수손상수준 아래에서 지배되는 근육은 내림신경로가 손상 수준을 지나서 활동전위를 보낼 수 없기 때문에 마비될 것이다. 그러나 어떤 환자는 손상부위 아래의 몇 개 마디에서 기능을 가지고 있다: 이것을 부분보존구역이라고 한다.

운동기능수준은 심부건반사(DTR) 검사로 결정할 수 있다. 신체손상 수준 *위쪽의* 신경이 지배하는 모든 근육은 정상기능을 가지고 있을 것이다. DTR 검사는 정상 반사반응을 보일 것이다. 손상수준에서, DTR 검사는 반응이 없을 것이다; 근육은 마비되고 저긴장될 것이다. 이러한 상태를 이완마비(flaccid paralysis)라고 한다.

신체손상수준 *아래의* 신경이 지배하는 근육도 마비되겠지만, 검사하면 과긴장과 강직(spasticity)을 보일 것이다. 그것은 위운동신경세포가 손상되어서 발생하는 마비이기 때문이다. 깊은 힘줄반사검사는 비정상적으로 강하고 강도 높은 근수축을 보인다.

척수손상의 합병증 / Complications of Spinal Cord Injury

척수손상의 주요 징후는 마비와 감각손실이다(**표 8.4** 참고). 이 주요 징후들은 많은 이차적인 합병증을 야기한다. 발생하는 합병증은 욕창(pressure sores), 이소성골화(heterotopic ossifications), 자율신경반사부전(autonomic dysreflexia)과 강직(spasticity) 등이다. 추가로 대장 및 방광조절뿐만 아니라, 성기능도 대부분의 척수손상으로 영향을 받는다.

표 8.4 척수 신경지배 (spinal cord innervation)

척수수준	신경지배하는 구조	기능적 영향	손상의 영향
C1-C4	목근육	목의 안정성과 가동성	목의 안정성 상실
C3-C5	가로막	호흡	호흡기 의존
C5-T1	팔	팔의 움직임	팔다리마비
T1-L5	몸통근육 갈비사이근 배벽근육들	몸통 안정성과 움직임 호흡 보조근	몸통 안정성 상실 호흡 기능 감소
L2-S4	다리	다리 움직임	다리마비
S2-S4	골반 가로막 생식기	괄약근 조절(대장 및 방광) 성기능	신경성 대장/방광 성기능 상실

임상적 지식 상자 8-3: 자율신경성 반사부전증 (Autonomic Dysreflexia)

자율신경성 반사부전증은 T5 수준 이상의 척수손상 환자에서 출현할 수 있는 잠재적으로 생활을 위협하는 질환 중 하나이다. 이 증상은 통증신호를 뇌로 전달하는 카테터 삽입과 같은 유해자극으로부터 발생한다. 그러나 척수손상 때문에, 신호는 뇌로 전달되지 않는다. 그대신 통증신호는 조절되지 않은 자율신경계 반응을 생산하는 자율신경계와 교통하여서 혈관수축, 지속적인 혈압상승, 그리고 심박수 감소와 같은 증상을 야기한다. 이것은 매우 심각한 증상이기 때문에, 척수손상환자의 대상으로 하는 임상인은 자율신경성 반사부전증의 증상 및 징후에 대한 인식뿐만 아니라, 즉각적인 대처법도 알아야 한다. 자율신경성 반사부전증의 일반적인 증상 및 징후는 타격성 두통, 갑작스런 혈압상승(200/100 이상으로), 손상수준 이상에서 땀과 소름 및 매우 홍조띤 얼굴 등이 출현한다. 환자가 이런 증상을 보이면, 즉시 혈압을 낮추어야 한다. 임상인은 환자를 바르게 앉히고는 가능한 한 빨리 원인(유해자극)을 찾는다. 종종 카테터 삽입 혹은 꽉 찬 방광이 원인이지만, 다른 가능한 원인이 더 많다. 원인을 찾지 못하거나 빨리 해결하지 못하면, 간호사와 의사에게 상황을 해결하도록 도움을 청해야 한다.

부가적 질문: 환자가 문제를 인식하도록 통증자극을 뇌로 전달하지 못하는 것은 어떤 척수로가 손상되었기 때문입니까?

욕창은 부동(immobility)으로 발생하며, 종종 돌출된 뼈가 감싸고 있는 피부와 조직을 압박하는 신체의 특정 부위에서 발생한다(예를 들면, 궁둥뼈결절). 많은 환자가 감각손실을 가지고 있기 때문에, 욕창이 발생하여도 인식하지 못할 수 있다. 욕창을 주의 깊게 관찰하기 않으면, 감염이 발생하고 치명적인 패혈증(심각한 혈액 감염)을 일으킨다.

이소성골화는 척수손상 이후에 근육과 관절에서 발견되는 작은 석회화된 혹이다. 이것의 정확한 원인은 알지 못하나, 외상 혹은 부동으로 야기되는 뼈와 칼슘 대사의 결함으로 발생할 것으로 사료된다. 관절 안에 형성된 이소성골화는 심각하게 관절가동성을 제한할 수 있다.

척수손상은 근육긴장에서 임상적으로 중요한 변화를 야기한다. 척수 안의 운동신경은 정상기능을 위하여 긴장을 조절한다. 이 운동신경이 손상되면, 근육은 과도한 긴장을 보일 것이면 앞에서 강직과 과긴장으로 설명되었다. 과긴장 근육의 깊은힘줄(심부건)반사검사는 비정상적인 강한 반사수축(강직)을 야기한다. 시간이 흐르면, 손상 수준 이하의 근육은 감각자극에 매우 민감하게 된다. 이것은 힘줄 두드림이나 다른 감각자극에 대하여 매우 강한 근수축을 야기할 것이다. 또한 일련의 빠르고 율동적으로 반복하는 움직임인 간헐적 **경련**(clonus)이 발생할 것

신경과학 요점 상자 8-4: 척수손상 이후에 강직 (Spasticity after Spinal Cord Injury)

대부분의 척수손상은 손상수준 이하에서 지배하는 근육의 긴장에 영향을 준다. 손상수준에서, 뼈대근으로 가는 아래운동신경세포가 손상된다. 이것은 근긴장을 손실시킨다(저긴장증 혹은 이완). 손상수준 이하에서, 아래운동신경세포는 정상이지만, 그것들을 지배하는 위운동신경세포가 손상된다. 많은 위운동신경세포가 근긴장을 지배하기 때문에, 손상은 종종 과긴장증과 강직을 일으킨다. 이것은 과도한 긴장을 줄이는 약물(바크로펜과 같은)로 조절될 수 있다.

임상적 지식 상자 8-4: 척수증후군(Spinal Cord Syndromes)

손상된 조직의 위치에 따라서 정의할 수 있는 수 많은 척수증후군이 있다. 이 증후군에서 네 가지 유형을 설명하였다(그림 8-15 참고).

브라운-시쿼드증후군(Brown-Sequard Syndrome)

척수의 정확하게 반(오른쪽 혹은 왼쪽)에 영향을 준 손상을 **브라운-시쿼드증후군**이라고 한다. 브라운-시쿼드증후군의 증상은 다음과 같다:

- 신체손상 수준에서 동측 근육의 이완성 마비
- 손상 수준 아래의 동측 근육은 강직성 마비
- 손상 수준에서 동측 감각 손실
- 손상 수준 아래에서 동측 고유수용성감각, 진동감각 및 이점식별력 손실
- 손상 수준 아래에서 반대측 통증 및 온도감각 손실

중심척수증후군(Central Cord Syndrome)

중심척수증후군은 척수의 중심이 손상되어 나타난다. 보통 목뼈 부위에서 척수의 외상성 굽힘이 발생하여 야기된다(젖힘 손상 혹은 과굽힘 손상). 중심척수증후군은 팔의 이완마비와 팔의 감각손실을 야기한다. 때때로 다리보다 팔이 더 마비되고 더 감각손실되기 때문에 "역마비(reverse paralysis)"라고 한다.

앞척수증후군(Anterior Cord Syndrome)

앞척수증후군는 뒤쪽 백색질은 정상이고 척수의 앞쪽만이 손상되어 나타난다. 앞척수증후군은 척수의 외상성 굽힘으로 발생하거나 척추관이 좁아지는 질환(척추관 협착증)으로 발생할 수 있다. 척수의 뒤쪽이 정상이기 때문에, 뒤기둥은 보통 손상되지 않는다. 의식적인 고유수용성감각, 진동감각 및 이점식별력은 정상이고 다른 감각과 운동기능은 상실된다. 비록 앞척수증후군 환자가 손상수준 이하에서 완전히 마비될지라도, 고유수용성감각이 정상이기 때문에 완전 척수손상 환자보다 기능적인 균형은 높은 수준으로 나타난다.

말총증후군(Cauda Equina Syndrome)

말총증후군은 말총의 뒤신경뿌리와 앞신경뿌리가 손상된 것으로 감각 손실, 이완마비, 골반 안에 있는 장기의 교감 및 부교감반응 상실 등이 나타난다. 말총은 기술적으로는 말초신경이지만, 재성장을 야기하는 결합조직이 부족하기 때문에 손상 이후 재생이 드물다. 대장과 방광 기능이 S_2-S_4 엉치 척수수준에서 조절하기 때문에, 말총증후군의 가장 심각한 기능적 손상은 대장과 방광기능의 손실이다.

부가적 질문:

1. 반마비(편마비)를 야기하는 척수증후군은 무엇입니까?
2. 불완전마비를 설명하는 척수증후군은 무엇입니까?

이다. 직장과 대장은 방광과 같은 척수마디에서 지배하며 유사한 방식으로 조절된다. S_2 수준 이상의 척수손상은 강직성 신경성 대장을 야기하고, S_2-C_4 사이의 손상은 이완성 신경성 대장을 야기한다. 두 경우 모두에서, 환자는 항문괄약근의 수의적인 조절을 상실한다. 변비는 척수손상에서 빈번히 발생하는데 일부분은 신체활동의 감소로 발생한다.

임상적 지식 상자 8-5: 척수손상 이후 발기 (Erection After Spinal Cord Injury)

엉치척수(S_2-S_4)는 남자의 발기반사를 야기하는 신경이 포함되어 있다. 발기는 성기에 신체적 자극이 있을 때 나타난다. 대조적으로 심인성 발기는 성관계에 대한 생각을 할 때 발생하고, 엉치 척수(sacral cord)와 뇌를 연결하는 신경에 의해 촉진된다. 그러나 엉치척수가 정상이면, 발기반사는 남아 있을 것이다.

부가적 질문: S_2 이상 수준에서 완전 척수손상을 입은 남자는 발기할 수 있습니까?

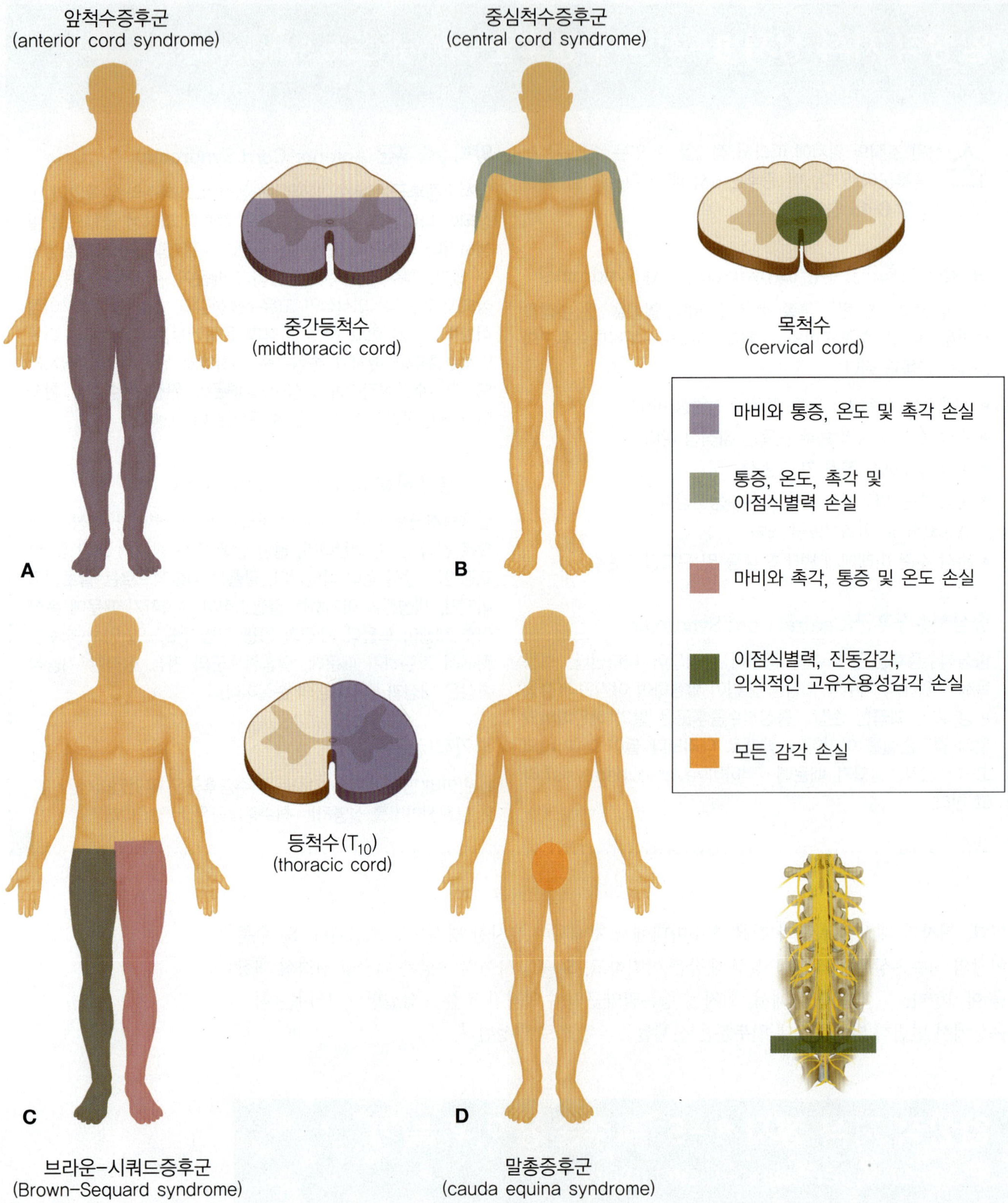

그림 8-15 척수증후군(브라운-시쿼드증후군, 앞척수증후군, 중심척수증후군, 말총증후군).

신경과학 요점 상자 8-5: 척수손상 이후 방광기능 (Bladder Function after Spinal Cord Injury)

정상 비뇨기계 기능은 방광과 엉치 척수 사이의 정상적인 감각 및 운동 결합이 필요하다. 어느 지점에서든지 이 결합의 장애는 신경성 방광을 만든다(그림 8-16 참고). S_2-S_4 위쪽 척수손상은 반사성 신경성(강직성) 방광을 만든다. 방광벽근육은 긴장을 유지하고 반사에 의해 방광을 비운다. 방광벽에 있는 신장수용기를 자극하기에 충분한 소변이 방광에 들어오면, 근육성 방광벽이 수축할 것이고 괄약근은 이완할 것이다. 그러나 환자가 완전히 무의식이고 수의적 괄약근 조절이 손실되기 때문에 수의적 조절도 손실된다.

S_2-S_4를 포함한 양측 손상은 이완성 신경성 방광을 야기한다. 환자는 방광이 꽉 찬 것을 인식하지 못하고 방광벽과 괄약근에서 아래운동신경세포가 상실되었기 때문에, 지속적으로 똑똑 떨어지는 실금이 나타날 때까지 방광은 이완되고 팽창된다. 이것은 감염의 고위험을 가진 폐뇨를 만든다.

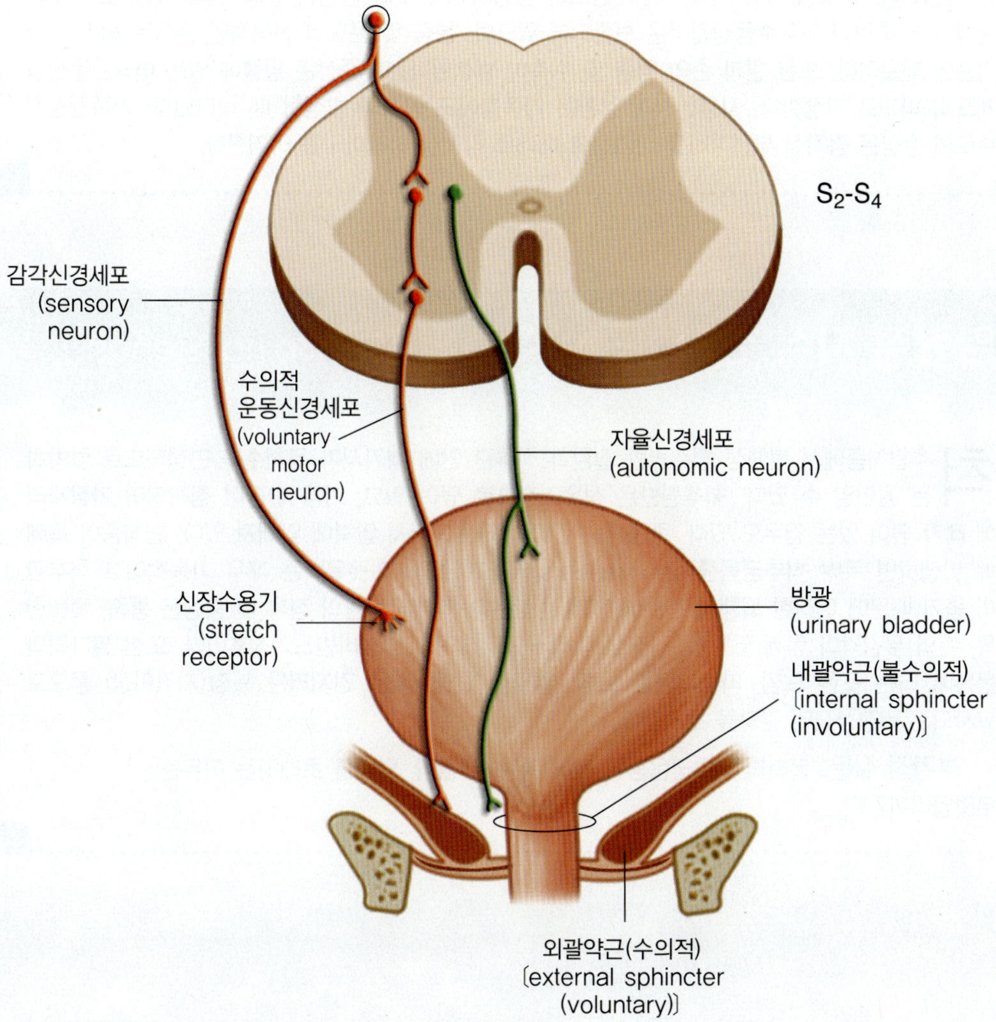

그림 8-16 척수손상 이후 방광 기능부전은 방광의 감각 및 비우기를 조절하는 신경이 기능부전의 원인이 되는 손상으로 발생한다.

성기능은 척수손상 이후에 종종 영향을 받는다. 성기능은 감각, 수의적 운동신경, 그리고 자율신경세포를 포함하는 신경학적으로 복잡한 현상이다. 그것은 척수반사의 정상적인 활동뿐만 아니라, 허리엉치 척수와 뇌 사이의 결합에 정상적인 활동을 요구한다. 발기(남자)와 질/음핵 부종(여자)는 엉치마디의 S_2–S_4가 지배한다; 이 수준에서 혹은 이 수준 이상에서 척수 손상은 이런 기능에 영향을 줄 것이다. 추가로, 감각이 두절된 손상은 생식기 자극을 느끼는 능력을 손상시킬 것이다.

신경과학 요점 상자 8-6: 척수공동증 (Syringomyelia)

척수공동증(syringomyelia)은 척수의 만성 퇴행성 질환이다. 척수공동증에서, 척수의 중심에 액체가 채워지는 관이 발달한다. 이 관은 보통 아래 목뼈수준과 윗등뼈수준에서 나타나고 몇몇 마디까지 퍼져 있다. 때때로 뇌줄기나 아래등뼈마디까지 퍼지기도 한다. 척수공동증의 원인은 불명이다. 먼저 앞쪽과 가쪽 척수시상로가 손상되어서 조기 증상은 팔과 손의 통증 및 온도의 손상이다. 촉각과 고유수용성감각은 보존되어 있으며, 통증 및 온도의 선택적인 손실은 해리된 감각손실 때문이다. 또한 팔과 손의 약증 및 위축이 발생한다. 이 증상은 앞뿔에 있는 아래운동신경세포의 파괴로 발생한다. 자율신경계 질환은 가쪽뿔에도 공동이 발생할 때 나타난다. 가쪽겉질척수로의 손상은 강직성 부전마비를 야기하고 때때로 강직성 다리마비를 야기한다.

임상적 지식 상자 8-6: 척추협착증 (Spinal Stenosis)

척추협착증에서 퇴행성 척수원반 질환과 척추관 안에 뼈가시가 목척수를 만성적으로 압박하는 원인일 수 있다. 척추원반은 섬유조직으로 덮여 있고, 가끔 칼슘이 침착되어 가장자리에 뼈가 덮여 있는 경우도 있다. 종종 척추인대의 팽윤되어서 압력에 약해져 있다. 협착증이 목뼈에 발생하면 목뼈 **척추굳음증(spondylosis)**이라고 한다. 아랫목뼈는 매우 가동적이고 척추관이 좁기 때문에 이러한 퇴행성 변화에 쉽게 손상된다. 척추굳음증의 징후 및 증상은 통증, 뻣뻣한 목, 손의 무감각과 함께 팔통증, 강직성 다리 약화, 그리고 양성바빈스키징후이다. 또한 팔다리와 몸통에 타는 듯한 느낌, 따끔따끔한 느낌, 얼얼한 느낌, 혹은 간지러운 느낌(지각이상) 등으로 묘사되는 비정상적인 감각을 호소한다.

부가적 질문: 목뼈의 척추굳음증이 팔에 통증, 무감각, 약화를 초래하는 이유는 무엇입니까?

환자 시나리오 (Patient Scenarios)

환자 사례 8-1 (Jeremy)

제레미는 20세의 남자로 오토바이 사고로 외상성 척수손상을 입었다. 그는 불완전 팔다리마비를 진단 받았다. 제레미는 양쪽 다리와 몸통에 강직성 마비가 있고, 팔은 양쪽 팔꿈치 관절을 굽힐 수 있고, 오른쪽 손목과 오른쪽 팔꿈치 관절을 펼 수 있지만 왼쪽은 할 수 없었다. 오른쪽 손가락 굽힘근과 왼쪽 손목관절 폄근은 이완되었다. 제레미는 다리에서 약간의 촉각과 통증 감각을 느낀다.

질문

a) 제레미의 신체적 손상수준은? 그의 기능적 손상수준은?
b) 제레미가 완전 손상인지 불완전 손상인지 어떤 검사로 알 수 있는가?
c) 제레미는 어떤 호흡상태일 것으로 판단되는가?

환자 사례 8-2 (Annette)

아네트는 60세로, 척추협착증 진단을 받았다. 그녀는 양쪽 다리의 근육이 과긴장되었고 가위보행(scissor gait)을 하고 있다. 또한 다리는 심한 실조증을 보이며 양팔은 뚜렷하게 협응이 감소되었다.

질문

a) 이 환자의 증상에 기초하면 어떤 척수로가 손상된 것으로 보이는가?
b) 외상성 척수손상 환자와 비교하면, 이 환자의 증상은 어떻게 진행될 것으로 보이는가? 아네트의 증상은 시간이 지나면서 악화될까? 그대로 유지될까? 아니면 개선될까?

환자 사례 8-3 (Kathy)

케이트는 T4 수준에서 척수의 왼쪽 절반에서 퇴행을 보이는 종양으로 브라운-시쿼드증후군을 진단받았다.

질문

a) 케이트의 다리는 완전한 운동 기능을 보이는가?
b) 케이트는 오른쪽 안쪽 복숭아뼈에서 찌르는 감각을 느낄 수 있는가?
c) 케이트는 팔에서 약화 혹은 감각 손실을 보이는가?

복습문제 (Review Questions)

1. 척수막에 덮여 있는 척수의 해부학을 설명하시오.
2. 척수 안에 있는 들신경/감각신경로에 관하여, 척수 내에서 위치(뒤쪽, 가쪽, 혹은 앞쪽)에 따른 감각의 유형을 설명하시오.
3. 척수 안에 날신경/운동신경로에 관하여, 척수 내에서 위치(뒤쪽, 가쪽, 혹은 앞쪽)를 설명하고 움직임을 생산하는데 각 신경로의 역할을 설명하시오.
4. 척수의 혈액공급을 설명하시오.
5. 척수손상을 구분하는 여러 가지 방법을 설명하시오.
6. 척수손상으로 출현하는 운동 및 감각 징후를 설명한다. 임상에서 이완과 강직을 구분하는 방법은 무엇입니까?
7. 호흡기능, 방광 및 대장 기능, 그리고 성기능이 척수손상으로 어떤 영향을 받는지 설명하시오.

참고문헌 (References)

1. Kubasak, M. D., Jindrich, D. L., Zhong, H., Takeoka, A., McFarland, C., Munoz-Quiles, C., Roy, R. R., Edgerton, V. R., Ramon-Cueto, A., & Phelps, P. E. (2008). OEG implantation and step training enhance hindlimb-stepping ability in adult spinal transected rats. *Brain, 131,* 264–276.
2. Vavrek, R. et al. (2006). BDNF promotes connections of corticospinal neurons onto spared descending interneurons in spinal cord injured rats. *Brain, 129,* 1534–1545.
3. Vaynman, S., & Gomez-Pinilla, F. (2005). License to run: Exercise impacts functional plasticity in the intact and injured central nervous system by using neurotrophins. Neurorehabil. *Neural Repair 19,* 283–295.

추천문헌(Further Reading)

1. Boyd, J. G., Doucette, R., & Kawaja, M. D. (2005). Defining the role of olfactory ensheathing cells in facilitating axon remyelination following damage to the spinal cord. FASEB J. 19, 694–703.
2. Dunlop, S.A. (2008). Activity-dependent plasticity: implications for recovery after spinal cord injury. *Trends in Neurosciences, 31*(8), 410–418.
3. Feron, F., Perry, C., Cochrane, J., Licina, P., Nowitzke, A., Urquhart, S., Geraghty, T., & MacKay-Sim, A. (2005). Autologous olfactory ensheathing cell transplantation in human spinal cord injury. *Brain, 128,* 2951–2960.
4. FitzGerald, J., & Fawcett, J. (2007). Repair in the central nervous system. *J. Bone Joint Surg. Br., 89-B,* 1413–1420.
5. Harkema, A., Gerasimenko, Y., Hodes, J., Burdick, J. Angeli, C., Chen, Y., Ferreira, C., Willhite, A., Rejc, E., Grossman, R. G., & Edgerton, R. (2011). Effect o epidural stimulation of the lumbosacral spinal cord (voluntary movement, standing, and assisted stepping after motor complete paraplegia: A case study. *The Lancet.* doi:10.1016/S0140-6736(11)60547-3.
6. Kraft, U. (2005). Mending the spinal cord. *Scientific American, 16*(3), 68–73.
7. Pinter, M. M., & Dimitrijevic, M. R. (1999). Gait afte spinal cord injury and the central pattern generator for locomotion. *Spinal Cord, 37,* 531–537.
8. Schwab, M. E. (2002). Repairing the injured spinal cord. *Science, 295,* 1029–1031.

제 9 장

말초신경계

Peripheral Nervous System

학습목표(CHAPTER OBJECTIVIES)

이 장을 학습한 후에 독자는 다음을 할 수 있다:

1. 말초신경의 구조와 기능을 설명할 수 있다.
2. 목신경얼기, 팔신경얼기, 허리신경얼기, 그리고 엉치신경얼기의 해부학 및 기능을 설명하고 등뼈신경의 해부학 및 기능을 설명할 수 있다.
3. 말초신경을 손상시키는 질환을 설명하고 치유과정을 설명할 수 있다.

핵심 용어 (KEY TERMS)

알파운동신경세포 (alpha motor neurons)
목신경얼기(cervical plexus)
피부분절(dermatome)
등(뒤)가지 (dorsal [posterior] ramus)
신경속막(endoneurium)
신경바깥막(epineurium)
감마운동신경세포 (gamma motor neurons)
성장원추(growth cone)
허리신경얼기(lumbar plexus)
근육분절(myotome)
신경병(neuropathy)
지각이상(paresthesia)
신경다발막(perineurium)
말초신경계(peripheral nervous system; PNS)
신경얼기(plexus)
엉치신경얼기(sacral plexus)
척수마디 (spinal cord segments)
척수신경(spinal nerves)
배(앞)가지 (ventral [anterior] ramus)

필수 정보(Essential Facts)

- ▶ 말초신경은 척수와 신체구조를 연결한다.
- ▶ 말초신경은 운동신경, 감각신경 그리고 자율신경섬유로 구성되어 있고, 크기, 기능 및 전도속도(conduction speed)에 따라 분류한다.
- ▶ 말초신경은 얼기라고 부르는 신경망을 형성한다.
- ▶ 말초신경은 외상 혹은 질환으로 손상되면 재생되도록 도움이 되는 결합조직막으로 보호받고 있다.

말초신경계(peripheral nervous system; PNS)는 전신을 신경지배한다. 말초신경계는 뇌와 척수를 피부 및 피하조직(subcutaneous tissue), 뼈대근육, 힘줄, 뼈 그리고 관절을 포함하는 신체 구조를 연결한다. 말초신경계는 12쌍의 뇌신경과 30쌍의 척수신경으로 구성되어 있다. 본 단원은 척수신경에 중점을 둘 것이다; 뇌신경은 제7장에서 설명하였다. 중추신경계와는 달리, 말초신경계의 신경은 손상되면 치유(재생)될 수 있다. 당뇨, 길랭바레증후군(GBS) 및 손목굴증후군을 포함한 수많은 질환이나 상태들이 말초신경에 영향을 준다.

신경 구성 / Nerve Composition

말초신경은 축삭(신경섬유, nerve fibers)으로 구성되어 있다. 대부분의 말초 척수신경은 운동축삭과 감각축삭뿐만 아니라, 약간의 자율신경섬유를 포함한다. 운동신경세포체는 척수의 앞뿔에 있다(그림 9-1 참고). 운동신경축삭은 앞뿔을 경유하여 중추신경계를 떠나고 뼈대근육을 지배한다. 직접적으로 근육을 지배하기 때문에, 아래운동신경세포라고 한다.

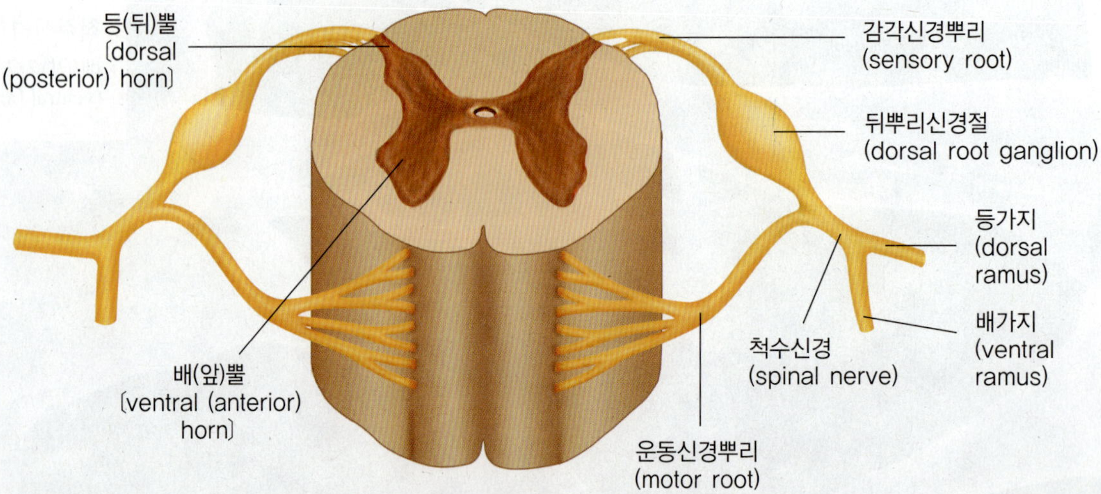

그림 9-1 척수마디. 척수는 30개의 기능적인 마디로 구분되며 각각 한 쌍의 척수신경이 분지한다. 각 척수신경은 감각(등)신경뿌리와 운동(배)신경뿌리로 구성되어 있다.

신경과학 요점 상자 9-1: 국소마취 (Local Anesthetic)

말초신경의 근처로 주입되는 국소마취제는 감각신경의 활동전위의 전도를 막아 주어서 통증이 이완하거나 막는다. 국소마취제는 축삭의 Na^+ 통로에 붙어서 폐쇄한다. 이것은 Na^+ 이온이 신경섬유에서 유입되는 것을 막아서 활동전위의 전달을 방해한다. 결국에 마취제는 신경섬유로부터 퍼져 나가서 마취효과가 나타난다. 통증 신호를 전달하는 축삭은 직경이 작고 민말이집신경이기 때문에, 마취를 하면 처음 영향을 받고 기능 회복은 늦다. 이것은 국소마취를 하면 압각이나 촉각은 느껴지나 통증은 느껴지지 않는 것(치과치료 과정처럼)의 이유이다.

대부분의 말초신경은 몸감각신경을 포함한다. 그들의 세포체는 뒤뿌리신경절이라고 불리는 척수에 인접한 작은 신경절에 위치한다. 각각의 감각신경축삭은 피부, 피하조직, 근육, 뼈, 인대 및 관절로부터 감각을 운반한다. 그들은 통증, 온도, 촉각, 진동감각, 그리고 고유수용성감각과 같은 감각을 전도한다.

많은 말초신경은 자율신경섬유를 포함한다. 30쌍의 척수신경은 혈관벽과 땀선을 구성하는 민무늬근육을 지배하는 교감신경을 포함하고 있다. 또한 골반 안에 있는 척수신경은 부교감신경을 포함하고 있다. 말초신경계 안의 모든 자율신경은 척수의 가쪽뿔 혹은 뇌줄기의 자율운동신경세포(뇌신경) 안에 세포체를 둔다.

척수신경 / Spinal Nerves

척수는 30개의 개별 **척수마디**(spinal cord segment)로 형성되어 있고 각각 한 쌍의 **척수신경**(오른쪽과 왼쪽)을 포함하고 있다. 척수신경은 척추 사이의 척주로부터 나오며, 피부, 피하조직, 근육, 힘줄, 뼈 그리고 관절을 지배한다. 척수신경은 움직임을 생산하고 인체로부터 감각정보를 운반한다. 또한 교감신경섬유는 주로 땀선과 혈관을 지배하여 체온과 혈압을 조절한다.

척주로부터 나온 후에, 척수신경은 신체 구조들을 지배하기 위하여 가쪽으로 간다. 척주의 바로 가쪽에서 각각의 신경은 가지라고 불리는 2개의 분지로 나뉜다. **등가지**〔dorsal(posterior) ramus〕는 등쪽으로 가서 등에 있는 근육과 피부 그리고 다른 구조물들을 지배한다. **배가지**〔ventral(anterior) ramus〕는 앞쪽으로 가서 인체의 앞쪽 구조와 가쪽 구조뿐만 아니라, 팔다리를 지배한다.

일부 부위에서 척수신경은 신경망 혹은 **신경얼기**(plexus)를 형성한다. 인체에는 4개의 주요 얼기가 있다: 목신경얼기, 팔신경얼기, 허리신경얼기, 엉치신경얼기.

신경과학 요점 상자 9-2: 딸꾹질 (Hiccups)

딸꾹질은 가로막의 경련으로 발생하고, 보통 가로막신경이 민감해져서 나타난다. 갑작스런 가로막의 수축은 성대(성문)를 매우 빠르게 닫아서 특징적으로 "딸꾹" 소리가 난다. 딸꾹질의 임상적인 용어는 *"singultus"*라고 한다. 보통 딸꾹질은 자연적으로 사라지지만, 빠르게 사라진다고 생각하는 많은 민간요법이 있다; 대부분 혈액 안에 CO_2를 증가시키는 것이다(호흡을 멈추고, 물 한 잔을 마신다).

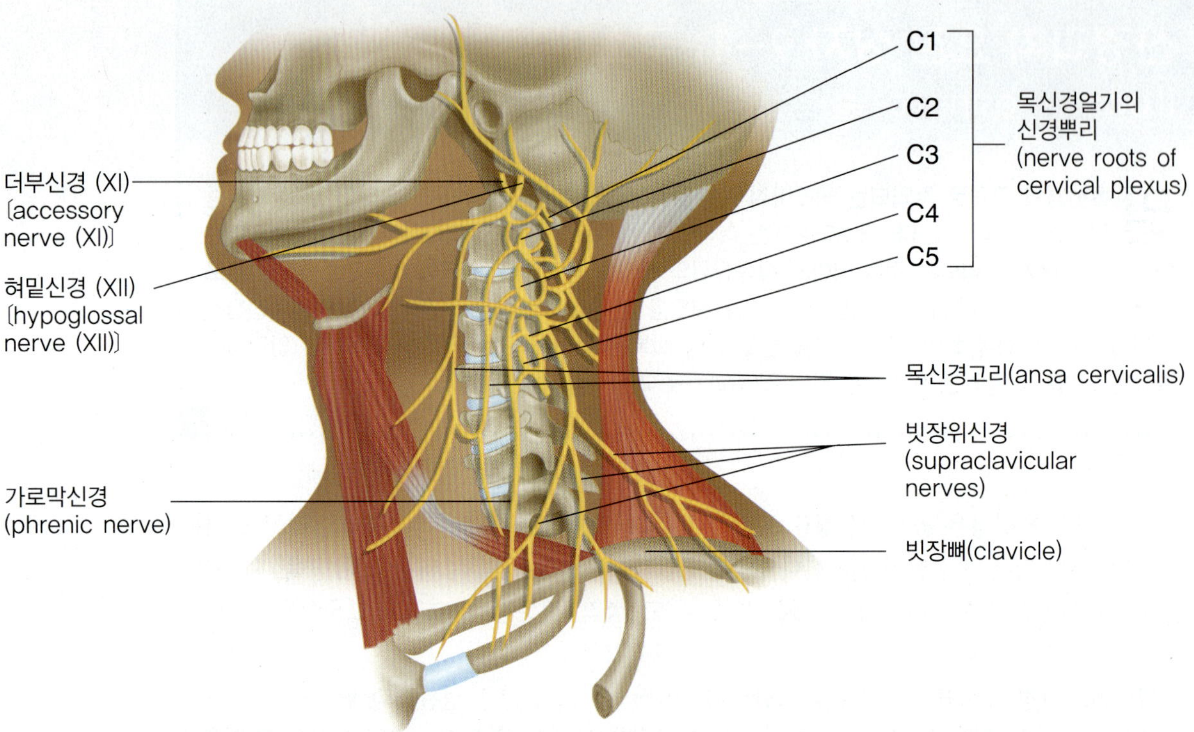

그림 9-2 목신경얼기는 C1-C5 척수신경으로 구성되어 있고, 목의 구조와 가로막을 지배한다. 가로막신경은 C3-C5로 구성되어 있고 가로막을 지배한다.

목신경얼기 / Cervical Plexus

목신경얼기(cervical plexus)는 C1-C5 척수신경의 축삭으로 구성되어 있으며 목의 구조들을 지배한다(그림 9-2 참고). 2개의 가장 큰 목신경얼기는 목신경고리(ansa cervicalis)와 가로막신경(phrenic nerve)이다. 목신경고리는 삼킴과 말하기에 관여하는 많은 작은 근육의 신경지배를 한다. 가로막신경은 목과 가슴으로 내려가서 가슴배 가로막을 지배한다. 가로막신경을 형성하는 주요 척수마디는 C4이지만 C3와 C5의 섬유도 포함된다. 가로막신경이 양쪽에서 손상되거나, 척수가 C3 수준 위에서 손상되면, 가로막은 마비되어서 호흡은 멈출 것이다.

임상적 지식 상자 9-1: 목 척수손상과 호흡 (Cervical Spinal Injury and Respiration)

가로막을 지배하는 가로막신경은 목신경얼기의 일부분이며, C3-C5의 척수마디에서 분지하고 주로 C4로 형성되어 있다. 호흡에 관여하는 다른 주요 근육은 갈비사이근과 배벽근육이다; 이 근육들은 등척수신경과 허리척수신경에 의해 지배된다. C3 수준에서 혹은 그 이상에서 발생한 척수손상은 가로막의 자동적인 수축을 유지하는 다리뇌 안에 있는 호흡중추로부터 가로막신경을 분리시킨다. 이것은 더 이상 자발적으로 호흡이 발생하지 않는다는 것을 의미한다. 높은 수준의 척수손상 환자는 호흡근의 자발적인 수축력이 부족하기 때문에, 폐를 팽창시키는 기계적인 환기장치가 필요할 것이다.

부가적 질문: 가로막신경은 정상이나 갈비사이근육을 지배하지 못할 때, 환자는 완전히 정상 호흡기능을 가지고 있을 수 있는가?

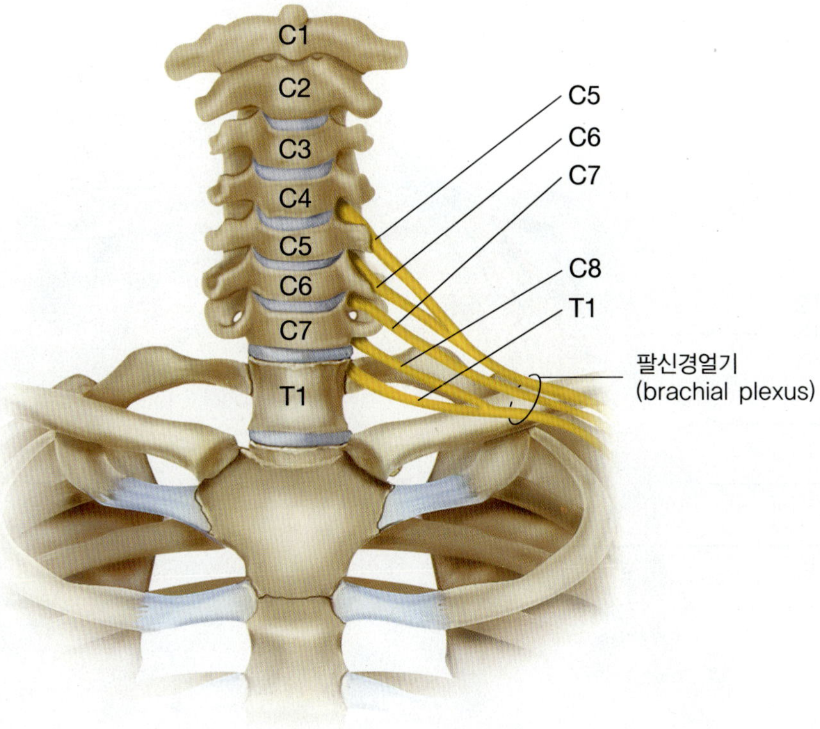

그림 9-3 팔신경얼기는 C5-T1 척수신경으로 구성되어 있고 팔을 지배한다.

팔신경얼기 / Brachial Plexus

팔신경얼기는 팔의 근육을 지배한다(그림 9-3 참고). 이것은 척수신경 C5-T1으로 형성된다. 팔신경얼기는 목의 아랫부위에 위치하고 겨드랑이를 지나서 팔로 내려가며, 5개 주요 부위로 구분된다: 뿌리(roots), 줄기(trunks), 갈래(divisions), 분지(cords) 및 가지(branches). (기억을 도와주어 이것을 기억하게 하는 좋은 방법은 "**R**eally **T**ired? **D**rink **C**offee **B**lack"이다.)

5개 앞가지(C5, C6, C7, C8 및 T1)는 팔신경얼기의 "뿌리(roots)"라고 혼란스럽게 불린다. (앞가지들은 실제로 뿌리가 아니라 가지라는 것을 기억한다: 앞가지는 운동신경섬유와 감각신경섬유뿐만 아니라, 교감신경섬유도 포함하고 있다. 목 안에서, C5와 C6는 윗줄기를 형성하고, C7은 중간줄기, 그리고 C8과 T1은 아래줄기를 형성한다. 그런 다음 각 줄기는 2개의 갈래로 나뉜다: 앞쪽과 뒤쪽. 앞갈래는 팔의 앞쪽에 있는 근육과 피부를 지배하는 신경을 형성한다; 뒷갈래는 뒤쪽 구조에 지배하는 신경을 형성한다. 두 분지 모두 빗장뼈의 뒤로 지나가고 팔신경

임상적 지식 상자 9-2: 신경압박 (Nerve Compression)

말초신경의 압박은 우선적으로 직경이 큰 감각신경 축삭에 영향을 주기 때문에, 촉각, 압각, 그리고 진동감각은 먼저 감소하거나 손실되고, 더 직경이 작은 통증, 온도 및 자율신경섬유의 기능은 보존된다. 예를 들면, 손목굴증후군에서, 손목관절에서 정중신경의 압박은 보통 통증이 발생하기 전에 촉각 지각이 감소된다.

부가적 질문: 손목굴증후군 환자가 경험하는 감각변화는 손의 어느 부위에서 발생하는가?

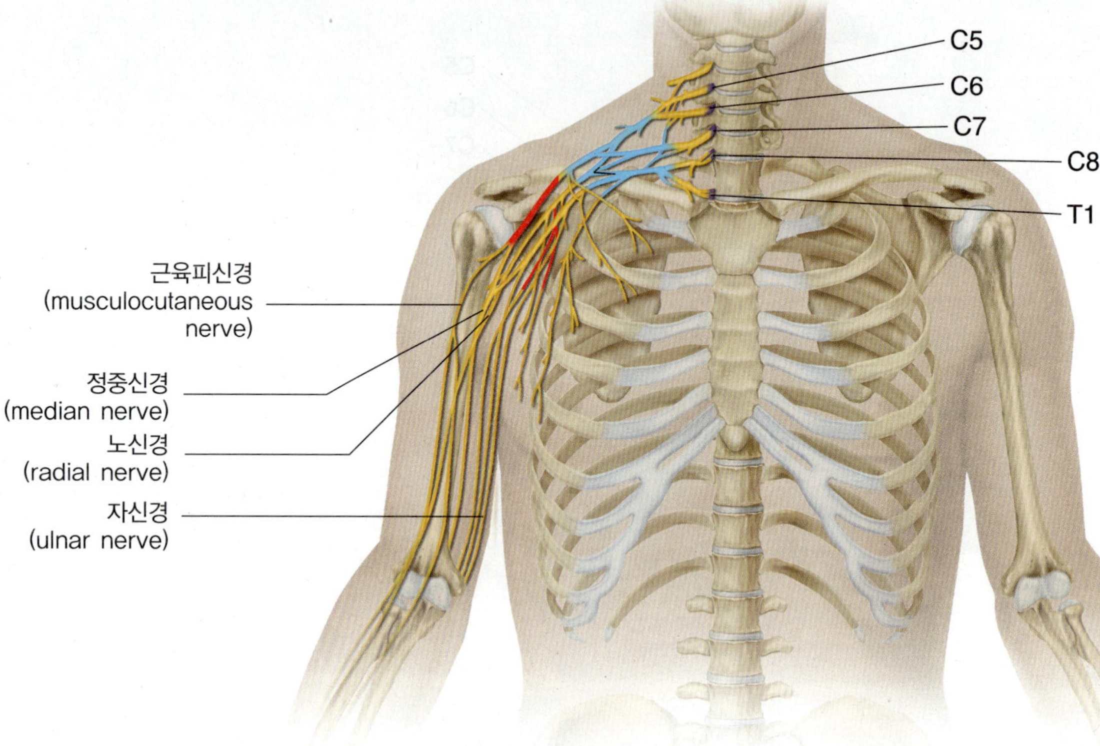

그림 9-4 팔신경얼기의 주요 신경은 팔을 지배하는 근육피신경, 정중신경, 자신경 및 노신경이다.

얼기 분지로 된다. 가쪽 분지는 윗줄기와 중간줄기로부터 나온 신경섬유로 형성되고, 안쪽 분지는 아래줄기로부터 분지되는 신경으로 구성된다. 뒤쪽 분지는 3 가지 줄기에서 나오는 신경섬유 모두를 포함한다.

겨드랑이에서, 신경얼기는 5개의 주요 가지 혹은 명명된 신경으로 나누어진다. 추가로, 수많은 작은 가지가 신경얼기 전체에서 시작한다. 함께 큰 신경얼기와 작은 신경얼기는 팔의 대부분의 근육과 모든 감각을 지배한다.

3개의 큰 앞갈래 가지이다: 근육피신경, 정중신경 및 자신경(**그림 9-4** 참고). 근육피신경은 팔의 앞쪽 근육(위팔두갈래근, 부리위팔근 및 위팔근)의 운동을 지배한다. 신경은 아래팔까지 계속되어서 아래팔 가쪽의 감각을 담당하는 가쪽아래팔피부신경(lateral antebrachial cutaneous nerve)이 된다. 정중신경은 아래팔의 앞쪽에 위치하는 근육을 지배하고, 손목관절에 있는 손목굴을 지나서 엄지손의 근육(엄지두덩)을 지배하고 손의 가쪽부분의 감각을 지배한다. 마지막으로, 자신경은 아래팔 앞쪽의 몇 개 근육과 손에 있는 대부분의 내재근을 지배하며, 손의 안쪽 1/3 감각을 지배한다.

팔신경얼기로부터 나오는 더 작은 앞쪽 가지는 안쪽가슴신경과 가쪽가슴신경이다. 안쪽가슴신경은 안쪽 분지로부터 가지를 내며 작은가슴근과 큰가슴근의 안쪽(복장)머리를 지배한다. 가쪽가슴신경은 가쪽분지로부터 나오며 큰가슴근의 빗장머리를 지배한다.

팔신경얼기의 뒤쪽분지에서는 2개의 큰 신경이 나온다: 겨드랑신경은 삼각근과 작은원근을 지배하고, 노신경은 팔과 아래팔의 뒤쪽의 근육과 뒤쪽의 팔, 아래팔 및 손의 감각을 지배한다. 뒤쪽의 더 작은 분지는 등쪽어깨신경(큰마름근과 작은마름근, 어깨올림근), 어깨위신경(가시위

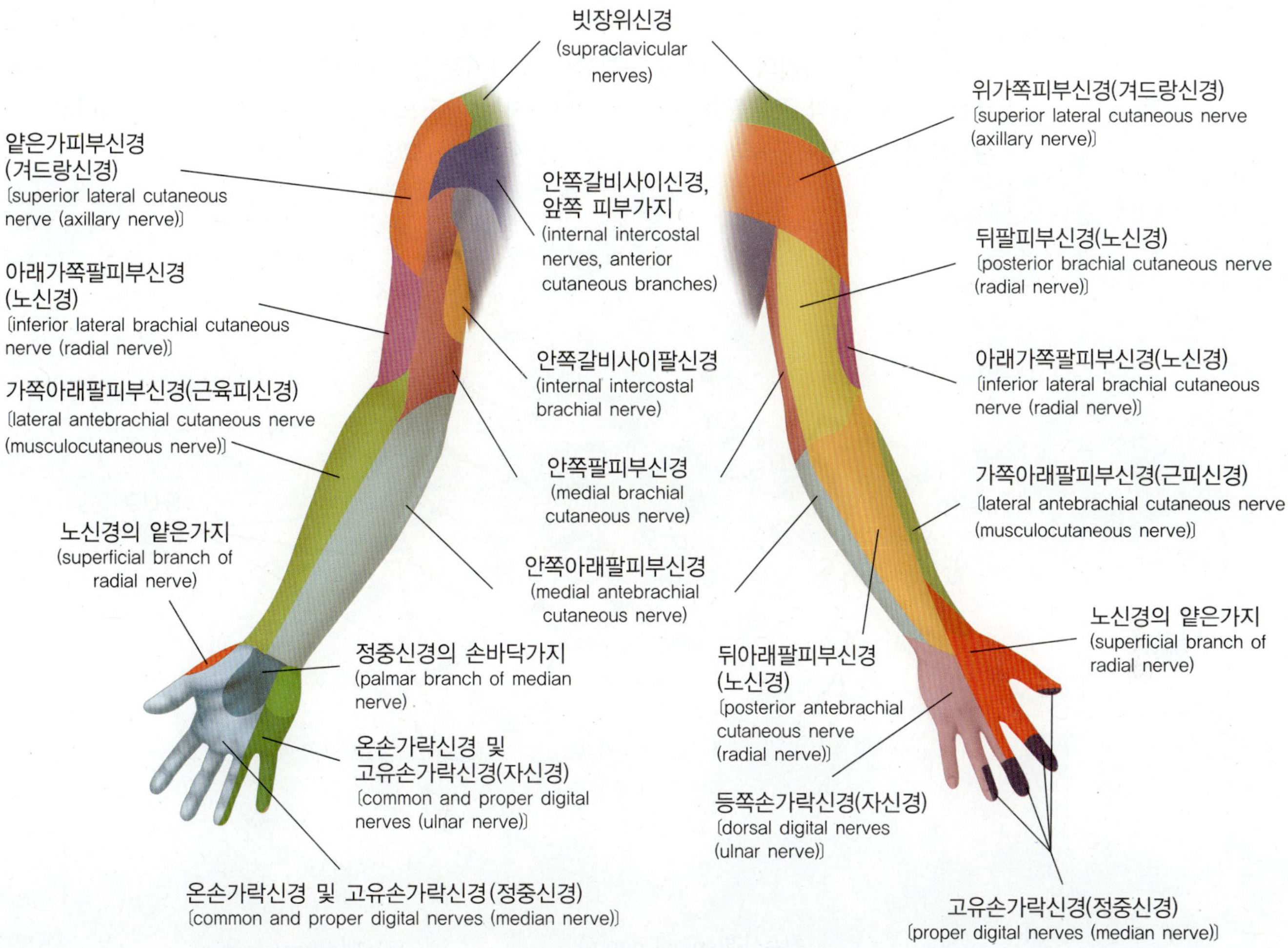

그림 9-5 팔의 감각신경지배: 팔신경얼기의 각각의 신경은 피부의 특정 부위를 지배한다.

근과 가시아래근), 긴가슴신경(앞톱니근), 가슴등근(넓은등근), 그리고 어깨밑신경(어깨밑근과 큰원근) 등을 만든다.

2개의 순수감각신경이 안쪽 분지로부터 나오며 팔과 아래팔의 안쪽 감각을 담당한다: 각각 안쪽팔피부신경과 안쪽 아래팔피부신경이다(**그림 9-5** 참고).

신경과학 요점 상자 9-3: 팔신경얼기손상 (Brachial Plexus Injuries)

팔신경얼기 손상은 팔신경얼기의 신경이 열상, 전단 혹은 과신장되는 손상을 말한다. 팔신경얼기손상은 모든 연령층에서 발생할 수 있으나, 대부분의 팔신경얼기손상은 출생 시 나타나는데, 아기가 산도를 통해서 나올 때 눌려서 팔이 부적절하게 신장되어서 발생한다. 팔신경얼기손상의 증후군은 팔의 근력약화, 마비 및 손상된 감각을 포함한다. 가징 심각한 유형의 손상은 *견열(avulsion)*이다; 견열은 척수로부터 나오는 신경줄기에 발생한 열상을 말하며, 전형적으로 팔에 이완마비를 야기한다. 치료사의 역할은 팔신경얼기손상 이후에 근육의 뻣뻣함과 구축을 예방하고 신경기능이 회복됨에 따라 근육을 재훈련시키는데 도움을 주는 것이다.

등신경(THORACIC SPINAL NERVES). 등뼈에서 나오는 신경은 신경얼기를 형성하지 않는다. 그 대신 등가지와 배가지로 구분된다: 뒤가지는 등의 내재근(척추주위근)과 그 부위의 피부를 포함한 등의 구조들을 지배하고, 앞가지는 가쪽으로 갈비밑을 지나서 갈비사이신경을 형성하여, 갈비사이근육과 등의 배쪽 피부를 지배한다(그림 9-6 참고).

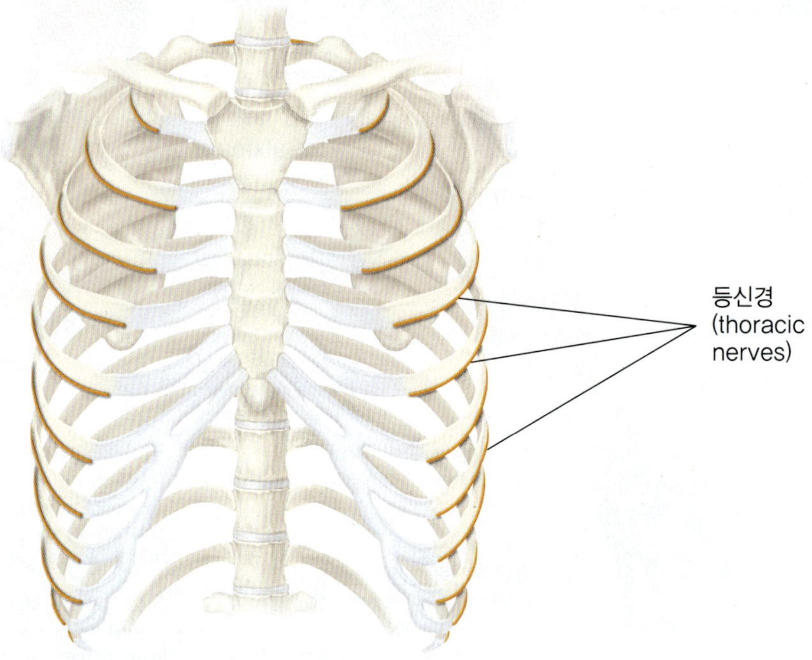

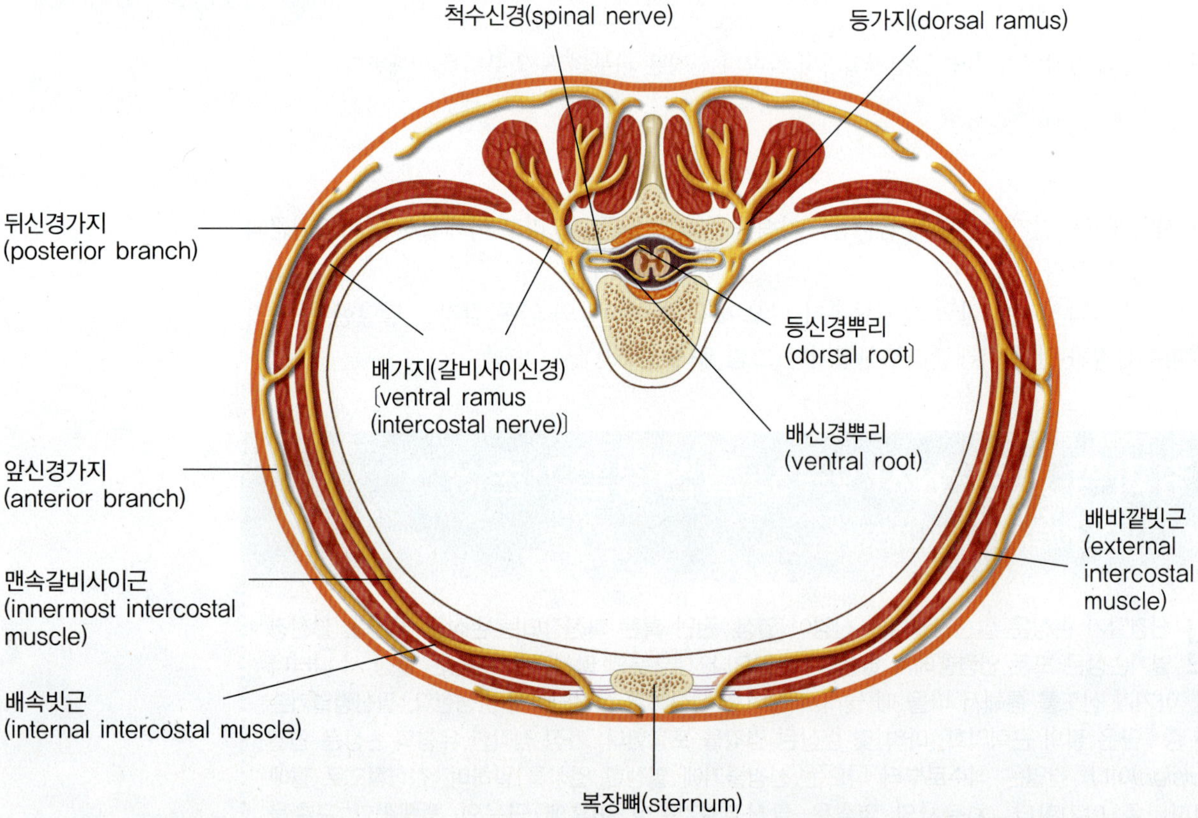

그림 9-6 등신경은 가슴의 근육과 피부를 지배한다. 등신경은 배가지(갈비사이근)와 뒤가지(척추곁근육)로 구분한다. 앞가지는 몇몇의 신경가지로 구분된다.

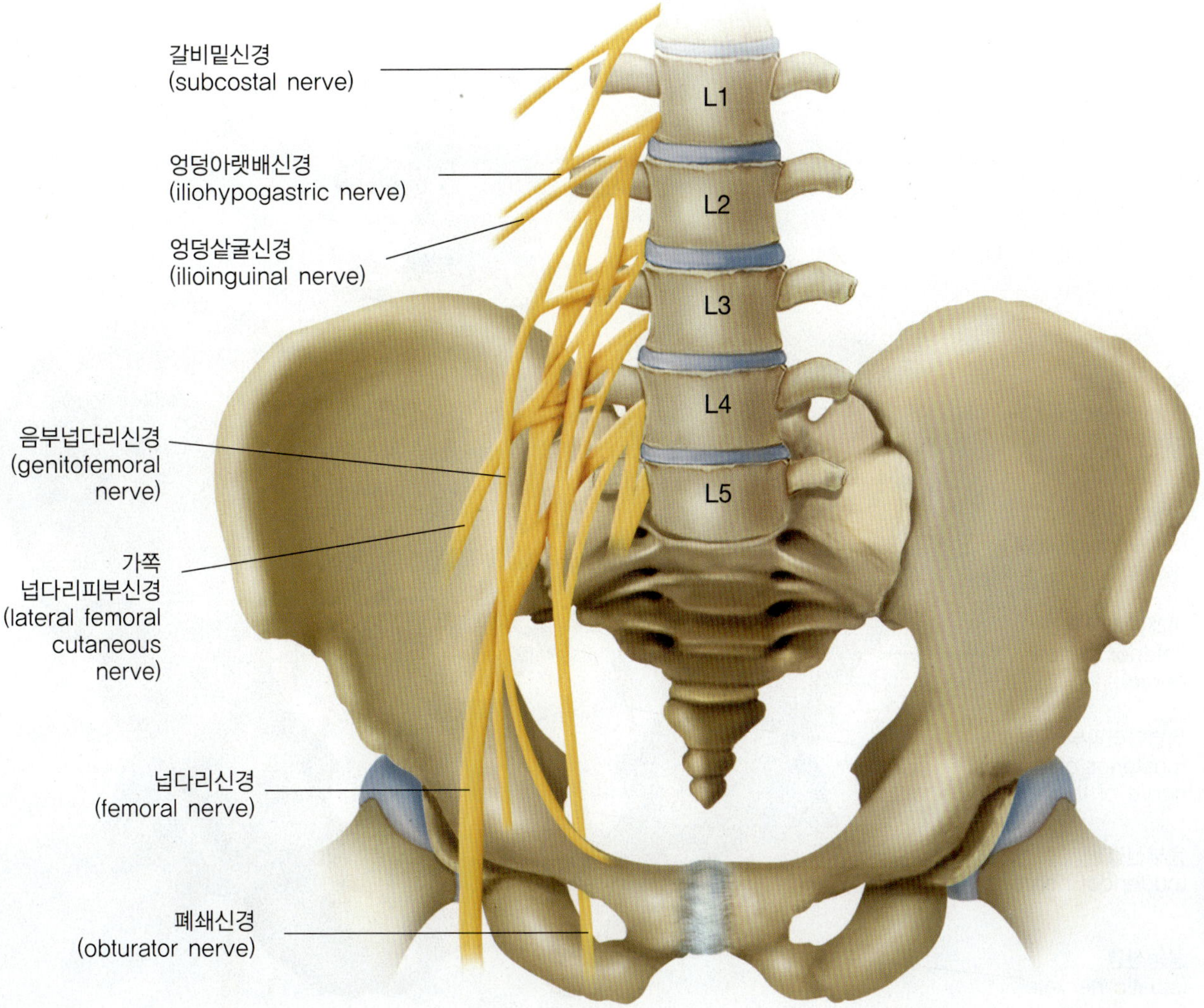

그림 9-7 허리신경얼기는 척수의 허리부분에서 분지하고 엉덩관절과 넙다리의 근육을 지배한다. 넙다리신경과 폐쇄신경이 넙다리의 앞쪽과 안쪽을 지배하는 주요신경이다.

허리신경얼기 / Lumbar Plexus

허리신경얼기(lumbar plexus)는 L1부터 L4까지의 척추마디로부터 나오는 신경섬유로 구성되어 있다(그림 9-7 참고). 이것은 7개의 주요신경을 만든다. 그 중에서 3개는 순수 감각신경이다: 음부넙다리신경은 음낭(남자)과 대음순(여자)을 지배하고, 가쪽넙다리피부신경은 넙다리의 가쪽을 지배하고, 두렁신경은 종아리와 발의 안쪽 및 무릎관절의 일부분을 지배한다. 또한 4개의 큰 혼합신경(운동신경과 감각신경)을 포함한다. 엉덩아래배신경은 배의 앞쪽벽 감각 및 앞쪽 벽을 이루는 근육의 운동을 지배한다. 또한 엉덩샅굴신경은 앞쪽 배근육을 지배하고 샅굴의 감각을 지배한다. 폐쇄신경(L2–L4)는 안쪽넙다리의 감각과 엉덩관절의 모음근의 운동기능을 지배한다.

허리신경얼기의 가장 큰 가지는 넙다리신경이다. 이 신경은 L2–L4로부터 분지하며 넙다리동맥과 넙다리정맥과 함께 골반에서 넙다리로 내려간다. 이 신경은 엉덩관절과 넙다리의 앞쪽에 위치하는 엉덩근, 두덩근, 넙다리빗근 그리고 넙다리네갈래근의 4개 머리 모두를 지배한다. 또한 넙다리의 앞쪽 피부와 엉덩관절 및 무릎관절의 감각을 제공한다.

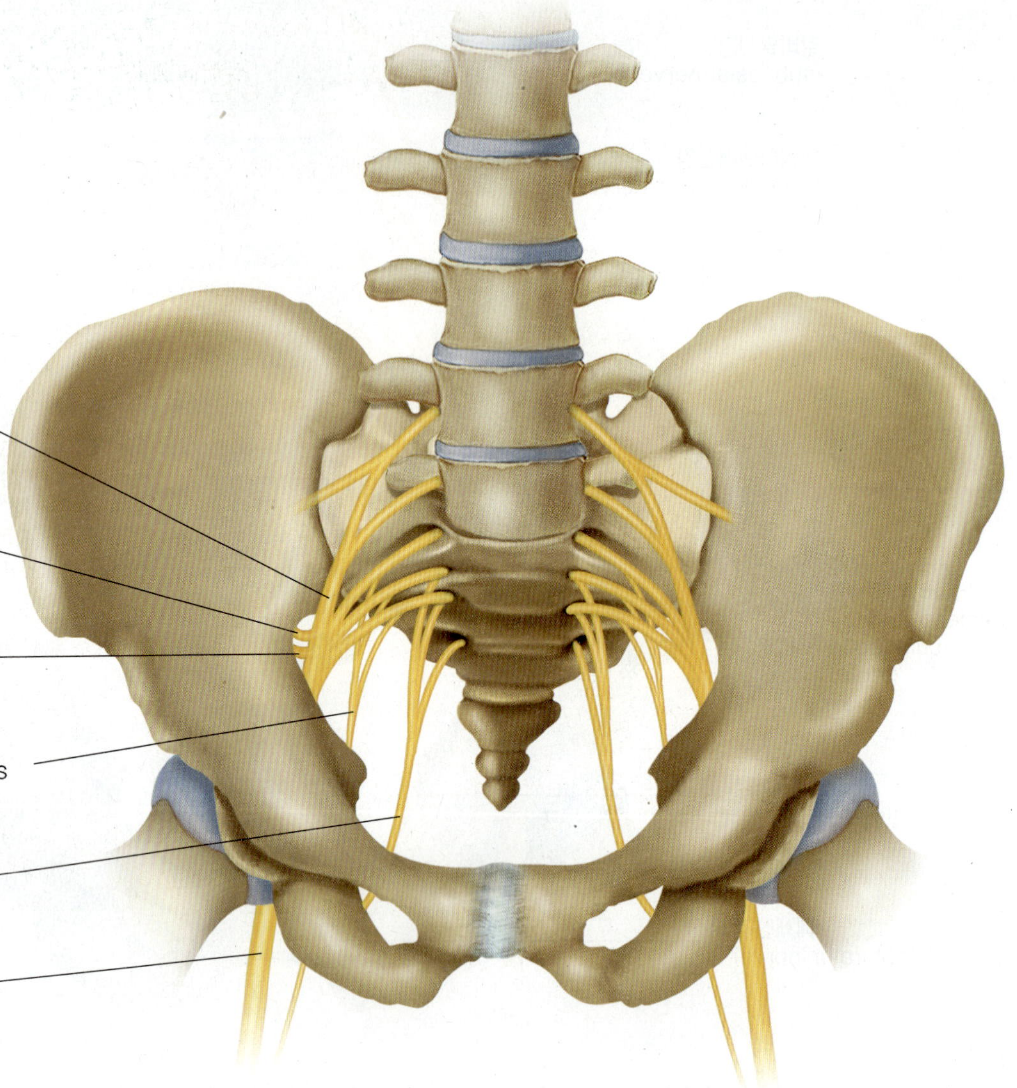

그림 9-8 엉치신경얼기는 척수의 아래허리와 엉치 부위에서 분지하며, 골반과 다리를 지배한다. 궁둥신경은 넙다리, 종아리 그리고 발의 근육을 지배한다. 음부신경은 골반바닥의 근육과 생식기계를 지배한다.

엉치신경얼기 / Sacral Plexus

엉치신경얼기(sacral plexus)는 L4–L5로부터 나오는 신경과 S1–S4에서 나오는 신경으로 구성되어 있다(그림 9-8 참고). 이 신경얼기는 6개의 주요신경을 분지한다. 위볼기신경(L4–S1)은 3개의 엉덩관절 근육을 지배한다: 중간볼기근, 작은볼기근 및 넙다리근막장근. 아래볼기신경(L5–S2)은 큰볼기근을 지배한다. 뒤넙다리피부신경은 순수 감각신경으로 엉덩이, 넙다리 뒤쪽, 그리고 항문의 감각을 지배한다.

궁둥신경은 인체에서 가장 큰 신경이다. 실제로 이 신경은 정강신경(L4–S3)과 온종아리신경(L4–S2)으로 구성되어 있다. 두 신경은 결합조직 덮개로 싸여 있다. 궁둥신경은 볼기 부위를 통해서 큰볼기신경 안쪽을 지나서 넙다리 뒤쪽으로 내려가서 뒤넙다리근을 지배한다. 무릎에서, 정강신경과 온종아리신경은 분리된다. 정강신경은 종아리의 뒤쪽으로 내려가서 종아리 뒤쪽 근육을 지배한다. 안쪽 복숭아뼈의 바로 뒤쪽에서 안쪽발바닥신경과 가쪽발바닥신경으로 가지를 낸다. 발바닥신경은 모두 발의 내재근을 지배하고 발바닥을 지배한다.

임상적 지식 상자 9-3: 궁둥구멍근증후군 (Piriformis Syndrome)

궁*둥뼈신경통*은 궁둥신경에 손상이나 염증이 발생한 것을 말한다. *궁둥구멍근증후군*은 궁둥뼈신경통의 원인 중 하나로 궁둥구멍근이 궁둥신경을 압박하는 것이다. 궁둥구멍근에 염증이 발생하거나 과도하게 단단해지면, 궁둥신경은 압박될 것이다. 이 증후군은 다리 전체로 내려가는 방사통이나 무감각을 야기한다. 운좋게도, 궁둥구멍근증후군은 궁둥구멍근을 연장하는 신장법을 적용하거나 국소부종에 의해서 생성된 압박을 감소시키면 매우 효과적으로 치료할 수 있다.

부가적 질문: 궁둥구멍근을 신장시키는 다리의 자세는 무엇입니까? (힌트: 궁둥구멍근은 엉덩관절을 가쪽돌림하고 엉덩관절이 굽힘할 때 벌림을 할 수 있다.)

온종아리신경은 종아리뼈머리 주변을 감싸고 얕은종아리신경과 깊은종아리신경으로 나누어진다. 얕은종아리신경은 가쪽 구획근육(긴종아리근과 짧은종아리근)을 지배하고 깊은종아리신경은 앞쪽 구획근육(발등근육)을 지배한다.

음부신경(S2-S4)은 엉치신경얼기의 가장 아래쪽 가지이다. 이 신경은 회음부와 골반바닥의 근육을 지배한다. 중요하게, 이 근육들은 방광과 대장의 수의적인 조절을 책임지고, 오르가즘과 사정을 하는 동안 근수축에 관여한다. 또한 음부신경은 음경과 음핵의 감각, 음낭, 음순 및 질의 피부 감각을 지배한다.

말초신경막 / Peripheral Nerve Coverings

각각의 말초신경은 결합조직층으로 덮혀 있다(그림 9-9 참고). **신경바깥막**(epineurium)은 가장 바깥쪽을 덮고 있다; 이것은 척수 주변을 싸고 있는 경질막이 계속되는 것이다. 신경바깥막은 조밀하고 질긴 섬유이다. 이 막은 보호성 막으로 말초신경의 긴장력을 만든다.

신경바깥막의 안쪽에는, **신경다발막**(perineurium)은 작은 *다발(fascicles)*이라고 불리는 개개의 신경섬유다발로 분류한다. 신경다발막 세포는 혈관섬유장벽을 형성하는데 도움이 되도록 단단하게 연결된다. 이 장벽은 혈액으로부터 중추신경계를 구분하는 혈액-뇌장벽과 유사한 방법으로 혈액으로부터 말초신경 축삭을 보호한다. 약간의 감각 수용체가 신경다발막과 계속되는 결합조직 주머니를 가지고 있다(파시니소체, 근방추 및 골지건기관).

임상적 지식 상자 9-4: 피부분절과 근육분절 (Dermatomes and Myotomes)

한 **피부분절**(dermatome)은 한 척수마디로부터 나오는 감각신경이 지배하는 인체 부위를 말한다. 유사하게, **근육분절**(myotome)은 단일 척수분절에서 나오는 운동신경에 의해서 지배받는 한 근육이나 근육집단을 말하는 것이다. 임상적으로, 치료사는 특정 신경뿌리의 기능을 점검하고자 피절과 근절을 사용한다. 예를 들면, 전형적으로 척수손상은 환자에서 나타나는 피절과 근절의 가장 높은 수준으로 분류된다. 미국척수손상협회(American Spinal Cord Injury Association; ASIA)는 척수손상 분류를 위해 사용되는 피절과 근절을 기술하였다(표 9.1 참고). (또한 피절과 근절에 관한 더 자세한 기술과 그림은 제8장을 참조한다.)

부가적 질문: C5, C7, L3 근절 수순에 의해 지배받는 근육은 무엇입니까?

표 9.1 척수수준의 신경지배 (spinal level innervation)

팔의 피부분절(upper extremity dermatomes)

신경뿌리	감각검사 부위
C5	위팔뼈의 가쪽 위관절융기
C6	엄지의 몸쪽 손가락뼈
C7	중지의 몸쪽 손가락뼈의 등쪽
C8	다섯째 손가락(새끼손가락) 몸쪽 손가락뼈의 등쪽
T1	위팔뼈의 안쪽 위관절융기

다리의 피부분절(lower extremity dermatomes)

신경뿌리	감각검사 부위
L1	ASIS와 두덩뼈능선의 중간지점
L2	허벅지 앞쪽의 중간지점
L3	넙다리뼈의 안쪽 위관절융기
L4	안쪽 복사뼈
L5	둘째와 셋째 발가락 사이의 발등
S1	가쪽 복사뼈
S2	무릎관절 뒤쪽(오금)

팔의 근육분절(upper extremity myotomes)

신경뿌리	검사하는 근육집단
C5	팔꿉관절 굽힘근
C6	손목관절 폄근
C7	팔꿉관절 폄근
C8	긴손가락굽힌근(중지의 먼쪽 손가락뼈)
T1	손가락 벌림근(전형적으로 새끼손가락 검사)

다리의 근육분절(lower extremity myotomes)

신경뿌리	검사하는 근육집단
L2	엉덩관절 굽힘근
L3	무릎관절 굽힘근
L4	발목관절 발등굽힘근
L5	엄지발가락 폄근
S1	발목관절 발바닥굽힘근

신경과학 요점 상자 9-4: 대상포진 (Herpes Zoster, Shingles)

대상포진은 척수신경과 뇌신경의 감각신경절에 발생한 바이러스성 감염 중 하나이다. 대상포진과 수두는 모두 수두바이러스로 발생하는데, 처음에 수두에 감염된 후에 수년 동안 감각신경절에 휴면상태로 남아 있다. 어떤 사람들은 바이러스가 재활성화되는데, 재활성화의 이유는 명백하지 않지만, 면역기능의 감소가 가장 일반적이다. 재활성화 이후에, 바이러스는 감각신경 축삭을 따라서 대상포진의 징후와 증상의 원인이 되는 피부로 이동한다. 대상포진의 증상은 붉고 작은 통증성 물집이다. 전형적으로 단일 피부분절이나 뇌신경이 감염된다. 대부분의 환자는 몇 주 동안 통증이 지속되지만, 어떤 통증은 물집이 치유된 후에도 몇 달 혹은 몇 년 동안 지속된다. 대상포진 환자의 2/3는 몸통 피부분절에 발생하고 20%는 얼굴에 발생한다(보통 삼차신경의 한 가지가 분포한). 얼굴신경에 대상포진이 발생하면, *람세이-헌트증후군(Ramsay-Hunt syndrome)*이라고 한다.

가장 안쪽의 결합조직 신경집은 **신경속막**(endoneurium)이다. 이 막은 개별 신경섬유(축삭)를 섬세하게 감싸는 느슨한 결합조직이다. 신경속막의 안쪽은 민말이집 축삭이나 말이집축삭 주변의 말이집을 형성하는 슈반세포가 있다.

인체가 움직일 때, 말초신경은 다른 조직 안에서 미끄러진다. 또한 말초신경의 각각의 막은 다소 독립적으로 미끄러질 수 있다. 이 결합조직막 안에서 신경섬유의 움직임은 작은 동맥과 모세혈관을 통하여 축삭으로 들어가는 혈류량을 증진시키고, 축삭원형질의 움직임을 위해 중요하다(축삭 안쪽의 체액). 축삭원형질의 흐름은 축삭의 건강을 유지하는데 도움이 되는 신경 안쪽 물질의 움직임을 증진시키는데 도움이 된다.

신경섬유 분류 / Nerve Fiber Classification

말초신경 섬유(축삭)는 2개 기관으로 분류한다. 축삭은 그들의 크기(직경), 그것들을 싸고 있는 말이집의 양, 혹은 전도속도에 따라서 분류할 수 있다. 전도속도는 축삭직경과 연관되어 있기 때문에, 전도속도가 가장 빠른 신경섬유는 가장 두꺼운 말이집이 있는 직경이 가장 큰 축삭

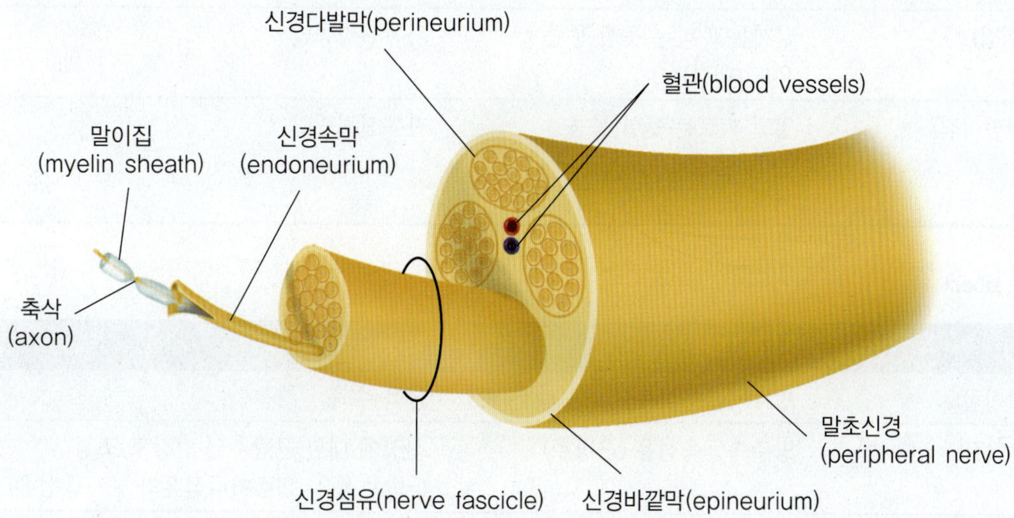

그림 9-9 말초신경과 결합조직막. 개별 축삭은 신경속막으로 덮혀 있고, 각각의 신경섬유는 신경다발막으로 싸여 있고, 전체 신경은 신경바깥막으로 싸여 있다.

이다. 감각신경은 보통 크기로 구분하며 운동신경은 전도속도로 분류하지만 이 분류법은 때때로 교환하여 사용한다.

감각신경은 그것들의 축삭 직경에 따라서 분류될 수 있다. 직경이 가장 큰 축삭은 1형(Type I)이고 근방추(Type Ia)와 골지건기관(Type Ib)을 지배하는 감각신경에서 볼 수 있다. 2형(Type II) 축삭은 직경이 더 작고 더 얇은 말이집으로 싸여 있다; 또한 근방추뿐만 아니라, 메르켈원반(촉각)과 파시니소체(진동)를 지배한다. 3형(Type III) 감각축삭은 자유신경종말을 지배한다; 이것은 2형 축삭보다 더 작고, 얇은 말이집을 가지고 있다. 1형, 2형 및 3형은 모두 말이집 축삭이다. 4형(Type IV) 신경섬유는 민말이집으로 직경이 가장 작으며, 통증과 온도감각을 위한 자유신경종말을 지배한다.

근육을 지배하는 신경은 아래운동신경세포라 한다. 아래운동신경세포는 2가지 유형이 있다: 알파운동신경세포와 감마운동신경세포(표 9-2 참고). **알파운동신경세포**(alpha motor neurons)는 근긴장에 관여하는 근육을 지배하고 움직임을 만든다. 알파운동신경세포의 직경은 12~20㎛이며 빠른 전도속도를 가지고 있고 두꺼운 말이집에 싸여 있다. 대조적으로, **감마운동신경세포**

표 9.2 말초신경섬유 (peripheral nerve fibers)

들신경섬유 (afferent nerve fiber)

명명	직경(㎛)	방법	수용기 유형
Ia	12–20 (말이집)	빠른 신장 (근육) 느린 신장 (근육)	근방추
Ib	12–20 (말이집)	근육/힘줄 긴장 인대 긴장	골지건기관 인대수용기 (III형 관절 수용기)
II Aβ	8–12 (말이집)	느린 신장 (근육) 관절 위치, 움직임 이점식별적 접촉 진동/깊은 압박 피부 신장 압력 및 질감 가벼운 촉감	근방추 관절 수용기 (I형과 II형) 촉각소체 층판소체 루피니기관 메르켈디스크 털뿌리수용기
Aδ	1–6 (말이집)	날까롭고 타는 듯한 통증 온도 (냉감)	자유신경종말
C (IV)	1–1.5 (민말이집)	얼고 찌르는 듯한 통증 온도 (온감) 가려움	자유신경종말

날신경섬유 (efferent nerve fiber)

명명	직경(㎛)	신경지배	기능
α	7–22 (말이집)	방추밖근육섬유	근육 수축
γ	2–15 (말이집)	방추속근육섬유 (근방추)	신장에 대한 근방추의 민감도 조정 (=방추섬유=핵주머니섬유와 핵사슬섬유)
β	1–5 (말이집)	연접전 자율신경	연접후 자율신경을 자극
C	0.2–0.5 (민말이집)	연접후 자율신경	심장과 평활근의 수축

(gamma motor neurons)는 직경이 6~12㎛이며, 전도속도가 느리고 근방추를 지배한다. 감마 운동신경세포는 근육의 긴장을 유지하고 변경하지만, 움직임을 생산하지는 않는다.

자율신경계는 2가지 유형의 불수의적인 운동신경세포로 구성되어 있다. 베타섬유(β–fibers)는 직경이 작으며 말이집에 싸여 있다; C섬유(C fibers)는 민말이집 신경이다.

말초신경 손상 및 치유 / Peripheral Nerve Injury and Healing

말초신경은 외상이나 질환으로 손상될 수 있다. 일반적인 손상 유형은 과도한 신장, 압박 및 열상(잘림) 등이다. 또한 감염(예: 대상포진과 한센병)은 신경세포를 손상시킬 수 있다. 추가로 신경압박, 포착 혹은 당뇨와 같은 대사성질환으로 야기되는 허혈은 축삭을 손상시킨다. 자가면역질환(예: 길랭바레증후군)은 말초신경을 손상시키는데 종종 축삭을 절연하는 말이집이 손상된다.

말초신경의 손상은 **신경병**(neuropathy)을 만든다. 대부분의 신경병은 운동신경기능과 감각신경기능을 모두 손상시키지만, 손상 정도는 차이가 있어서 한 신경기능이 더 손상된다. 대부분의 경우, 감각이 감소하고 상실 또는 비정상이다. **지각이상**(paresthesia)은 말초신경손상의 조기증상 중 하나이다. 비정상적인 감각은 콕 찌르는 느낌, 따끔한 느낌 혹은 "저린(pins-and-needles)" 느낌으로 묘사된다. 비정상적인 감각은 한쪽 팔다리(손목굴증후군과 같은) 혹은 양쪽 팔다리(당뇨에서 보이는)에서 발생할 수 있다. 당뇨성 감각이상은 손과 발에서 가장 심하여, 당뇨와 관련된 감각이상을 "장갑과 스타킹(glove-and-stocking)" 감각손실이라고 한다(그림 9-10 참고).

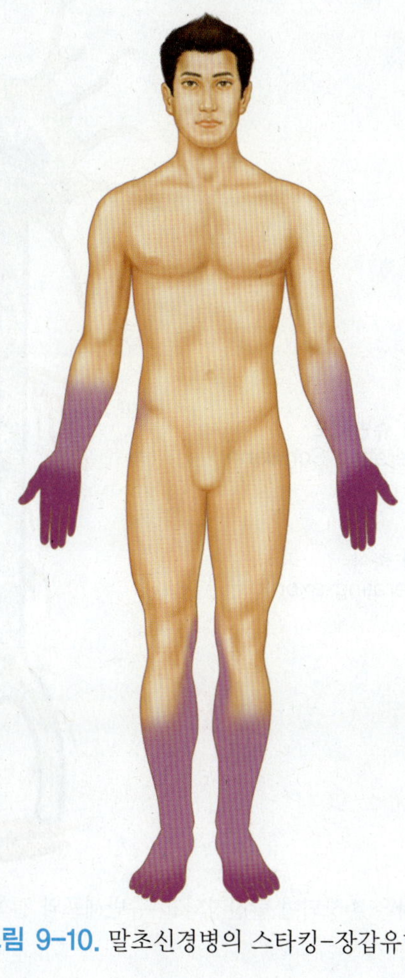

그림 9-10. 말초신경병의 스타킹-장갑유형.

말초신경 손상으로 발생하는 대부분 증상은 약화(부전마비) 혹은 마비 및 저긴장 등이다. 많은 신경병증에서, 발과 종아리 근육이 먼저 손상된다. 전형적으로, 힘줄반사는 감소하거나 손실된다. 자율신경 기능도 손상되어, 땀 손실(무한증) 및 혈관수축과 혈압을 조절하는 자율신경계의 장애로 기인하는 자세성 저혈압을 유발한다. 방광과 대장의 실금, 발기부전, 흐려진 시야, 안구건조증 및 구강건조증 구토 등이 발생할 수 있다.

일부 말초신경 손상은 가역적이어서, 기능이 회복될 수 있다. 축삭이 손상되었어도 결합조직막이 정상이면, 결합조직이 축삭 재생을 유도할 수 있기 때문에 치유가 발생할 수 있다. 기능 회복은 축삭이 재생되어 표적 구조에 연접을 형성한 후에 새로운 말이집이 합성되어야 하기 때문에 느리다. 축삭, 말이집 및 모든 결합조직막이 더 심하게 손상될수록, 회복도 더 어렵다. 그러나 축삭재생은 말초신경계에서 발생하고 치유를 위해 요구되는 유전자가 식별되기 시작한다(Hammarlund, Nix, Hauth, Joregensen and Bastiani, 2009).

축삭이 잘리는 손상 이후에 축삭은 퇴화한다. 축삭퇴화 이후에, **성장원추**(growth cone)라고 불리는 신경싹이 신경세포체로부터 나타나기 시작한다(그림 9-11 참고). 화학적 신호에 의해 유발된 성장원추는 표적조직에 도달하여 연접을 만들 때까지 점진적으로 늘어난다. 재생을 보조하는 많은 화학적 신호는 말초신경 축삭의 말이집인 슈반세포로부터 나온다. 일부에서는 재생이 성장하는 축삭의 연장을 자연적으로 방해하는 과도한 흉터로 손상된다. 전형적으로, 축삭은 느리게는 0.5mm/1일 혹은 최대로는 9.0mm/1일로 성장할 수 있지만, 손상된 신경은 약 1mm/1일로 재생한다. 어떤 근거는 운동이 회복을 개선할 수 있다고 제언한다(Van Meeteren, Brakkee, Hamers, Helders and Gispen, 1997).

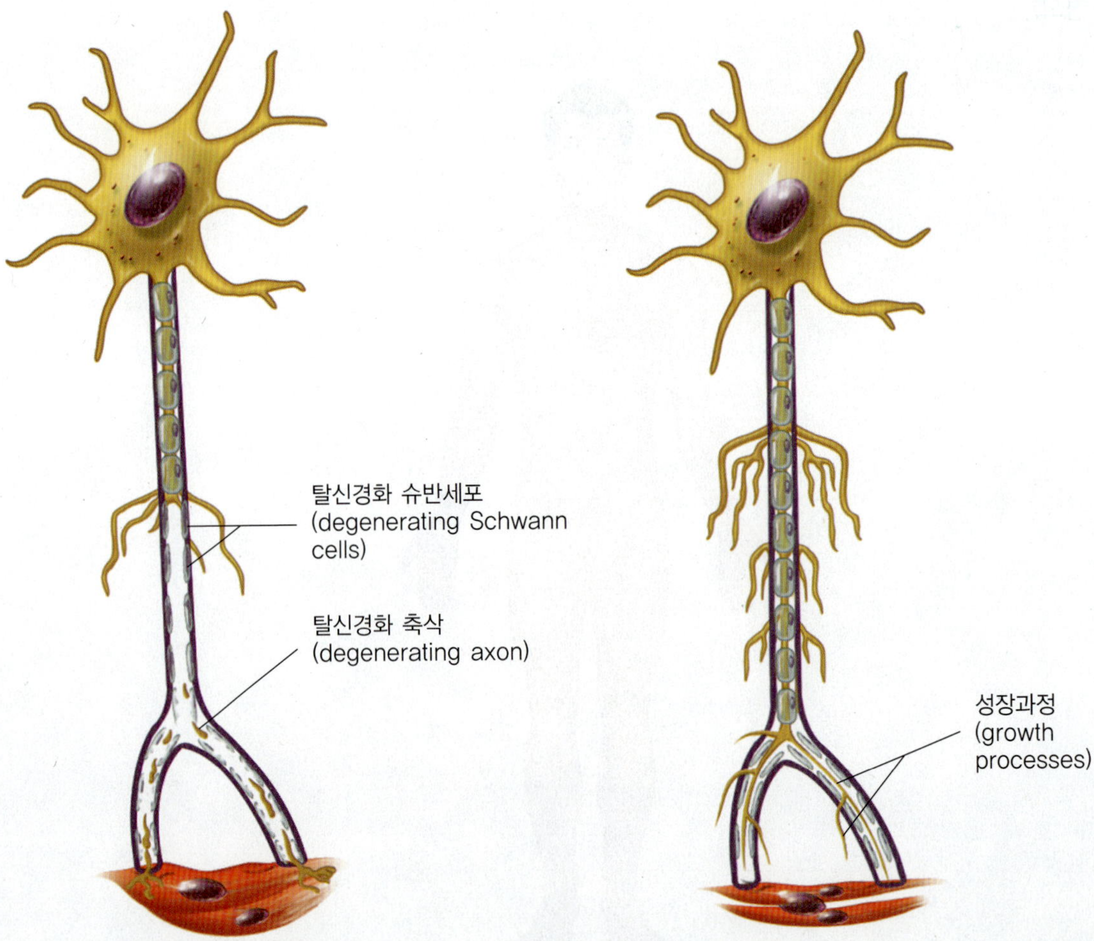

그림 9-11 말초신경계의 축삭은 손상되면 탈신경되고, 슈반세포와 결합조직의 유도 아래 종종 재생될 수 있다.

임상적 지식 상자 9-5: 길랭바레 증후군 (Guillain-Barre Syndrome)

길랭바레 증후군(GBS)은 말초신경의 탈말이집을 야기하는 급성 염증성 다발성신경병증이다. 이 증후군은 말초신경 축삭의 둘레를 감싸는 말이집이 손상되는 자가면역반응이 원인이었다. 길랭바레 증후군의 주요 임상적 특징은 근육 약화와 피로이다. 보통 다리가 먼저 손상되고, 점진적으로 몸통, 팔 및 머리 근육이 약화된다. 어떤 환자들은 약화가 전체 운동마비로 진행되어 호흡부전으로 사망한다. 보통 저림(paresthesia)과 무감각(numbness)이 초기 징후이다. 힘줄반사는 감소되다가 사라진다. 신경전도검사는 근육 활동전위 양의 감소, 감소된 전도속도, 혹은 운동신경의 전도 차단이 나타난다. 다행히도, 대부분의 환자는 완전히 혹은 거의 완전히 회복된다.

부가적 질문: 길랭바레 증후군은 초기에 다리에서 시작해서 어떤 피부분절을 손상시키는가?

말초신경 손상의 회복은 보통 가장 작은 직경의 섬유에서 시작하고 다음에 점진적으로 더 큰 신경섬유에서 나타난다. 통증과 온도가 작은 축삭을 통해 전달되기 때문에, 이러한 감각은 보통 촉각과 고유수용성감각보다 먼저 회복된다. 피부와 피하조직에 있는 몸감각 수용기는 적어도 1년 동안 탈신경되기 때문에 생존할 수 있으며, 감각은 종종 축삭이 그 기간 안에 재생되면 회복될 수 있다.

신경과학 요점 상자 9-5: 당뇨성 신경병증 (Diabetic Neuropathy)

당뇨병은 신경병증의 일반적 원인의 하나이다. 당뇨성 신경병증은 가장 빈번히 발생하는 당뇨의 장기 합병증이며, 자율신경계의 손상으로 팔다리 절단과 갑작스런 심장마비를 야기할 수 있다. 당뇨성 신경병증이 발생하면 치유되지 않으니 최선의 접근법은 예방이다. 당뇨병 환자는 혈당을 조절하는데 도움이 되는 식이요법, 운동 및 투약으로 후천성 신경병증의 위험은 최소화할 수 있다(Cade, 2008).

당뇨성 신경병증의 증후군은 지각이상(paresthesia)(무감각, 통증 및 저린 감각)은 종종 발가락과 발에서 시작한다. 작은 직경의 감각축삭이 처음 손상되고 통증과 온도감각이 고유수용성감각보다 먼저 손상된다. 질환의 진행 때문에, 이 감각증후군은 점진적으로 몸쪽으로 움직이고 손과 손가락에 손상이 시작된다. 환자는 물집이나 염증과 같은 발의 손상을 의식하지 못하기 시작한다. 나쁜 말초순환과 함께 당뇨의 또 다른 일반적인 특징은 치유가 잘 되지 않고 궁극적으로 근육과 뼈가 손상되는 감염이 발생할 수 있다는 것이다. 이 감염이 치유되지 않으면, 손상된 팔다리는 절단해야 한다.

또한 당뇨성 신경병증은 자율신경을 손상시킬 수 있으며 궁극적으로 아래운동신경세포를 손상시킨다. 자율신경증후군은 저혈압, 서맥, 소화문제(변비와 설사), 대장과 방광 및 성기능을 조절하는데 어려움이 있다. 아래운동신경세포가 손상되면, 환자는 발의 내재근에서 보통 시작하고 몸쪽으로 퍼지는 마비(약화)와 저긴장(근긴장 감소)이 나타날 것이다. 깊은힘줄반사는 약해지거나 사라질 것이다.

신경손상은 말초신경축삭에 만성적으로 높은 혈당(고혈당증)의 직접적 영향으로 발생한다. 과도한 혈당은 축삭을 손상시켜서 대사를 변형시킨다. 또한 고혈당수준은 혈관벽을 두껍게 하고 궁극적으로 말초신경섬유에 산소공급을 감소시키는 허혈(산소 감소)을 야기한다. 마지막으로, 당뇨 환자는 종종 혈액의 지질수준을 높여서 동맥경화증을 야기하고 축삭으로의 혈액순환을 감소시킨다.

탈신경된 뼈대근육의 위축은 2달 이후에 직경이 약 70% 정도 감소한다. 그러나 근육세포 위의 운동종판은 약 1년 동안 남아 있다. 운동신경이 1년 안에 근섬유를 재지배할 수 있다면, 운동기능은 회복될 것이다. 재생된 운동 단위는 종종 원래 크기보다 더 커져서, 근수축은 손상이 전보다 덜 정밀해질 것이다.

환자 시나리오 (Patient Scenarios)

환자사례 9-1 (Cindy)

신디는 출납원으로 일하는 46세의 여성이다. 그녀는 최근에 통증, 무감각 및 "저린(pin and needles)" 감각을 양손에서 경험하고 있으며 특히, 오른손이 더 하다. 또한 그녀의 오른손은 엄지두덩 근육에 근위축이 있으며, 엄지를 사용하기에 어려움이 있다. 신디는 손목굴증후군을 진단 받았다.

질문

a) 손목굴증후군 환자는 어떤 말초신경이 압박된 것인가?
b) 손목굴증후군으로 손상된 신경은 기능이 회복될 수 있습니까? 회복된다면 혹은 회복되지 못한다면 이유는 무엇입니까?

환자사례 9-2 (Rufus)

루퍼스는 약 9년 동안 II형 당뇨병을 앓고 있는 66세의 남성이다. 그는 통증성 화끈거림과 "저린(pin and needles)" 느낌이 양발에서 나타나는데 점점 악화되고 밤에 더 심하다. 그의 발 검사는 한쪽 발의 뒤꿈치에 큰 물집이 있는데 환자는 인식하지 못했고, 그의 다른 발에 엄지발가락은 치유되지 않은 염증이 있었다. 그는 양쪽 당뇨성 말초신경증을 진단받았다.

질문

a) 왜 당뇨병 환자는 심각한 발 문제의 고위험요인이 있습니까?
b) 이러한 위험요인을 최소화하기 위하여 당뇨병 환자가 할 수 있는 것은 무엇입니까?

복습문제 (Review Questions)

1. 말초신경에서 찾은 신경의 유형은 무엇이며, 그것들의 결합조직검사를 명시하시오.
2. 인체의 4개 주요 신경얼기를 명명하고 각각 신경얼기가 지배하는 부위를 설명하시오.
3. 말초신경의 치유과정을 설명하고 신경 재생에 도움이 되거나 방해가 되는 요인을 설명하시오.

참고문헌 (References)

1. Cade, W. T. (2008). Diabetes-related microvascular and macrovascular diseases in the physical therapy setting. *Physical Therapy, 88*(11), 1322–1335.
2. Hammarlund, M., Nix, P., Hauth, L., Jorgensen, E. M., & Bastiani, M. (2009) Axon regeneration requires a conserved MAP kinase pathway. *Science, 323*, 802–806.
3. Van Meeteren, N. L. U., Brakkee, J. H., Hamers, F. P. T., Helders, P. J. M., & Gispen, W. H. (1997). Exercise training improves functional recovery and motor nerve conduction velocity after sciatic nerve crush lesion in the rat. *Arch. Phys. Med. Rehabil., 78*, 70–77.

추천문헌 (Further Reading)

1. Greene, D. A., Sima, A. A. F., Pfeifer, M. A., & Albers, J. W. (1990). Diabetic neuropathy. *Annu. Rev. Med., 41*, 303–317.
2. Gulve, E. A. (2008). Exercise and glycemic control in diabetes: Benefits, challenges and adjustments to pharmacotherapy. *Physical Therapy, 88*(11), 1297–1321.

제 10 장

자율신경계

Autonomic Nervous System

학습목표(CHAPTER OBJECTIVIES)

이 장을 학습한 후에 독자는 다음을 할 수 있다:

1. 교감신경계의 구조를 설명하고, 교감신경성 신경전달물질의 역할을 설명할 수 있다.
2. 인체의 기능 특히 심장, 호흡계, 땀선 및 혈압의 기능을 조절하는 교감신경계의 기능을 토론할 수 있다.
3. 부교감신경계의 구조를 설명하고, 부교감신경성 신경전달물질의 역할을 설명할 수 있다.
4. 인체의 기능 특히 심장, 소화기계 및 방광의 기능 및 재생기능을 조절하는 부교감신경계의 기능을 설명할 수 있다.
5. 자율신경계의 기능을 설명하고, 그 기능들이 파괴되었을 때 기능적인 결함에 대하여 토론할 수 있다.

핵심 용어 (KEY TERMS)

아세틸콜린 (acetylcholine: Ach)
중추자율신경섬유 (central autonomic fibers)
항상성(homeostasis)
시상하부(hypothalamus)
노에피네프린 (norepinephrine; NE)
부교감신경계 (parasympathetic system)
내장신경(splanchnic nerves)
교감신경계 (sympathetic system)
교감신경줄기 (sympathetic trunk)

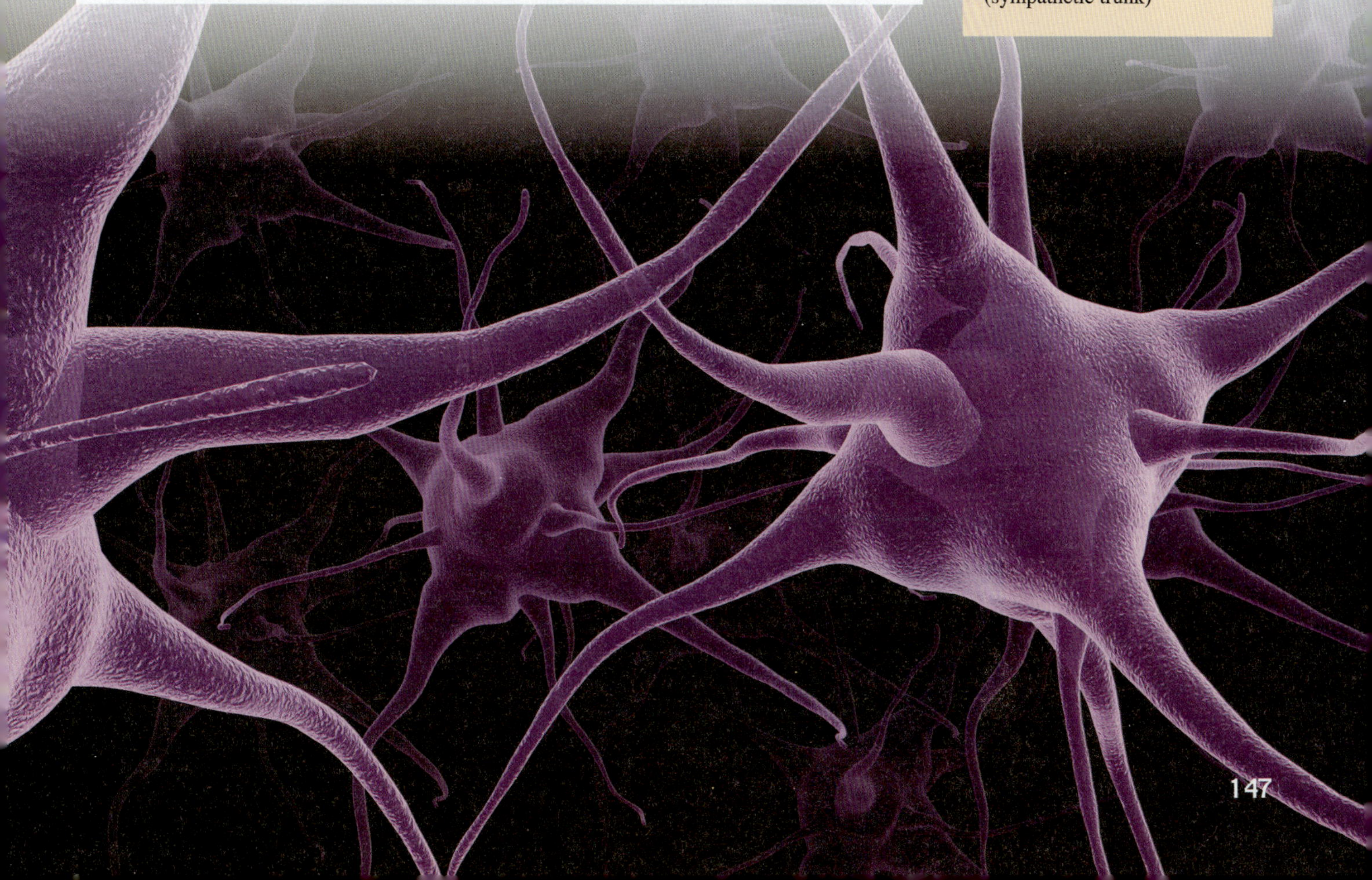

필수 정보(Essential Facts)

- ▶ 자율신경계는 혈관 및 내부장기를 조절한다.
- ▶ 자율신경계는 교감신경계와 부교감신경계로 구분한다.
- ▶ 교감신경계는 스트레스, 운동 및 위험한 상황에서 활성화된다.
- ▶ 부교감신경계는 휴식상태의 인체기능을 유지한다; 소화증진, 혈압강하, 방광조절 및 재생기능 조절.

자율신경계는 심장섬유 및 인체의 민무늬근육을 조절한다. 자율신경계는 심장근육 혹은 민무늬근육으로 형성된 모든 기관과 구조 특히, 심장, 호흡계, 소화기계, 방광 및 재생기능을 조절하며, 혈관계에도 영향을 준다. 또한 자율신경은 혈압을 조절하는데 중요한 역할을 한다.

자율신경계는 **교감신경계**(sympathetic part)와 **부교감신경계**(parasympathetic part)로 구분할 수 있다. 일반적으로 교감신경계는 인체가 응급상황에 대처하는 능력을 준비하는 것이고, 부교감신경은 항상성(homeostasis) (내적 환경의 균형)을 유지하는데 관여한다. 인체에 관한 교감신경계와 부교감신경계의 작용은 서로 대조적이지만, 인체 기관(예를 들면, 땀선은 교감신경만이 조절한다) 중에서는 한 신경계에 의해서만 조절되는 곳도 있다. 심장(heart)과 소화기계(digestive tract)에서, 교감신경계와 부교감신경계는 반대작용을 한다; 남성의 생식기계에서, 교감신경계와 부교감신경계는 일반적인 기능을 성취하는데 협력한다. 인체에 대한 교감신경계와 부교감신경계 활동은 표 10.1에 요약되어 있다.

교감신경계 / The Sympathetic System

자율신경계의 교감신경계는 위협 혹은 응급상황에서 빠른 반응을 하도록 설계되어 있다. 따라서, 교감신경계는 "공격-도피반응(fight-or-flight)"이라고도 한다. 교감신경계의 중요한 기능 중 하나는 혈류량을 조절하는 것이다. 이것은 기관과 조직으로 보내지는 혈류량을 조절할 목적으로 혈관수축(vasoconstriction)(혈관이 좁아지는)과 혈관확장(vasodilation)(혈관이 넓어지는)으로 야기된다. 한 부위 혹은 기관에 혈액공급의 증가(혈관확장을 통하여)는 기관의 기능적 활동을 증가시킬 것이고, 혈액공급의 감소(혈관수축을 통하여)는 기관의 활동을 감소시킬 것이다. 이런 방식으로 교감신경계는 기능에 영향을 줄 필요가 있을 때 신체의 혈액을 돌릴 수 있다.

교감신경계의 또 다른 주요 기능은 수축기 혈압을 증가시키는 일반적인 혈관수축의 원인이 되는 것이다. 교감신경계의 과활동은 고혈압을 야기할 것이다(만성적으로 높은 혈압).

표 10.1 인체 구조에 미치는 교감신경계와 부교감신경계의 영향 요약

기관	교감신경 활동*	부교감신경 활동
계통 동맥 (systemic arterioles)	혈관 수축 (피부, 뼈대근육, 위장관) 혈관 이완 (뼈대근육)	없음
계통 정맥 (systemic veins)	혈관 수축	없음
심장 (Heart)	SA 결절 (심박동수 및 수축력 증가)	심박동수 및 수축력 감소
기관지 (bronchi)	기관지 민무늬근 확장 (기도 확장)	기관지 민무늬근 수축 (기도 수축)
소화관 (digestive tract)	운동성 감소; 괄약근 수축 증가	운동성 증가 및 괄약근 이완; 소화선 자극
간 (liver)	포도당 신생 합성 및 당분해 (혈당 증가)	없음
이자 (pancreas)	소화효소 및 인슐린 분비 억제 글루카곤 분비 증진 (혈당 증가)	소화효소 및 인슐린 분비 증가 (혈당 감소)
콩팥 (kidney)	레닌 생산 (혈압 증가)	없음
방광 (bladder)	괄약근 수축	괄약근 이완; 방광 민무늬근 수축
부신선 (adrenal gland)	에피네프린 및 콜티솔 분비	없음
눈 (eye)	동공 확대 모양체 근육 이완 (원시)	동공 수축 모양체 근육 수축 (근시)
생식기관 (reproductive organs)	정관, 전립선, 정낭의 수축 (사정)	발기조직 동맥 혈관이완 (발기)
땀선 (sweat glands)	자극: 땀분비 증가	없음
눈물선 (lacrimal gland)	없음	눈물 분비 증가
타액선 (salivary glands)	짙은 타액	풍부하고 묽은 타액

* 또한 교감신경계는 혈관수축으로 혈액공급 감소시킴으로써 기관의 기능을 지연시키는 *간접적인* 기능을 가지고 있다.

교감신경계 신경세포는 척수 T1–L2 수준에서 그들의 세포체가 위치한다. 교감신경계 축삭은 척수로부터 나와서 척추강을 지나서 **교감신경줄기**(sympathetic trunk)로 들어간다(그림 10-1 참고). 2개의 교감신경줄기가 척추강의 옆에 각각 위치한다. 각 교감신경줄기는 20~25개의 교감신경절과 연결되어서 인체의 뒤쪽 벽을 따라서 위치한다. 신경줄기에서 연접한 후, 교감신경 축삭은 척수신경과 결합한다. 따라서 모든 척수신경은 교감신경 축삭을 포함하고 있다는 것이다.

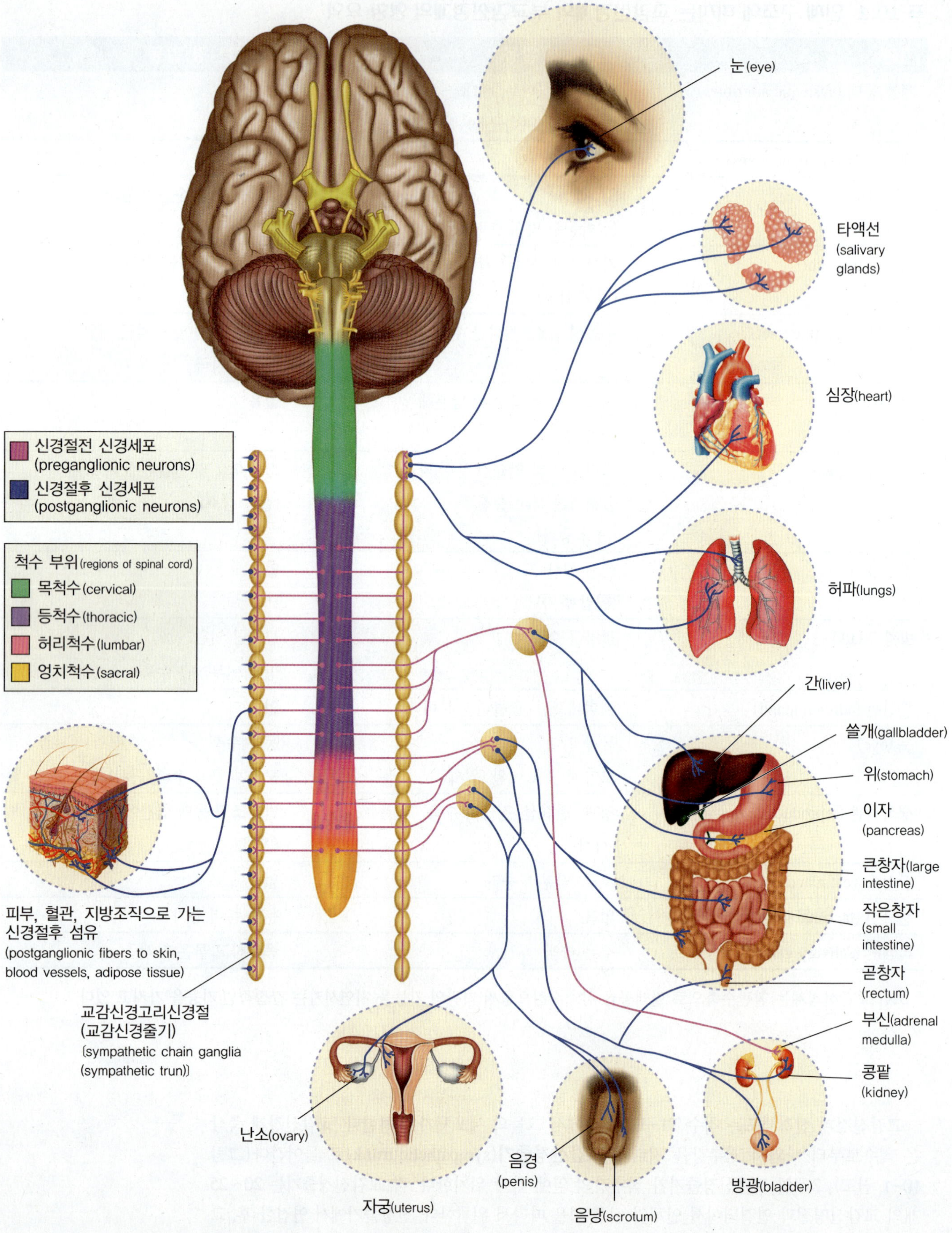

그림 10-1 교감신경계는 응급상황 혹은 스트레스 상황에 대하여 인체를 준비하는 것이다. 교감신경은 인체의 거의 모든 부위에 포함되어 있으며 많은 인체 구조물을 지배한다.

교감신경 축삭(sympathetic axons)은 피부, 피하조직 및 근육에 위치한 민무늬근을 지배한다. 이 조직에 위치한 민무늬근은 혈관벽, 땀샘, 피부의 털세움근을 형성한다. 이 신경세포의 자극은 땀을 내고 피부에 "닭살(goose bumps)"을 만든다. 또한, 교감신경계 자극은 피부와 뼈대근육에 혈류량을 조절한다. 예를 들면, 깜짝 놀라면 교감신경이 피부에 있는 혈관을 수축시키기 때문에 창백해진다. 교감신경계는 응급상황 동안에 에너지와 산소의 욕구로 대부분의 기관으로 흐르는 혈액을 차단하고 즉각적으로 생존에 필요하지 않은 영역으로 향하는 혈액을 차단한다.

또한 교감신경세포(sympathetic neuron)는 머리에 있는 평활근을 지배한다. 머리에 도달하기 위하여, 교감신경뿌리로부터 축삭은 온목동맥을 따라간다(그림 10-2 참고). 머리에서, 교감신경은 혈관, 땀선, 털세움근을 지배한다. 또한 눈과 타액선의 민무늬근을 지배하여 동공확대와 침분비에 관여한다.

마지막으로, 교감신경계 신경세포는 목과 배의 중요한 구조를 지배한다. 목에서 민무늬근은 기관과 허파의 기관지를 구성한다. 교감신경계는 이 구조물들을 확장시켜서 허파로 들어가는 공기량을 증가시킨다. 또한 교감신경은 심장을 지배하여 수축근력과 심박동수를 증가시킨다.

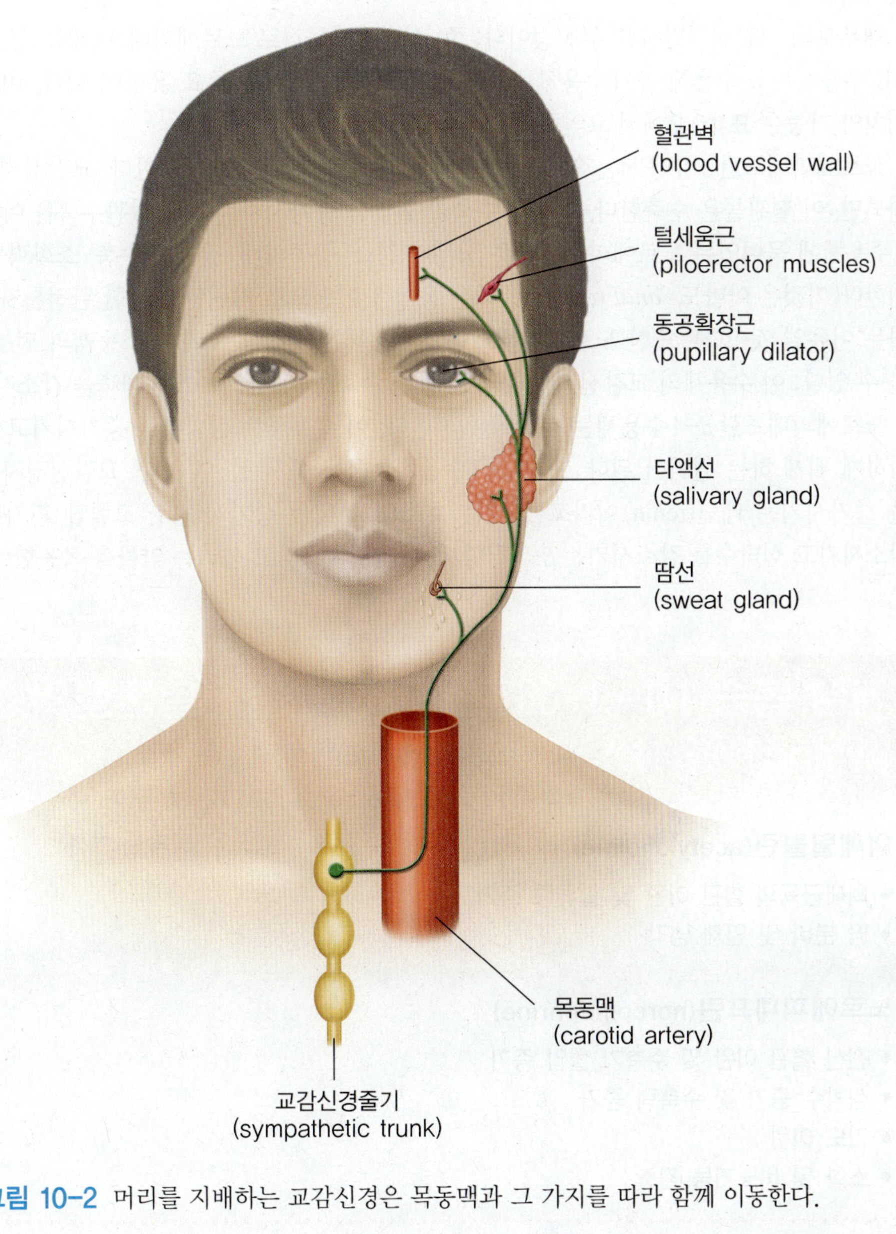

그림 10-2 머리를 지배하는 교감신경은 목동맥과 그 가지를 따라 함께 이동한다.

배와 골반 구조에 도달하기 위하여, 교감신경은 혈관을 따라간다. 교감신경 축삭은 교감신경 줄기로부터 배대동맥까지 안쪽과 아래쪽으로 지나가는 3개의 **내장신경**(splanchnic nerve)을 형성한다. 배에서, 평활근은 소화관의 벽, 골반 안의 기관들뿐만 아니라, 이 기관으로 공급하는 혈관 벽에서 찾을 수 있다. 일반적으로, 교감신경은 소화기계와 비뇨기계의 기능을 감소시키고 수축기혈압을 증가시키는 혈관수축의 원인이 된다.

내장신경으로부터 나오는 교감신경축삭 집단은 부신선을 지배한다. 교감신경자극은 혈액 안으로 아드레날린(에피네프린)을 분비한다. 교감신경계와 내분비계 사이의 결합은 빠른 반응(아드레날린 "돌진")을 허용한다.

교감신경계는 보통 2개의 신경전달물질을 사용한다: **아세틸콜린**(acetylcholine; Ach)과 **노르에피네프린**(norepinephrine; NE). 아세틸콜린을 포함한 연접은 *콜린성(cholinergic)* 연접이라고 하고, 노르에피네프린이 있는 연접은 *아드레날린성(adrenergic)* 연접이라고 한다. 콜린성 연접은 인체의 모든 땀샘과 뼈대근육으로 가는 소동맥에 존재한다. 콜린성 신경세포의 자극은 땀을 낸다. 이것은 운동을 하거나 스트레스 상황("식은 땀")에서 발생한다. 게다가, 콜린성 신경세포 자극은 뼈대근육으로 가는 소동맥의 혈관 확장을 야기하고, 근육으로 가는 혈류량을 증가시킨다.

대부분의 교감신경말단은 *부신성*이다; 즉, 신경전달물질로 노르에피네프린(NE)을 분비한다. NE 수용체는 α 수용체, β-1수용체 및 β-2수용체 등의 3가지 주요 유형이 있다. 이 수용체의 위치와 기능은 **표 10.2**에서 요약하고 있다.

노르에피네프린 α 수용체는 인체의 소동맥과 작은 정맥의 벽을 형성한다. 교감신경계가 활성화되면, 이 혈관들은 수축한다. 이것은 수축기 혈압을 증가시키는 전신 혈관수축을 야기한다. α 수용체에 묶여있는 노르에피네프린은 침분비 감소, 동공확대, 괄약근 수축, 소화력 저하를 야기한다(이것은 아마도 *"anal retentive"*라는 용어를 어원으로 기원된 완고한 완전론자를 이야기하는 이유일 것이다). 또한 노르에피네프린 α 수용체는 신장으로 가는 소동맥의 민무늬근에서 볼 수 있다; 이 수용체의 교감신경성 자극은 혈관 수축을 야기하여 소변 배출을 감소시킨다.

노르에피네프린 β-1수용체는 심장에 위치한다; 이 수용체는 심박수를 증가시키고 심장을 더 강하게 뛰게 하는 원인이 된다. 또한 β-1수용체는 신장에서 볼 수 있다; 교감신경자극은 혈압을 증가시키는 레닌(renin)이라고 불리는 효소의 분비를 증가시킨다. 고혈압 환자는 혈압을 감소시키고 심박수를 감소시키는 β-1길항제("β 차단제")라고 불리는 약물을 복용한다.

개념 복습 10-1: 교감신경성 신경전달물질의 기능 (Sympathetic Neurotransmitter function)

아세틸콜린(acetylcholine)

- 뼈대근육의 혈관 이완 및 혈류량 증가
- 땀 분비 및 인체 냉각

노르에피네프린(norepinephrine)

- 전신 혈관 이완 및 수축기 혈압 증가
- 심박수 증가 및 수축력 증가
- 기도 이완
- 소화 및 비뇨기능 감소

노르에피네프린 β-2수용체는 기관지 민무늬근에서 볼 수 있으며, 교감신경계가 활성화되면 기관지를 확장시킨다. 천식환자는 기관지가 과도하게 수축하여서, 기관지 확장제라고 불리는 약물을 처방받을 것이다. 이 약물들은 β-2수용체를 자극하는 β-2작용제이며 기도를 넓히기 위하여 기관지 민무늬근을 이완시킨다.

코카인과 암페타민("속도")을 포함한 약물 남용은 노르에피네프린의 양을 증가시키고, 입이 마르고, 땀이 나는 등의 증상이 출현하며 심장 박동을 증가시키며, 과도한 복용은 심장의 능력을 뛰어넘는 박동 때문에 심장마비로 사망하게 될 것이다.

표 10.2 교감신경계: 수용체 (sympathetic nervous system: receptors)

	Ach	NE α	NE β1	NE β2
순환계(circulatory system)				
계통 동맥(systemic arterioles)		혈관수축 (전신)	혈관수축 (레닌/안지오텐신 II를 통해 간접적으로)	
계통 정맥(systemic veins)		혈관수축		
심장(heart)			심박수 및 수축력 증가	
콩팥(kidney)			레닌 분비 증가	
뼈대근육 안의 동맥 (arterioles in skeletal muscle)	혈관 확장	혈관수축		
혈압(blood pressure)		증가	증가	
소화기계(digestive system)				
소화관 민무늬근 (G-I tract smooth muscle)		운동성 감소; 괄약근 긴장 증가		
간(liver)		혈당 증가		혈당 증가
이자(pancreas)		소화효소 감소; 인슐린 감소; 혈당 증가		글루카곤 증가; 혈당 증가
타액선(salivary glands)		짙은 타액		
비뇨생식기계(genitourinary system)				
방광벽(bladder wall)		방광벽 긴장 감소; 괄약근 긴장 증가		
생식기계(reproductive system)		사정		
기타(other)				
땀선(sweat glands)	땀분비 증가			
기관지 민무늬근 (bronchial smooth muscle)				확장 (이완)
눈(민무늬근) [eye (smooth muscle)]		동공 확대		

부교감신경계 / The Parasympathetic System

자율신경계의 부교감신경계는 인체의 **항상성**(homeostasis)을 유지한다(때때로, "휴식과 소화"에 관여하는 계통이다). 부교감신경은 내부장기를 지배하고, 피부, 근육 혹은 혈관은 지배하지 않는다. 부교감신경의 세포체는 뇌줄기와 엉덩뼈척수에 위치한다(그림 10-3 참고). 부교감신경 축삭은 뇌신경이나 척수신경을 따라서 심장이나 민무늬근 세포로 간다. 그들은 소화, 생식, 비뇨 기능, 심박동수 및 기관지 직경을 조절한다. 일반적으로, 부교감신경의 기능은 휴식상태로 인체를 유지시킨다.

부교감신경은 눈에 관여하는 민무늬근을 지배한다. 그것들은 눈의 동공 수축근육뿐만 아니라, 렌즈의 모양을 변화시키는 모양체 근육을 지배한다. 부교감신경 활성화는 동공 수축과 가까이 있는 물체에 초점을 두도록 렌즈를 조절할 것이다. 또한 눈물과 타액 분비에 원인이 되는 누선과 타액선을 지배한다.

미주신경(CN X)은 많은 부교감신경을 포함한다. 미주신경은 머리에서 나와서 목을 지나서 목, 가슴 및 배의 구조물을 지배한다. 부교감신경은 심박수 감소, 심장 수축력 감소, 기관과 기관지 수축에 관여한다. 또한 부교감신경은 소화관을 지배하고 간, 쓸개 및 이자의 활동을 자극한다. 그들은 연동운동 증가, 민무늬 괄약근 이완 증진 및 소화효소 분비를 자극한다.

엉치뼈 척수로부터 나오는 부교감신경은 골반내장신경을 지배한다. 이 신경은 소변배출뿐만 아니라, 발기를 야기하는 음경과 음핵에 있는 발기조직의 혈관 이완에 관여한다. 또한, 아래 GI 신경로의 운동성을 증가시키고, 배변을 조절한다.

부교감신경계에서, 모든 신경은 신경전달물질인 아세틸콜린을 분비한다. Ach 수용체를 차단하는 약물(즉, 아트로핀)은 부교감신경의 기능을 감소시키는데 사용될 것이다. 아트로핀은 동공확대 및 소화기계의 운동/수축 감소의 원인이다.

자율신경계는 소변 배출 및 배변과 같은 기능을 조절하는 수많은 자율신경성 반사를 가지고 있다(그림 10-4 참고). 자율신경성 반사에서, 기관(방광이나 곧창자)으로부터 나오는 감각신경이 척수로 들어가서 척수로 들어가서 자율신경계 운동신경과 연접한다. 이런 방법으로, 방광의 신장은 소변 배출을 위하여 민무늬근을 수축시킨다.

자율신경성 조절 / Autonomic Regulation

자율신경계는 뇌 안의 **시상하부**(hypothalamus)에 의해 조절된다. 시상하부에서 나온 신경은 뇌줄기를 통해서 아래로 내려가며 그물척수로와 함께 이동한다. 이러한 축삭은 **중추자율신경섬유**(central autonomic fibers)라고 하며, 자율신경세포(autonomic neuron)와 연접한다. 이러한 배열은 시상하부가 자율신경성 활동을 증가하거나 감소함으로 인체의 반응을 변화시키기 위함이다. 예를 들면, 체온이 오르면, 시상하부에 있는 인체 체온중추가 땀분비를 증가시키기 위하여 중추자율신경섬유와 교감신경계를 통하여 땀선에 신호를 보낼 것이다. 따라서 땀은 인체를 식히고 체온은 감소된다.

시상하부는 자율신경계의 기능에 간접적으로 영향을 주는 수많은 중추신경계의 구조 및 신경로에 의해 영향을 받는다. 특히, 둘레계는 자율신경계의 조절에 포함된다. 둘레계는 감정(화, 두려움), 기본활동(성욕, 식욕) 및 기억을 조절한다. 둘레계와 시상하부 사이의 결합은 감정상태와 신체반응 사이의 결합에 관여한다; 예를 들면, 대부분의 사람들을 당황하면(얼굴 혈관 이완) 얼굴이 붉어지고, 두려우면 (얼굴 혈관 수축) 다시 창백해지고, 신경질이 나면(땀샘의 교감신경계 활동) 손바닥에 땀이 난다.

중추자율신경섬유의 손상(즉, T4 수준 이상의 척수 손상의 기여로)은 대부분의 자율신경계가 시상하부 조절 중추로부터 결합이 해제되는 것을 의미한다. 결과적으로, 환자는 열에 대한 반응

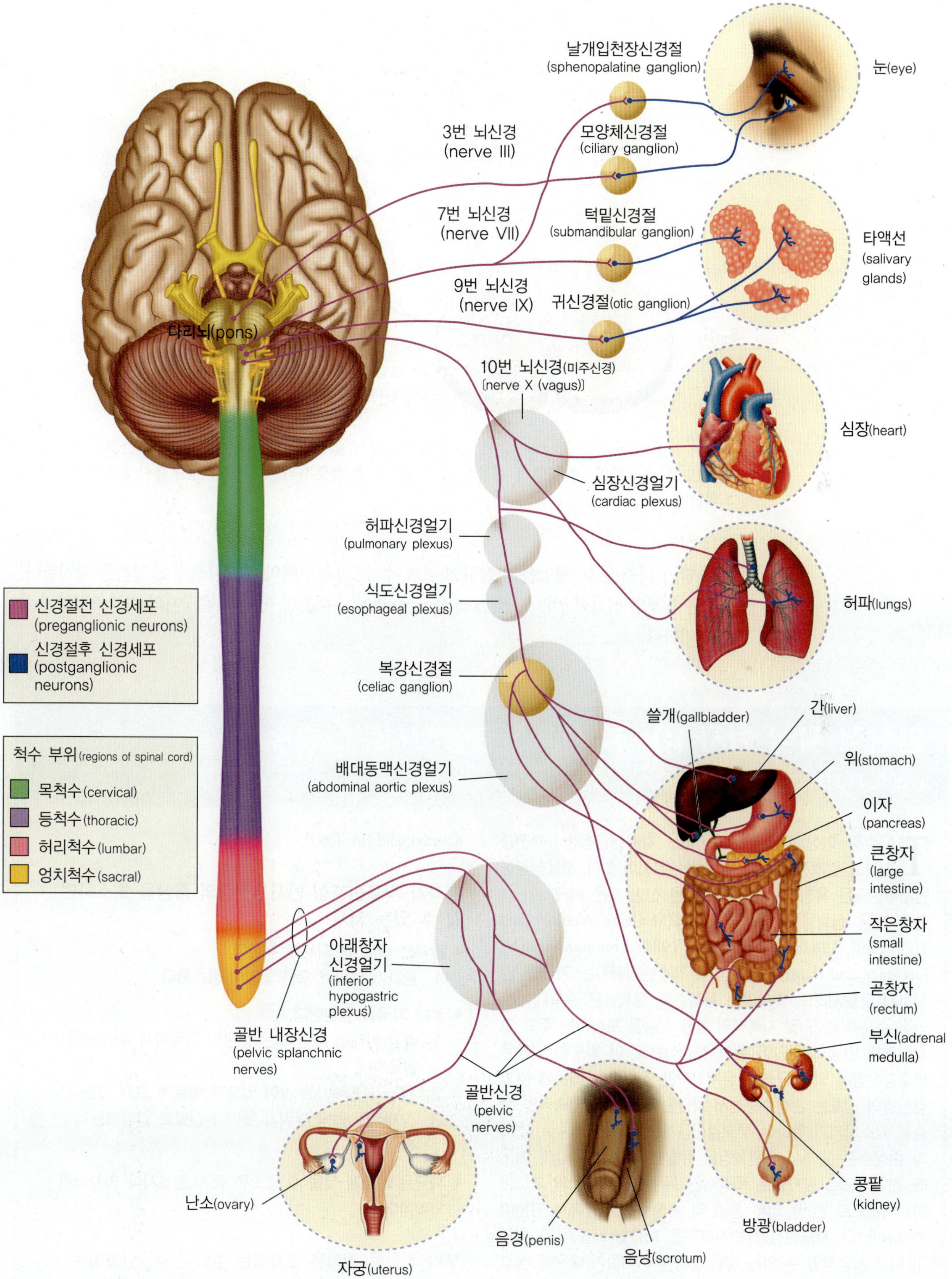

그림 10-3 부교감신경계는 에너지 보존, 항상성 유지 그리고 소화 및 생식 조절에 관여한다. 부교감신경은 뇌줄기와 엉치뼈척수로부터 나와서 인체 구조의 일부를 지배한다.

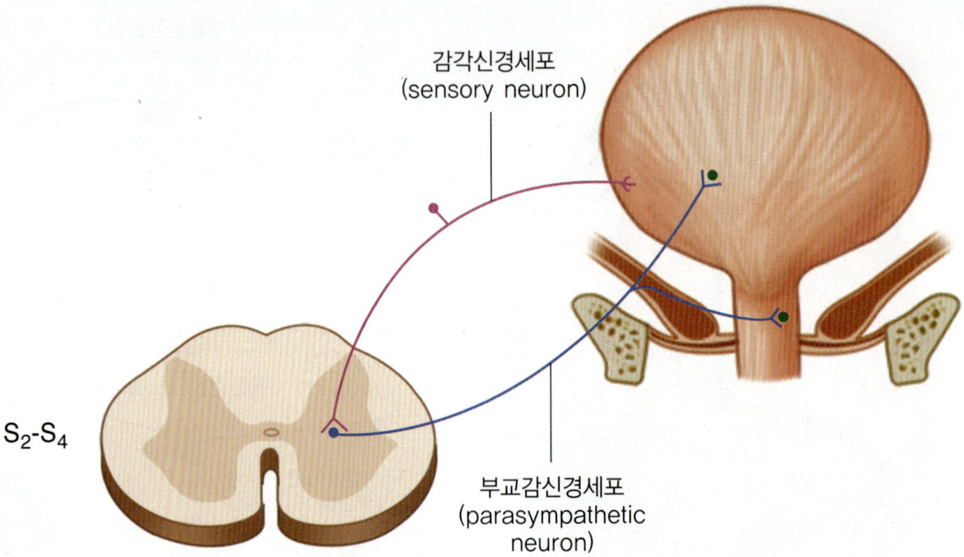

그림 10-4 자율신경성 방광반사는 소변이 방광에 가득차면 방광을 수축시키고 괄약근을 이완하여서 배뇨를 조절한다. 방광벽의 신장은 엉치뼈척수에 활동전위를 보내서 부교감신경세포가 방광을 조절한다.

으로 땀이 나지 않고, 혈압을 적절히 졸업할 수 없고 엉덩뼈의 부교감신경 조절력을 상실한다. 이것은 음경의 심리적 (비반사적, nonreflexive) 발기 손실뿐만 아니라, 큰창자와 방광조절의 손실을 의미한다.

임상적 지식 상자 10-1: 자율신경성반사부전증 (Autonomic Dysreflexia)

T6 수준 이상의 척수손상환자는 *자율신경성반사부전증*이라고 알려진 증상을 경험하는 위험이 있다. 자율신경성반사부전증은 욕창, 조이는 의복 혹은 신발 혹은 카테터의 차단과 같은 상황을 인식하지 못한다(McGarry, Woolsey, and Thompson, 1982; Kewalramani, 1980; Lindman, Joiner, Freehafer, and Hazel, 1980). 비록 척수손상환자는 자극을 인식하지 못할지라도, 팔다리에 동맥수축, 털세움근 수축(닭살), 심장 수축력 증가 및 지속적인 혈압 상승을 포함하는 주요 교감신경계 반응의 원인이 된다. 정상적으로, 이 과도한 반응은 부교감신경에 의해 균형이 유지되지만, 척수손상 때문에 부교감신경의 신호는 손상수준에서 차단된다. 혈압의 지속적인 상승을 감소시키기 위하여, 부교감신경계는 서맥(심박동수 감소)과 손상수준 위에서 혈관확장을 유발한다. 이러한 결과 때문에, 전형적으로 환자들은 특징적인 "두통"(대뇌동맥의 과도한 혈관이완으로 인한), 피부 홍조 및 손상수준 이상에서 땀분비가 나타난다. 자율신경성 반사부전은 뇌출혈(뇌졸중)의 원인이 되고 치명적일 수 있는 혈압 상승을 야기하기 때문에, 심각한 의학적 응급상황 중 하나이다(Eltorai, Kim, Vulpe, Kasravi, and Ho, 1992).

환자가 자율신경성 반사부전증의 증상을 호소하면 할 수 있는 처치

- 환자는 바로 선 자세를 취한다.
  1. 환자가 누워 있으면 혈압이 상승한다.
- 유해 자극을 점검한다.
  1. 종종 카테터 차단 혹은 방광이 가득차서 소변 배출이 필요하다.
  2. 환자가 휠체어에 앉아 있으면, 빠르게 고쳐 앉는다.
  3. 잠재적인 압박 부위가 옷이나 신발로 압박되는지 확인한다.
- 자극은 빠르게 찾을 수 없으면, 즉시 간호사나 의사에게 의뢰한다.

부가적 질문: 혈압은 조절하는 주요 신경전달물질은 무엇입니까?

신경과학 요점 상자 10-1: 복합부위통증증후군 (Complex Reginal Pain Syndrome)

복합부위통증증후군(CRPS)은 손상으로 인한 교감신경계의 비정상적인 반응이다. 신체 부위(특히, 빈번하게 팔다리)의 손상 이후, 손상된 부위가 초기 손상이 치유된 후에도 섬세하게 통증이 남아 있을 수 있다. 증후군은 손상 부위에 강하고 타는 듯한 통증, 땀분비, 부종 및 홍조 띤 빛나는 피부 등이다. 근거는 손상 부위에 있는 교감신경말단에 의해 분비되는 노르에피네프린이 촉각과 압력 수용기를 비정상적으로 민감하게 만들어서 촉각과 다른 자극들이 과도한 통증의 원인이 된다는 것이다. 종종 환자는 손상된 신체 부위를 촉진하거나 움직이기를 피하여 뻣뻣함을 야기하고 궁극적으로 무용성 위축을 야기한다.

환자 시나리오 (Patient Scenarios)

환자사례 10-1 (Jerry)

제리는 5년 전에 완전척수손상을 입은 29세의 남성이다. 그는 C8 수준에서 척수손상을 입었다. 제리는 비뇨기능을 위해서 삽입형(폴리) 카테터를 사용한다. 물리치료를 받는 동안, 그의 카테터는 "차단"되어 있고 방광이 완전히 가득 찰 때까지 소변이 모였다. 제리의 얼굴이 붉어졌고 매우 심한 두통을 호소하였다. 혈압은 220/110이었다. 치료사는 제리가 자율신경성 기능부전증이 출현한 것으로 판단하고, 즉시 그의 카테터 점검을 하였다. 카테터를 조정한 후 제리의 증상은 사라졌다.

질문

a) 제리의 혈압이 갑작스럽고 동적으로 증가한 것은 자율신경계의 어느 부위 영향 때문일까?

b) 자율신경반사부전증은 높은 수준의 척수손상 환자에서 출현하는가? (어떤 신경의 손상이며, 그들의 기능은 무엇인가?)

c) 이러한 상황을 빠르게 해결하지 못하면 어떤 상황이 발생하는지 설명하시오.

환자사례 10-2 (Eduardo)

에두아르도는 건설사고로 오른팔에 손상을 입은 42세의 남성이다. 팔 손상이 치유되었음에도 불구하고, 에두아르도는 팔에서 심한 통증과 장애를 지속적으로 호소한다. 그는 슬링을 이용하여 팔을 가슴에 고정하고 아무도 만지지 못하게 한다. 팔 검사는 피부가 붉고 빛나며 부종이 있는 것으로 확인되었다. 에두아르도는 팔이 많이 손상되었기 때문에 사용하지 않으려 한다. 진단은 CRPS이다.

질문

a) 에두아르도는 왜 팔에 통증이 있습니까?

b) 팔에 부종이 발생한 이유는 교감신경계 입니까? 아니면 팔을 사용하지 않았기 때문입니까? 그렇게 판단한 이유는 무엇입니까?

복습문제 (Review Questions)

1. 다음 구조에 관한 교감신경성 및 부교감신경성 자극의 기능적인 효과를 비교하세요.
   - 심장 (heart)
   - 기관지 민무늬근 (bronchial smooth muscle)
   - 부신선 (adrenal gland)
   - 뼈대근육에 공급하는 소동맥 (arterioles suplying skeletal muscles)
   - 소화관 (digestive tract)
   - 피부에 공급하는 소동맥 (arterioles supplying skin)
   - 땀선 (sweat glands)
   - 타액선 (salivary glands)
   - 방광 (urinary bladder)
   - 음경/음핵 (penis/clitoris)
   - 간 (liver)
   - 이자 (pancreas)
   - 눈의 동공 (pupil of the eye)

계속

2. α 수용체, β-1수용체 및 β-2수용체의 위치와 기능을 설명하시오. 베타차단제가 심장에 어떤 영향을 주는가? 어떤 수용체가 천식 약과 반응하는가?
코카인과 암페타민이 교감신경계 기능에 어떤 영향을 주는가?
3. 중추자율신경섬유의 역할을 설명하시오.
4. 자율신경성반사부전증의 원인과 증상을 설명하시오.

참고문헌(References)

1. Eltorai, I., Kim, R., Vulpe, M., Kasravi, H., & Ho, W. (1992). Fatal cerebral hemorrhage due to autonomic dysreflexia in a tetraplegia patient: case study and review. *Paraplegia, 30*(5), 355–360.
2. Kewalramani, L.S. (1980). Autonomic dysreflexia in traumatic myelopathy. *Am. J. Phys Med., 59*(1), 1–21.
3. Lindman, R., Joiner, E., Freehafer, A. A., & Hazel, C. (1980). Incidence and clinical features of autonomic dysreflexia in patients with spinal cord injury. *Paraplegia, 18*(5), 285–292.
4. McGarry, J., Woolsey, R. M., & Thompson, C. W. (1982). Autonomic hyperreflexia following passive stretching to the hip joint. *Phys. Ther.*, 62 (1), 30–31.

추천문헌(Further Reading)

1. Bycroft, J., Rizwan, H., Shah, J., & Craggs, M. (2003). Management of the neuropathic bladder. *Hosp. Med.*, 64(8), 468–472.
2. Bycroft, J., Shergill, I., Choong, E., Arya, N., & Shah, P. (2005). Autonomic dysreflexia: A medical emergency. *Postgrad. Med. Journal,* 81(954), 232–235.
3. Carnethon, M. R., Prineas, R. J., Temprosa, M., Zhang, Z. M., Uwaifo, G., & Molitch, M. (2006). The association among autonomic system function, incident diabetes, and intervention arm in the diabetes prevention program. *Diabetes Care, 29,* 914–919.

제 11 장

몸감각

Somatosensation

학습목표(CHAPTER OBJECTIVIES)

이 장을 학습한 후에 독자는 다음을 할 수 있다:

1. 몸감각 수용기와 감각 신경섬유의 위치, 구조와 기능을 설명할 수 있다.
2. 몸감각을 뇌에 전달하는 주요 척수 경로를 목록화할 수 있다.
3. 뇌가 몸감각 정보를 어떻게 사용하고 해석하는지 토론할 수 있다.
4. 통증의 각 종류를 구분하고, 통증의 보호 기능을 설명할 수 있다.

핵심 용어 (KEY TERMS)

급성 통증(acute pain)
들신경세포(afferent neuron)
오름(몸감각) 경로 〔ascending (somatosensory) tract)〕
만성 통증(chronic pain)
감마운동신경세포 (gamma motor neuron)
골지건기관 (golgi tendon organ; GTO)
모낭 수용기 (hair follicle receptors)
촉각 소체 (Meissner' s corpuscle)
촉각 원판(Merkel' s disc)
근육방추(muscle spindle)
신경병증 통증 (neuropathic pain)
유해성 통증(nociceptive pain)
유해수용기(nociceptor)
층판 소체(Pacinian corpuscle)
일차몸감각겉질 (primary somatosensory cortex)
고유수용기(proprioceptor)
수용기(receptor)
루피니 종판(Ruffini corpuscle)
감작(sensitization)
몸감각 계통 (somatosensory system)
특수 감각 계통 (special sensory system)
입체인지감각(stereognosis)
온도 수용기(thermal receptor)

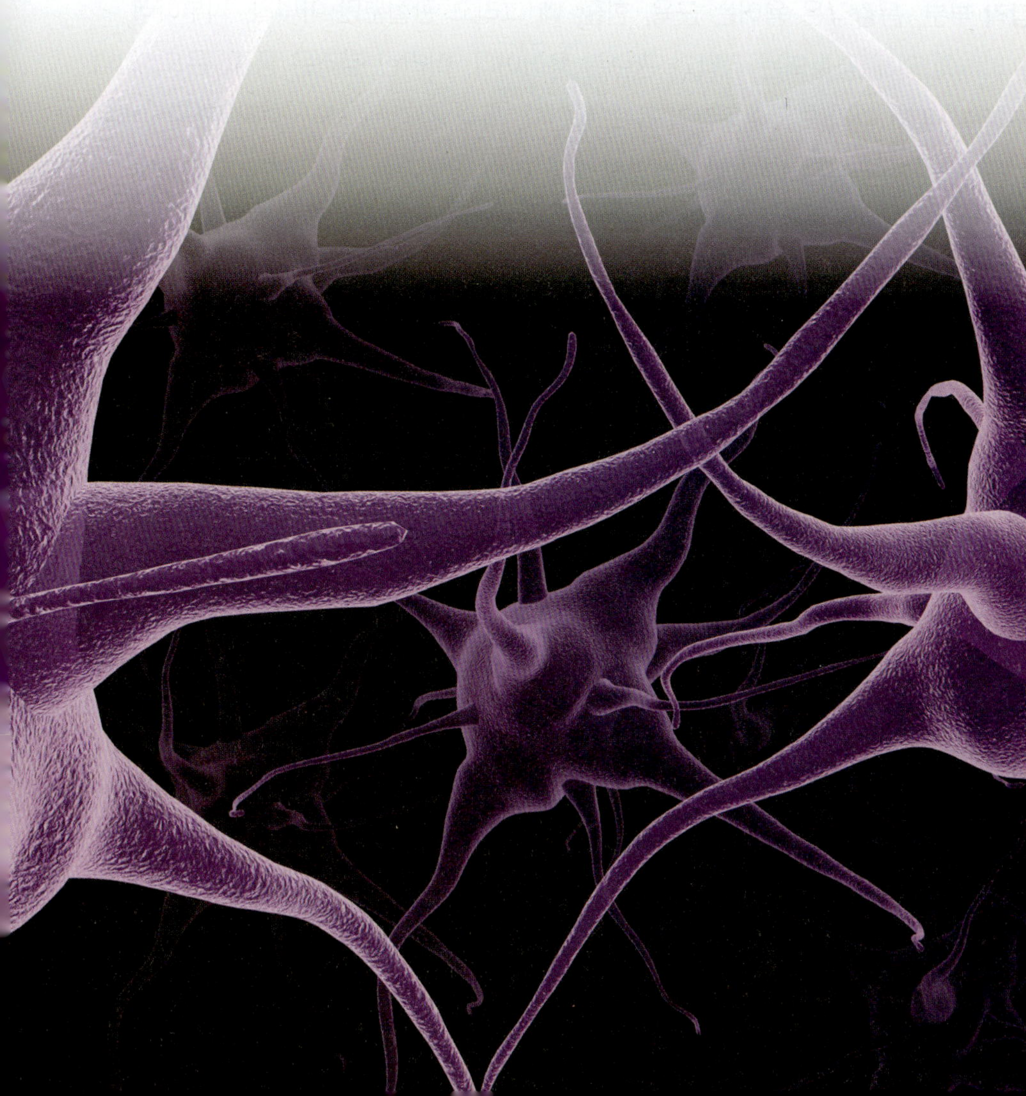

필수 정보(Essential Facts)

- 몸감각은 통증, 온도, 촉각, 압박, 진동과 고유수용감각(위치와 움직임)을 포함한다.
- 몸감각 수용기는 신체 모든 부위에 위치하며, 뇌에는 존재하지 않는다.
- 감각은 뇌의 일차 몸감각 겉질에서 감지한다.

신경계통은 운동과 감각 부분으로 나눌 수 있다. 감각 신경 계통은 신체의 내부 환경(배고픈가? 목이 마른가? 불안한가? 아픈가?)뿐만 아니라, 신체의 외부적 환경(온도가 어떨까? 주위에 어떤 위험한 동물이 있는가? 어떤 날카로운 물체 위에 발을 디딜 수 있을까?)에 대한 정보에 반응하고 감지한다. 뇌는 이러한 정보의 변화, 위협과 다른 도전적인 것에 대하여 반응한다. 이러한 감각이 없으면, 삶은 간단하고 따분하게 될 것이다.

감각 계통은 2개의 하부 영역으로 구분한다: **몸감각(일반적인 감각)** 부분, 그리고 **특수 감각** 부분. *몸감각*은 용어는 근육, 힘줄, 뼈 그리고 관절뿐만 아니라, 피부아래 조직과 피부에 의해 경험되는 감각과 관련된 용어이다. 이러한 감각은 통증, 온도, 압박, 촉각, 진동과 위치 감각(고유수용감각)을 포함한다. 특수 감각은 시각, 청각, 후각, 미각, 그리고 균형; 이러한 것은 12장에서 설명하였다. 이번 장에서는 신경 계통이 어떻게 몸감각을 해석하고 전달하며, 감지하는지를 설명하였다.

몸감각 수용기 / Somatosensory Receptors

수용기(receptor)는 신체 전체에 위치하는 아주 작은 구조물로서 자극을 활동전위(신경 전달)로 변환하는 것이다. 이러한 수용기는 구조, 위치 또는 기능에 따라 구분하여, 여기에서는 기능에 따라 설명하였다.

촉각 수용기 / Touch Receptors

촉각 수용기는 신체 전체의 피부와 피부아래 조직에 위치하고 있다. 각각의 촉각 수용기는 특수화된 신경 종말(감각 가지돌기)을 포함하는 작은 결합조직 주머니로 구성되어 있다. 촉각에 의해 자극이 되면, 수용기에 있는 Na^+ 채널이 열리고, 활동전위를 활성화하게 된다. 그러므로, 모든 촉각 수용기는 역학적 자극(접촉)을 신경 자극으로 변환한다(그림 11-1 참고).

접촉 감각은 때로는 "대략적인 접촉(crude touch)"과 "정밀한 접촉(fine touch)" 또는 가벼운 접촉(light touch)" 그리고 "깊은 자극(deep touch)"으로 나뉜다. 여러 다른 종류의 촉각 수용기가 동시에 활성화되면, 접촉 감각은 매우 복잡하게 된다.

층판 소체(Pacinian corpuscles)는 진동과 깊은 압박을 감지한다. 층판 소체는 진피, 피부아래 조직 및 뼈 주변의 골막과 인대와 근육 안의 결합조직에 위치한다. **촉각 소체**(Meissner's

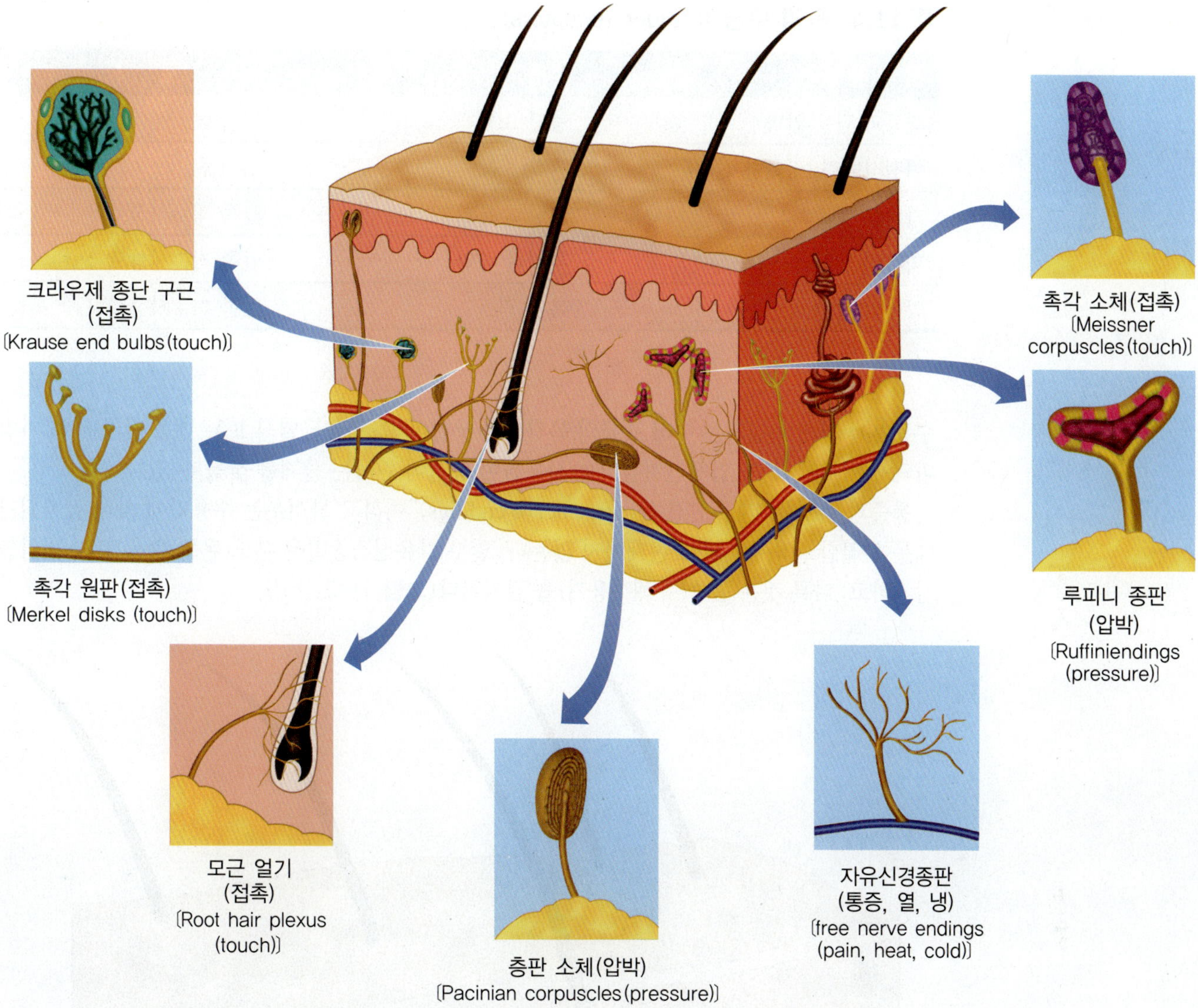

그림 11-1 피부와 피부아래 조직에 위치한 촉각(접촉) 수용기와 뇌에 제공하는 촉각 정보.

corpuscle)는 이점식별 촉각을 감지하거나 "정밀한 접촉"과 관련하여 작용하기도 한다. 촉각 소체는 신체 표면 자극에 대한 정확한 위치와 특수화가 되도록 하며, 피부에 위치한다; 특히 촉각 소체는 손가락 끝부분에 밀집해 있다. **촉각 세포(원판)** (Merkel's cells(disc))는 질감(texture)을 감지한다; 일부 사람들은 "대략적인 접촉"이란 용어로 사용하며, 이점식별을 할 때 사용한다. 이들은 손가락 끝, 입술과 외부 생식기에 많이 분포한다.

모낭 수용기(hair follicle receptor)는 "가벼운 접촉"을 감지한다. 이들은 작은 신경 섬유로 구성되어 있으며, 털의 뿌리 주위를 감싸고 있다. 털을 구부리는 자극은 수용기를 자극하게 하고, 활동 전위를 발생하게 한다. 모낭 수용기는 털이 있는 모든 피부에서 찾을 수 있다(발바닥과 손바닥은 제외). 이러한 수용기를 자극하는 좋은 방법은 손등을 입김으로 가볍고 불면된다. **루피니 종판**(Ruffini corpuscle (endings))은 피부의 신장을 감지한다. 이들은 관절에서 피부가 접히는 부위와 손톱과 발톱 바로 아래에서 찾아볼 수 있다. 루피니 종판은 아교질(collagen) 섬유 다발로 이루어져 있으며, 진피에 있는 아교질 섬유와 연결되어 있다. **표 11.1**에 다양한 촉각 수용기를 간단하게 요약하였다.

촉각 수용기가 함께 작용하면, 접촉과 질감의 질을 결정하게 한다. **입체인지감각**(stereognosis)은 접촉에 의해 물체의 인식하거나 구별할 수 있는 능력을 말한다. 이러한 것은 대부분 촉각

표 11.1 촉각 수용기 (touch receptors)

자극 유형	수용기	척수 경로
진동과 깊은 압박	층판 소체	뒤기둥
이점식별력 (정확한 접촉)	촉각 소체	뒤기둥
가벼운 접촉	모낭 수용기	앞쪽 척수시상로
피부의 신장	루피니 종판	앞쪽 척수시상로
압박의 질감	촉각 원판	앞쪽 척수시상로

수용기에 의해 촉진되는 여러 종류의 몸감각의 통합이 요구된다. 열쇠 또는 펜을 찾기 위해 가방 바닥을 뒤지게 되면, 입체인지감각을 사용하여 당신이 원하는 물체를 찾을 수 있다.

통증과 온도는 "자유신경종말(free nerve endings)"이라고 불리우는 수용기에 의해 감지되기 때문에 결합조직 주머니에 존재하지 않는다. 일부 자유신경종말은 온도(온도 수용기)의 변화를 감지하고; 다른 것은 통증(유해수용기)을 감지한다(그림 11-2 참고).

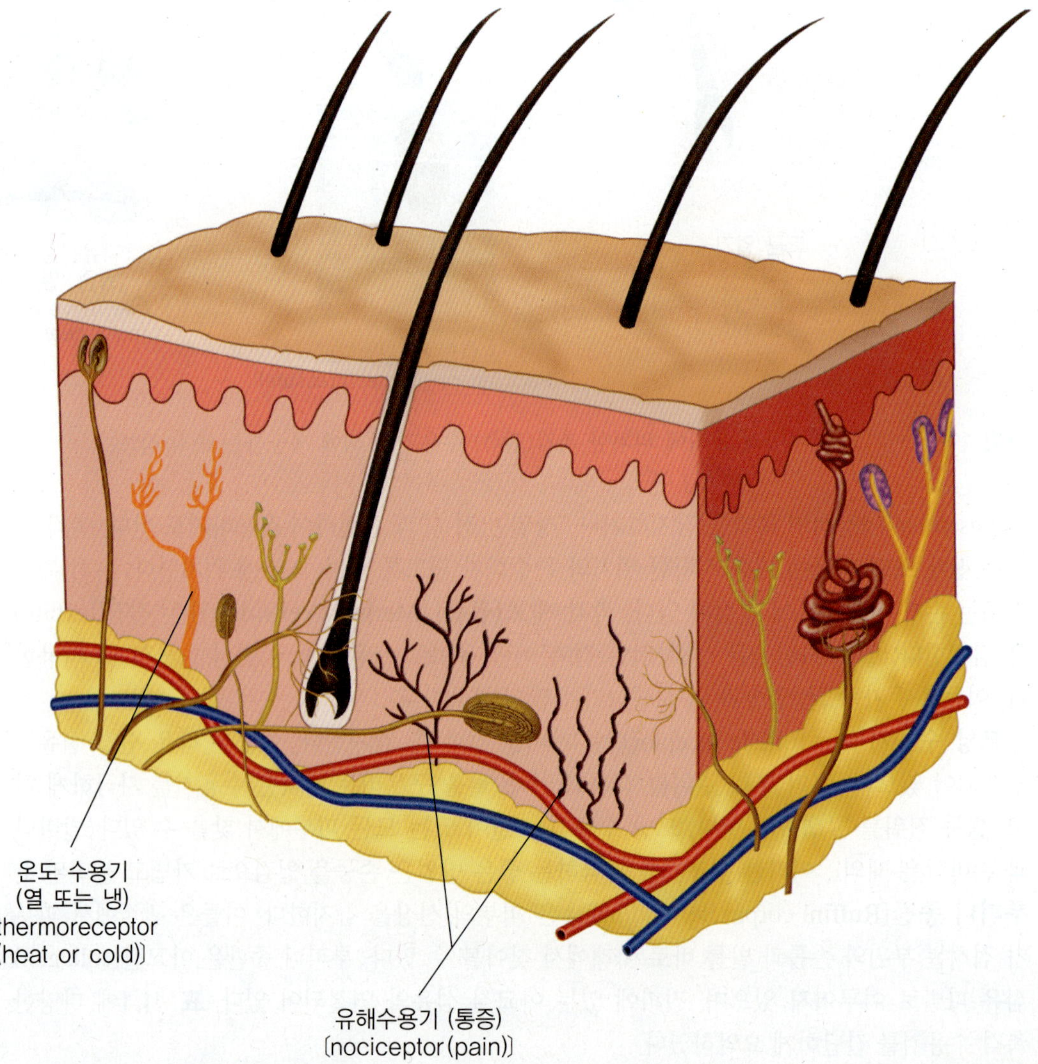

그림 11-2 통증(유해수용기)과 온도(열수용기: 열과 냉을 담당하는 서로 다른 온도 수용기가 있음)를 감지하는 자유신경종말.

온도 수용기 / Thermal Receptors

온도 수용기(thermal receptors)는 온도 변화에 반응한다. 변화 없는 지속적인 온도에서 수용기는 천천히 안정적인 비율로 활동 전위를 보내며; 온도의 변화가 있게 되면 빠르게 활성화된다. 뜨거운 온도 수용기(hot thermal receptor)는 온도가 증가하는 것을 감지하고, 차가운 온도 수용기(cold thermal receptor)는 온도가 감소되는 것을 감지한다. 온도 수용기는 50℃ 이상 또는 5℃ 이하의 절대 온도에서는 활성화되지 않는다; 이러한 극단적인 온도는 뜨겁거나 차거운 것보다 통증을 느끼게 한다. 온도 수용기는 신체의 전반으로 피부아래 조직(subcutaneous tissue)에 위치한다.

유해수용기 / Nociceptors

유해수용기(nociceptors)는 통증을 감지한다. 이들은 신체 전반(비록 뇌에서는 찾을 수 없지만)에 위치하는 자유신경종말이다. 유해수용기는 손상된 조직 또는 손상*될 수 있는* 조직의 자극에 반응한다. 이는 활동 전위가 실제로 손상이 발생하기 전에 세포가 손상의 위험성이 있어도 신호를 전달하게 한다.

네 가지 서로 다른 종류의 유해수용기가 존재한다. 각각의 서로 다른 통증성 자극에 반응하며, 각각은 신호를 전달하여 우리가 경험하는 통증의 양과 질을 결정하게 한다.

통증 수용기의 첫 번째 유형은 역학적 유해수용기이다. 이들은 자르기(cutting) 또는 꼬집기(pinching)에 반응하며; 날카롭고 강한 통증의 느낌을 만들어 낸다. 두 번째 종류는 열의 뜨거운 유해수용기(thermal hot nociceptor); 이들은 극단적으로 높은 온도(50℃ 이상)에 반응하고, 타는듯한(burning) 통증의 느낌을 만들어 낸다. 세 번째 종류의 통증 수용기는 열의 차거운 유해수용기(thermal cold nociceptor)로서 5℃ 이하의 온도에서 반응하게 하여, 어는듯한(freezing) 통증의 감각을 준다. 마지막으로, 다양한 전도성(polymodal) 통증 수용기는 역학적 자극에 의해 활성화되며, 염증이 있을 경우 화학적 물질 분비에 의해서도 자극이 된다. 이들은 에이는 듯한(aching) 통증의 감각을 만들어 낸다.

또 다른 단위의 자유신경종말은 히스타민(histamine)과 같은 화학물질에 특수하게 반응하며, 가려운(itch) 감각을 만들어 낸다. 가려운 감각은 피부에 위치해 있는 고유의 자유신경종말 수용기를 가지고 있다.

조직 또는 신체 부위가 만성적으로 염증이 있으면, 통증 수용기는 감작된다. 이들은 쉽게 활성화되며, 일반적인 자극이 정상적으로 통증을 만들어 내지는 않는다. 예를 들면, 부드러운 접촉이 다치게 작용하지 않지만, 가벼운 피부 스트로킹(stroking)은 타는듯한 통증으로 작용한다. 이러한 것은 통증이 있는 부위를 보호함으로써 손상된 조직이 더 이상의 손상을 막기 위해 작용한다. **표 11.2**에 간단하게 요약하였다.

표 11.2 통증 수용기(유해수용기) (pain receptors [nociceptors])

통증 수용기 유형	형태
역학적(mechanical)	자르는 듯한 통증, 찝이는 통증
온도-뜨거움(thermal hot)	50℃ 이상
온도-차가움(thermal cold)	5℃ 이하
다양한 형태(polymodal)	역학적 자극과 염증

고유수용기 / Proprioceptors

고유수용기(proprioceptor)는 신체의 위치와 움직임을 감지한다. 뇌는 이러한 정보를 사용하여, 동작을 가이드하고 정확하게 조절한다. 고유수용감각은 의식적(뇌에서 의식적인 수준으로 보내어 짐), 또는 무의식적(의식적 수준 아래)으로 될 수 있다. 무의식적 고유수용감각은 뇌에서 진행되지만, 의식적 수준에서는 사용 가능하지는 않다. 이러한 것으로 우리는 생각을 하지 않고 움직이게 할 수 있다; 당신이 걸으면서 대화를 한다면, 당신은 무의식적인 고유수용감각을 사용하는 것이다. 의식적이고 무의식적인 고유수용감각은 정상적인 움직임을 위해 중요하다.

고유수용기는 근육, 힘줄, 인대와 관절주머니에 위치한다. 이들은 근육 길이(신장), 근육 긴장도, 그리고 관절의 위치와 움직임을 감지한다.

근육방추(muscle spindle)는 신장 감수기로 근육 길이의 변화를 감지한다(그림 11-3 참고). 이들은 대부분의 골격근육에서 발견할 수 있으며, 자세를 위해 사용하는 많은 큰 근육, 바깥눈근육, 그리고 손에서 보이며, 손의 안 근육에서 볼 수 있다. 근육방추는 골격근육(근육다발막, perimysium)의 안쪽 결합조직과 연결되어 있어 근육이 늘어나거나 짧아짐에 따라 같이 길이 변화를 만들어낸다. 이러한 신호는 중추신경계통 정보로 보내어지고, 근육 길이의 두 가지 관점

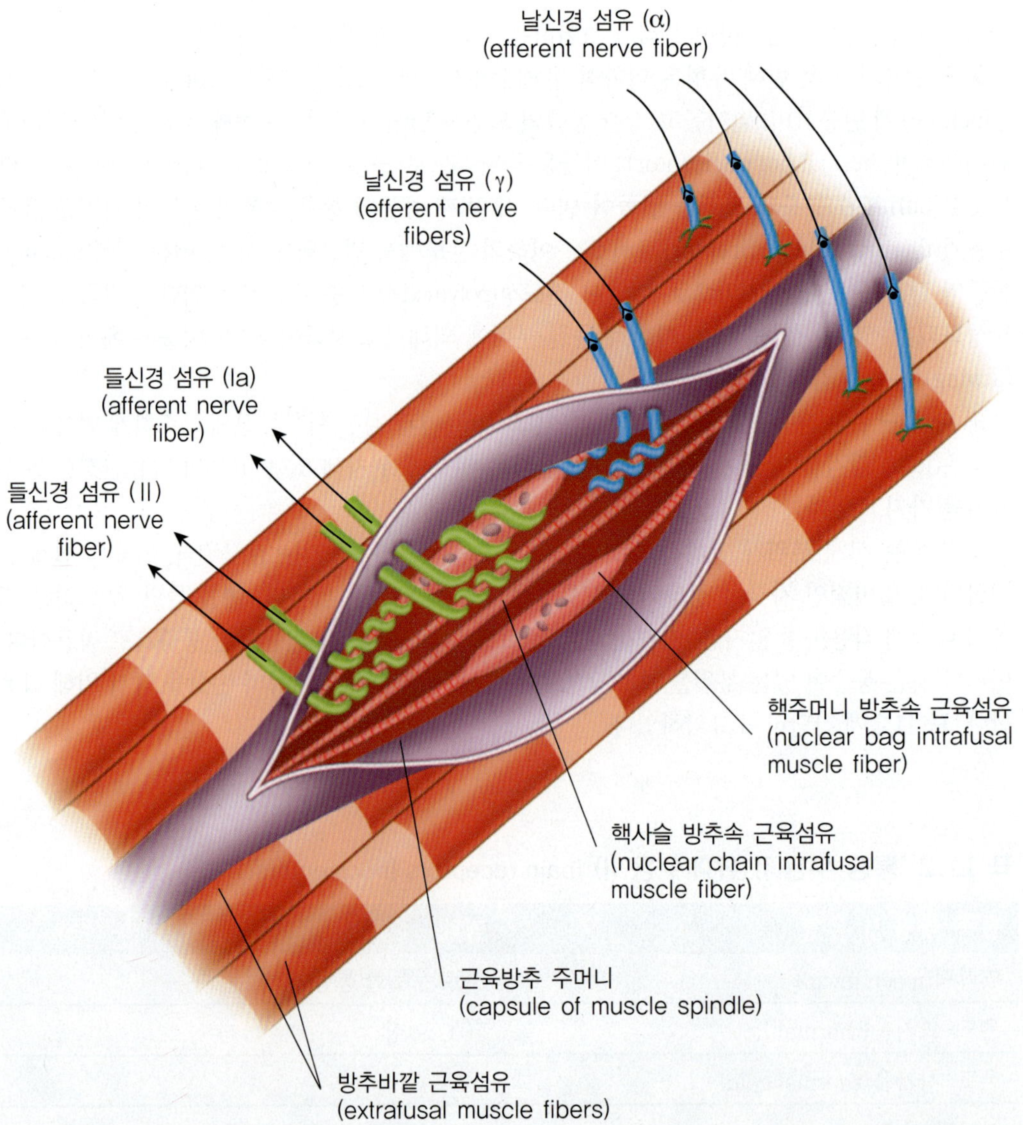

그림 11-3 골격근육 안에 위치한 근육방추의 감각성 구조. 근육이 신장되는 것을 감지하여 들신경 섬유를 통하여 뇌로 전달한다. 신장에 대한 민감도는 감마운동신경세포에 의해 수정된다.

으로 고려된다: (1) 근육 길이가 어떻게 변화되고, (2) 근육 길이가 얼마나 빠르게 변화되는 것.

근육방추는 **감마 운동 신경세포**(gamma motor neuron)라고 불리우는 특수화된 운동 신경세포에 의해 지배된다. 감마 운동 신경세포는 근육 섬유 방추에 연접하고, 각각의 방추 근육 섬유의 적은 수축을 만들어 낸다. 이로 인해 근육방추 섬유의 중앙부분을 당기고(늘리게 함), 좀 더 단단하게 한다. 근육방추가 단단해지면 전체 근육의 신장에 좀 더 민감하게 반응하게 된다. 좀 더 민감해진 근육방추는 뇌에게 활동전위를 보내기 때문에 중요하다. 관절에 있는 모든 근육의 길이에 관한 정보를 뇌에 보내게 되며, 관절이 어떤 방향으로 움직여야 할 뿐만 아니라, 관절의 각도를 결정하게 된다.

감마 운동 신경세포는 척수와 뇌에 있는 운동 중추에 의해 조절된다. 이러한 것은 뇌가 어떻게 근육이 신장되는 것을 민감하게 조절한다는 것이다. 또한 뇌손상 또는 질환은 근육이 신장되는 민감도에 영향을 줄 수 있다는 것이다. 뇌 또는 척수손상이 있는 사람의 경우, 근육의 신장되는 민감도가 감소하거나 증가하는 것을 보여준다. 예를 들어, 외상성 척수손상의 많은 사람들은 근육 신장에 대하여 비정상적으로 강하게 반응을 보이며, 근육이 단단해지고 강직성의 원인이 되게 한다.

골지건기관(Golgi tendon organs; GTOs)은 대부분의 골격근육의 힘줄에 위치하며, 근육과 근육힘줄 사이의 접합부에 위치하게 된다(그림 11-4 참고). 이들의 일차 기능은 근육과 힘줄의

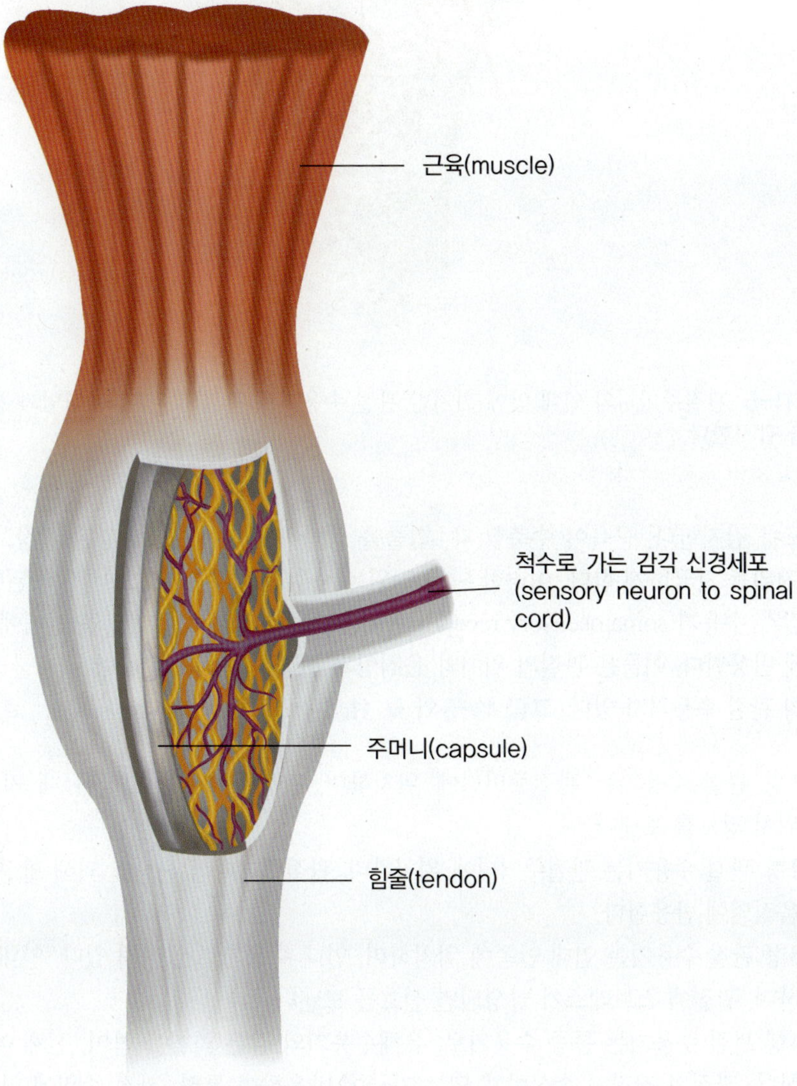

그림 11-4 골지건기관은 힘줄 안쪽에 위치하여 근육의 긴장과 수축을 감지한다.

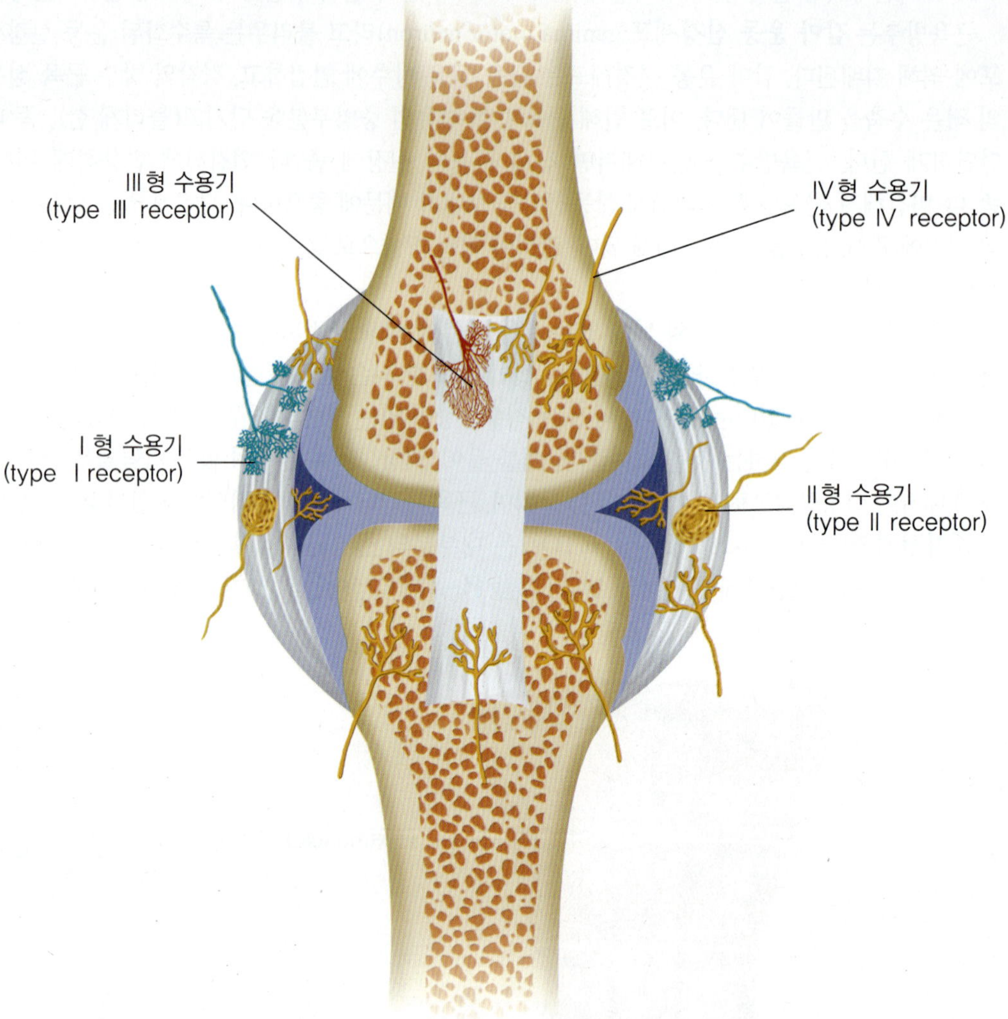

그림 11-5 관절주머니와 인대 안에 위치한 관절 수용기로 관절의 위치, 움직임과 통증과 관절 안의 염증을 감지한다.

긴장도를 감지한다. 근육이 수축할 때, 힘줄을 잡아 당기게 되고, 발생된 긴장도는 신경세포의 활동 전위를 자극하게 한다. 이러한 활동 전위는 중추신경계통으로 보내지게 된다.

몸감각 수용기(somatosensory receptor)는 관절 주위의 관절주머니와 인대에서 역학적 스트레스에 반응한다. 이들은 관절의 위치와 움직임과 관련하여 뇌와 척수에 신호를 보내며, 네 가지 종류의 관절 수용기가 있다(**그림 11-5**와 **표 11.3** 참고):

- 1형 관절 수용기는 관절주머니에 위치하며, 관절주머니가 신장될 때 자극된다. 관절의 위치 정보를 보낸다.
- 2형 관절 수용기는 관절주머니에 위치하며, 관절주머니의 신장에 의해 활성화된다. 관절의 움직임에 반응한다.
- 3형 관절 수용기는 인대 안쪽에 위치하며, 인대 수용기로 알려져 있다. 인대의 신장을 감지하며, 관절에 스트레스가 발생되면 신호를 보낸다.
- 4형 관절 수용기는 통증 수용기로, 유해수용기와 같은 역할을 하며, 신체 어디에서든 존재한다. 관절의 조직이 손상받게 되는 자극에 반응하며 특히, 관절 주위에 염증 반응이 있을 때 활발하게 반응한다(예: 관절염).

표 11.3 고유수용기 (proprioceptors)

고유수용기	위치	자극
골지건기관	힘줄, 근육힘줄 접합부	근육 긴장 / 수축; 힘줄의 신장
근육방추	대부분의 골격근육	근육 신장 / 길이
관절 수용기		
Ⅰ 유형	관절주머니	관절의 위치
Ⅱ 유형	관절주머니	관절의 움직임과 속도
Ⅲ 유형	인대	인대 긴장
Ⅳ 유형	관절주머니와 인대	통증(그리고 염증)

몸감각 경로 / Somatosensory Pathways

신체에서 뇌로 가는 몸감각 정보의 전달은 몸감각 경로의 전체를 필요로 하게 된다(그림 11-6 참고). 경로의 구성은 다음과 같다:

1. 자극을 활동전위로 변환하는 몸감각 수용기
2. 말초신경에 있는 들(감각)신경세포가 활동전위를 중추신경계로 전달
3. 활동전위를 척수를 통해 뇌로 전달하는 신경세포

일부 감각 경로는 다음을 가지고 있다:

4. 감각을 **일차몸감각겉질**(primary somatosensory cortex)로 전달하여 감각이 발생하는 것을 의식적으로 인식하게 한다.

들섬유(감각 축삭) / Afferent fibers (Sensory Axons)

피부, 근육 또는 관절에 있는 모든 몸감각 수용기는 들신경세포와 연결되어 있다. 수용기가 감각 자극을 활동전위로 변환한 후에 들신경섬유는 활동전위를 중추신경계로 보낸다. 모든 척수신경(C1은 제외)의 몸감각 신경세포와 일부 뇌신경이 이러한 형태로 되어 있다. 척수신경에서 감각 축삭은 약 60%로 구성되어 있다(표 11.4 참고).

감각 축삭은 말초신경에서 찾아볼 수 있으며, 직경이 1 μm~20 μm까지 존재한다(그림 11-7 참고). 직경이 큰 섬유(축삭)은 수초는 두꺼운 말이집을 가지고 있으며 빠른 활동전위로 전달한다. 고유수용감각을 전달하는 축삭은 크고 빠르게 전달하며, 에이는 통증(aching pain), 어는 듯한 통증(freezing pain)과 열감(heat)은 작고, 느리며 말이집을 가지고 있지 않다.

몸감각 활동전위가 중추신경계에 도달할 때 감각 정보는 다양한 경로를 사용한다. 첫 번째로, 반사의 형태로 운동신경세포로 직접적으로 보낸다. 두 번째로 상위-명령 과정(higher-order processing)을 위하여 뇌로 보내어지며, 감정적 또는 자극에 대한 의식적인 인식의 형태로 반응한다. 뇌에 도달하기 위해서는 활동전위는 감각 (오름) 경로에서 척수를 통해야 한다.

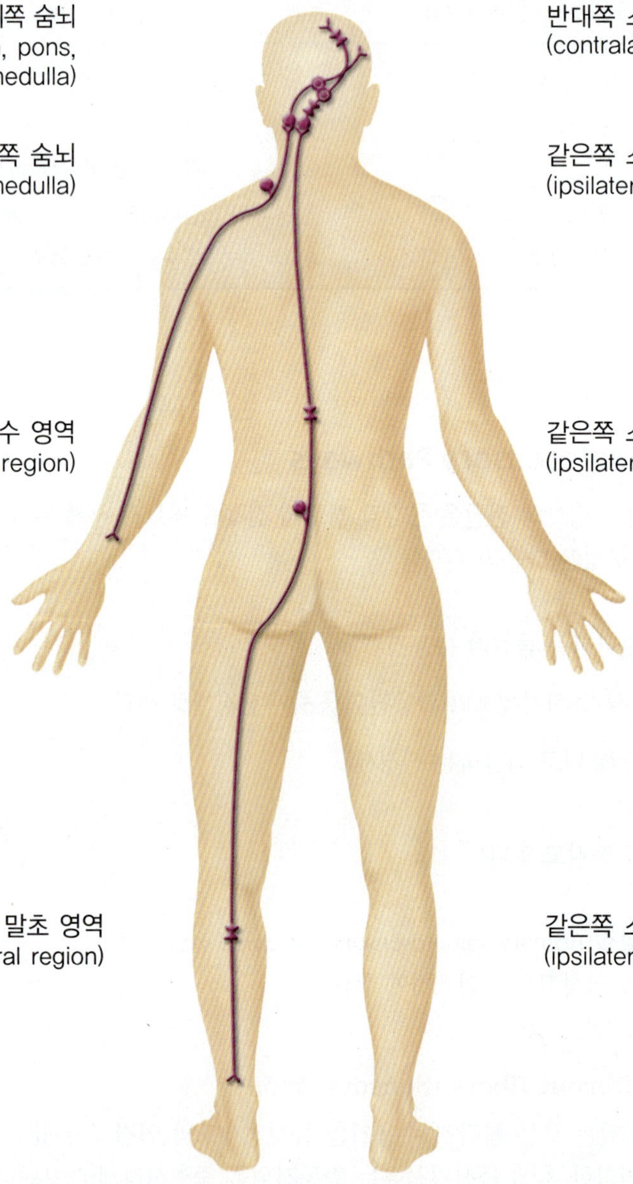

그림 11-6 말초신경을 통해 뇌로 감각을 전달하는 몸감각 경로와 척수. 진동, 식별적 촉각과 의식적 고유수용감각을 감지하는 뒤기둥 경로를 보여주고 있다.

척수에서 비슷한 기능을 가진 신경세포는 기둥(column) 또는 경로(tract)라고 알려진 축삭의 번들(bundle)의 형태로 모여 있다. 척수는 3가지 경로의 종류로 구성되어 있다:

- 오름(ascending) (활동전위가 신체에서 뇌로 이동)
- 내림(descending) (활동전위가 뇌에서 신체로 이동)
- 분절간(intersegmental) (척수 분절 간의 연결하는 짧은 경로)

표 11.4 들신경 섬유 (afferent nerve fibers)

분류	감각 형태	수용기 종류	직경(μm)	전달 속도
Ⅰa	빠른 신장 (근육)	근육방추	12–20 (말이집)	빠름
Ⅰb	근육/힘줄 긴장도 인대 긴장도	골지건기관 인대 수용기 (3형 관절 수용기)	12–20 (말이집)	빠름
Ⅱ (Aβ)	느린 신장 (근육) 관절 위치와 움직임; 이점식별적 촉각, 진동과 깊은 압박; 피부신장 압박, 질감 (가벼운 접촉)	근육방추 관절 수용기(1형과 2형 수용기) 촉각 소체 층판 소체 루피니 종판 촉각 원판	8–12 (말이집)	중간
Ⅲ (Aδ)	날카롭고 타는 듯한 통증; 온도(차가움)	자유신경종말	1–6 (말이집)	느림
Ⅳ (C)	어는 듯하고 에이는 통증; 온도 (뜨거움)	자유신경종말	1–1.5 (민말이집)	매우 느림

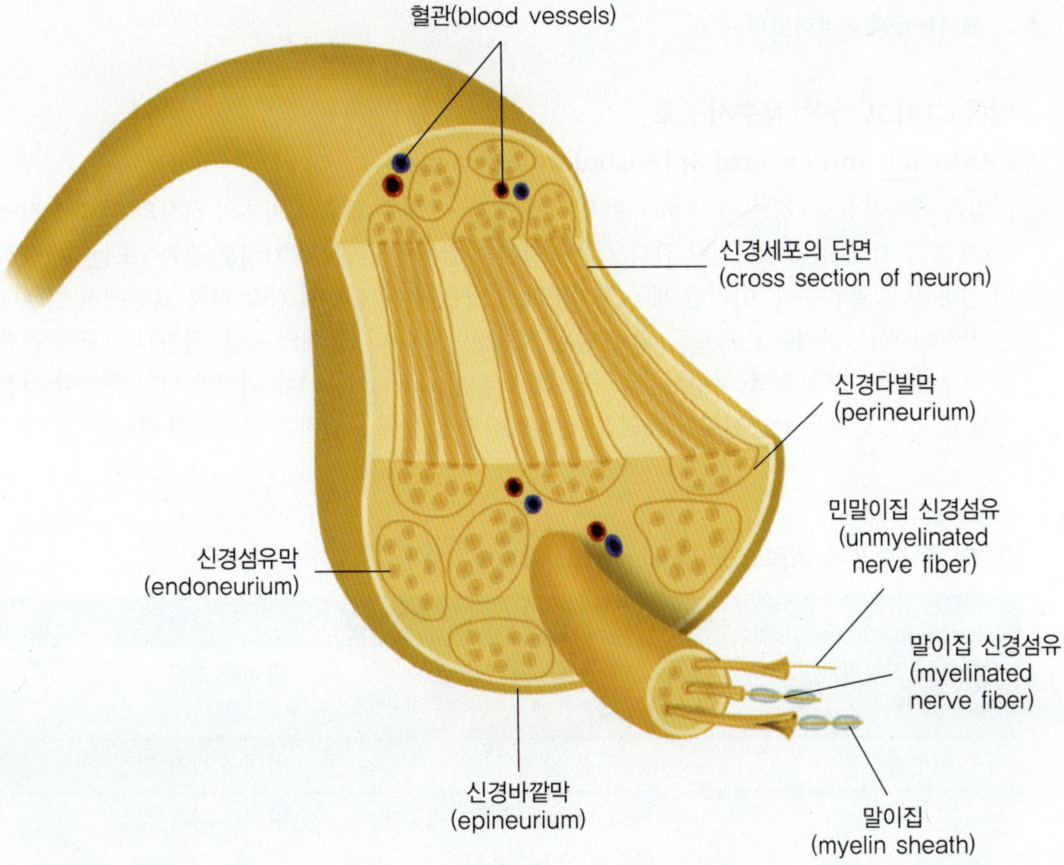

그림 11-7 말이집과 말이집이 없는 말초신경. 두 가지 모두 신경섬유막으로 싸여 있다(결합조직).

임상적 지식 상자 11-1: 국소 마취와 신경 섬유의 재생 (Local Anesthetics and Nerve Fiber Regeneration)

국소 마취는 감각 축삭의 활동전위 전달을 막음으로 통증을 감소시킨다. 이들은 Na^+ 채널이 열리는 것을 막고, Na^+가 신경 세포로 유입되지 않게 한다(Tsang, Tsushima, Tomaselli et al., 2005). 말초신경이 마취가 되면, 가장 작은 축삭이 먼저 막히게 되며, 직경에 따라 큰 섬유들이 막히게 된다. 이로 인해, 통증 감각이 처음에는 저린 느낌으로 오고, 고유수용감각을 마지막에 잃게 된다(Sakai, Tomiyasu, Tamada et al., 2004). 국소 마취는 간단한 외과적 수술에서 사용한다(치과 또는 간단한 외과적 수술).

말초신경이 손상 후에 재생될 때, 감각은 국소 마취에 따라 잃어버린 순서와 같은 원리로 회복된다: 느리고 에이는 통증이 첫 번째, 그리고 온도와 빠르고 날카로운 통증, 그리고 촉각과 마지막으로 고유수용감각이 회복된다. 작은 신경세포는 큰 직경의 축삭보다 기능과 재생이 먼저 일어난다. 그러므로, 말초신경 후에 발생하는 통증은 신경이 대체되는 것을 의미한다.

부가적 질문: 접촉 또는 압박이 감지되는 동안 국소 마취가 통증 신호를 왜 막게 되는가?

이 장에서는 오름 경로에 초점을 두고 설명하고 있다. 오름(*ascending*)의 용어는 활동전위가 신체에서 뇌로 올라가는 것을 의미한다. 여기에는 네 가지 주요 **오름 (몸감각) 경로**(ascending (somatosensory) tracts)가 있으며, 각각은 서로 다른 종류의 감각을 뇌에 전달한다. 오름 신경로는 **표 11-5**에 요약하였다.

앞쪽 그리고 가쪽 척수시상로 / Anterior and Lateral Spinothalamic Tracts

앞쪽 척수시상로 (경로, pathway)는 압각과 질감, 가벼운 접촉과 피부의 신장의 감각을 전달한다(**그림 11-8** 참고). 이러한 감각으로 구성된 복합적인 감각은 "가벼운 접촉" 또는 "대략적인 접촉"으로 불리운다. 이러한 계통은 피부에 영향을 주는 겉부위 감각 자극(표면에서 발생하는 공기의 흐름, 가벼운 스트로킹)과 관련된 정보뿐만 아니라, 물체의 모양, 질감과 농도와 관련된 정보를 제공한다. 앞쪽 척수시상로는 뇌의 마루엽(parietal lobe)에 위치한 일차 몸감각 겉질에서 끝난다. 감각은 활동전위가 뇌의 반대측 몸감각 겉질에 도달하면 감지하게 된다.

표 11.5 몸감각 경로(somatosensory tracts)

오름 (감각) 경로	감각	종착지
앞쪽 척수시상로	압박, 질감, 가벼운 접촉, 피부의 신장	반대쪽 감각 겉질
가쪽 척수시상로	통증, 온도	반대쪽 감각 겉질
뒤기둥	진동, 이점식별적 접촉, 의식적 고유수용감각	반대쪽 감각 겉질
척수소뇌로	무의식적 고유수용감각	같은쪽 소뇌

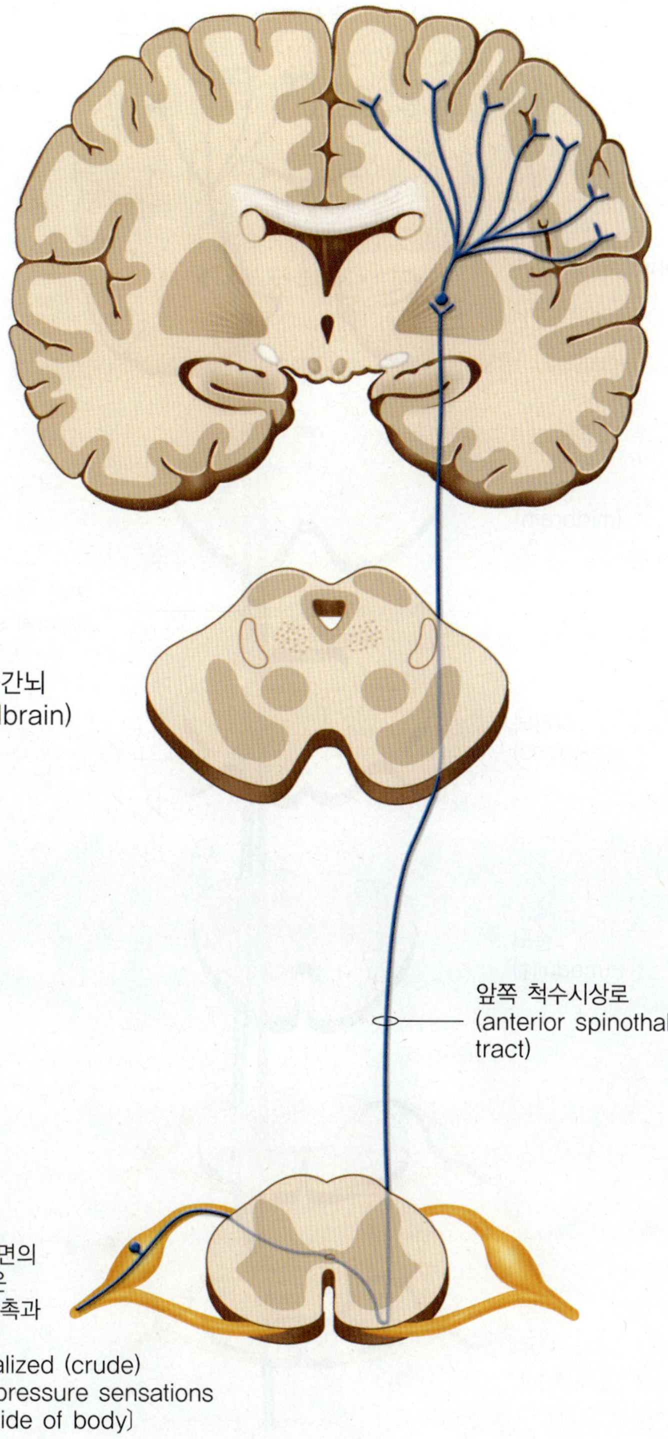

그림 11-8 앞쪽 척수시상로는 접촉과 압박 감각을 반대쪽 감각 겉질에 전달한다. 이 경로는 척수의 백색질 앞쪽에 위치한다.

가쪽 척수시상로는 통증, 온도의 감각을 전달한다(**그림 11-9** 참고). 이러한 감각은 척수와 뇌줄기(brainstem)를 통해 뇌의 반대측 일차 몸감각 겉질에서 받아들인다. 통증 계통에서 활동 전위는 CNS를 통하여 자율신경뿐만 아니라, 감정 중추와도 연결한다. 이러한 연결은 통증에 대한 감정적이고 생리학적 반응을 책임진다(예: 울기, 발한 그리고 메스꺼움).

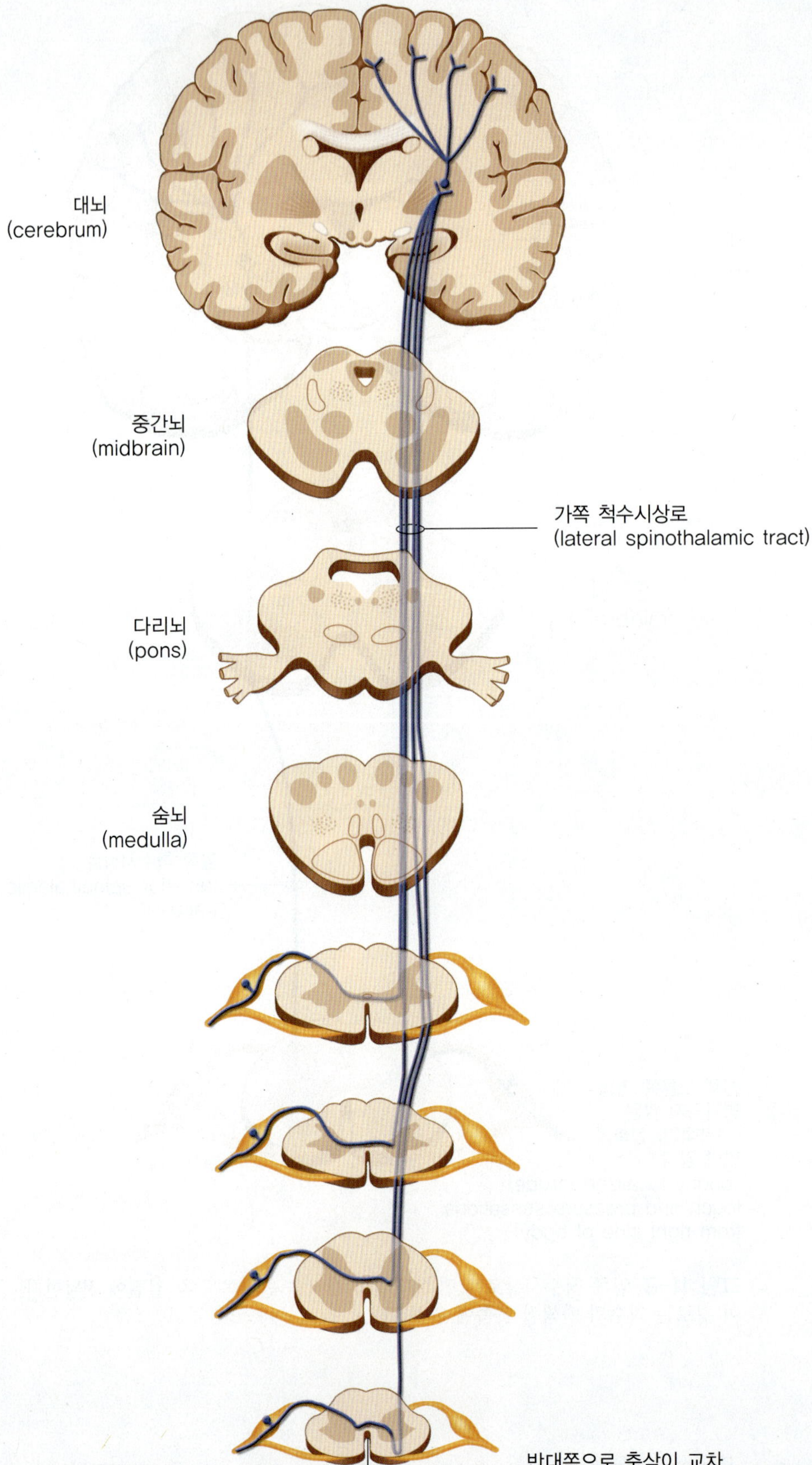

그림 11-9 가쪽 척수시상로는 통증과 온도를 반대쪽 감각 겉질에 전달한다. 이 경로는 척수의 가쪽 백색질에서 뇌로 연결된다.

뒤기둥 / Dorsal Columns

뒤기둥 경로는 이점식별 접촉(가끔 "정밀한 접촉"이라고 함), 진동과 의식적 고유수용감각의 감각을 전달한다(그림 11-10 참고). 이 경로는 척수의 뒤쪽에 위치하여 이름을 명명하였으며, 뇌의 반대측 일차 몸감각 겉질에서 끝난다.

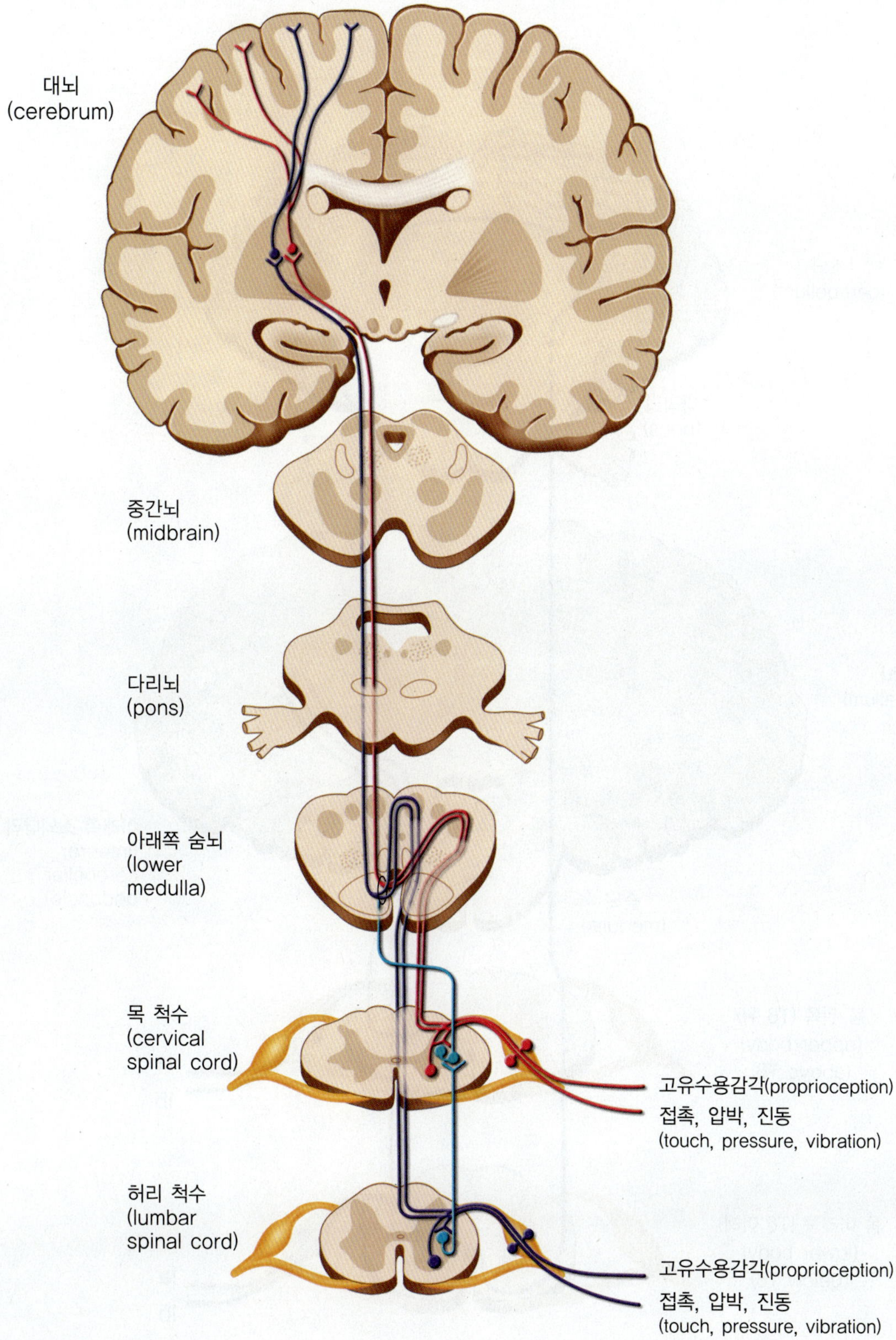

그림 11-10 뒤기둥은 진동, 이점식별적 촉각, 그리고 의식적 고유수용감각을 반대쪽 감각겉질에 전달한다. 이 경로는 척수의 백색질 뒤쪽으로 연결된다.

척수소뇌로 / Spinocerebellar Tracts

근육방추와 골지건기관과 관련된 무의식적 고유수용감각 전달하는 네 개의 척수소뇌로가 있다(**그림 11-11**과 **표 11.6** 참고). 이 경로의 대부분의 신경세포는 같은 쪽 소뇌에서 끝나며, 무의식적(의식 수준 아래) 균형, 자세와 움직임의 조절을 담당한다. 이 중 일부는 반대측 소뇌에서 끝나서, 일반적으로 척수소뇌로는 양측으로 설명한다.

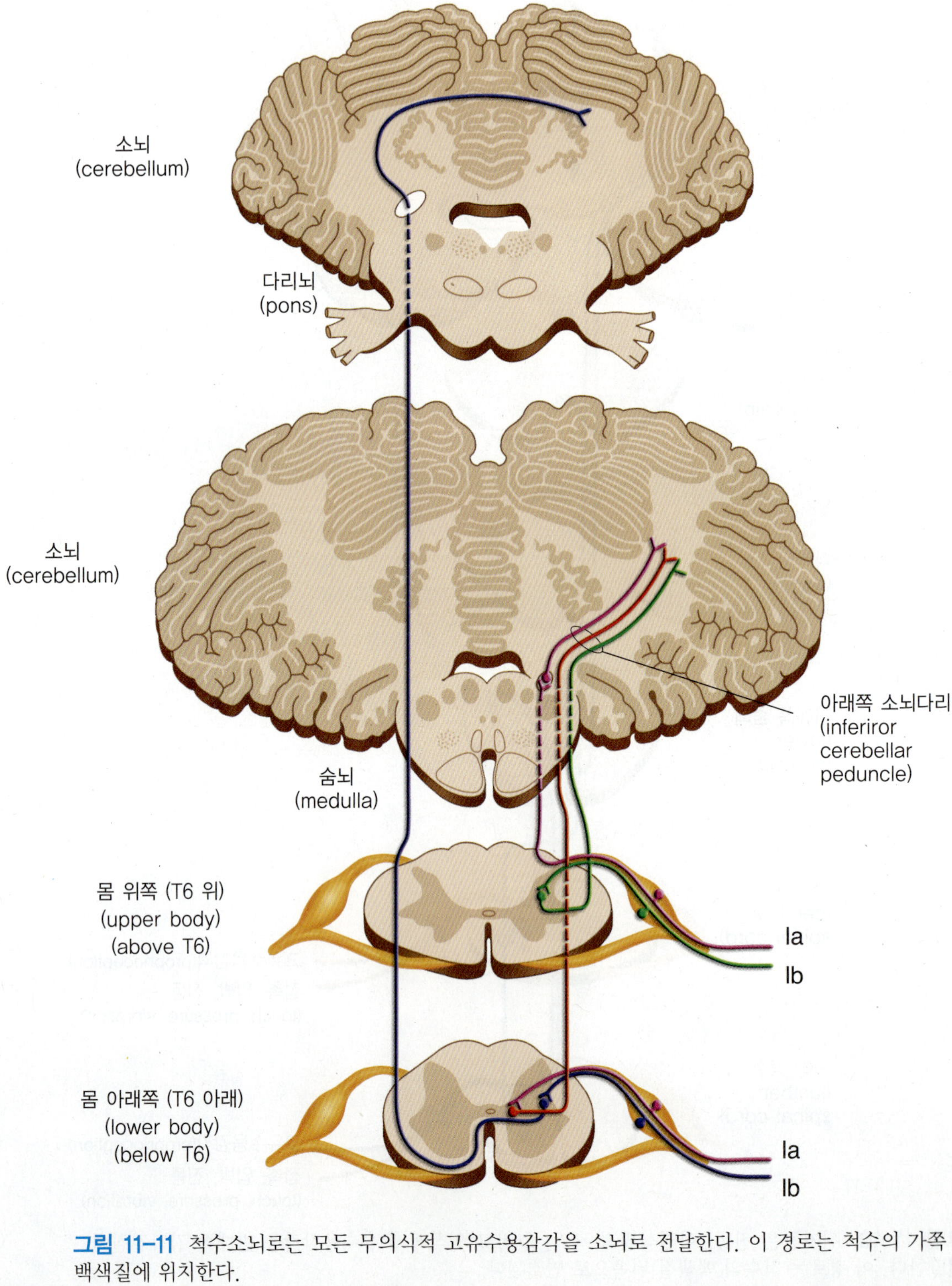

그림 11-11 척수소뇌로는 모든 무의식적 고유수용감각을 소뇌로 전달한다. 이 경로는 척수의 가쪽 백색질에 위치한다.

표 11.6 척수 소뇌로 (spinocerebellar tracts)

척수 소뇌로	신체 부위
앞척수 소뇌로(anterior spinocerebellar)	다리(lower extremities)
뒤척수 소뇌로(posterior spinocerebellar)	다리(lower extremities)
쐐기 소뇌로(cuneocerebellar)	팔(upper extremities)
입쪽척수소뇌로(rostrospinocerebellar)	팔과 목(upper extremities and neck)

몸감각 인지와 처리과정 / Somatosensory Perception and Processing

감각은 4가지 중요한 역할을 해야 한다:

1. 전달(modality) (무엇인가?)
2. 위치(location) (어디인가?)
3. 강도(intensity) (얼마나 강한가?)
4. 시간(timing) (어제 발생하였는가?)

자극 전달은 수용기가 활성화되는 종류에 의해 결정된다. 자극 위치는 수용기의 위치에 기반이 되며, 신체의 특정 위치의 수용기 밀도에 의해서 결정된다; 수용기기 밀집되어 있으면, 좀 더 정확한 자극 위치가 결정된다. 자극 강도는 각 수용기의 민감도와 활동전위의 빈도에 의해 결정된다; 강한 자극은 좀 더 빈번한 신경 전달이 있어야 한다.

모든 수용기가 신호 전달을 멈추게 되는 경우에도 자극은 계속된다. 이러한 것을 *수용기 적응(receptor adaptation)*이라고 한다. 수용기가 적응되면, 자극에 대한 반응은 시간이 지남에 따라 감소한다. 모든 수용기가 적응하게 된다; 일부 몸감각 수용기는 천천히 적응하며, 다른 것은 빠르게 적응한다.

모든 감각은 앞쪽 척수시상로, 가쪽 척수시상로와 뒷기둥을 통해 뇌의 반대쪽 몸감각 겉질로 전달된다. 이들이 대뇌겉질에 도달하게 되면, 이러한 감각은 의식적인 수준에서 인식한다. 또한, 모든 경로는 척수 또는 뇌줄기에서 교차한다. 이는 신체의 한쪽 감각이 반대측 감각 겉질에서 감지하는 것을 의미한다. 감각 겉질의 손상인 병변(손상 또는 질환)은 신체 반대측의 감각 손실의 원인이 된다. 예를 들어, 왼쪽 몸감각 겉질이 파괴된 뇌졸중은 신체 오른쪽의 감각 손실의 원인이 된다(**그림 11-12** 참고).

감각 겉질은 각 신체 부위를 표시하는 지도 형태에 따라 조직화되어 있다(**그림 11-13** 참고). 예를 들어, 오른쪽 엄지손가락으로부터 전달되는 모든 감각 신경세포는 왼쪽 감각 겉질의 특정 부위에 위치하고 있다. 오른쪽 검지손가락을 전달하는 감각의 신경세포가 같이 있으며, 바로 옆에 엄지손가락 영역이 존재하게 된다. 이러한 신체 지도 형태의 크기가 큰 영역은 감각 수용기(입술, 혀, 손가락 끝)의 높은 밀도를 가지고 있는 곳이며, 높은 민감도를 가지고 있다. 이러한 배열은 아주 정확한 부위의 감각 위치를 국소화하게 한다.

몸감각 겉질에서 몸감각의 도달을 인식한 후 정보는 뇌의 다른 영역으로 보낸다. 이러한 곳은 입체인지감각과 “접촉(touch)”의 종류를 기억하는 감각의 해석을 담당하는 많은 몸감각 연합 겉질과 연결한다. 그리고, 겉질의 운동 영역과 연결하여, 감각이 움직임의 가이드로 사용되게 한다. 마지막으로 몸감각 겉질은 인지와 감정 중추로 신호를 보낸다.

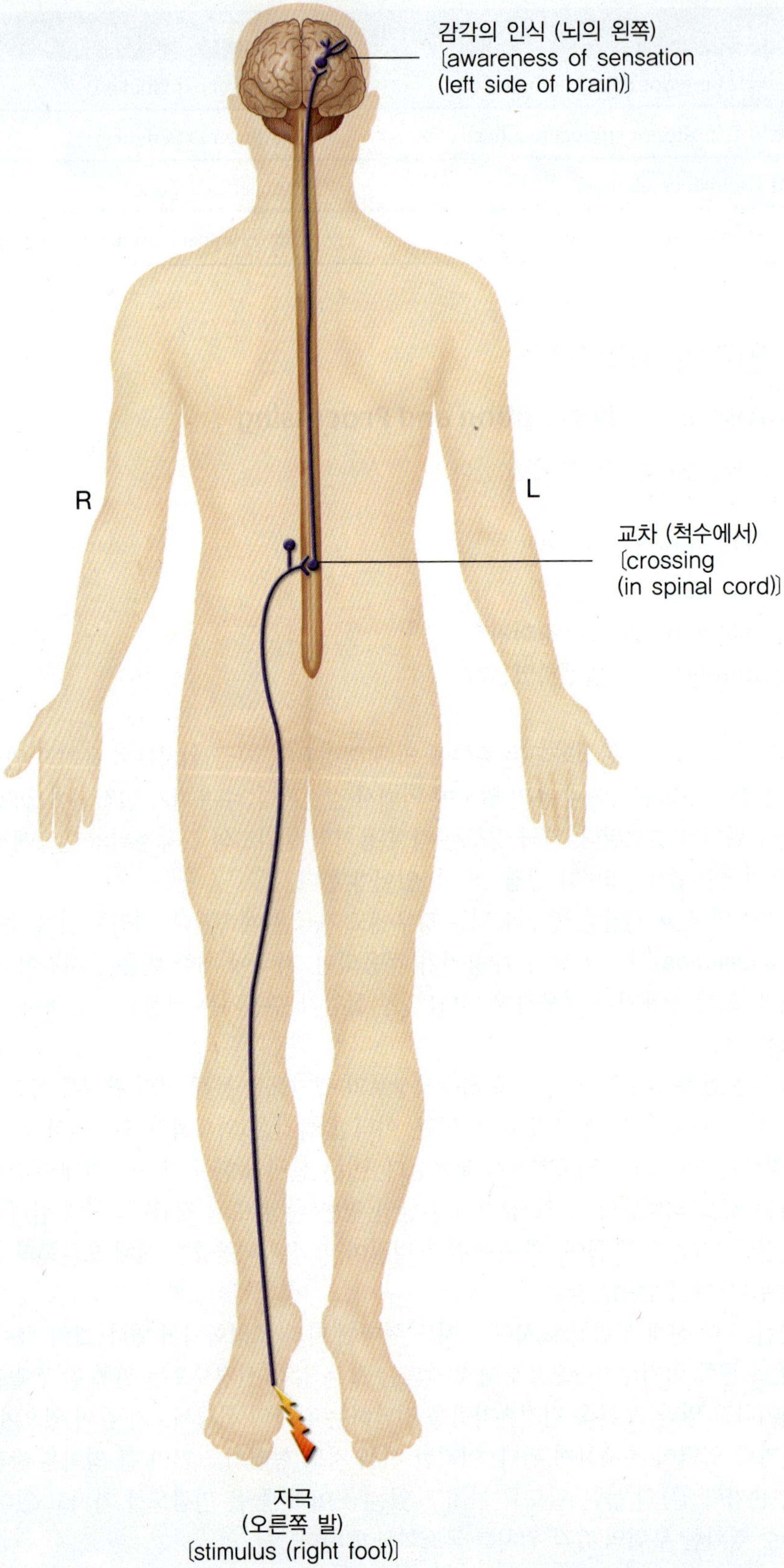

그림 11-12 대부분의 몸감각은 뇌의 반대쪽으로 투사되고, 척수 또는 뇌줄기에서 교차한다.

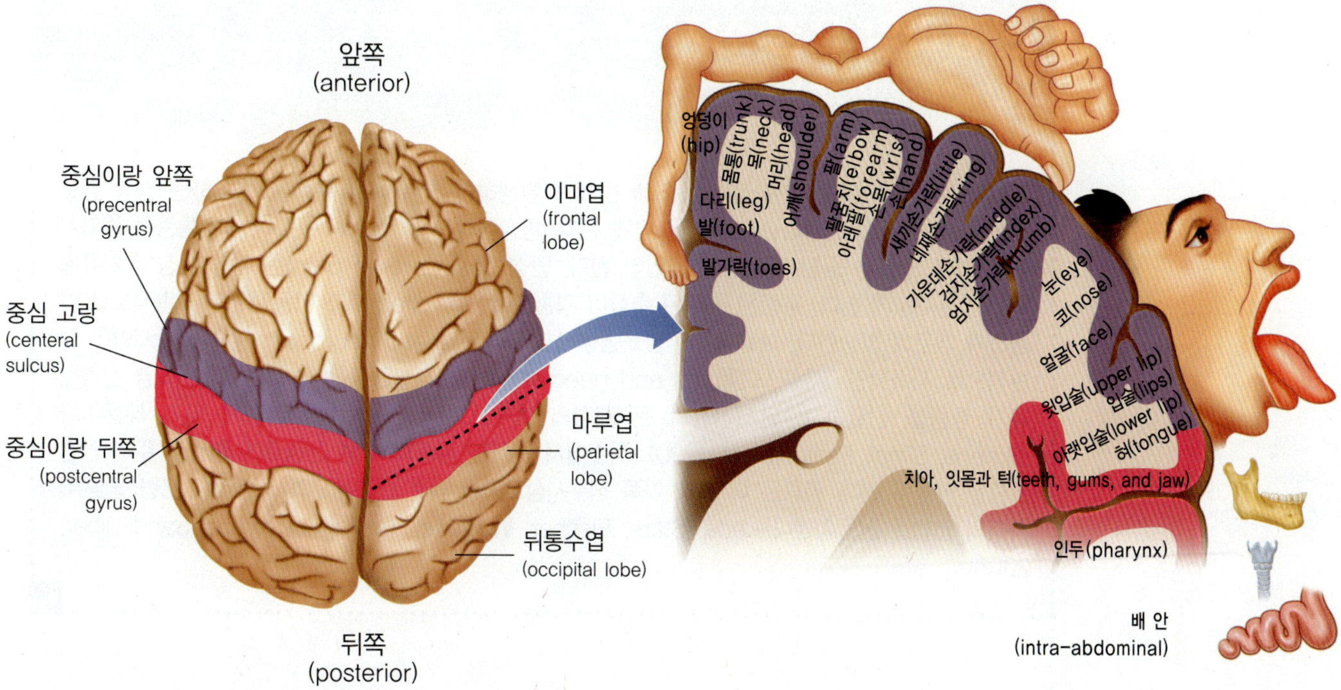

그림 11-13 일차몸감각겉질은 마루엽에 있는 중심이랑 뒤쪽에 위치한다. 이는 감각 축소인간모양(sensory homunculus)으로 알려진 감각 지도의 형태로 신체가 조직화되어 있다.

통증 / Pain

통증은 해로운 자극을 피하게 하기 때문에 살아가는데 필요한 것이다. 통증은 세포가 손상될 때 시작되거나 자극이 세포를 잠정적으로 손상될 수 있을 정도의 충분한 정도의 자극이 발생될 때 시작된다. 통증성 자극은 역학적 자극〔분쇄(crushing), 찝임(pinching), 쪼임(squeeaing), 신장(stretching)〕, 화학적(산성), 극단적인 온도(어는 듯한 차가움 또는 타는 듯한 뜨거움), 또는 허혈성(신체 부위로 가는 혈류의 부족)의 결과로 발생될 수 있다. 유해수용기는 통증성 자극을 활동전위로 변환하고, 가쪽 척수시상로에서 뇌로 전달한다. 통증의 인식은 사고, 감정과 환경에 따라 다양하게 달라질 수 있다.

급성 통증(acute pain)은 조직의 직접적 손상과 염증의 결과로부터 발생된다. 이러한 종류의 통증은 손상된 영역에 직접적으로 집중되며, 치유를 촉진하는 행동을 유발하게 한다. 예를 들어, 넙다리뼈가 부러지면서 통증이 발생되면, 손상된 다리로 걷게 하는 노력을 막게 하며, 다른 쪽

신경과학 요점 상자 11-1: 감작 (Sensitization)

조직 손상과 염증은 통증뿐만 아니라, 전체적인 통증 인지 계통의 민감도를 일시적으로 증가시킨다. 이러한 것을 **감작**(sensitization)이라고 한다. 감작은 손상된 세포에서 화학물질의 분비로 발생한다. 이러한 화학물질의 일부는 직접적으로 유해수용기 근처에서 활성화되고, 다른 유해수용기를 쉽게 자극하게 한다. 항-염증성 진통제(아스피린, 이부프로펜)는 이러한 화학물질의 일부를 억제하여 통증을 감소하게 한다.

신경과학 요점 상자 11-2: 만성 통증 (Chronic Pain)

말초신경이 손상 또는 질병에 의해 문제가 발생하면, 척수에서 통증을 전달하는 감각 경로(sensory pathway)가 영향을 받게 된다. 통증성 감각을 감소시키는 대신에 통증을 증가시키게 하며, 장기간의 만성 통증의 원인이 된다. **만성 통증(chronic pain)**은 처음 손상이 치유될 때까지 존재하게 된다. 통증은 손상된 축삭이 과흥분(overexcited)되고 활동전위를 지속적으로 발생하기 때문에 발생한다. 예를 들어, 당뇨병성 신경병증(diabetic neuropathy)을 가진 사람은 일반적으로 지속적인 "저린 느낌(pins and needles)"을 발에서 경험한다. 이는 작은-직경 신경섬유가 통증을 전달하고, 말초신경의 큰-직경의 축삭으로 점점 영향을 미치게 되기 때문이다(Greens, Simal, Pfeifer et al. 1990). 척수에서 변화는 통증의 오름 신경로에 영향을 주어 만성 통증을 만들어 낸다. 염증은 더 쉽게 가쪽 척수시상로에서 척수 신경세포와 통증 섬유(C형 들섬유) 사이의 연접을 만들어낸다(Ikeda, Stark, Fischer, Wagener, Drdla, Jager and Sandkulher, 2006).

다리로 보호하도록 촉진한다. 일반적으로 급성 통증은 짧은 기간으로 손상이 치유될 때까지 지속된다.

장기간의 통증은 유해성 또는 신경병증 통증으로 분류한다. **유해성 통증**(nociceptive pain)은 지속적으로 유해수용기가 활성화되어 나타난다. 예를 들어, 암(종양이 통증 수용기를 압박할 때) 또는 관절염(관절에서 염증이 유해수용기를 지속적으로 자극할 때)의 결과로 발생될 수 있다. 반대로 신경병증 통증은 말초신경섬유의 직접적인 손상의 결과로 발생한다. **신경병증 통증**(neuropathic pain)의 원인으로 대상포진(herpes zoster), 당뇨병(당뇨병성 신경병증, diabetic neuropathy)과 삼차 신경통이 포함된다. 이러한 질환의 모든 경우는 감각 신경세포의 손상을 가지고 있다.

급성과 유해성 통증은 두 가지의 하부 종류로 나누어진다: "빠른(fast)" 통증과 "느린(slow)" 통증. 빠른 통증은 빠르게 발생하며, 일반적으로 날카롭고 강하며 매우 정확하게 국소화된다. 느린 통증은 느리게 발생되며, 좀 더 지속적이며 조금씩 아프며 정확하게 국소화되지 않는다. 발가락을 부딪혔을 경우를 생각해보자: 처음에 강하고, "빠른" 통증을 느끼며, 이후에는 조금씩 "느린" 통증이 지속될 것이다. 두 종류의 통증 모두 가쪽 척수시상로를 경유하게 된다; 약 25%의 신경 섬유가 빠른 통증을 전달하고 나머지 75%가 느린 통증을 전달한다. 느린 통증 신경세포는 시상과 시상하부와 많은 연결을 가진다. 이러한 연접은 메스꺼움, 발한, 기절과 심장 박동률이 증가하는 것과 같은 통증에 자동적으로 반응하기 위해서 존재한다. 또한 불쾌하거나 참을 수 없는 통증의 감정적인 반응이 나타나게 한다.

통증의 인식은 척수에서 통증 신호(pain signal)의 전달을 멈추거나 느리게 하는 신경전달물질의 활성화를 하게하는 접촉의 형태로 감소될 수 있다. 많은 사람들이 통증을 감소시키기 위해 손상 부위 영역 근처 피부를 부드럽게 쓰다듬기를 하는 이유로 설명할 수 있으며, 종종 마사지가 치료적 효과를 가지는 이유이기도 하다. 대뇌겉질, 시상하부와 뇌의 둘레(limbic)(감정) 부위는 통증 인식의 영향을 주는 곳이다. 예를 들어, 위약 효과(placebo effect)는 통증 인식이 실제로 감소되는 통증 감소를 보여준다. 반대로, 두려움이 통증 인식을 증가하는 것의 원인이 되기도 한다.

환자 시나리오 (Patient Scenarios)

환자 사례 11-1 (Wilma)

82세 윌마씨는 뇌졸중 환자로서 일차 몸감각 겉질에 손상을 가지고 있다. 통증, 가벼운 접촉과 의식적 고유수용감각 검사 결과 윌마씨는 이러한 감각이 신체 왼쪽 면에서 소실을 보여주었다(왼쪽 어깨, 팔, 아래팔과 손).

질문

a) 윌마씨의 감각 소실을 왼쪽 면에서 경험하였다면, 뇌졸중으로 인하여 손상받은 대뇌겉질의 어느 쪽 면인가?
b) 어떠한 오름 감각 경로가 앞에서 언급한 3가지 감각을 전달하는가?

환자 사례 11-2 (Paul)

폴씨는 58세 남자로서 2형 당뇨병을 가지고 있다. 그는 약 7년 전에 이 병에 대하여 진단받았으며, 항상 당뇨 관련 약을 먹고 있지는 않고 있다. 또한, 운동을 규칙적으로 하지 않고 있으며, 통증과 발의 "저린 느낌"을 가지고 있다. 어떠한 신발을 신어도 이러한 느낌은 항상 같다고 하였다.

질문

a) 폴씨 발의 통증의 원인이 무엇이라고 생각하는가? 이러한 종류의 통증은 어떻게 분류하는가?
b) 폴씨의 당뇨병이 지속적으로 위협을 한다면, 폴씨의 말초신경의 어떤 종류의 신경 섬유가 영향을 받을것인가?
c) 폴씨가 국소 마취를 한다면, 어떠한 감각을 제일 먼저 잃게 되는가? 어떠한 감각을 마지막으로 잃게 되는가?

복습문제 (Review Questions)

1. 몸감각의 각 종류와 감각을 감지하는 수용기와 뇌로 전달하는 각 감각의 경로의 이름을 나열하시오. 감각의 의식적 인식은 어디에서 하는가?
2. 뇌의 한쪽 면에서 발생한 몸감각 겉질의 손상이 반대측 신체에서 감각 소실이 되는지를 설명하시오.
3. 급성, 유해성과 신경병증 통증을 구분하시오.

참고문헌 (References)

1. Greene, D. A., Simal, A. A. F., Pfeifer, M. A., et al. (1990). Diabetic neuropathy. *Annual Review of Medicine, 41,* 303–317.
2. Ikeda, H., et al. (2006). Synaptic amplifier of inflammatory pain in the spinal dorsal horn. *Science, 312,* 1659–1662.
3. Sakai, T., Tomiyasu, S., Yamada, H., et al. (2004). Quantitative and selective evaluation of differential sensory nerve block after transdermal lidocaine. *Anesth. Analg., 98,* 248–251.
4. Tsang, S. Y., Tsushima, R. G., Tomaselli, G. F. et al. (2005). A multifunctional aromatic residue in the external pore vestibule of Na^+ channels contributes to the local anesthetic receptor. *Mol. Pharmacol., 67,* 424–434.

추천문헌 (Further Reading)

1. Eide, P. K. (1998). Pathophysiological mechanisms of central neuropathic pain after spinal cord injury. *Spinal Cord, 36,* 601–612.
2. Miller, G. (2007). Grasping for clues to the biology of itch. *Science, 318,* 188–189.
3. Robinson, A. J. (1997). Central nervous system pathways for pain transmission and pain control: issues relevant for the practicing clinician. *J. Hand Therapy, 10,* 64–77.

제 **12** 장

특수 감각 계통
Special Sensory Systems

학습목표(CHAPTER OBJECTIVIES)

이 장을 학습한 후에 독자는 다음을 할 수 있다:

1. 시각, 청각과 균형을 담당하는 감각 수용기와 경로를 설명할 수 있다.
2. 시각, 청각과 평형계통의 일반적인 문제점을 설명할 수 있다.
3. 후각과 미각의 신경 계통의 기능과 구조를 토론하고, 이러한 계통을 동반한 일부 임상적 문제를 목록화할 수 있다.

핵심 용어 (KEY TERMS)

후각소실(anosmia)
귓속뼈(auditory ossicles)
달팽이(cochlea)
원뿔세포(cones)
겉질시각상실 (cortical blindness)
바깥눈근육 (extraocular muscles)
반맹증(hemianopsia)
평형반(macula)
메니에르 병 (Meniere' s disease)
후각수용기 (olfactory receptors)
후각신경(로) (olfactory nerve [tract])
시신경교차(optic chiasm)
시신경(optic nerve)
시신경로(optic tract)
코르티 기관(organ of Corti)
이석 기관(otolithic organs)
빛수용기(photoreceptors)
일차청각겉질 (primary auditory cortex)
일차후각겉질 (primary olfactory cortex)
일차시각겉질 (primary visual cortex)
고유수용기(proprioceptors)
망막(retina)
막대세포(rods)
반고리뼈관 (semicircular canals)
어지러움(vertigo)
안뜰복합체(vestibular apparatus)
안뜰핵(vestibular nuclei)
안뜰소뇌(vestibulocerebellum)
속귀신경 (vestibulocochlear nerve)
시각겉질(visual cortex)

필수 정보(Essential Facts)

- 특수 감각은 시각, 청각, 균형, 미각과 후각을 포함한다.
- 시각은 눈에서 감지하며, 시신경을 통해 시각 겉질로 전달한다.
- 각각의 시각 겉질은 반대측 시야에서 오는 시각 자극을 감지한다.
- 청각과 균형(머리 움직임)은 속귀에서 감지하며 속귀신경을 통해 뇌로 전달한다.
- 후각 수용기는 코에 위치하며 냄새를 감지하여 후각신경을 통해 후각 겉질로 전달한다.
- 혀에 위치한 미각 수용기는 맛을 감지한다; 냄새의 감각은 미각 구성요소로서 중요하다.

특수 감각은 시각, 청각, 균형, 미각과 후각을 말한다. 이러한 모든 감각은 머리에 위치하며, 감각 수용기에 의해 감지되어 뇌신경을 통해 뇌로 전달된다. 특수 감각은 뇌 안에서 처리되며, 정상적인 기능을 위해 필수적인 것이다. 특수한 감각에 병이 발생하면, 시각 소실, 시각 결함, 청각 소실과 이명(귀에서 지속적인 소리 발생), 균형과 미각 및 후각의 장애가 포함된다.

시각계통 / The Visual System

시각은 대부분은 우리에게 우세한 감각이다. 인간은 수백만 개의 감각 수용기를 가지고 있으며, 이 중 70%가 시각 수용기이다. 시각 수용기는 빛을 활동전위로 변환하여 눈에서 뇌로 전달하여, 우리가 바깥세상에서 인지하는 것을 해석하게 한다.

눈과 망막 / The Eye and Retina

눈(안구, eyeball)은 약 1인치의 직경으로 머리뼈 공간안의 눈확(orbit)이라고 불리우는 곳에 위치한다(그림 12-1 참고). 각각의 안구는 지방층으로 둘러싸여 있으며, 눈꺼풀에 의해 보호된다. 눈꺼풀은 근육과 피부에 의해 덮혀 있는 결합조직의 형태로 되어 있다. 눈물샘은 눈의 가장자리 위쪽과 가쪽에 위치하며, 눈물을 발생하게 하여 눈을 외부물질로부터 보호하게 하고, 습도를 유지하게 해준다.

안구의 바깥면(앞쪽 제외)은 두껍게 구성되어 있으며, 하얀색의 결합조직(공막, sclera)으로 구성되어 있다. 눈의 앞쪽면은 바깥면의 각막으로 되어 있으며, 접촉에 매우 민감하며 많은 통증 수용기를 함유하고 있다. 이는 보호 기능을 위해 중요한 역할을 한다. 그리고 안구와 공막을 움직이기 위해 6개의 작은 **바깥눈근육**(extraocular muscles)이 붙어 있다(표 12.1 참고).

각막 바로 뒤에 민무늬 근육 형태의 홍채가 있다. 홍채는 동공에 둘러싸여 있으며, 눈을 통한 빛이 들어오게 열어주는 역할을 한다. 동공 직경의 변화를 만들어 내고 빛이 눈을 통해 얼마만큼 들어오는가를 조절하게 한다. 밝은 빛의 경우, 동공은 수축하여 적게 들어오게 하고, 어두운 빛의 경우 근육이 이완하여 동공이 이완하고 빛이 더 많이 들어오게 한다.

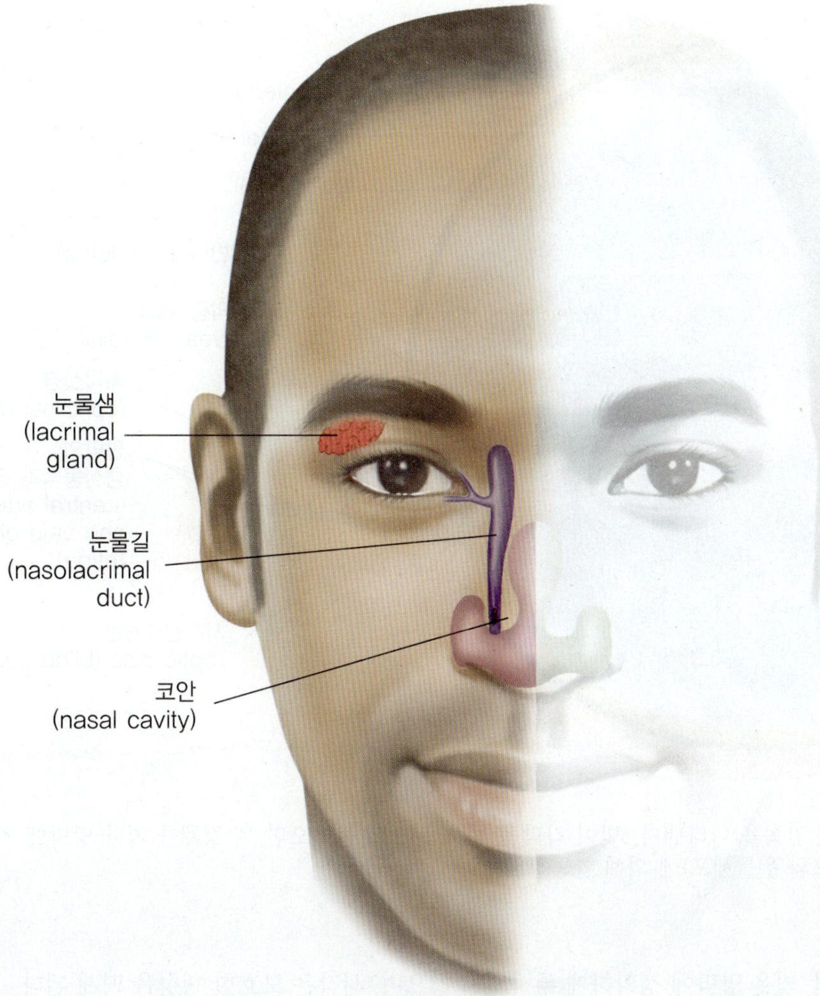

그림 12-1 눈은 눈확 안에 위치하며, 눈물샘에서 분비되는 눈물에 의해 촉촉함을 유지한다. 눈물은 눈물길을 통해 코안으로 들어간다.

눈에 있는 시각 수용기는 모두 **망막**(retina)에 위치하며, 공막 안쪽 안구 뒤에서 볼 수 있다. 눈의 앞쪽 각막을 통해 빛이 들어오게 되면, 수정체를 지나 망막으로 투사되게 된다(**그림 12-2** 참고). 수정체는 빛의 초점에 따라 망막으로 정확하게 투사하게 한다. 안구가 완전하게 원형을

표 12.1 바깥눈근육 (extraocular muscles)

근육	기능
안쪽곧은근(medial rectus)	안구를 안쪽으로 움직임
가쪽곧은근(lateral rectus)	안구를 바깥쪽으로 움직임
아래곧은근(inferior rectus)	안구를 아래쪽으로 움직임
위곧은근(superior rectus)	안구를 위쪽으로 움직임
위빗근(superior oblique)	안구를 아래쪽과 바깥쪽으로 움직임
아래빗근(inferior oblique)	안구를 위쪽과 바깥쪽으로 움직임

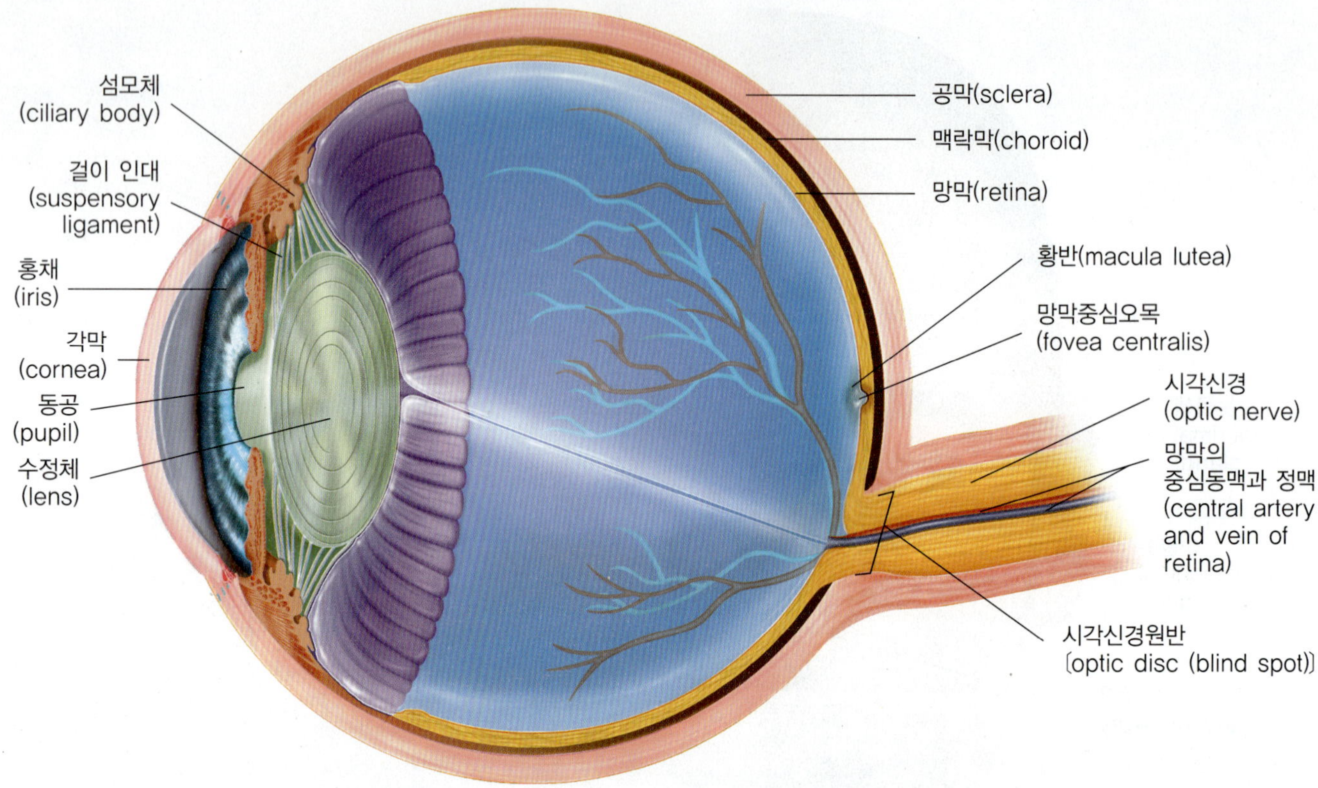

그림 12-2 눈의 안쪽 해부학; 그림의 왼쪽은 앞쪽을 나타낸다. 빛이 각막을 통해 눈으로 들어오면, 수정체를 지나 망막에 도달하게 되고, 여기서 빛수용기 세포(막대세포와 원뿔세포)에 의해 활동전위로 변환된다.

형성하지 않으면, 빛은 망막에 정확하게 투사되지 않으며, 시각은 모호한 형상을 띄게 된다. 이러한 이유가 많은 사람들이 안경 또는 렌즈를 시력 향상을 위해 착용하게 하는 이유가 된다. 그리고, 나이가 들어감에 따라 수정체가 흐려지면 교체해야 한다; 이를 백내장(cataract)이라고

신경과학 요점 상자 12-1: 눈 질환 (Eye Diseases)

망막 박리(detached retina) 망막 박리는 망막이 안구의 뒤쪽에서 당겨지거나 느슨해질 때 발생한다. 때로는 망막 박리는 머리에 충격의 결과로 발생하지만, 특별한 이유 없이 발생하기도 한다. 망막은 외과적인 수술을 통해 빨리 재부착시켜, 막대세포와 원뿔세포가 죽지 않게 해야 한다. 만약 망막이 재부착되지 않는다면, 시력은 영원히 잃게 된다.

황반 변성(macular degeneration) 황반 변성의 원인은 황반의 빛수용기(주로 원뿔세포)가 죽게 되어 시력 감소 또는 소실의 원인이 된다. 일반적으로 노인(노화 관련 황반 변성)에게 발생되지만, 때로는 젊은 사람에게서 발생하기도 한다. 황반 변성은 유전성으로 보인다; 노인에서는 높은 콜레스테롤 수준과 연관되기도 한다.

미숙아 망막병증(retinopathy of prematurity) 미숙아 망막병증은 신생아가 조기에 태어나 부가적인 산소가 너무 빨리 제공되었을 경우 발생한다. 산소가 제거되면, 많은 작은 혈관들이 눈 안에서 자라게 된다. 혈관은 얇은 벽을 가지게 되며, 종종 혈액이 누설되어 눈 안쪽의 충혈을 만들어 내어 망막 박리를 만들어 낸다. 망막과 시각신경은 재생되지 않기 때문에 시각 소실을 만들어 낸다.

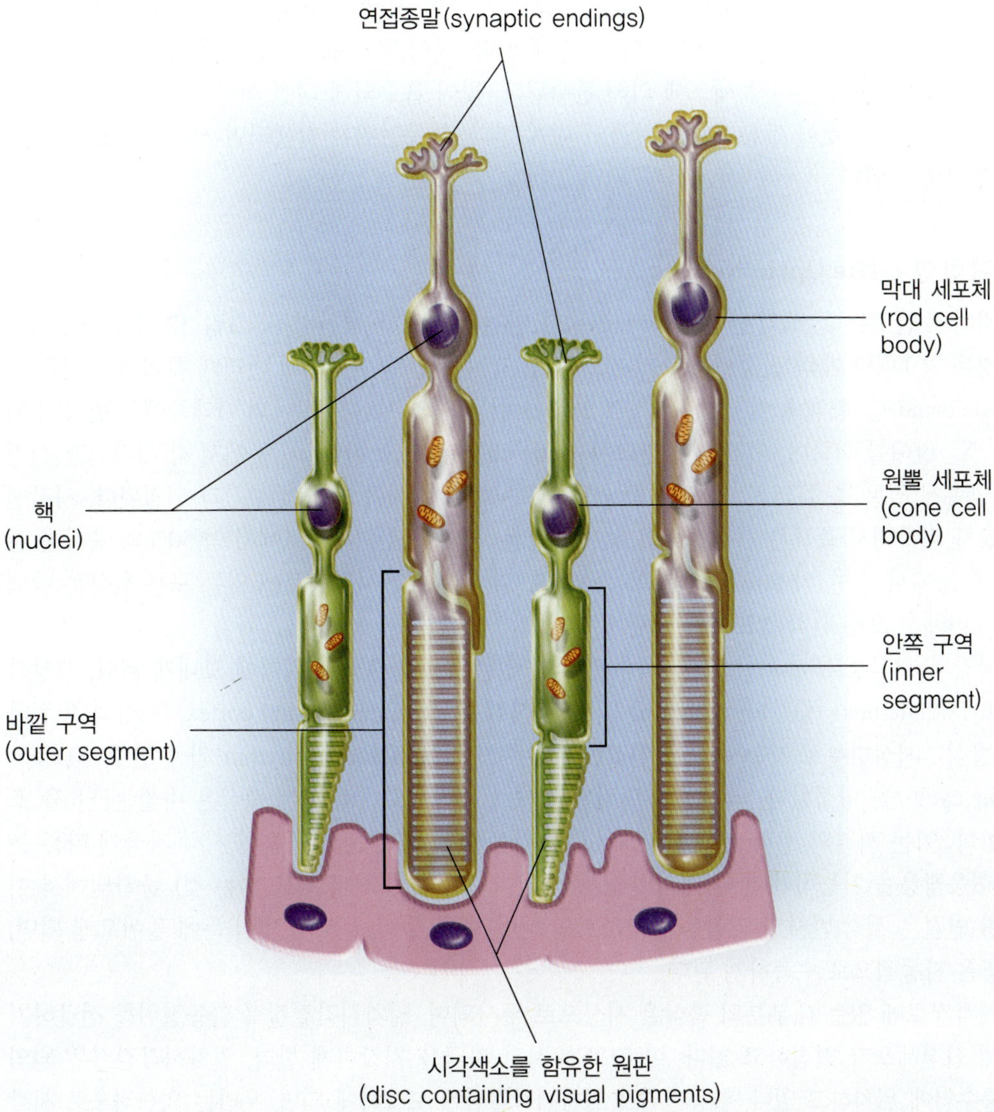

그림 12-3 망막에 있는 빛수용기 세포는 빛을 활동전위로 변환한다. 막대세포는 어두운 빛과 흑백 시야를 담당하는 반면에, 원뿔세포는 밝은 빛의 기능과 색을 가진 시야를 담당한다.

한다. 수정체의 모양은 물체에 초점을 맞추기 위해 최적화되어 멀게 또는 가깝게 하게 한다. 이러한 수정체의 조정을 조리개(accommodation)라고 한다; 이는 민무늬 근육에 의해 조정되며 수정체를 당겨 모양을 변화시킨다.

빛이 망막(retina)에 도달하게 되면, **빛수용기**(photoreceptor)라는 세포를 자극하게 되고, 이는 빛을 활동전위로 변환하게 한다. 빛수용기는 모양에 따라 이름을 명명한다: 막대세포와 원뿔세포(그림 12-3 참고). 각각의 눈은 125 백만 개의 막대세포와 7 백만 개의 원뿔세포를 가지고 있다. **막대세포**(rod)는 망막 전반에 위치하고 있다. 이들은 어두운 빛과 관련하여 작용하고, 흑백 시각을 담당한다. **원뿔세포**(cone)는 망막 중간에 중점적으로 있으며, 이들이 모여 반점을 형성한 곳을 **평형반**(macula)이라고 한다. 원뿔세포는 분명하고 날카로운 시각 지각, 그리고 일을 할 때 밝은 빛을 위해 중요하게 사용된다. 이들은 색을 가진 시각을 담당한다. 대부분의 사람들에게는 세 가지 종류의 원뿔세포가 있다: 하나는 파란색 빛에 반응하는 것, 또 하나는 녹색 빛, 그리고 세 번째는 빨간색. 색맹(color-blind)인 사람의 경우, 이러한 세 가지 종류의 원뿔세포 중 하나 또는 그 이상의 결여가 있는 경우이다.

모든 빛수용기 세포(막대세포와 원뿔세포)는 특수한 시각 색소(special visual pigments)를 함유하고 있으며, 이것이 빛을 흡수할 수 있게 한다. 빛이 막대세포 또는 원뿔세포에 도달하면, 빛은 세포 안에 있는 시각 세포에 의해 흡수된다. 빛이 흡수되게 되면 화학적 반응을 활성화하게 하고, 이러한 것이 활동전위를 만들어 내게 한다. 활동전위가 발생되면 시각신경을 통해 뇌로 전달하게 된다.

시각신경 / The Optic Nerves

각각의 안구는 큰 **시각신경**(optic nerve)과 연결되어 있다(뇌신경 II; 그림 12-4 참고). 시각신경은 약 1백만 개의 신경세포를 가지고 있다. 각각의 안구 뒤쪽에서 머리뼈 쪽의 시각신경 관(optic canal)을 향해 놓여 있다. 머리뼈 안쪽에서 두 개의 시각신경은 뇌 아래쪽에서 만나게 되며, "X" 형태를 취하며, 이를 **시신경교차**(optic chiasm)라고 한다. 이 곳에서 각 시각신경(신경의 안쪽에 있는 축삭)의 반 정도가 중앙선을 교차하여 반대쪽 안구의 축삭과 연결된다. 시각신경교차 뒤쪽에서 축삭은 시각경로의 형태를 만든다. 각각의 시각경로에서 약 50%의 축삭은 같은 쪽 눈에서 오며, 약 50%가 반대쪽 눈에서 오게 된다. 각 시각경로에 있는 모든 축삭은 반대쪽 시야에서 오는 시각 정보를 전달하게 된다.

각각의 시각경로(optic tract)의 축삭은 뇌에 있는 주요한 3가지 위치에 보내게 된다; 시상하부(hypothalamus), 중간뇌(midbrain) 및 **일차시각겉질**(primary visual cortex)(시상과 연접하는 방식). 시상하부로 가는 축삭은 일정한 하루주기 리듬(circadian rhythm)과 수면주기(sleep/wake cycle)를 형성한다. 뇌신경과 연결된 형태로 중간뇌로 투사하는 축삭은 바깥눈근육을 조절한다. 이는 시각의 추적(visual tracking)을 가능하게 하고, 눈의 근육이 시각 자극에 따른 눈의 협응작용을 가능하게 한다(머리의 움직임 없이 탁구를 보거나 책을 읽는 것). 중간뇌에서 이러한 연결은 시각 반사의 역할을 담당하기도 한다. 예를 들어, 눈부신 빛이 눈에 들어오게 되면, 동공은 자동적으로 수축하게 된다.

시각경로에 있는 대부분의 축삭은 시상으로 투사되며, 일차시각겉질로 활동전위를 전달하기 위해 신경세포가 연접하고 있다. 이 경로는 시각 자극을 지각하게 한다. 일차시각겉질은 뇌의 뒤통수엽에 위치하고 있다. 활동전위가 일차시각겉질에 도달하게 되면, 우리는 의식적으로 시각 정보를 알 수 있다.

시각 지각과 처리과정 / Visual Perception and Processing

시각 지각은 일차시각겉질에서 담당한다. 여기서 축삭(axon)은 뇌의 다른 영역으로 투사하고, 우리가 보게 되는 것을 이해하고 해석하게 하여 의미를 파악하게 한다(그림 12-5 참고). 일부 신경세포는 시각 연합 겉질(visual association cortex)로 연결되어 물체의 인식을 하게 한다. 또 다른 신경세포는 마루엽으로 투사되어 공간적인 관련성을 고려하여 공간에서의 물체 위치를 인식하게 한다〔때로는 "어디서(where)"와 관련된 경로이기도 한다〕. 마지막으로 일차시각겉질로부터 투사되는 세 번째 신경세포들은 관자엽으로 투사된다. 여기서는 관자엽아래 겉질(inferotemporal cortex)은 우리가 보는 것에 대한 질감 그리고 모양, 색, 크기 등을 결정하여 알 수 있게 한다〔이것은 "무엇을(what)" 경로라고 한다〕. 관자엽아래 겉질의 일부는 시각적인 얼굴 인식을 하도록 한다; 때로는 이 부위를 "할머니 세포(grandmother cells)"라고 한다. 이 세포가 손상을 받게 되면, 유명한 사람 또는 친숙한 사람의 얼굴을 인식하지 못하는 안면실인증(prosopagnosia)이라고 한다.

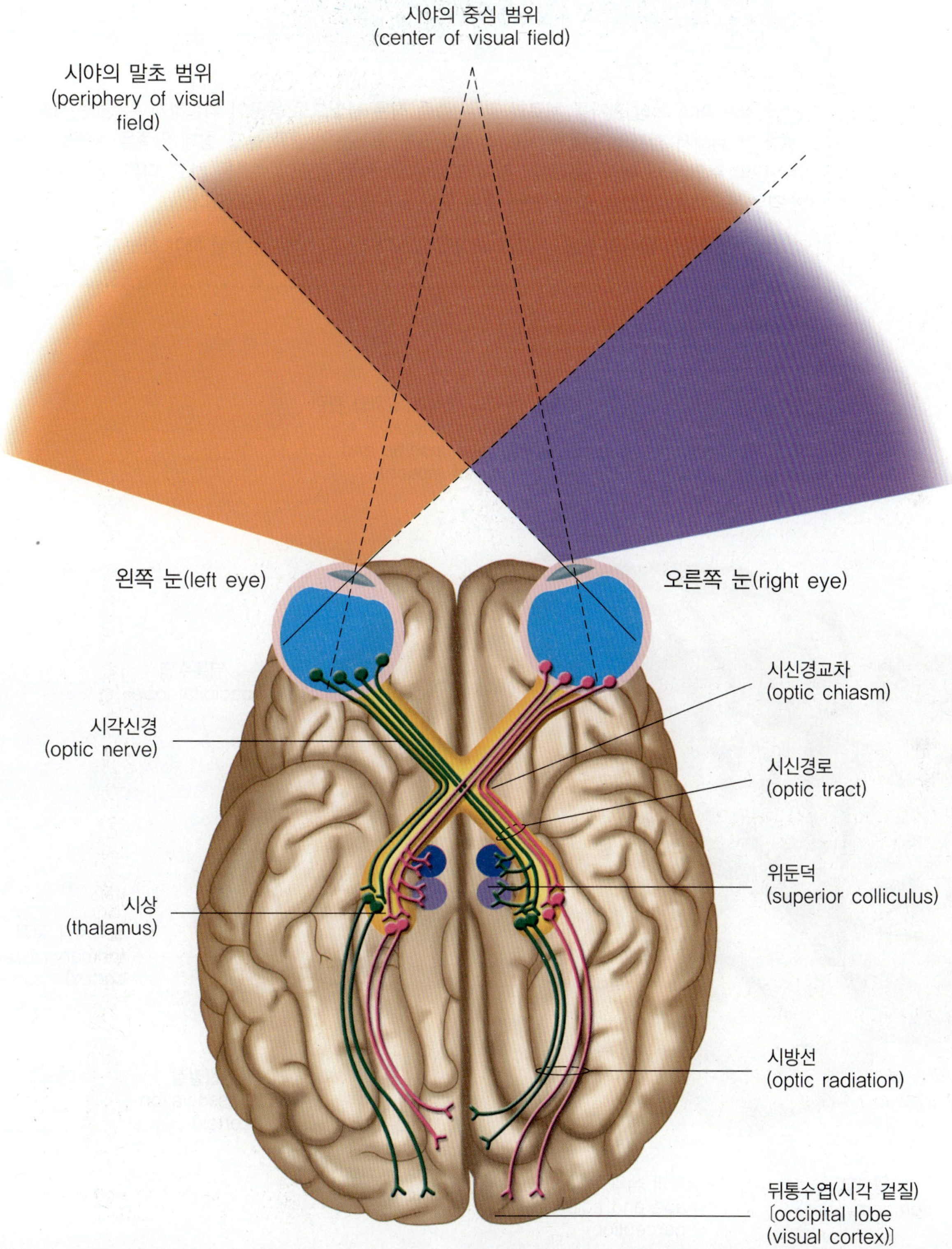

그림 12-4 각각의 시야는 겉질의 뒤통수엽에 있는 반대측 시야 겉질로 투사된다. 각각의 눈으로부터 온 시각 신호는 양쪽 대뇌 반구의 시각 겉질로 투사된다.

임상적 지식 상자 12-1: 동공 수축 (Pupillary Constriction)

의사가 머리 외상 환자를 치료할 경우, 종종 작은 불빛으로 동공이 적절하게 수축하는지를 보기 위해서 환자의 눈을 검사한다. 흥미롭게 의사는 반대쪽 눈과 함께 양쪽을 주목하게 된다—만약 주의가 더 이상 필요하지 않게 되는 경우. 한쪽 동공이 수축을 하고, 다른 쪽은 하지 않는 경우, 중간뇌에 영향을 줄 수 있는 출혈 또는 뇌진탕의 징후일 수도 있다.

부가적 질문: 환자의 동공이 같게 보이지 않는다면, 임상의는 무엇을 해야 하는가?

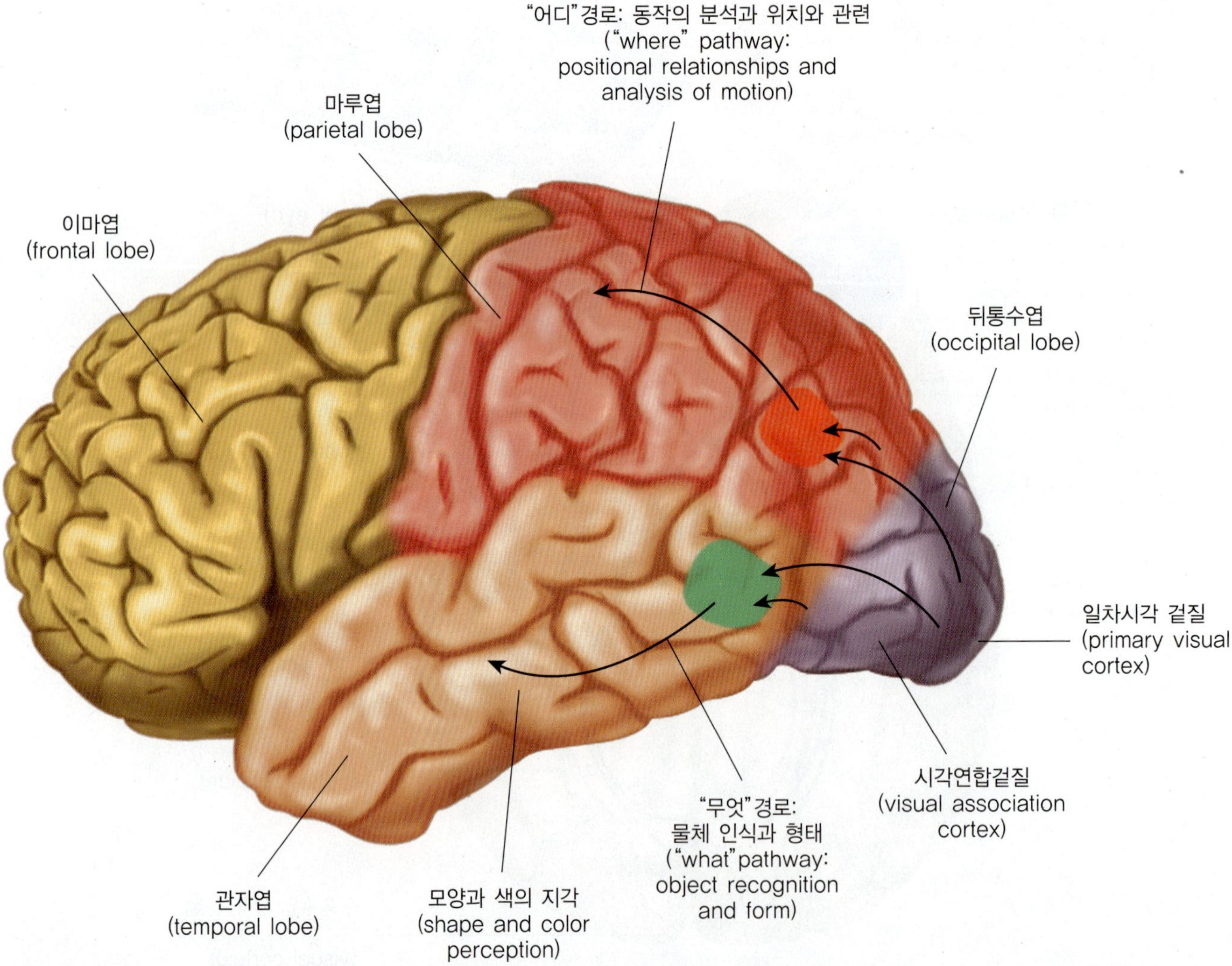

그림 12-5 일차시각겉질은 이마엽과 관자엽의 시각연합겉질로 투사된다. 이러한 연결은 시각 정보의 기능적 사용과 해석을 가능하게 한다.

임상적 지식 상자 12-2: 3가지 다른 병변 – 3가지 다른 결과 (Three Different Lesions–Three Different Results)

시각 계통의 적절한 기능은 넓은 시야를 제공한다. "말초적 시각"을 사용하는 사람은 시각적으로 물체를 감지하고 거의 180°의 시야에서 동작을 감지한다. 이전에서 언급하였듯이 왼쪽 시야에서 얻어진 정보는 오른쪽 반구로 보내어지고, 오른쪽 시야에서 온 정보는 왼쪽 반구로 보내어진다(그림 12-6A 참고). 뇌손상(종양, 외상성 뇌손상, 그리고 뇌졸중)은 손상 부위 위치와 신경해부학적 구조물의 복잡한 영역에 따라 다른 예후를 보여준다.

시각신경교차 병변–터널 시각(optic chiasm lesion–tunnel vision) 종양 또는 뇌졸중으로 시각신경교차가 손상받을 수 있다. 이러한 경우 외부 시야에서 온 시각 정보는 시각신경 교차에서 교차되는 것이 막히게 된다. 그림 12-6B에서 보이는 것처럼, 시야가 좁고 중앙의 정보만 받아 임상적으로 *터널 시각(tunnel vision)*이라고 한다. 터널 시각을 가진 환자는 시야의 바깥쪽 반에서 물체 인식(잠재적으로 낙상의 위험요소)이 없기 때문에 낙상의 높은 위험요소를 가지고 있다.

터널 시각을 가진 환자를 치료하기 위한 조언

- 환자와 의사소통을 하거나 시연할 때 바로 앞에 선다.
- 바닥에 낙상 위험이 있는 물체 등을 제거한다.
- 말초 시각의 결여로 균형 손상이 있음으로, 적절한 균형 훈련을 제공한다.

뇌졸중–반맹증(stroke–hemianopsia) 뇌졸중은 대부분 한쪽 반구의 손상의 영향을 받는다. 이러한 경우, 시각적으로 반맹증-시야 반대쪽의 시각 소실-을 가진다. 예를 들어, 왼쪽 반구 또는 왼쪽 시신경로가 손상을 받은 뇌졸중은 경우, 오른쪽 시야로부터 오는 정보를 못 받게 된다(그림 12-6C 참고).

반맹증 환자 치료를 위한 조언

- 환자와 의사소통을 하거나 시연을 할 경우, 손상받지 않은 쪽에 선다.
- 환자의 시야를 개선하기 위하여, 머리를 회전하여 환자 주위의 전체적 시야를 평가한다.
- 손상측 팔다리를 사용하여 촉진한다—무시 발생의 예방
- 균형 훈련
- 가정에서 어수선하게 놓여진 잡동사니 등을 제거하여 낙상 예방에 도움을 준다.

시각신경 또는 눈 손상(optic nerve or eye damage) 한쪽 시각신경 손상 경험, 또는 한쪽 눈 손상 또는 안대 착용이 요구되는 환자의 경우 모두 비슷한 결함을 보이게 된다. 비록 시력 소실이 시사하는, 이러한 결과는 상대적으로 작은 시야 소실(눈을 감고 주위를 둘러보면서 확인할 수 있다)의 결과가 발생한다. 양쪽 시야의 정보가 한쪽 눈에 모이기 때문에 약간의 시야 소실이 있다(그림 12-6D 참고). 한쪽 눈의 시각 인지의 심각한 영향을 주어 임상가는 물체를 던지거나 잡는 활동을 수행할 때 주의시켜야 한다.

부가적 질문: 환자의 터널 시각, 반맹증 또는 시각신경 손상을 구분하기 위한 좋은 임상적 검사는 무엇인가?

하나의 시각경로가 손상받거나 뇌의 일차시각겉질의 한 면이 손상받게 되면 반대쪽 시야의 시각 소실의 원인이 되는 **반맹증**(hemianopsia)이 된다. 반맹증은 뇌졸중(CVA) 후에 흔히 발생된다. 일차시각겉질이 양쪽 모두 손상받게 되면 환자는 **겉질시각상실**(cortical blindness)을 가지게 된다. 겉질시각상실은 눈과 시각신경을 통해 보는 어떠한 것도 인식하지 못한다. 이는 시각 겉질에서 시각 지각을 담당하고 있기 때문이다.

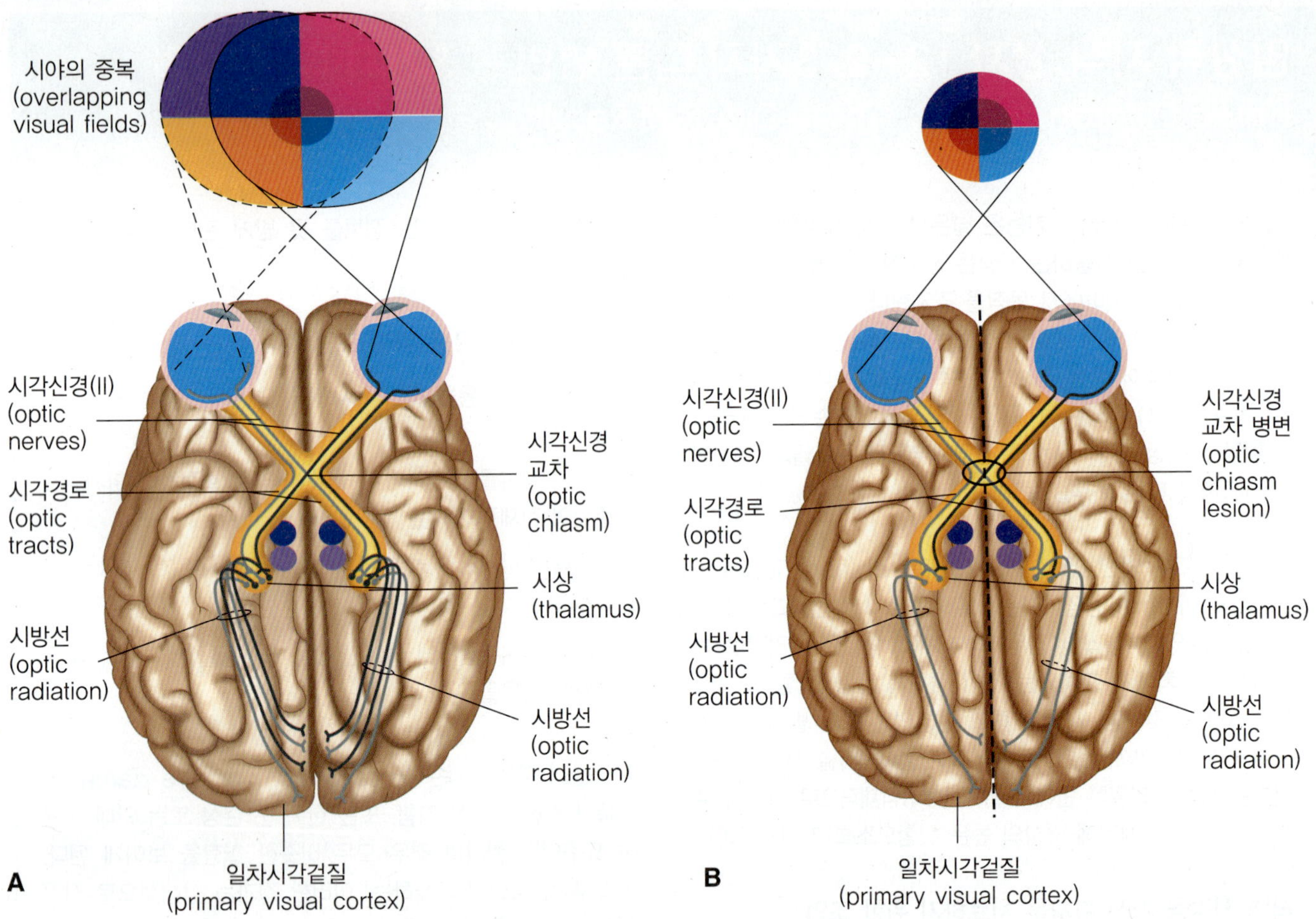

그림 12-6 시야 도식도. (a) 정상적인 기능적 시각 계통에서 각 시야로 들어온 정보는 반대측 시각 겉질로 투사된다. (b) 시신경 교차에서 손상이 발생할 경우, 터널 시각(tunnel vision)의 결과를 가지고 오며, 환자는 말초 시각을 상실하게 된다.

청각계통 / The Auditory System

청각계통은 소리를 감지하고 공간에서의 위치를 하게 하고, 그 의미를 이해하게 한다. 대부분의 사람들에서 언어를 이해하기 위해 중요하며 뇌에서는 많은 언어 중추와 연결을 하고 있다.

귀 / The Ear

귀는 세 부분으로 되어 있다: 바깥귀(external ear), 가운데귀(middle ear) 및 속귀(inner ear) (그림 12-7 참고). 바깥귀는 소리의 파형을 모으고, 이를 가운데귀로 보내는 깔때기 역할을 한다. 바깥귀와 가운데귀 사이에 얇은 조직이 있는데 이를 고막(eardrum, tympanic membrane)이라고 한다. 소리의 파형이 고막에 도달하게 되면, 이것이 진동을 하고 가운데귀로 전달한다.

가운데귀는 머리뼈의 관자뼈 안쪽의 작은 공간에 위치한다. 여기에는 작은 세 개의 뼈가 있으며, **귀속뼈**(auditory ossicles)〔망치뼈(hammer), 모루뼈(anvil), 등자뼈(stirrup)〕라 불리우며 인체에서 가장 작은 뼈이다. 망치뼈는 고막의 안쪽에 놓여 있다. 고막이 진동을 할 때, 망치뼈가 반응하여 움직이며, 진동을 모루뼈에 전달하고, 모루뼈는 이 신호를 등자뼈에 보낸다. 등자뼈는 안뜰창(oval window)이라고 하는 다른 막에 부착되어 있으며, 가운데귀와 속귀를 분리하게 한다. 그러므로 귓속뼈는 소리 파형에 의한 진동을 가운데귀 공간을 통하여 속귀로 전달한다.

속귀는 두 부분으로 나누어진다: **달팽이**(cochlea)(듣기를 위함)와 **안뜰복합체**(vestibualr apparatus)(균형을 위함). 달팽이는 관자뼈 안쪽 깊이에 위치한 나선형 모양이며, 액체(속림프)

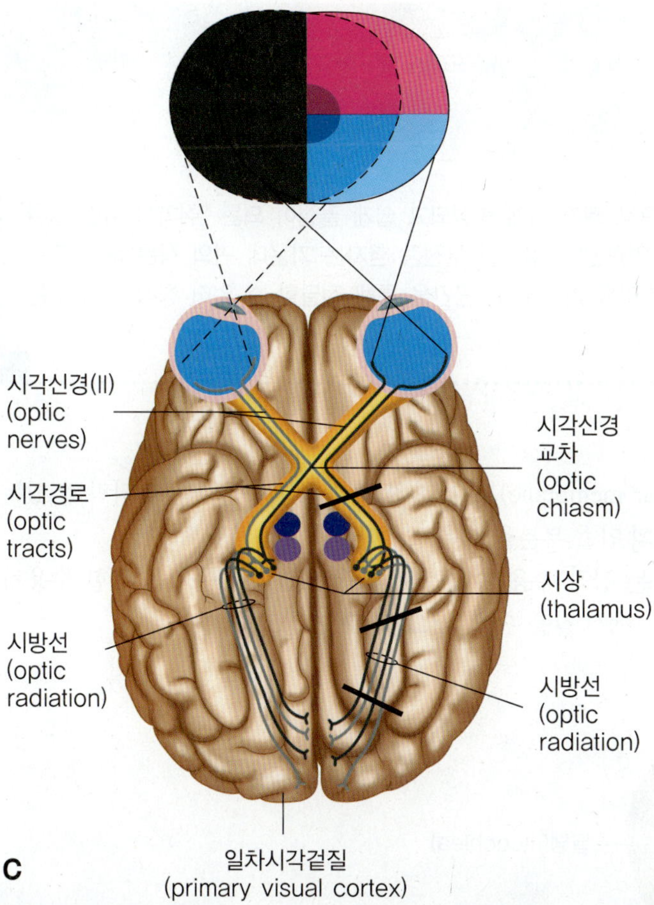

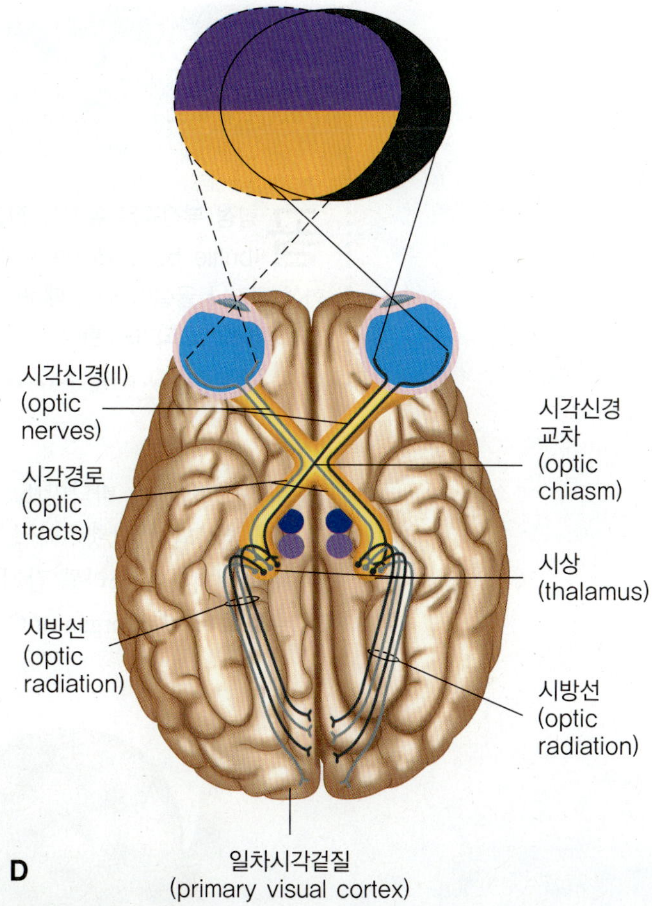

그림 12-6 시야 도식도. (c) 반맹증은 한쪽 시야결함으로 하나의 시각신경로가 손상 받아서 발생하며, 시신경의 퍼짐(radiation) 또는 한쪽 면의 일차시각겉질의 손상으로 발생한다. 환자는 병변의 반대쪽에 해당하는 시야에서 시각상실을 가진다. (d) 한쪽 눈의 시각상실은 같은 쪽 시각신경의 손상 결과로 발생된다.

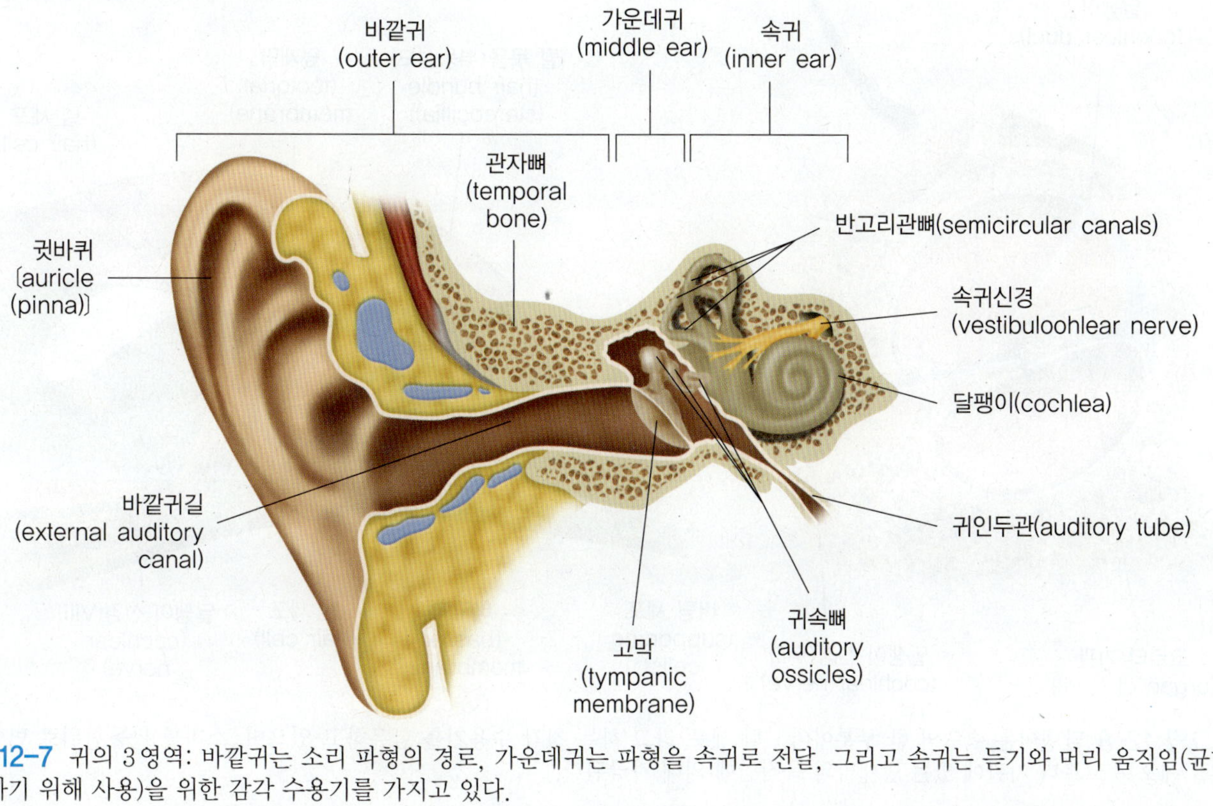

그림 12-7 귀의 3 영역: 바깥귀는 소리 파형의 경로, 가운데귀는 파형을 속귀로 전달, 그리고 속귀는 듣기와 머리 움직임(균형을 유지하기 위해 사용)을 위한 감각 수용기를 가지고 있다.

신경과학 요약 상자 12-2: 골형성 부전증 (Osteogenesis Imperfecta)

골형성 부전증은 유전성 질환으로 뼈가 쉽게 형성되고 쉽게 골절이 되는 "취약성 골절 질환(brittle bone disease)"과 연관된다. 골형성 부전증 환자는 가운데 귀의 작은 뼈가 잘못 형성 되거나 골절이 되기 때문에 소리를 가운데 귀 공간을 통해 전달할 수 없어 청각 소실 또는 청각 장애인이 되기도 한다.

를 함유하고 있으며 바닥막(basilar membrane)과 나란히 놓여 있다. 액체는 바닥막에 있는 세포에서 분비되며, 달팽이와 속귀의 안뜰 부분을 채우고 있다.

속귀에 위치하여 소리를 감지하는 감각 수용기가 있다. 달팽이 안쪽에 듣기를 위한 수용기 세포는 **코르티 기관**(organ of Corti)에서 찾을 수 있다(그림 12-8 참고).

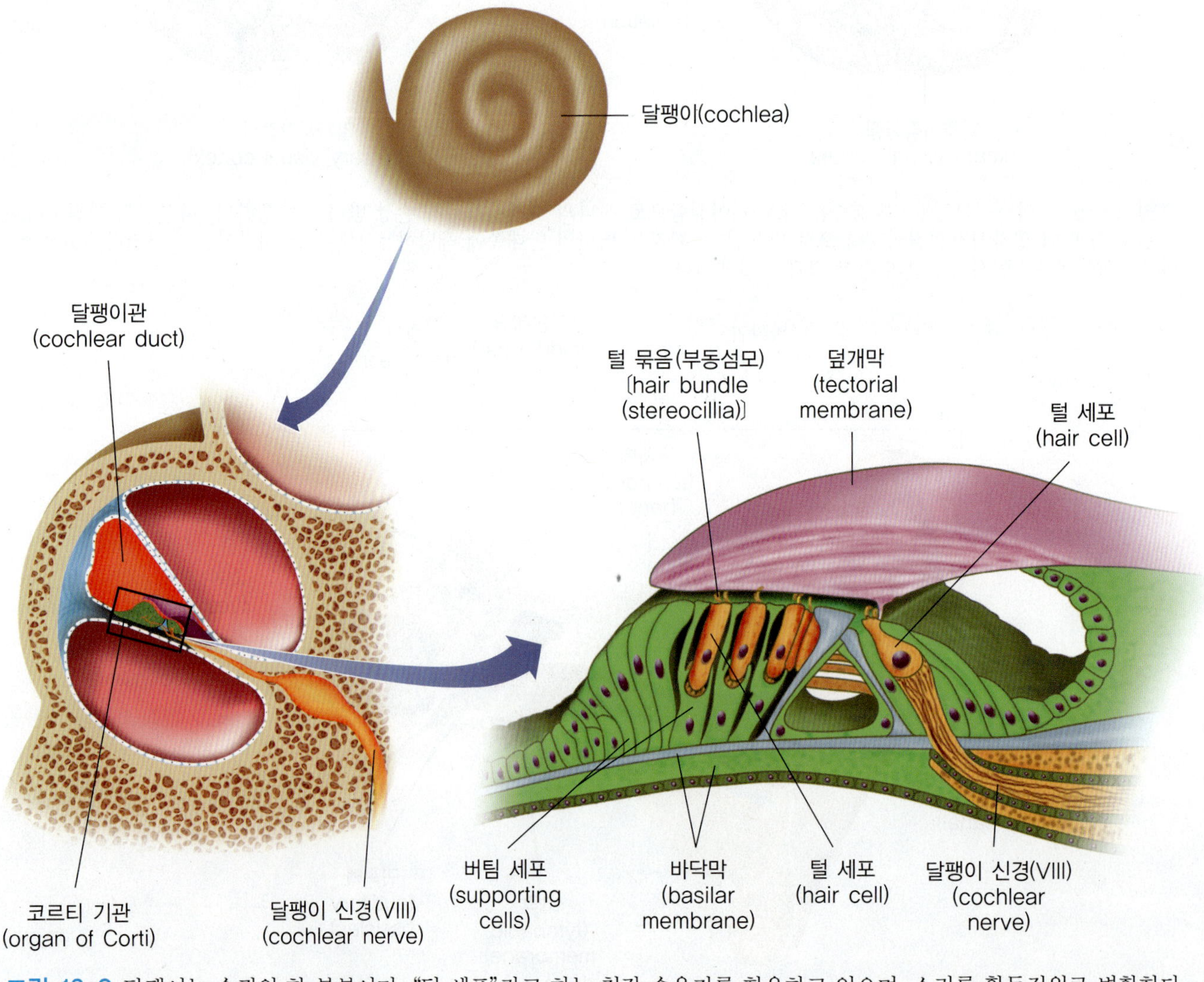

그림 12-8 달팽이는 속귀의 한 부분이며, "털 세포"라고 하는 청각 수용기를 함유하고 있으며, 소리를 활동전위로 변환한다. 털 세포는 코르티 기관에 있는 덮개막의 움직임에 의해 자극된다.

코르티 기관은 "털 세포(hair cell)"라고 하는 약 18,000의 청각 수용기 세포가 있다. 이 세포는 털처럼 생겼으며, 부동섬모(stereocilia)라고 하는 것으로 표면을 덮고 있다. "털"의 끝부분은 덮개막(tectorial membrane)이라고 하는 끈적한(goo-like) 물질로 덮여 있다.

파형이 귓속뼈를 통해 가운데귀로 전달되면, 난원창 움직임의 원인이 된다. 난원창이 움직이게 되면 달팽이 속에 있는 속림프액이 움직이며, 부드러운 덮개막이 된다. 덮개막의 움직임은 덮고 있는 털세포의 끝을 당기게 되고, 구부러지게 한다. 이러한 것은 털 세포막에서 이온 채널을 열게 하여 전달물질을 분비하게 하여 속귀신경(CN VIII)을 활성화하게 한다. 그러므로 털세포의 부동섬모가 구부러지면 신경 신호가 활성화되어 듣게 할 수 있다.

속귀신경과 청각 처리과정 / Vestibulocochlear nerve(CN VIII) and Auditory Processing

속귀에 있는 달팽이 털 세포는 **속귀신경**(vestibulocochlear nerve)의 달팽이 부분의 신경세포와 연접한다(그림 12-9 참고). 안뜰 부위와 연결되는 달팽이 부분의 신경은 머리뼈로 같이 들어가게 된다.

청각과 관련된 신경세포는 뇌줄기의 양쪽 면에 위치한 신경세포로 투사된다. 뇌줄기로부터 시상, 그리고 관자엽에 있는 일차 청각 겉질로 투사되어 소리를 인지하게 된다. 각각의 **일차 청각 겉질**(primary auditory cortex)은 신호를 양쪽 귀로부터 받고, 각각의 귀 신호는 양쪽 뇌로 전달한다. 이러한 것은 공간에서 소리의 위치를 위해 중요한다. 일차 청각 겉질에서 청각 연합영역으로 투사되어 소리를 해석하게 된다. 뇌의 언어 영역과 청각 겉질과 많은 신경세포로 연결되어 있으며, 특히 언어를 이해하는 영역이 있다(베르니케의 수용적 언어 영역).

안뜰계통(균형) / Vestibular System (Balance)

안뜰 계통은 머리의 위치와 움직임을 감지하는 것과 관련한다. 이 계통은 속귀에 위치하고 있으며, 신체 전반의 균형을 유지하는 것을 담당한다. 이 계통에서 관절, 힘줄과 근육에 위치한 고유수용기와 같이 일하게 되어 신체의 위치와 움직임, 그리고 동작을 가이드하는 정보를 뇌에게 전달한다.

안뜰 복합체 / Vestibular Apparatus

안뜰 복합체는 속귀에 위치하고 있다. 이는 머리의 회전성 움직임과 선상 움직임을 감지한다. 안뜰 복합체는 두 부위로 구성된다: **평형모래기관**(otolithic organs)〔타원주머니(utricle)와 둥근주머니(saccule)〕와 **반고리뼈관**(semicircular canals)(그림 12-10 참고).

신경과학 요약 상자 12-3: 청각 소실 (Hearing Loss)

가운데 뼈의 손상, 속귀의 털 세포 손상, 또는 속귀신경에 영향을 주는 손상과 질환으로 청각 소실이 발생할 수 있다. 이러한 신호 처리과정을 도와주는 뇌의 신경세포가 손상되는 뇌졸중 또는 종양이 있을 때도 발생된다. 큰 소음은 속귀의 덮개막의 극단적인 진동의 원인이 될 수 있으며, 이러한 것은 털 세포를 죽게 하고 부동섬모의 끝이 부러지게 되는 원인이 된다. 털 세포는 재생되지 않기 때문이 이러한 소실은 지속되게 된다. 때로는 항생제가 털 세포를 죽이거나 손상을 줄 수 있다.

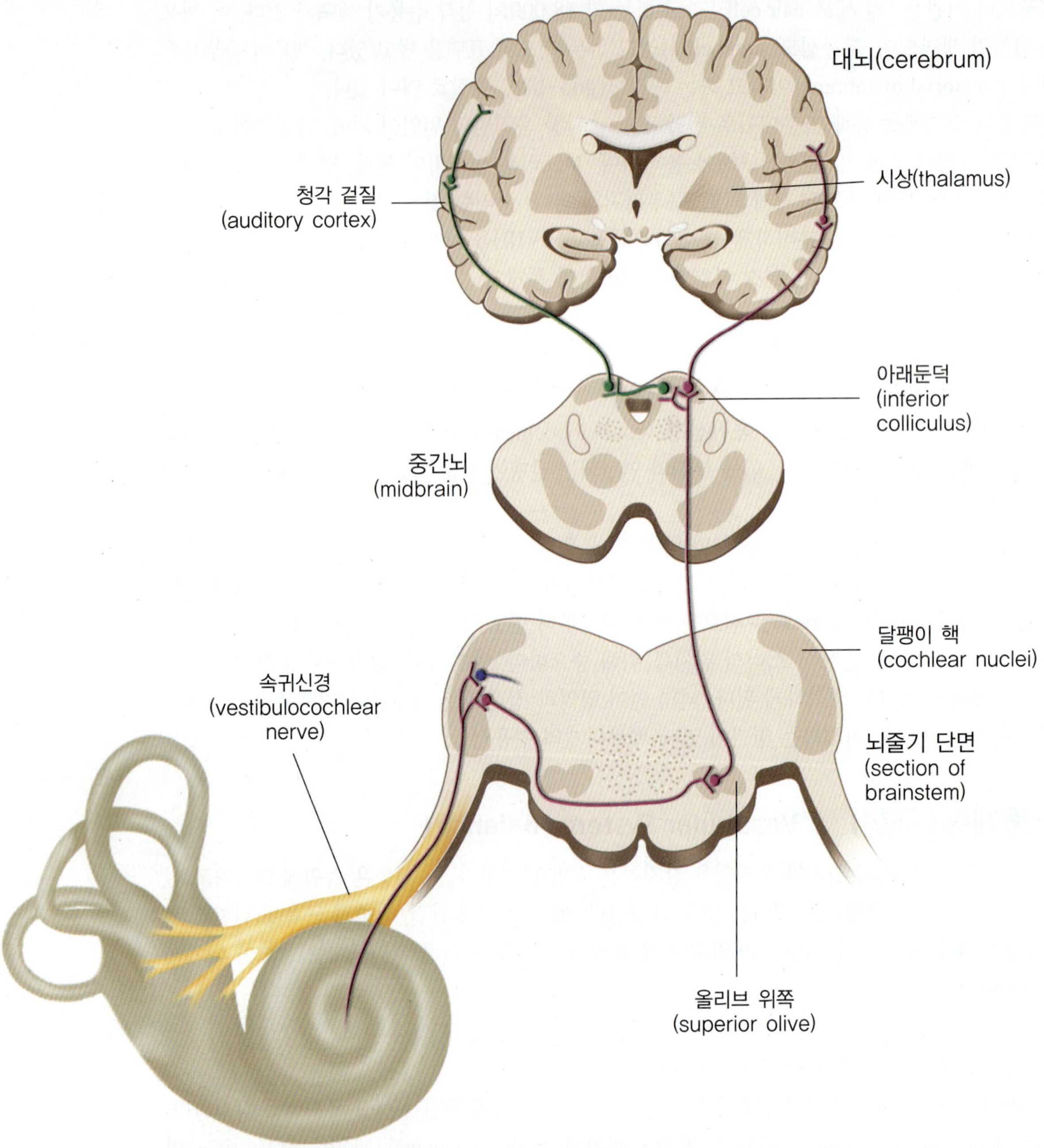

그림 12-9 청각 경로는 달팽이에서 시작하며, 청각 정보를 뇌의 양쪽 면의 청각 겉질로 전달한다.

타원주머니와 둥근주머니는 머리의 선상 움직임을 감지한다. 두 기관은 특수화된 감각 수용기 세포("털 세포")로 막 위에 놓여 있으며, 속림프액으로 둘러싸여 있다. "털(hair)"은 부동섬모로 끝이 평형막(otolithic membrance)으로 알려진 젤라틴 구조(gelatinous structure)로 둘러싸여 있다. 평형막은 털 세포 위에 놓여 있다. 이는 평형모래(otoliths or otoconia)〔또는 "귀속 돌(ear stones)" 또는 "귀속 모래(ear sand)"〕라고 하는 작은 탄산 칼슘 수정체(calcium carbonate crystal)로 덮여 있다.

머리가 움직일 때, 평형모래, 평행막과 속림프가 모두 같이 움직인다. 평형막과 아주 작은 수정체가 치밀하게 싸여 있기 때문에 속림프를 보다 무거워 막의 움직임이 액체의 흐름보다 느리게 움직인다. 이러한 차이는 부동섬모의 구부림의 결과를 만들어 낸다. 털 세포의 끝이 한쪽으

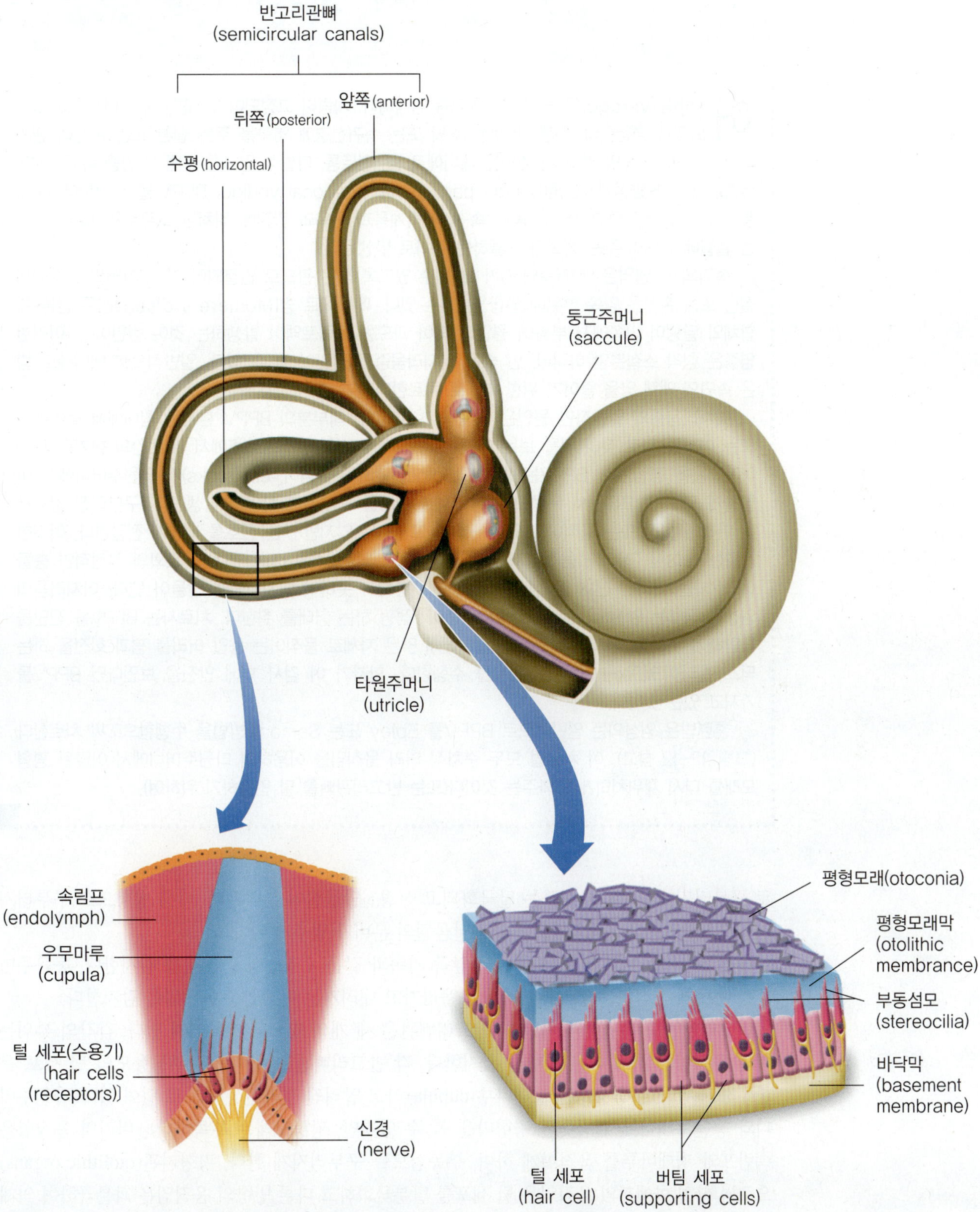

그림 12-10 안뜰 복합체는 반고리관뼈와 평형모래기관(타원주머니와 둥근주머니); 이들은 머리 위치와 움직임을 감지한다.

신경과학 요약 상자 12-4: 어지러움(Vertigo)

어지러움(vertigo)은 극단적인 현기증 감각이다; 사람이 고정되어 있지만, 계속해서 돌고 있는 느낌을 경험한다. 안뜰 복합체, 소뇌 또는 속귀신경에 영향을 주는 질환 또는 손상이 원인이 된다. 어지러움의 몇 가지 원인은 메니에르 병, 편두통, 다발성 경화증, 안뜰핵 염증(속귀신경의 염증), 그리고 양성자세현훈(benign paroxysmal positional vertigo; BPPV)을 포함한다. 이러한 원인에도 불구하고, 어지러움은 속귀, 시각계통과 근육과 관절에 위치한 고유수용기로부터 안뜰 겉질에 보내어 주는 정보가 충돌하는 결과로 발생된다.

속귀의 두 영역은 액체(속림프)가 흐를 수 있도록 작은 관으로 연결되어 있다; 그러므로 속귀의 질병 또는 손상은 양쪽 부위에 영향을 줄 수 있다. **메니에르 병**(Meniere's disease)은 안뜰 복합체와 달팽이 안쪽에서 부종이 원인이 되어 과도한 속림프액이 발생하는 것이 원인이다. 이러한 염증은 청각 소실뿐만 아니라, 안 좋은 어지러움증의 원인이 될 수 있다. 일반적으로 메니에르 병은 속귀의 액체 양을 줄이기 위한 약물로 치료한다.

어지러움증의 일반적인 원인은 양성자세현훈이다. 대부분의 BPPV 환자는 침대에서 돌아눕기 또는 머리를 뒤로 젖혀 위를 보는 머리 위치의 빠른 변화의 결과로 5에서 30초간의 현기증 또는 어지러움을 경험한다. BPPV는 평형모래(otoconia)(귀 돌맹이, ear rocks)가 타원주머니에서 이탈하게 되고, 반고리관뼈 뒤쪽으로 떨어져 털세포를 구부리게 하여서 발생한다. 구부러진 털세포는 머리가 회전 또는 움직이고 있다—비록 그렇지는 않지만—는 신호를 뇌에게 전달한다. 이러한 신호는 눈에서 "머리가 움직이지 *않음*"의 정보와 뇌로 보내어지는 위치 신호와의 직접적인 충돌이다. 뇌는 이러한 신호 중 정확한 신호를 구분하지 못하여 어지러움을 만들어 낸다. 어지러움의 임상적 징후는 안진(nystagmus)이며, 눈이 "점핑"하는 형태를 취한다. 치료사는 BPPV를 진단을 확인하기 위하여, 환자의 바로누운 자세에서 앉은 자세로 움직이는 동안 머리를 폄과 회전을 하는 딕스-홀파이크(Dix-Hallpike) 검사를 수행한다. 환자가 이 검사 후에 안진을 보인다면 BPPV를 가지고 있는 것이다.

훈련받은 임상의는 일반적으로 BPPV를 Epley 또는 Semont 방법을 수행함으로써 치료한다(그림 12-12 참고). 이 치료법 모두 순차적 머리 움직임을 이용하여 타원주머니에서 이탈된 평형모래를 다시 재위치하게 도와주는 것이다(또는 반고리관뼈를 덜 민감하기 위하여).

로 구부러지게 되면, 털 세포는 탈극화되고 신경전달물질이 분비된다. 다른 방향으로 구부러지게 되면, 세포는 과분극화되고 신경전달물질의 분비가 멈추게 된다.

타원주머니는 비행기 또는 차에서 앞쪽 가속과 같은 수평면상 움직임을 감지한다. 둥근주머니는 빠르게 움직이는 엘리베이터에서 올라가고 내려가는 수직선상 움직임을 감지한다.

반고리뼈관도 속귀에 위치한다. 반고리뼈관은 세 개의 쌍으로 이루어져 있다; 각각의 부위는 머리 움직임의 서로 다른 방향을 감지한다. 각 반고리뼈관은 특수화된 부동융모의"털 세포"를 함유하고 있다. 부동융모는 팽대마루(cupula)라고 알려진 젤라틴성 막으로 덮여 있다(타원주머니와 둥근주머니에서 비슷한 평형막을 볼 수 있지만, 평형모래는 부족하다). 머리의 움직임은 속림프와 팽대마루를 움직이게 하며, 부동섬모를 구부러지게 한다. 평형기관(otolithic organs)으로써 한 방향에서의 움직임은 털 세포를 탈분극화하고 다른 방향의 움직임은 과분극하여 억제하게 한다.

타원주머니, 둥근주머니 또는 반고리뼈관에 있는 털 세포가 탈분극화되면, 속귀신경의 안뜰 부분을 자극한다(8번 뇌신경). 이 신호는 신경을 통해 뇌줄기의 **안뜰 핵**(vestibular nuclei)과 연접한다. 여기서 축삭은 운동 겉질, 소뇌와 척수로 투사된다. 뇌는 이러한 정보를 사용하여 움직임을 가이드하고 균형을 조정한다(그림 12-11 참고).

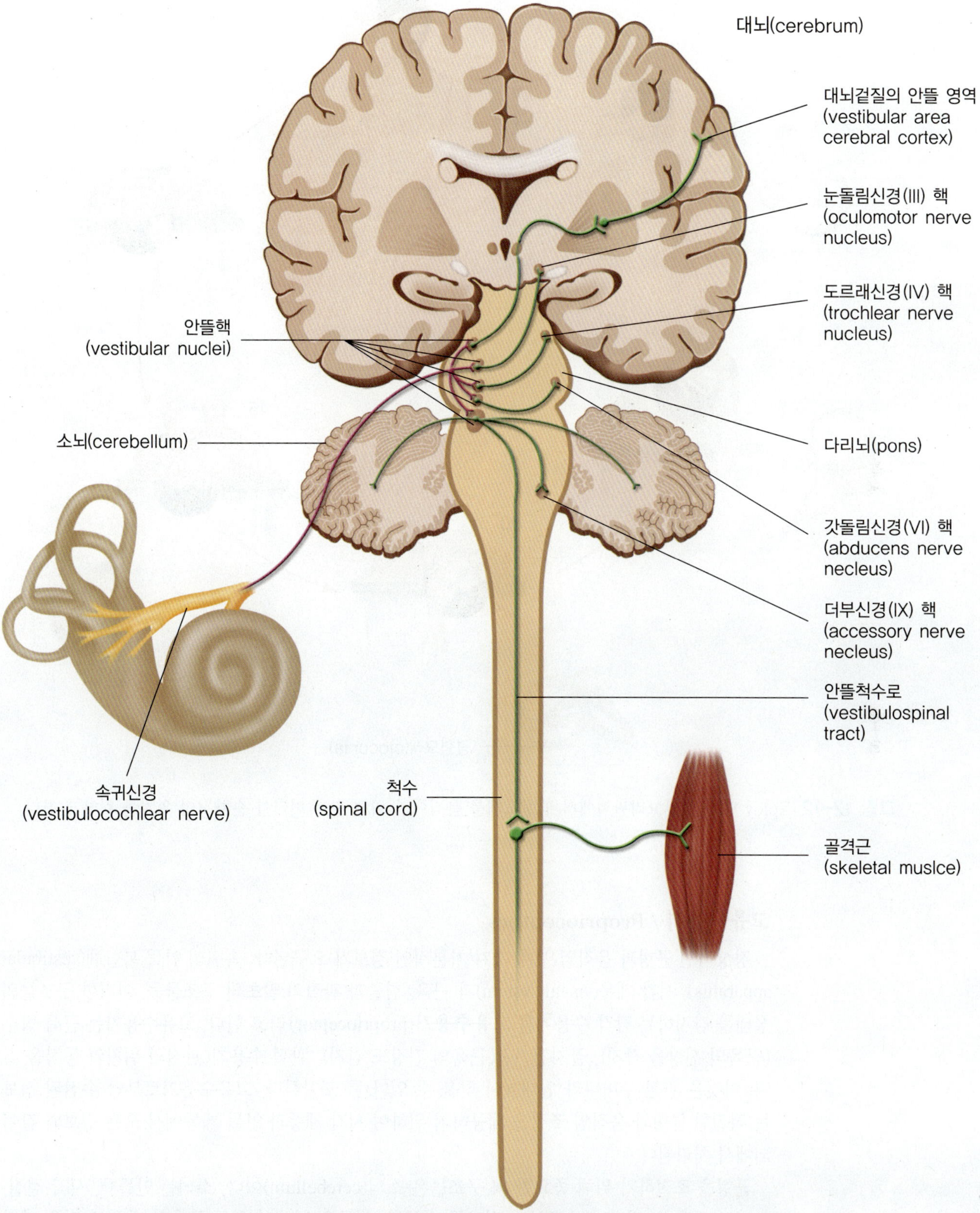

그림 12-11 안뜰 복합체는 활동전위를 뇌줄기의 안뜰핵으로 보내며, 여기서 감각 겉질, 소뇌, 목과 눈의 움직임을 조절하는 뇌신경, 그리고 골격근을 조절하는 척수신경에 투사한다.

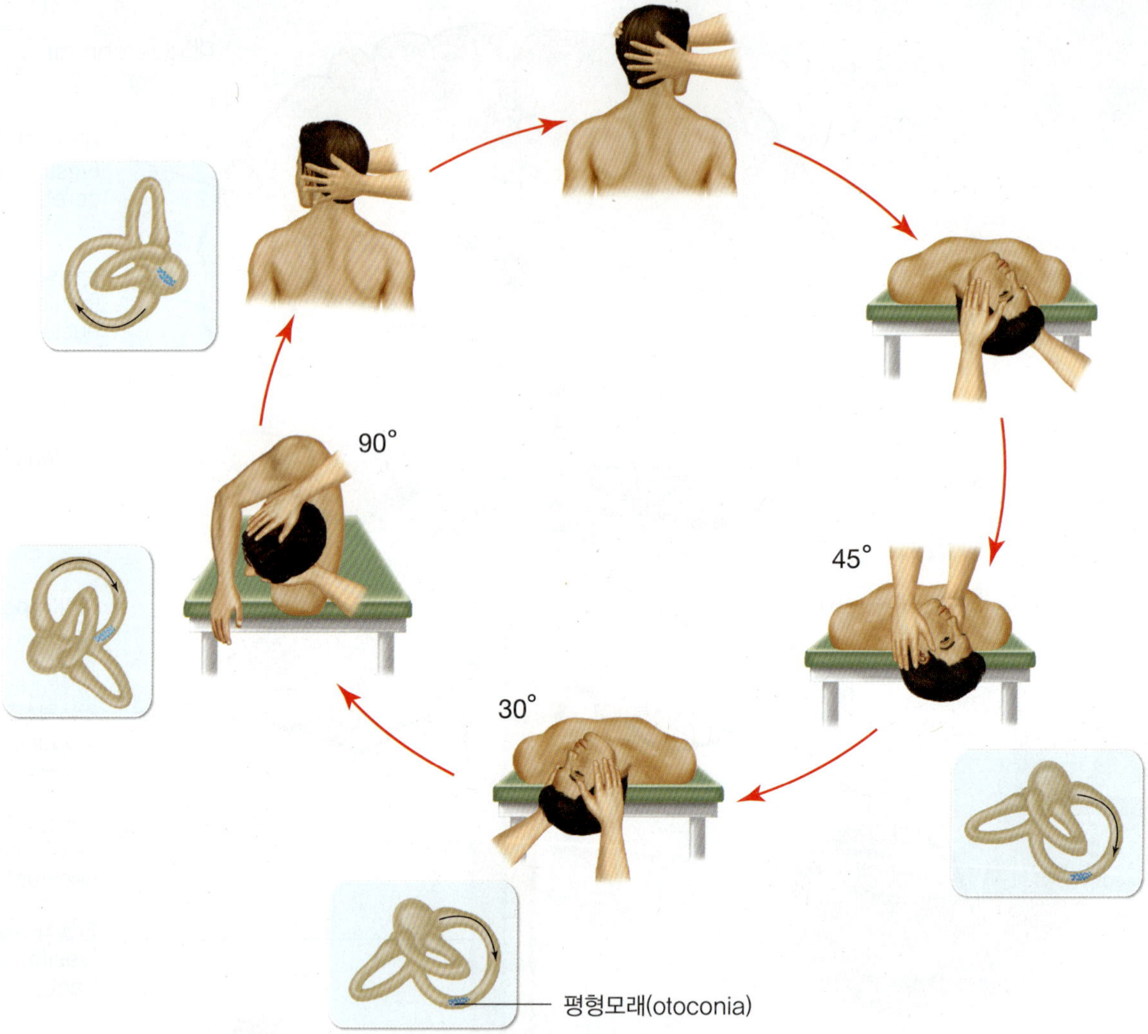

그림 12-12 Epley 방법은 반고리관뼈에서 평형모래를 움직이기 위해 환자 머리를 순차적인 위치를 취하게 한다.

고유수용기 / Proprioceptors

정상적인 균형과 움직임은 세 가지 기본적인 정보가 요구된다: 속귀의 안뜰 복합체(vestibular apparatus), 시각 계통(visual system)과 근육, 힘줄과 관절의 말초의 구조물들. 이러한 구조물의 상태를 감지하는 감각 수용기를 **고유수용기**(proprioceptor)라고 한다. 고유수용기는 근육 방추(근육의 신장을 감지), 골지건기관(근육의 긴장도 감지), 관절 수용기(관절의 위치와 동작을 감지; 이것은 관절 주머니와 인대에서 찾을 수 있다)를 포함한다. 고유수용기로부터 수집된 정보는 적절한 균형과 움직임 조절을 제공하기 위하여 시각 계통과 안뜰 계통에서 오는 정보와 같이 뇌에서 처리된다.

균형을 조절하기 위해 중요한 뇌 구조물은 소뇌(cerebellum)이다. 소뇌는 안뜰핵, 시각 겉질, 그리고 근육, 관절과 힘줄로부터 정보를 받는다. 이들은 뇌에서 운동 중추와 많은 연결을 가지고 있다. 이 중에서 매우 중요한 연결은 뇌줄기에 있는 같은 쪽 안뜰핵과의 연결이다. 이 핵으로부터 안뜰척수로가 척수로 내려와 운동 신경세포를 조절한다. 안뜰척수로는 우선적으로 발목 발등굽힘근과 발바닥굽힘근뿐만 아니라, 엉덩이와 무릎 폄근을 포함하는 균형 유지 근육을 조절한다.

후각과 미각 / Smell and Taste

후각과 미각은 우리가 잘못된 음식을 먹지 않게 하고 해로운 물질을 피할 수 있게 하는 필수적인 감각이다(예: 배설물, 부패된 음식, 질병의 위험이 있는 어떠한 것). 이러한 감각은 단조롭고 지루한 경험을 많이 한 사람들에게 삶을 기쁘게도 한다. 후각과 미각은 함께 작용하여 풍부한 감각적 경험을 제공한다.

후각(냄새) / Smell (Olfaction)

후각을 위한 수용기〔**후각 수용기**(olfactory receptor)〕는 코안 공간 위쪽에 위치한다(그림 12-13 참고). 수용기 세포는 볼링 핀(pin bowling) 모양을 하고 있다. 각 세포는 코 아래쪽으로 투사되고, 얇은 점액 막(layer of mucus)으로 덮여 있다. 공기가 이 세포를 통해 흐르게 되면, 분자는 냄새화하여 점액에서 용해되어 수용기 세포와 붙는다. 냄새 분자가 수용기 세포와 붙으면 수용기 세포는 활성화되어 활동전위를 만들어 낸다. 이러한 수용기 세포의 축삭은 벌집뼈의 아주 작은 구멍을 통해 뇌의 바닥으로 연결된다. 그리므로 후각 망울에서 신경세포와 연접하고, 축삭의 신호가 **후각 경로**(olfactory tract)를 타고 뇌의 주요 두 부위로 전달된다: 둘레계(냄새에 반응하는 감정 담당)와 관자엽의 **일차 후각 겉질**(primary olfactory cortex)(냄새의 의식적 인식 담당).

냄새의 감각을 잃게 되면 **후각소실**(anosmia)이라고 한다. 코에 있는 후각 수용기가 점액에 의해 막히게 되면 일시적으로 나타난다(감기 또는 코감기). 수용기 세포는 머리 외상에 의해 손상받을 수 있으며, 특히 벌집뼈의 손상으로 발생할 수 있다. 후각 세포는 재생될 수 있어 일반적으로 냄새의 감각이 되돌아 온다(Barber and Raisman, 1982). 후각소실은 뇌의 관자엽에 외상으로 발생할 수 있으며, 파킨슨병 질환과 치매에서도 흔히 볼 수 있다. 때로는 뇌종양 또는 간질성 발작이 일차 후각 겉질을 자극하고 후각의 환각(olfactory hallucination)을 만들어 낸다. 이러한 것이 일반적인 불쾌한 냄새(고무 타는 것과 같은)이다.

미각(맛)/ Taste(Gustation)

미각 수용기는 혀에 위치하고 있다. 이들은 혀 돌기(lingual paillae)(혀에서 이들은 눈으로 볼 수 있다; 그림 12-14 참고)에서 찾을 수 있다. 사람은 10,000개의 미각 수용기를 가지고 있으며, 지속적으로 교체된다. 음식 분자가 타액(또는 다른 액체)에서 용해되고 미각 수용기 세포에 위치한 수용기 분자와 붙는다. 액체가 없게 되면 맛은 지각할 수 없다. (혀가 건조한 상태에서 소금 또는 설탕을 넣게 되면, 맛을 느낄 수 없다.)

미각 수용기는 5가지 다른 맛에 반응한다: (1) 짠 맛, (2) 달콤한 맛, (3) 시큼한 맛, (4) 쓴 맛, 그리고 (5) 감칠 맛. 이러한 것은 "독특한 맛(flovorfullness)"의 감각으로 변환된다. 음식이 있는 화학물질은 이온을 분비하여 미각 수용기 세포를 들어가거나 미각 수용기 세포 표면의 단백질과 붙는다. 이러한 경우 미각 수용기 세포는 활동전위를 발생하게 하여 여러 뇌신경(Ⅶ, Ⅸ, 그리고 Ⅹ)을 통해 뇌로 전달한다. 흥미롭게 ATP는 신경전달물질로 미각 수용기 세포와 뇌신경을 연결해 준다(Finger et al., 2005). 뇌에서는 맛을 감각 겉질 영역의 작은 미각 영역에서 지각한다. 최근 연구에서 맛의 서로 다른 종류(쓴 맛, 달콤한 맛 등)는 분리된 신경 경로와 회로를 가진다고 하였다(Sugita and Shiba, 2005). 하지만, 음식의 독특한 맛은 냄새에 의해 전달된다. 냄새의 감각 없이 맛이 동반되면, 음식은 독특한 맛을 잃게 된다.

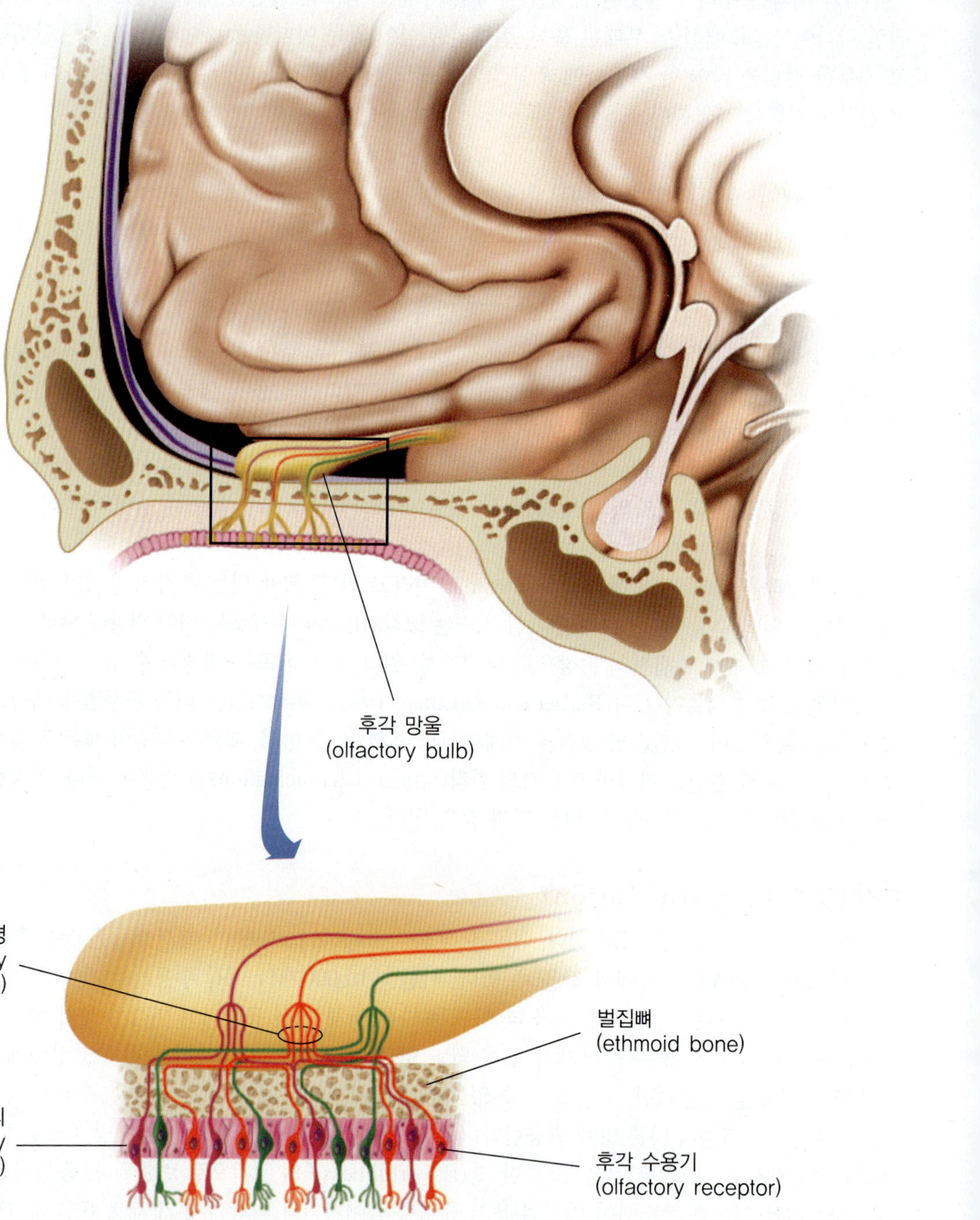

그림 12-13 후각 계통은 냄새를 활동전위로 변환하고, 뇌로 보내어 인지하도록 한다. 후각 수용기는 코안의 후각 상피에 위치하고 있으며, 후각 신경과 연결된다(뇌신경 Ⅰ).

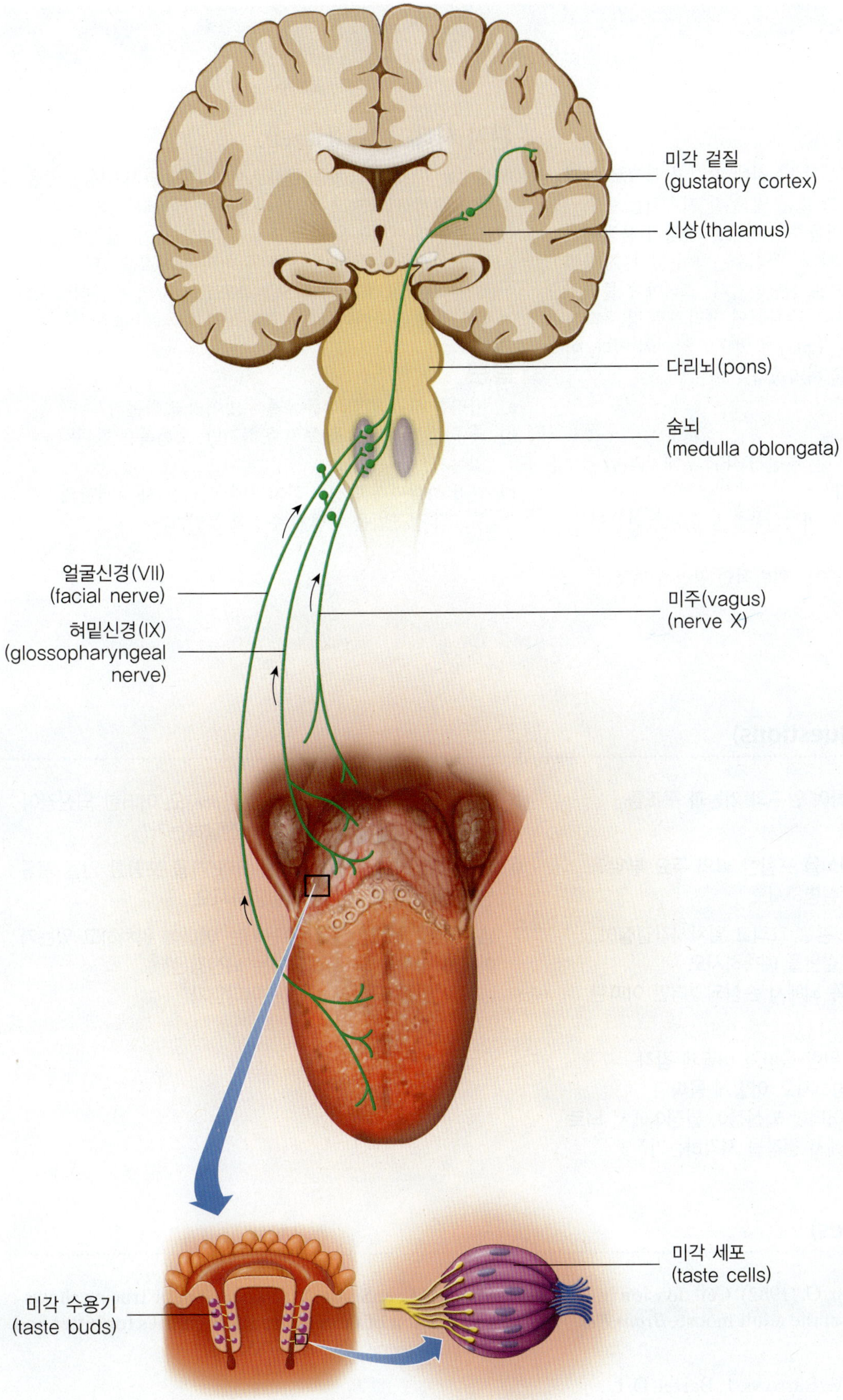

그림 12-14 미각계통은 타액에서 분비된 분자를 활동전위로 변환하고, 몇 개의 뇌신경에 의해 뇌로 전달한다.

환자 시나리오 (Patient Scenarios)

환자 사례 12-1 (Jennie)

제니씨는 21세 대학생으로 한 달 전에 자전거 사고로 머리를 다쳤으며, 그 후로 몇 초 또는 몇 분간 지속되는 어지러움증을 경험하였다. 어지러움증은 머리를 갑자기 움직이거나 위치를 빠르게 변화할 때 시작되는 경향이 있다. 제니씨는 양성자세현훈(BPPV)으로 진단받았다. 그녀에게 물리치료가 의뢰되었으며, 치료사는 순차적인 머리의 특정 동작을 수행하였다. 이러한 절차는 Epley 방법으로 알려져 있다. 이 치료 후에 제니의 현기증은 사라졌다.

질문

a) 어지러움증의 원인이 되는 자전거 사고 후에 어떠한 구조물이 이탈되었는가?
b) 어떻게 이탈한 구조물이 어지러움증의 증상을 만들어 내는가?
c) BPPV 이외의 어지러움증의 일반적인 원인은 무엇이 있는가?

환자 사례 12-2 (Hazel)

하젤씨는 77세의 뇌졸중 환자로서 오른쪽 뇌의 뒤통수엽을 포함한 손상을 가지고 있다. 하젤씨는 왼쪽 시야의 어떠한 것을 보는데 어려움을 가지고 있다. 예를 들어, 왼쪽에 앉은 사람을 인식하지 못하며, 오른쪽 머리만 빗질을 한다. 그녀는 오른쪽만 보려고 하며 오른쪽으로만 주의 집중하여 선 자세를 쉽게 유지한다.

질문

a) 이러한 시각 결함의 종류를 무엇이라고 하는가?
b) 왜 하젤씨는 왼쪽을 보지 못하지만, 오른쪽은 볼 수 있는가?
c) 만약 하젤씨가 당신의 환자라면, 이러한 시야 결함의 치료적 접근법을 어떻게 수정할 것인가?

복습문제 (Review Questions)

1. 빛수용기의 기능을 포함하여 안구의 기능과 구조를 설명하시오.
2. 시각 정보 처리과정과 인식을 포함한 뇌의 주요 부위와 시각신경 사이의 연결을 설명하시오.
3. 눈, 망막, 시각신경, 시각신경로, 그리고 일차시각겉질이 손상되었을 경우 기능적 결함을 예측하시오.
   만약 일차시각겉질의 양쪽 뇌에서 손상되었더만 어떠한 일이 발생하는가?
4. 속귀의 안쪽에서 듣기를 위한 음파가 어떻게 감각 수용기에 도달하는지 설명하시오. 어떻게 음파가 활동전위로 변환되는가? 어떠한 뇌신경이 달팽이에서 뇌로 신호를 전달하는가? 어디에서 청각을 지각하는가?
5. 안뜰 계통의 기능과 구조를 설명하시오. 어떠한 뇌신경이 안뜰 복합체에서 뇌로 신호를 전달하는가?
6. 메니에르 병과 양성자세현훈(BPPV)을 포함한 안뜰 계통 병에 동반되는 증후군을 설명하시오.
7. 냄새와 맛을 위한 감각 수용기는 어디에 위치하고 있는가?
   이러한 감각을 뇌로 전달하는 뇌신경은?
   냄새와 맛을 지각하는 곳은 어디인가?

참고문헌 (References)

1. Barber, P. C., & Raisman, G. (1982). Cell division in the vomeronasal organ of the adult mouse. *Brain Res., 141,* 57–66.
2. Finger, T. E., Danilova, V., Barrows, J., Bartel, D. L., Vigers, A. J., Stone, L., Hellekant, G., & Kinnamon, S. C. (2005). ATP signaling is crucial for communication from taste buds to gustatory nerves. *Science, 310,* 1495–1499.
3. Sugita, M., & Shiba, Y. (2005). Genetic tracing shows segregation of taste neuronal circuitries for bitter and sweet. *Science, 309,* 781–785.

추천문헌(Further Reading)

1. Bhandawat, V., Reisert, J., & Yau, K-W. (2005). Elementary response of olfactory receptor neurons to odorants. *Science, 308,* 1931–1934.
2. Grueter, T. (2006, February/March). Picture this: How does the brain create images in our minds? *Scientific American Mind,* 18–23.
3. Kim, J., Wu, H.-H., Lander, A. D., Lyons, K. M., Matzuk, M. M., & Calof, A. L. (2005). GDF11 controls the timing of progenitor cell competence in developing retina. *Science, 308,* 1927–1930.

제 13 장

운동계와 움직임

Motor Systems and Movement

학습목표(CHAPTER OBJECTIVIES)

이 장을 완전히 이해한 후에, 독자들은 다음을 할 수 있다:

1. 아래운동신경세포가 어떻게 근육 수축을 일으키는지 그리고 아래운동신경세포의 손상이 기능과 근긴장도에 어떠한 영향을 미치는지 설명할 수 있다.
2. 위운동신경세포가 아래운동신경세포의 기능을 조절하는 방법, 위운동신경세포를 포함한 척수로, 그리고 위운동신경세포의 손상이 기능과 근긴장도에 미치는 영향을 설명할 수 있다.
3. 소뇌의 기능을 열거하고 소뇌 손상의 영향에 대해 설명할 수 있다.
4. 바닥핵이 움직임과 어떠한 관련이 있는지, 그리고 바닥핵 병리가 움직임, 생각, 기분에 어떠한 영향을 미치는지 설명할 수 있다.
5. 뇌의 운동계획 영역의 역할과 이 부위에 대한 손상의 영향을 설명할 수 있다.

핵심 용어 (KEY TERMS)

실행증(apraxia)
실조(ataxia)
바닥핵 [basal ganglia(nuclei)]
운동완만(bradykinesia)
소뇌(cerebellum)
겉질숨뇌로 (corticobulbar tract)
겉질척수로(corticospinal tract)
평형장애(disequilibrium)
상반운동반복장애 (dysdiadochokinesis)
운동이상(dyskinesia)
아래운동신경세포 (lower motor neuron)
운동종말판(motor end plate)
운동호문쿨러스 (motor homunculus)
운동신경세포(motor neuron)
운동점(motor point)
운동단위(motor unit)
근섬유(muscle fiber, myofiber)
근긴장도(muscle tone)
신경근이음부 (neuromuscular junction)
마비(paralysis)
불완전마비(paresis)
일차운동겉질 (primary motor cortex)
그물척수로(reticulospinal tract)
보완운동영역 (supplementary motor area; SMA)
덮개척수로(tectospinal tract)
위운동신경세포 (upper motor neuron; UMN)
안뜰척수로(vestibulospinal tract)

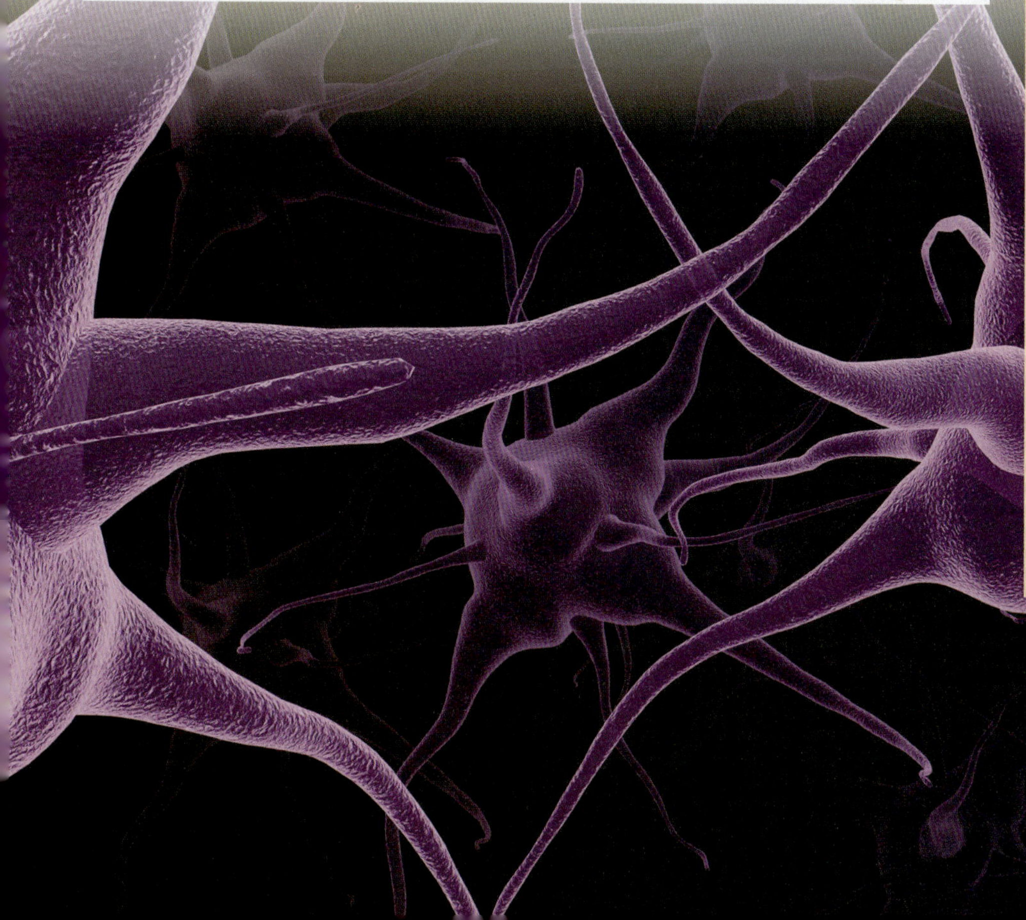

필수 정보(Essential Facts)

- 운동신경세포는 뼈대근육 기능을 위해 필요하다.
- 아래운동신경세포는 뼈대근육을 직접 신경지배하고 근육세포와 시냅스를 형성한다.
- 위운동신경세포는 뇌로부터 척수에 이르는 내림로를 통해 아래운동신경세포의 활동을 조절한다.
- 소뇌는 위운동신경세포의 기능을 조정하고 협응, 근긴장도, 균형과 보행을 조절한다.
- 바닥핵은 위운동신경세포의 활동을 조절하고 움직임 개시와 억제에 대한 책임이 있다.
- 보완운동영역은 운동기억을 저장한다.

이 장에서는 정상적인 신체 움직임을 생성하는 뇌 부위와 신경에 대하여 설명한다. 움직임은 대뇌겉질, 소뇌, 바닥핵, 뇌줄기, 척수, 말초신경을 포함하는 다수의 신경계 부분의 통합을 필요로 한다. 이중 어느 부분의 손상은 정상적으로 움직이는 능력을 변화시키거나 심지어 잃게 할 수 있다.

운동신경세포 / Motor Neurons

운동신경세포(motor neuron)는 근육의 수축을 일으키는 신경세포이다. 인체에는 3종류의 근육조직이 있다: 뼈대근육, 심장근육, 민무늬근육; 이 장에서는 뼈대근육의 신경계 조절에 대해 초점을 둘 것이다. 뼈대근육조직은 인체의 수의근육을 형성한다. 심장근육과 민무늬근육(불수의근육)의 조절은 자율신경계에 의해 이루어지며, 10장에서 논의하였다.

아래운동신경세포와 근육 수축 / Lower Motor Neurons and Muscle Contraction

뼈대(수의)근육은 **근[육]섬유**(muscle fibers)로 알려진 세포로 구성된다; 이것은 또한 *근섬유(myofibers)* 또는 *근세포(myocytes)*로 불린다. 뼈대근육을 신경지배하는 운동신경세포는 **아래운동신경세포**(lower motor neuron)로 알려져 있다. 아래운동신경세포는 뼈대근섬유와 직접 시냅스한다. 이 세포의 세포체는 뇌줄기 또는 척수에 위치하며, 축삭은 척수신경과 뇌신경의 부분을 형성한다.

모든 말초(운동)신경은 **운동점**(motor point)에서 뼈대근육의 힘살(belly)로 들어간다. 거기서부터 각각의 아래운동신경세포는 여러 개의 가지로 나뉜다. 각각의 가지는 축삭종말에서 끝나고, 각 축삭종말은 하나의 뼈대근육세포(섬유)와 시냅스를 형성한다. 아래운동신경세포와 근섬유 사이의 시냅스는 **신경근육이음부**(neuromuscular junction)라 불린다(그림 13-1 참고). 각각의 신경근육이음부는 시냅스를 보호하고 주변조직으로부터 그것을 분리하는 결합조직 집에 의해 쌓여 있다.

신경근육이음부에서 각각의 축삭종말은 신경전달물질인 아세틸콜린(Ach)을 방출한다. 신경근육이음부의 근육세포막은 **운동종말판**(motor end plate)이라 불린다. 그것은 넓게 주름져 있

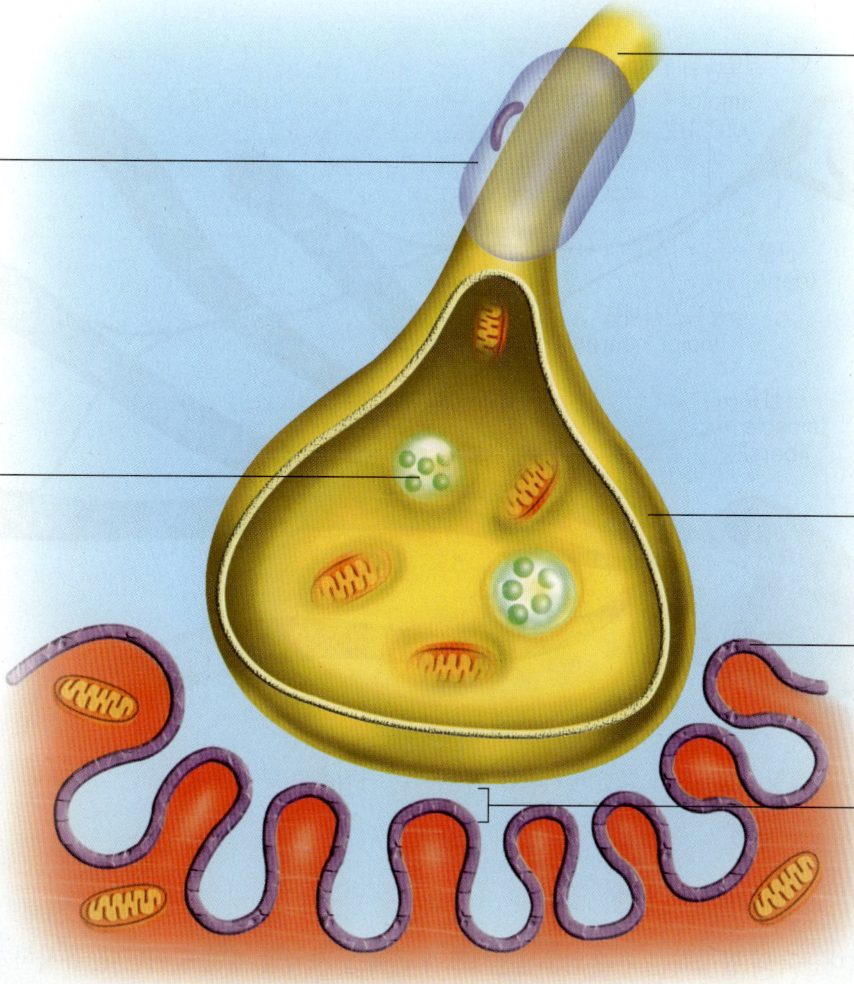

그림 13-1 신경근육이음부는 운동신경세포와 뼈대근육세포 사이의 시냅스(synapse)이다. 신경세포는 신경전달물질인 아세틸콜린을 방출하며, 시냅스틈새로 확산되어 뼈대근육 수축을 자극한다.

고 아세틸콜린 수용기가 있는 막단백질을 포함하고 있다. 아세틸콜린이 축삭종말로부터 방출될 때 운동종말판에 있는 수용기와 결합하고 소듐이온(Na^+)은 근육세포로 유입된다. 소듐의 유입은 근육세포막을 따라 이동하며, 근육세포를 탈분극시킨다.

근육세포 안에, 칼슘이온(Ca^{2+})은 근육세포막과 연결되어 있는 작은 실에 저장된다. 실(chamber)은 *근세포질그물(sarcoplasmic reticulum ; SR)*이라 불리고, 막에는 많은 전압작동칼슘통로(volatge-gated Ca^{2+} channels)가 있다. 근육세포가 탈분극될 때 근세포질그물로부터 칼슘이온이 방출되어 근육세포 세포질로 들어간다. 칼슘이온은 근육 수축을 일으켜 긴장과 움직임을 생성한다. 근육 수축이 시작된 후 칼슘이온은 근세포질그물로 되돌아가고 근섬유의 다음 수축 때까지 저장된다.

신경근육이음부를 활성화시키지 않기 위해서 아세틸콜린은 아세틸콜린 수용기로부터 제거되어야 한다. 효소(아세틸콜린분해효소, acetylcholinesterase)는 시냅스틈새 내에 있는 아세틸콜린을 분해한다. 이것은 또 다른 아세틸콜린 분자가 그것과 연결할 수 있도록 하기 위해서 수용기를 자유롭게 하고, 근수축을 지속시킬 수 있다. 임상적으로, 아세틸콜린분해효소를 억제하는 약물은 근육 기능을 증진시키기 위해 사용될 수 있다(예: 면역체계가 아세틸콜린 수용기의 일부를 파괴시키는 중증근무력증 환자).

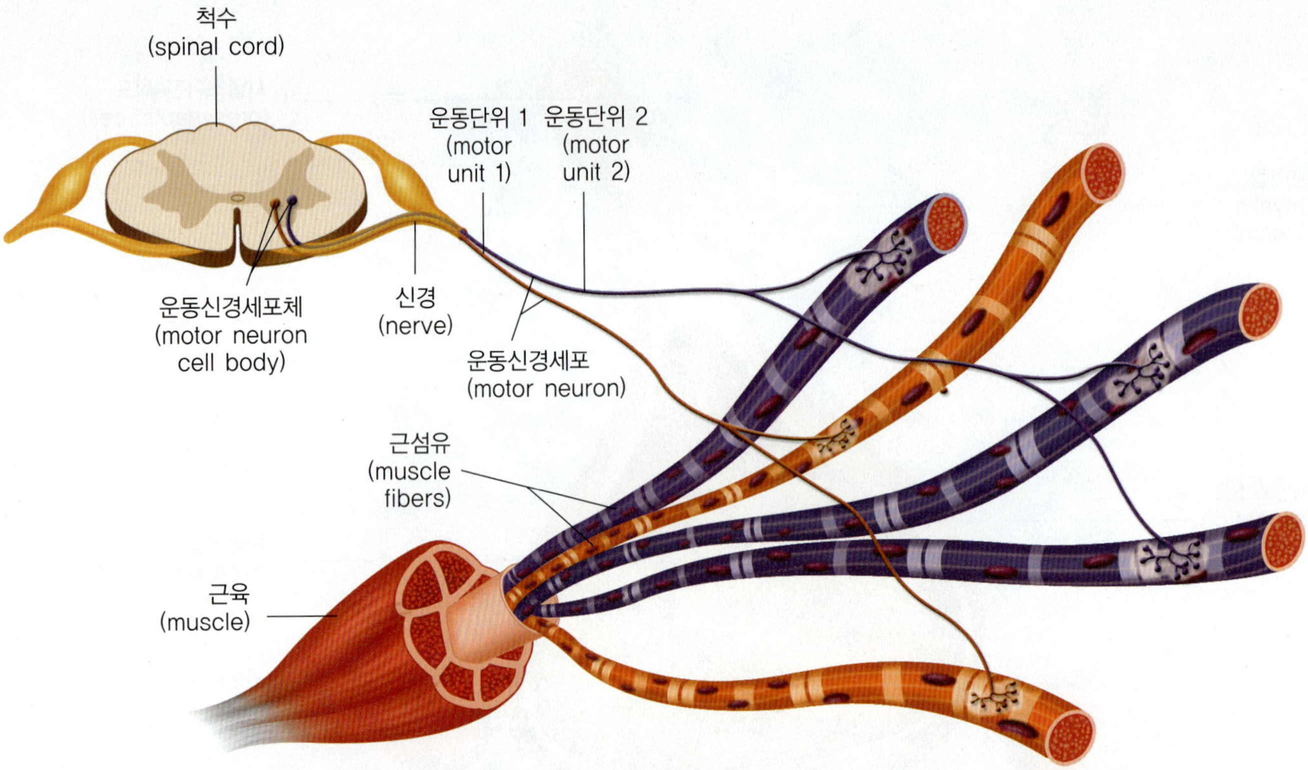

그림 13-2 운동단위는 하나의 아래운동신경세포와 그것의 지배를 받는 모든 근섬유로 구성된다.

뼈대근육의 활성화는 아래운동신경세포가 근육을 자극할 때만 일어난다. 유사하게, 수의근육의 이완은 해당 근육의 아래운동신경세포가 억제될 때 일어난다. 이와 같이 아래운동신경세포는 신경계의 나머지 부분이 뼈대근육에 정보를 전달할 수 있는 유일한 수단이다. 신경계의 모든 다른 부분이 아래운동신경세포와 상호작용을 통해 근육을 조절하기 때문에 아래운동신경세포는 때때로 근육에 대한 "최종 공통길(final common pathway)"로서 언급된다.

뼈대근육을 활성화시키는 아래운동신경세포는 질병 또는 상해로부터 손상될 수 있다. 자극 없이 근섬유는 수축할 수 없다. 많은 수의 근육세포가 그들의 운동신경세포를 잃어버린다면 전체적으로 근육은 탈신경되고 그 결과 **불완전마비**(paresis, 약화) 또는 **마비**(paralysis, 기능 소실)가 된다.

단일 아래운동신경세포와 그 신경세포에 의해 지배되는 모든 근섬유는 **운동단위**(motor unit)를 형성한다(그림 13-2 참고). 운동단위는 작은 것(하나의 아래운동신경세포가 약 20개의 근섬유를 지배)에서 매우 큰 것(하나의 아래운동신경세포가 약 2,000개의 근섬유를 지배)까지 크기가 다양하다. 신경계는 작은 운동단위의 근육을 매우 정확하게 조절할 수 있다. 작은 운동단위는 눈(바깥눈근), 성대(후두근), 얼굴(얼굴 표정근)과 손가락(손의 내재근)을 움직이는 근육들에서 보여진다. 대조적으로, 큰 운동단위의 근육–등내재근(intrinsic back muscles), 큰볼기근, 넙다리네갈래근–은 강력한 수축을 일으키고, 자세를 유지하기 위해 수축한다.

근육 힘은 원하는 힘의 양이 획득될 때까지 각각의 운동단위를 활성화시킴(동원함)에 의해 조절된다. 대개, 작은 운동단위가 먼저 동원되고, 점차적으로 더 큰 운동단위가 근긴장도를 증가시키기 위해 추가된다. 이것은 크기 원리(size principle)로 알려져 있고, 근긴장도와 힘의 점차적인 발달과 조절을 허용한다.

위운동신경세포와 운동로 / Upper Motor Neurons and Motor Tracts

위운동신경세포(upper motor neuron; UMN)는 뇌(brain)와 아래운동신경세포를 연결한다. 위운동신경세포의 세포체는 대뇌겉질과 뇌줄기에 위치한다(그림 13-3 참고). 소뇌, 바닥핵, 보완운동영역과 같은 운동에 영향을 미치는 모든 다른 뇌조직들은 위운동신경세포계를 통해 작용한다.

겉질 위운동신경세포는 이마엽에 세포체가 있다. 인간에서, 이러한 신경세포의 상당수(60%)는 **일차운동겉질**(primary motor cortex)에 위치한다(그림 13-4 참고). 다른 겉질 위운동신경세포는 운동앞겉질, 보완운동영역, 중심뒤이랑 위의 일차몸감각겉질에 위치한다.

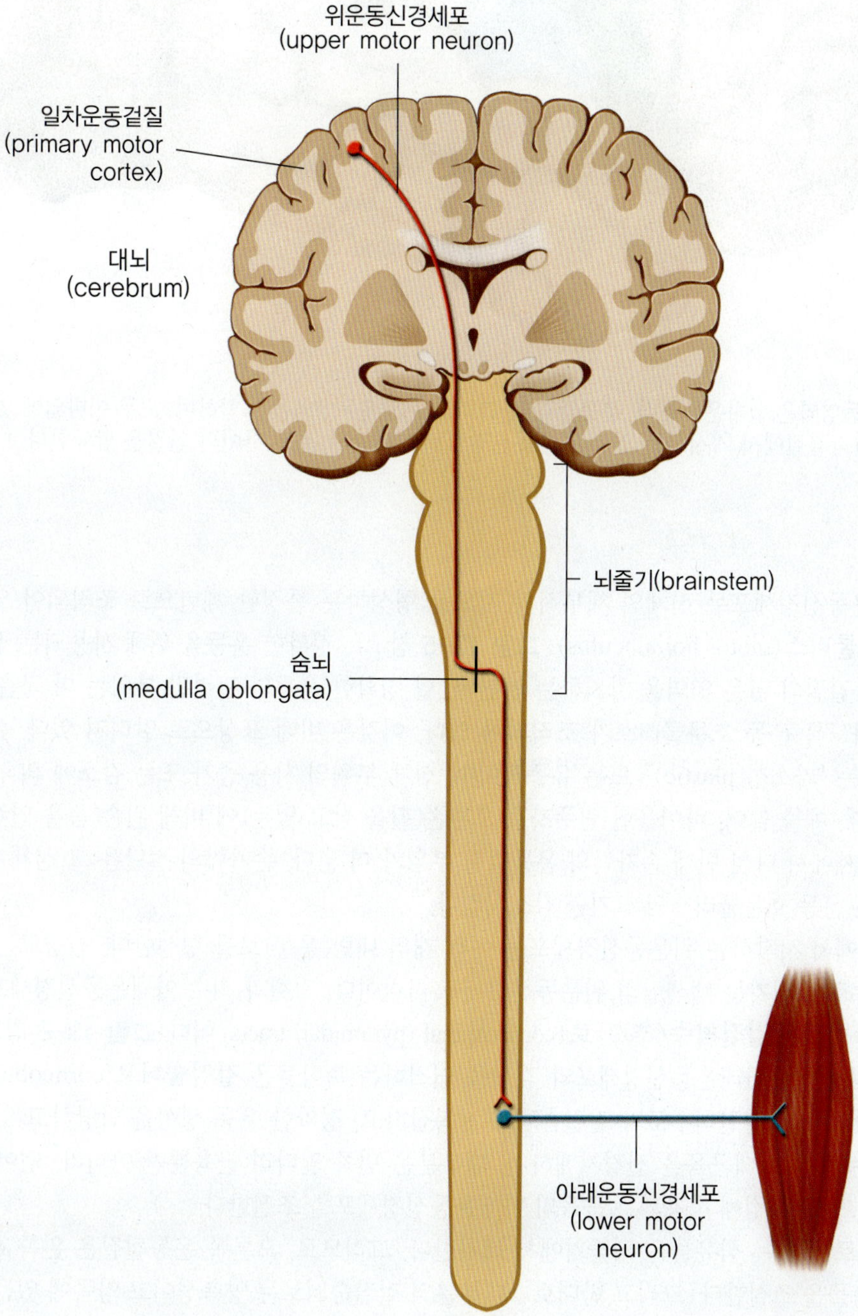

그림 13-3 위운동신경세포는 뇌에서 기시하고 아래운동신경세포의 활동을 조절하며, 뼈대근육의 수축을 자극한다. 일차운동겉질에서 기시하는 위운동신경세포는 대개 신체의 반대쪽에 있는 뼈대근육을 조절한다.

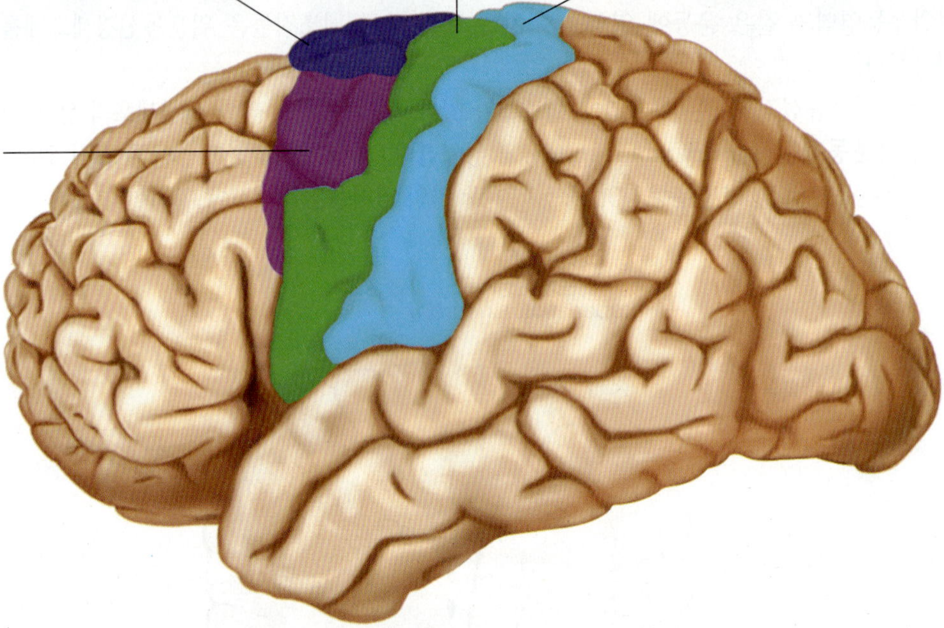

그림 13-4 겉질의 운동영역은 일차운동겉질, 운동앞겉질, 그리고 보완운동영역을 포함하며, 모두 이마엽에 있다. 마루엽에 있는 일차몸감각겉질에서 기시하는 일부 위운동신경세포는 감각과 운동 사이의 연결을 담당한다.

겉질 위운동신경세포는 신체의 세부적인 지도를 형성하는 특정한 패턴으로 조직되어 있다 〔**운동 호문쿨러스**(motor homunculus) ; 그림 13-5 참고〕. 정확한 운동을 위해 사용되는 신체 부위는 운동겉질의 넓은 영역을 차지하는 반면에, 덜 정확한 운동과 관련된 부위는 더 작은 공간을 차지하도록 운동 호문쿨러스가 조직되어 있다. 이것은 비례 표상으로 알려져 있다. 운동 호문쿨러스는 "가소성(plastic)" 또는 유동적이며, 신체 부위의 사용 증가 또는 감소에 의해 변경될 수 있다. 예를 들어, 바이올린 연주자는 오른손(활을 잡고 있는)에 비해 왼손(음을 연주하는)의 두 번째에서 다섯 번째 손가락의 운동겉질 부위가 더 넓다. 손가락의 절단은 그 신체부분에 해당하는 운동 호문쿨러스의 크기를 감소시킨다.

운동겉질에서 시작하는 위운동신경세포는 여러 개의 내림(운동)로를 형성한다. *신경로*는 뇌줄기와 척수로 내려가는 백색질의 위운동신경세포 다발이다. 겉질과 척수 아래운동신경세포를 연결하는 축삭들은 **겉질척수**(추체) **로**〔corticospinal (pyramidal) tracts〕이다(그림 13-6 참고). 뇌신경에 위치하는 아래운동신경세포와 겉질을 연결하는 축삭들은 **겉질숨뇌로**(corticobulbar tracts)를 형성한다. 겉질척수로와 겉질숨뇌로는 복잡하고, 정확한 운동 생성을 담당하고 있다. 두 신경로는 모든 뼈대근육을 신경지배하며, 대부분은 먼쪽 팔다리 근육뿐만 아니라, 언어 생성, 눈 운동, 얼굴 표정에 사용되는 근육의 아래운동신경세포를 조절한다.

겉질척수로에 있는 섬유들은 뇌줄기에서 교차한다. 그러므로, 오른쪽 운동겉질은 왼쪽 신체 부위의 근육들을 조절한다(그리고 반대로). 대부분의 겉질숨뇌로는 양측성이고 양쪽에 있는 근육을 조절한다. 따라서, 겉질숨뇌섬유의 한쪽 병변은 가벼운 불완전마비(paresis)(약화)를 일으킬지라도 대개 뇌신경에 의해 지배되는 근육의 마비(paralysis)를 일으키지 않는다. 뇌신경의 양측성 위운동신경세포 지배에 대한 예외는 얼굴신경(VII 뇌신경)이다; 얼굴의 아래쪽 부위 근육

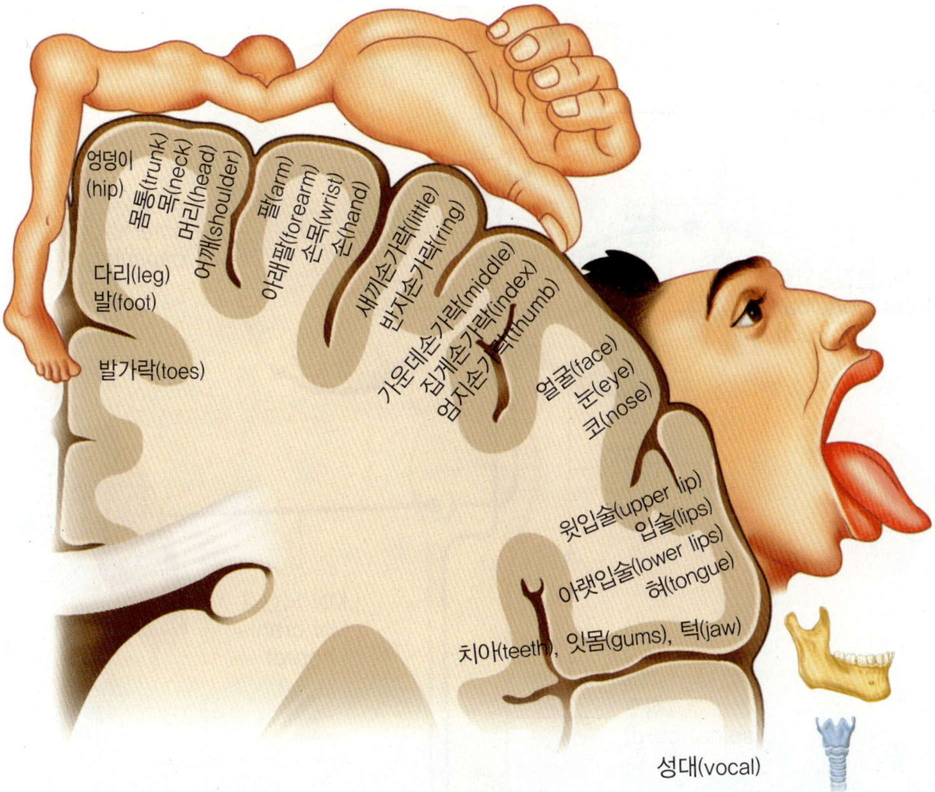

그림 13-5 운동 호문쿨러스는 일차운동겉질에 있는 신체의 표상이다.

은 반대쪽 위운동신경세포에 의해 조절된다. 때때로 수의적인 얼굴 표정은 위운동신경세포의 손상 후에 소실될 수도 있으나 정서적인 표현은 여전히 존재한다; 이유는 얼굴신경에 대한 일부 위운동신경세포가 뇌의 정서영역〔예: 앞쪽 띠다발겉질(cingulate cortex)〕에서 기시하기 때문이다.

뇌줄기에서 겉질척수 축삭들은 2개의 신경로(tract)로 나뉜다. 축삭의 대부분(90%)은 반대쪽으로 교차하여 척수의 백색질로 내려가며 가쪽 겉질척수로(lateral corticospinal tract; LCST, **그림 13-7** 참고)를 형성한다. LCST는 척수에 있는 가장 큰 신경로이다. 그것은 척수의 어떤 손상이 있을 때 거의 항상 침범된다. 나머지 10%의 축삭들은 동측에서 척수의 배쪽(ventral) 부분으로 내려가고, 앞쪽 겉질척수로(anterior corticospinal tract; ACST)를 이룬다. ACST는 목, 몸통, 팔의 몸쪽 부위 근육들을 신경지배하는 아래운동신경세포와 시냅스하는 위운동신경세포를 포함한다. 이 신경로는 척수의 하부가슴 수준까지 내려온다.

가쪽 겉질척수로에 있는 위운동신경세포는 척수의 배쪽 뿔에 있는 아래운동신경세포와 직접적으로 시냅스하며, 또한 회(색)질에 있는 사이신경세포와 시냅스를 형성한다. *사이신경세포(interneurons)*는 척수에 위치하는 작은 신경세포이며 다른 신경세포와 순환(circuits) 또는 네트워크(networks)를 이룬다. 그들은 또한 아래운동신경세포와 시냅스를 이룬다. 따라서, 가쪽 겉질척수로의 위운동신경세포는 직접 또는 간접적으로 아래운동신경세포를 조절한다. 직접 연결의 대부분은 먼쪽 사지 근육을 조절하고 운동겉질이 개개 관절에서 손가락의 독립적인 운동을 생성하도록 허용한다. 간접적인 연결은 아래운동신경세포를 활성화시키거나 억제시키는 사이신경세포와 시냅스한다. 이것은 운동겉질이 반사활동에 영향을 미치도록 하고 척수 내에 "구조화되어 있는(hard-wired)" 복잡한 근수축 패턴을 조절하게 한다.

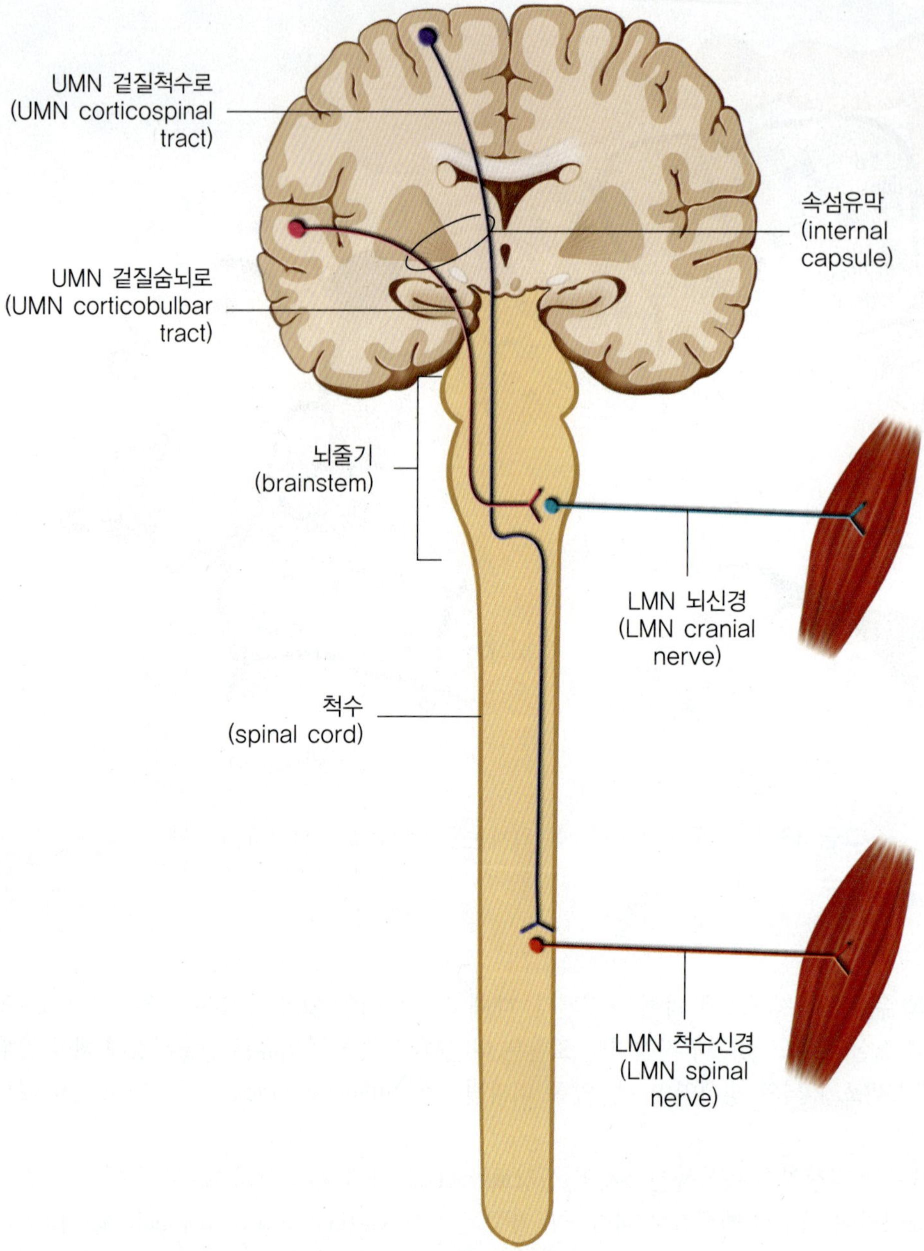

그림 13-6 척수신경을 조절하는 위운동신경세포로 이루어진 겉질척수로, 그리고 뇌신경을 조절하는 위운동신경세포(UMN)로 구성된 겉질숨뇌로.

임상적 지식 상자 13-1: 소아마비(Polio)

특히 아래운동신경세포가 파괴되는 질환인 소아마비는 아래운동신경세포체를 감염시키는 바이러스에 의해 야기된다. 작은 수의 세포체가 손상된 경우, 남아 있는 아래운동신경세포는 종종 곁가지발아를 하고 뼈대근육을 재신경지배한다. 이러한 환자들은 정상 또는 정상에 가까운 운동기능을 회복하는 것으로 보인다. 그러나, 생의 후기에 남아 있는 아래운동신경세포가 종종 쇠퇴하여 피로, 약화, 근육위축을 포함한 운동 증상이 증가된다.

부가적 질문: 소아마비 환자들의 근육은 과긴장인가? 또는 저긴장인가?

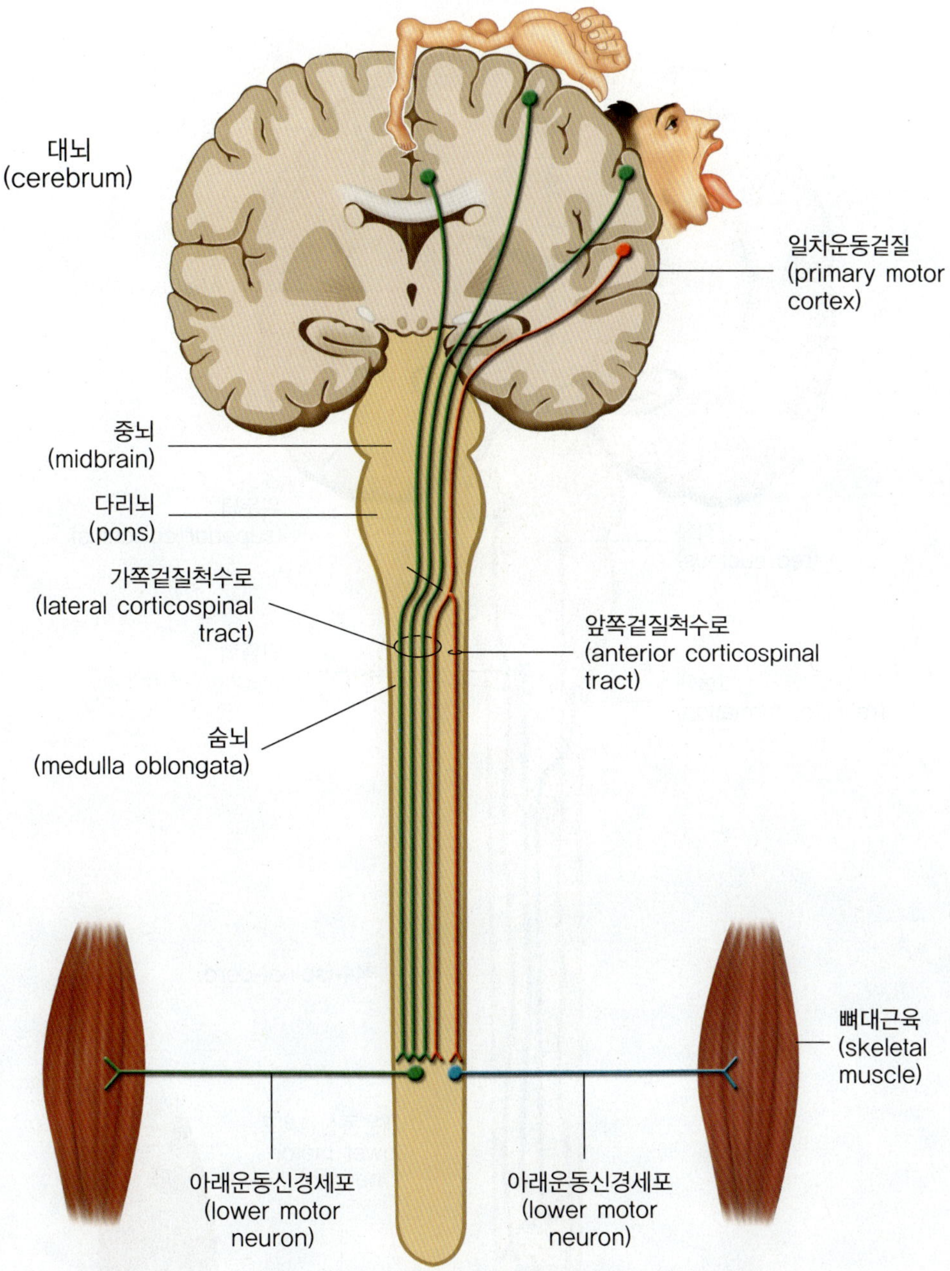

그림 13-7 일차운동겉질에서 기시하는 위운동신경세포로 이루어진 가쪽 그리고 앞쪽 겉질척수로는 척수에서 아래운동신경세포를 조절한다.

두 번째 그룹의 위운동신경세포는 4개의 뇌줄기 핵—그물체, 안뜰핵, 위둔덕, 적핵—에서 기시하는 추체외로라 불린다(그림 13-8 참고). 이러한 위운동신경세포는 함께 몸통과 몸쪽 사지 운동의 조절, 자세반사, 그리고 근긴장도 유지 또는 조정을 담당한다.

뇌줄기 그물체(reticular formation; RF)에서 기시하는 위운동신경세포는 두 개의 **그물척수로**(reticulospinal tracts, medial and dorsal)를 이룬다. 그물척수로는 자세와 보행에 관련된 근육을 조절한다. 또한, 등쪽 그물척수로는 근긴장도를 조정한다. 등쪽 그물척수로의 손상은 근육긴장항진(hypertonicity), 강직(spastic) 근육을 초래할 수 있다.

뇌줄기 안뜰핵에서 안쪽과 가쪽 **안뜰척수로**〔vestibulospinal (VS) tracts〕가 시작된다. 그것은 균형 유지에 필수적인 목, 몸통, 그리고 몸쪽 사지의 폄근을 지배한다. 또한 안뜰척수 신경세

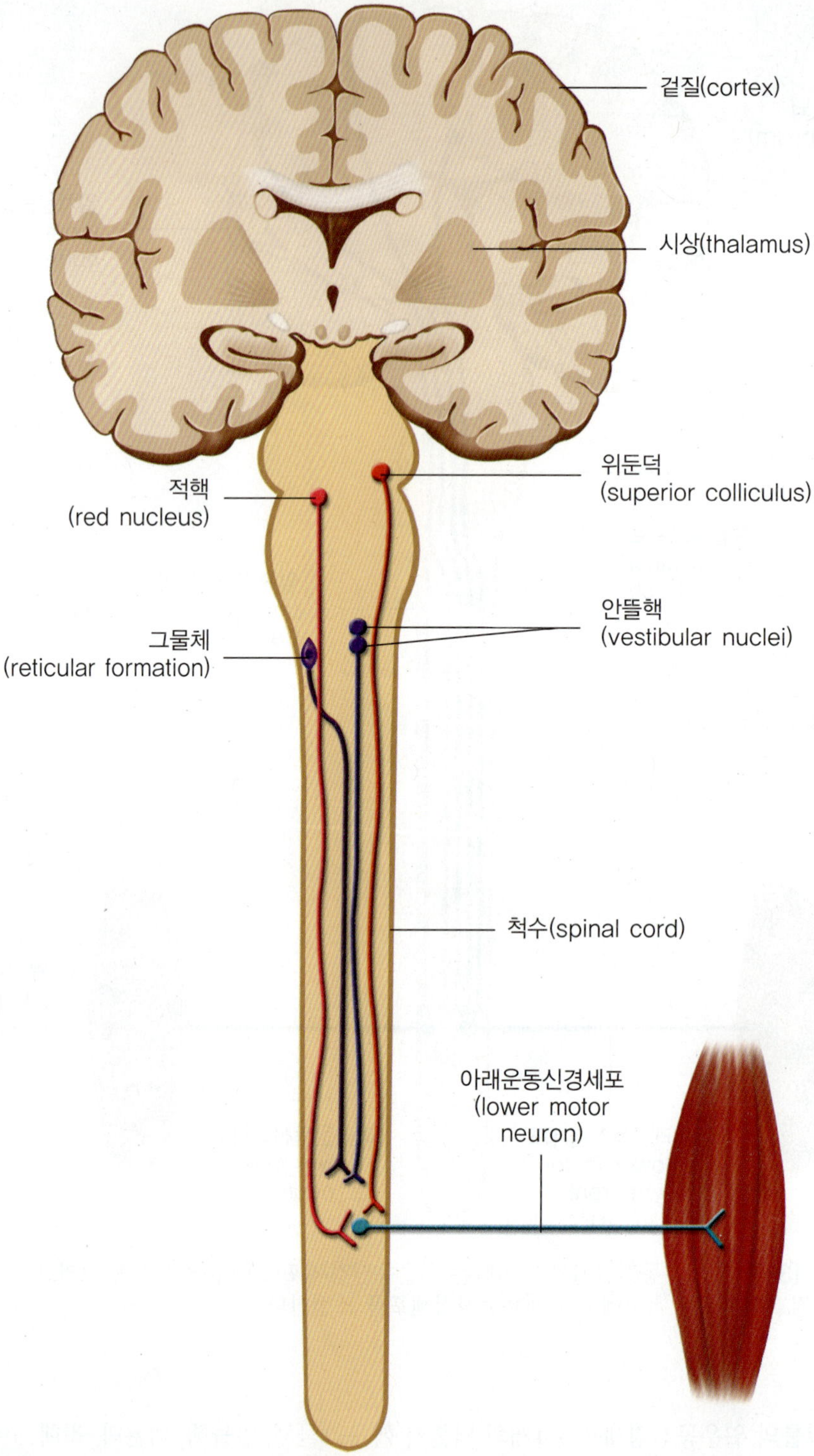

그림 13-8 그물척수로, 안뜰척수로, 적핵척수로, 덮개척수로는 뇌줄기에서 기시하고, 근긴장도, 보행, 그리고 자세를 포함한 운동을 조절한다.

임상적 지식 상자 13-2: 근육위축가쪽경화증 (Amyotrophic Lateral Sclerosis; ALS)

근육위축가쪽경화증 [ALS; 루게릭병(Lou Gehrig's disease)]은 위운동신경세포와 아래운동신경세포가 모두 침범된 질환이다. 병의 원인은 아직 명확하지 않다. 과학자들은 약 10%의 ALS 환자와 관련 있는 유전자(SOD1이라 불리는)를 확인하였으며, 운동신경세포사는 축삭 종말부에서 시작하고 세포체 쪽으로 뒤로 이동한다. ALS 환자들은 이완성과 강직성 마비가 혼재되어 있고, 정서, 인지, 또는 감각기능의 변화는 나타나지 않는다. ALS는 결국 호흡근육이 마비되는 진행성 질환이며, 호흡을 위한 기계적 인공호흡기의 사용을 선택하지 않는 한 죽음을 초래할 것이다. ALS에 이환된 쥐에서, 트레드밀 운동은 병의 진행을 느리게 했고, 이것은 신체활동이 치료에 도움이 될 수 있음을 의미한다. 게다가, 중추신경계의 일부 신경아교세포에서 SOD-1 유전자가 부분적으로 멈추었을 때 질병의 과정이 현저히 느려졌다(Boillee et al., 2006). 이것은 신경아교세포가 ALS의 병리에 중요한 역할을 할 수도 있음을 의미한다.

부가적 질문: ALS 환자는 왜 감각기능이 정상인가?

포는 바깥눈근육을 지배하는 뇌신경을 조절한다. 이러한 연결은 머리를 움직이는 동안 사물에 대한 초점을 유지하도록 돕는다.

중간뇌에 있는 위둔덕(덮개)으로부터 위운동신경세포는 **덮개척수로**(tectospinal tract)를 형성한다. 이 신경로는 목의 반사운동을 담당하는 근육을 조절한다. 위둔덕은 시신경으로부터 입력을 받기 때문에 이 신경로는 시각 추적을 허용하도록 시각계와 목근육을 연결한다. 마지막 그룹의 위운동신경세포는 중간뇌의 적핵에서 기시하며 작은 적핵척수로를 이룬다. 이 신경로는 인간에서 미미한 역할을 한다.

운동신경세포의 손상 / Motor Neuron Lesions

소아마비와 근육위축가쪽경화증(Amyotrophic Lateral Sclerosis: ALS)과 같은 여러 질환은 구체적으로 운동신경세포가 손상된다. 또한, 뇌손상, 뇌졸중, 척수손상과 다른 질환도 운동신경세포가 손상될 수 있다. 원인에 관계없이 아래운동신경세포 손상은 저긴장성, 저반사증, 뼈대근육위축, 그리고 근약화 또는 마비를 일으킨다. 위운동신경세포의 병변은 마비 또는 불완전마비를 야기할 수 있으며, 대개 그물척수로 손상으로 인해 근육긴장항진과 과반사증을 일으킨다.

움직이기 위한 신경자극은 일차운동겉질에서 시작되기 때문에 온전한 겉질 위운동신경세포는 수의적이고, 목적이 있는 운동을 생성하기 위해 필수적이다. 위운동신경세포의 손상은 수의운동 소실(마비)을 일으킬 것이다. 그러나, 아래운동신경세포가 정상이라면 반사적 근수축은 여전히 가능할 것이다. 아래운동신경세포가 척수 내의 다른 여러 가지 정보원에 의해 영향을 받기 때문에 일어날 수 있다: 몸감각신경세포와 사이신경세포는 아래운동신경세포체와 시냅스하며 활동을 일으킬 수 있다.

근긴장도 / Muscle Tone

근긴장도(muscle tone)는 수동적으로 신장되는 근육의 저항량으로 정의된다. 이완되었을 때조차 정상적으로 지배되는 모든 뼈대근육은 긴장도를 가진다. 근긴장도는 두 가지 요소를 지닌다: 기계적 요소(mechanical component)와 신경요소(neural component). 긴장도의 기계적 요소는 근육세포의 물리적 특성뿐만 아니라, 근육의 결합조직막으로부터 야기된다. 이러한 조직들은

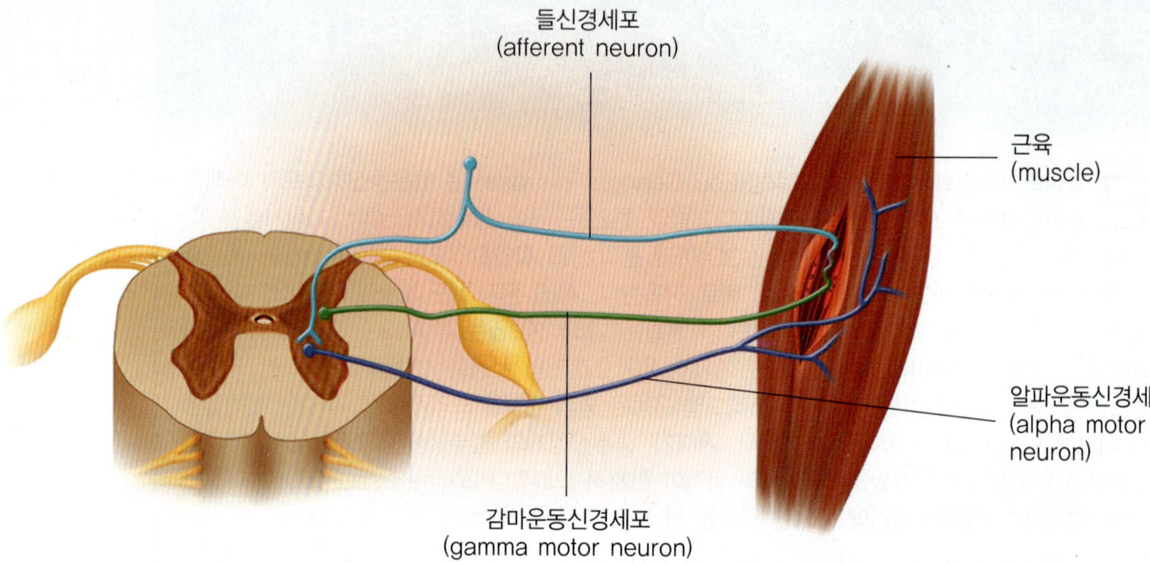

그림 13-9 근긴장도는 감마고리로 언급되는 반사에 의해 조절된다. 감마운동신경세포는 근방추의 경직(stiffness)을 조절하고 들신경세포에 있는 활동전위를 자극하며, 결국 알파운동신경세포의 활동을 자극하여 근육 내 운동단위의 수축을 일으킨다.

변화될 수 없는 경직(stiffness)과 탄력성이 있다. 긴장도의 신경요소는 각 근섬유를 지배하는 운동신경세포에 의해 생성된다(**그림 13-9** 참고). 정상적으로 지배되는 모든 뼈대근육에서 작은 수의 아래운동신경세포와 운동단위는 항상 "활동중(on)" 또는 발화(firing)되어 있다. 이것은 근육에서 약간의 긴장도를 생성하는 소수의 근섬유가 동시에 수축하는 것을 의미한다 (그러나 실제적인 운동을 일으키지 않음).

긴장도의 신경요소는 환경과 정서와 같은 요인에 의해 바뀔 수 있다. 예를 들어, 찬 공기, 불안, 두려움은 모두 긴장도를 증가시킬 수 있고, 따뜻함, 마사지, 이완은 긴장도를 감소시킬 수 있다. 감마고리 반사(gamma loop reflex, 9장 참조)는 단기 환경적 요구를 충족시키기 위해 근긴장도 조절을 담당한다. 감마고리는 척수에 있는 내림로(특히, 등쪽 그물척수로에 의해)를 통해 뇌에 의해 조절된다. 뇌가 감마고리의 자극을 증가시키면 긴장도가 높아질 것이고, 자극이 감소되면 긴장도가 낮아질 것이다.

감마고리의 파괴는 긴장을 생성하기 위해 필요한 근육활동을 일으키는 신경계의 능력을 손상시킬 것이다. 따라서, 아래운동신경세포의 손상은 뼈대근육의 긴장도를 소실시킬 것이다. 이것은 저긴장근육이라 불린다(**표 13.1** 참고). 전형적으로, 말초신경 또는 척수에 있는 아래운동신경세포체의 손상은 긴장저하를 초래한다(**그림 13-10** 참고). 저긴장근육은 부드럽고 축 처진 느낌이고 신장이나 촉진에 대한 저항이 거의 없거나 없다. 깊은힘줄(심부건)반사 검사에 반응이 없고, 근육은 수의적 또는 반사 자극을 통해 수축될 수 없다.

표 13.1 위운동신경세포 손상과 아래운동신경세포 손상

	위운동신경세포	아래운동신경세포
수의운동(voluntary movement)	마비	마비
근긴장도(muscle tone)	근육긴장항진	저긴장성
깊은힘줄반사(deep tendon reflexes)	항진	소실

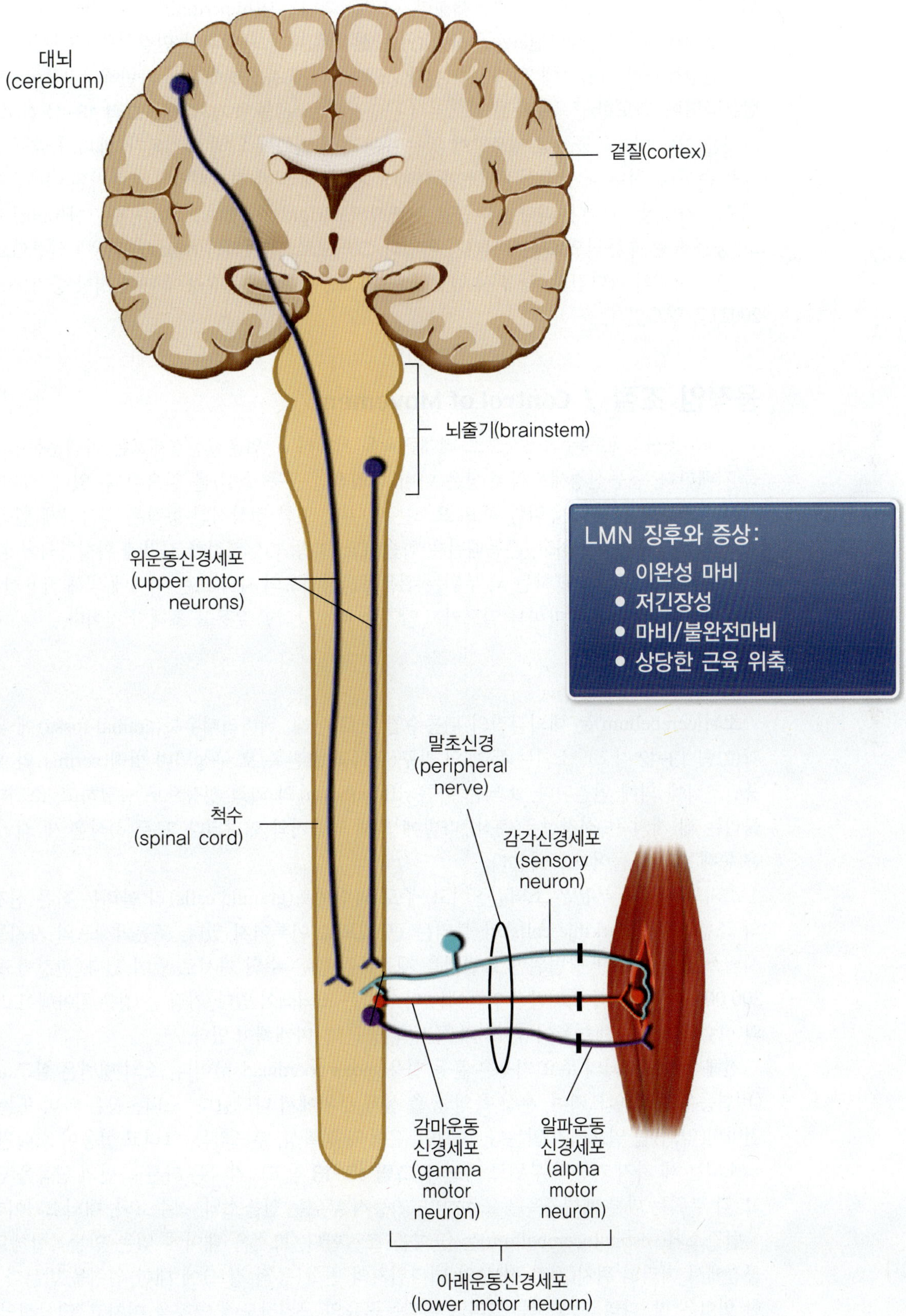

그림 13-10 아래운동신경세포(감마고리)의 손상은 근육 마비와 저긴장을 초래한다.

감마고리(gamma loop)는 척수내림로의 위운동신경세포에 의해 조절되기 때문에 위운동신경세포의 손상 또한 근긴장도에 영향을 미친다. 위운동신경세포 손상 후 즉시 근긴장도가 소실되나 점차적으로 되돌아오고 과도해진다. 이것은 과다긴장(hypertonic) 또는 강직(spastic) 근육을 일으킨다. 근육긴장항진(hypertonicity)은 신장에 대한 근방추의 민감성을 증가시키는 감마운동신경세포의 과활동에 의해 야기된다. 또한, 알파운동신경세포는 과민해지고 높은 빈도로 탈분극되며, 과도한 근육수축을 일으켜서 근긴장도(tone)를 증가시킨다(그림 13-11 참고). 그것은 아마 아래운동신경 세포막에 있는 수용기의 변화에 의해 야기된다. 게다가, 위운동신경세포 손상 후 척수 내 감각신경세포와 사이신경세포에 의한 곁가지발아는 증가된 아래운동신경세포를 자극할 수 있다. 과다긴장 근육은 경직되고(rigid), 뻣뻣하고(stiff), 단단한(tight) 느낌이고, 능동 또는 수동적으로 신장시키기 어렵다. 그러므로 “전형적인(typical)” 위운동신경세포 손상은 근육 마비와 과다긴장(안정 시 긴장도 증가) 또는 강직(수동운동에 대한 저항 증가; Sheean, 2002)을 일으킨다.

움직임 조절 / Control of Movement

아래운동신경세포는 직접적으로 뼈대근육을 지배하고, 위운동신경세포는 아래운동신경세포를 지배한다. 운동신경세포의 손상은 마비(수의적인 운동 소실)를 일으킬 수 있다. 그러나, 수의적인 조절이 운동의 유일한 중요 요소는 아니다. 또한 정상적인 동작은 정확하게 협응되고, 개시되고, 억제되어야 하고, 운동패턴은 학습되고, 저장되고, 적절한 시간에 활성화되어야 한다. 이러한 기능을 모두 수행하는 뇌 부위는 위운동신경세포의 자극 또는 억제에 의해 작용한다. 어떤 뇌 부위의 손상은 마비를 일으키지 않지만 비정상적인 운동을 초래할 것이다.

소뇌 / Cerebellum

소뇌(cerebellum)는 대뇌겉질의 뒤통수엽 바로 아래, 뒤머리뼈우묵(cranial fossa)에 위치한다(그림 13-12 참고). 소뇌는 두 개의 반구(왼쪽과 오른쪽)로 구성되며 벌레(vermis)라 불리는 중간조직에 의해 연결된다. 소뇌는 마름뇌(hindbrain)의 외적 성장으로 발달하고, 소뇌다리라 불리는 세 개의 큰 신경섬유(축삭) 다발에 의해 뇌줄기와 연결된다. 모든 축삭은 세 개의 다발을 통해 소뇌로 들어가고 나온다.

소뇌의 바깥쪽 부분은 소뇌겉질이고, 주로 과립세포(granule cells)라 불리는 작은 신경세포와 조롱박세포(Purkinje cells)라 불리는 큰 세포로 이루어져 있다. 조롱박세포의 가지돌기는 시냅스 접촉을 위한 광범위한 표면적을 제공하는 많은 수의 가시로 덮여 있다(신경세포당 약 200,000 시냅스). 각 소뇌반구 안쪽에는 다수의 큰 소뇌핵이 있다. 가장 큰 것은 치아핵이고, 치아와 비슷하여 붙여진 이름이다. 그 외 꼭지핵, 둥근핵, 마개핵이 있다.

전체적으로 소뇌의 주요 기능은 운동 협응(motor coordination)이다. 소뇌 병변은 **실조**(ataxia)(비협응운동)를 일으키며, 손상 측의 동측 신체 부위에서 나타난다. 소뇌손상은 마비 또는 불완전마비(약화)를 일으키지 않는다. 하지만, 운동의 정확성, 부드러움, 그리고 협응이 소실된다.

소뇌는 세 가지 기능적 부위로 나뉜다(그림 13-13 참고). 각각은 다른 측면의 협응을 담당하고, 각 부위는 다른 뼈대근육을 조절한다. 기능적 부위는 안뜰소뇌, 척수소뇌, 대뇌소뇌이다.

안뜰소뇌(vestibulocerebellum)는 균형을 조절한다. 그것은 내이에 있는 안뜰복합체로부터 공간에서 머리의 위치(정적 정보)와 머리위치의 변화(동적 정보)에 대한 입력을 받는다. 이러한 입력은 팔, 다리, 몸통, 목, 그리고 바깥눈근육의 근긴장도에 영향을 미치고, 정상적인 직립자세와 머리의 수평위치를 유지하는 근육을 조정하기 위해 이용된다. 안뜰소뇌는 안뜰핵으로 출력정보를 보내며, 안뜰척수로를 통해 근육을 조절한다.

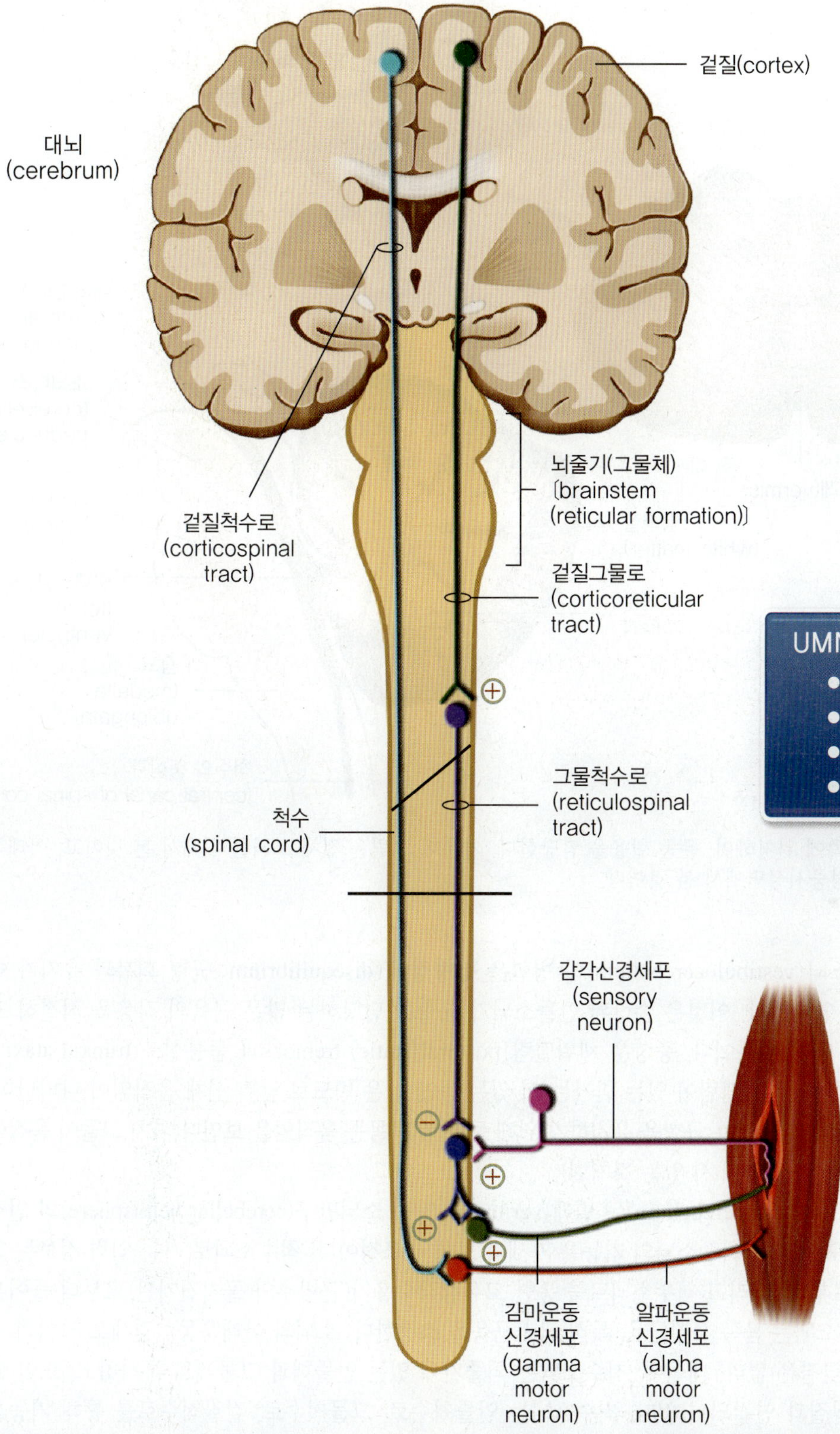

UMN 징후와 증상:

- 강직
- 근육긴장항진
- 마비/불완전마비
- 근육 위축

그림 13-11 위운동신경세포의 손상은 근육 마비와 과다긴장을 초래한다.

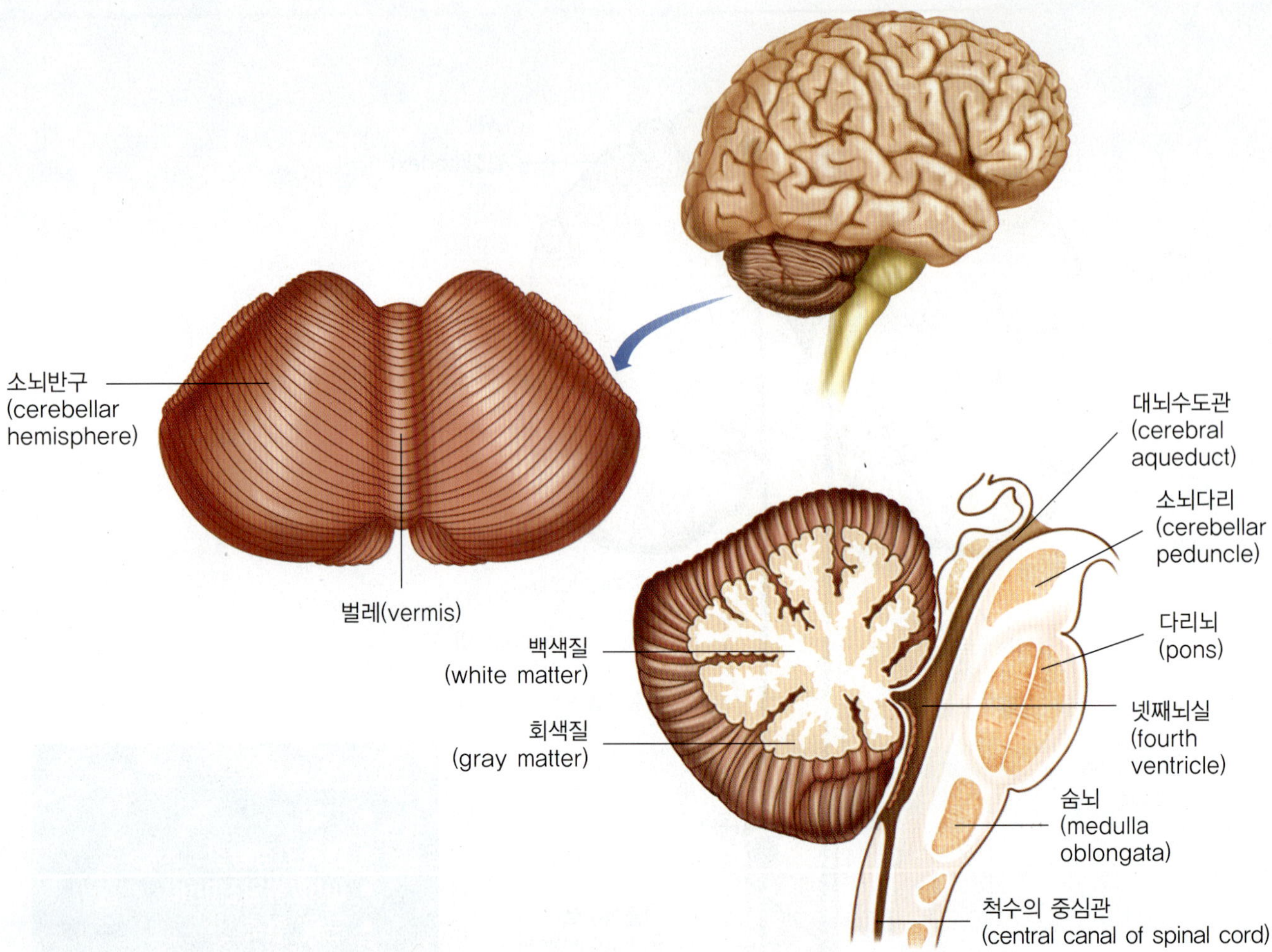

그림 13-12 소뇌는 뇌줄기의 뒤쪽에 위치하며, 운동 협응을 담당한다. 가운데 그림은 전체 소뇌를 위에서 본 것이고, 아래쪽에 있는 그림은 뇌줄기와 소뇌를 정중시상면에서 본 것이다.

안뜰소뇌(vestibulocerebellum)의 병변은 **평형장애**(disequilibrium; 균형 회복과 유지가 어려움)를 일으킨다. 이것은 손상된 안뜰소뇌가 균형을 담당하는 많은 근육의 작용을 적절히 조정할 수 없기 때문이다. 증상은 체위떨림〔postural(static) tremor〕과 몸통실조(trunkal ataxia)를 포함한다. 체위떨림이 있는 환자는 서 있는 동안 높은 빈도로 앞뒤 신체 움직임이 나타난다. 몸통실조에서, 환자는 균형을 유지하기 위해 큰 진폭의 몸통 움직임을 보인다(마치 그들이 움직이는 기차나 버스 안에 서 있는 것처럼).

척수소뇌(spinocerebellum)는 벌레(vermis)와 양쪽 소뇌반구(cerebellar hemisphere)의 인접부위로 구성된다. 척수소뇌의 기능은 자세와 보행의 조정이다. 척수소뇌로 가는 입력 정보는 안뜰핵으로부터, 그리고 척수소뇌로를 통한 고유감각수용기(근방추와 골지건기관)로부터 들어온다. 척수소뇌는 몸쪽 사지근육, 특히 하지근육을 조정한다. 소뇌와 아래운동신경세포 사이의 직접적인 연결은 없다. 대신에, 척수소뇌는 뇌줄기에 있는 안뜰핵과 그물체로 투사하고, 또한 일차운동겉질과 연결되어 있다. 척수소뇌는 안뜰척수로, 그물척수로, 겉질척수로를 통해 기능을 수행한다. 이러한 신경로에 있는 위운동신경세포에 영향을 미침으로써 척수소뇌는 근육활동을 조정할 수 있다.

척수소뇌의 병변은 보행실조를 일으킨다. 이러한 질환이 있는 환자는 불안정하고, 기저면이 넓으며, 자세 안정성을 유지하기 위해서 양다리를 넓게 벌리고 갈짓자로 보행을 한다. 보행실조는 척수소뇌가 손상되는 만성 알코올중독으로 야기될 수 있다.

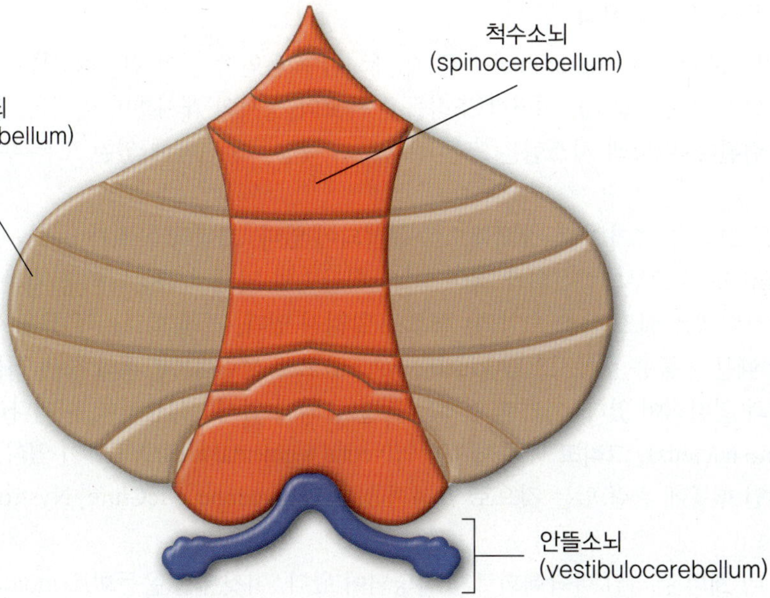

그림 13-13 세 개의 기능적 부위를 나타내는 소뇌의 도식: 안뜰소뇌는 균형을 조정하고, 척수소뇌는 협조적인 자세와 보행을 담당하며, 대뇌소뇌는 협응된 섬세하고, 세부적인 운동을 담당한다.

대뇌소뇌〔또한 겉질소뇌(corticocerebellum) 또는 신소뇌(neocerebellum)로 불리는〕는 양쪽 소뇌반구의 가쪽 2/3에 위치한다. 대뇌소뇌는 언어에 사용되는 작은 근육의 운동뿐만 아니라 먼쪽 사지근육의 운동을 조정한다. 특히, 대뇌소뇌는 운동의 힘, 타이밍, 방향을 조절하고, 부드럽고, 신속하며, 정확한 동작을 허용한다. 또한 대뇌소뇌는 운동오류를 파악하고 수정하는 것과 관련 있다. 따라서, 대뇌소뇌는 운동의 정확성과 적응성을 위해 필수적이고, 복잡한 수의운동을 조정하는데 중요하다. 그것은 운동학습, 비언어적 의사소통, 주의 초점을 옮기는 능력에서 중요한 역할을 한다.

대뇌소뇌는 4개의 겉질엽에 있는 겉질연합영역뿐 아니라, 일차운동겉질로부터 입력을 받는다. 대뇌소뇌는 이러한 신호를 통합하고, 회로를 형성하는 대뇌겉질로 다시 투사한다. 대뇌소뇌 회로는 위운동신경세포를 발화시키기 전에 활성화되기 때문에 운동겉질은 부드럽고, 정확하게, 협응된 동작이 가능하도록 적절한 타이밍, 속도와 순서로 근육으로 활동전위를 보낼 수 있다. 또한, 대뇌소뇌는 운동학습과 인지에 관련되는 것으로 생각되는 복잡한 피드백회로의 부분이다.

대뇌소뇌의 손상은 특히 성대와 먼쪽 사지근육의 실조(비협응)운동을 일으킨다. 병변 시 항상 손상 측에 대해 동측 근육이 침범된다. 증상은 운동불능증(asynergia, 대개 함께 작용하는 근육 사이의 협응 결함), **상반운동반복장애**(dysdiadochokinesis, 엎침과 뒤침과 같은 빠르고 교대적인 운동의 어려움), 그리고 실조(수의운동을 수행할 때 근육을 조정할 수 없음)를 포함한다. 대뇌소뇌 손상은 운동의 방향, 타이밍, 힘 조정에 문제를 일으킨다. 목표에 도달하기 전에 운동이 멈추거나 사지가 목표를 지나칠 수도 있다; 이것은 겨냥이상 또는 지점을 지나침(past-pointing)으로 알려져 있다. 환자들은 활동떨림(intention tremor, 목표에 도달하기 위해 시도할 때 좌우로 움직임)이 나타날 수도 있으며, 언어 생성에 사용되는 근육의 비협응 결과로 불분명한 발음〔slurred speech, 실조성조음장애(ataxic dysarthria)〕을 하게 된다.

소뇌가 인지, 비운동 기능에도 관여한다는 몇몇 증거가 있다. 소뇌는 대뇌겉질의 언어, 연합, 변연 부위와 연결되어 있다. 소뇌는 언어기능, 기억, 인지 검사 동안 활성화된다. 게다가, 소뇌 손상은 실행기능(계획, 목표 설정, 추상적 판단, 작업기억)의 결함을 일으키며, 이마엽 손상 후 나타나는 것과 비슷하게 탈억제되고, 부적절한 행동을 보인다.

바닥핵 / Basal Ganglia

바닥핵(basal ganglia, basal nuclei)은 각 대뇌반구의 안쪽 깊이 위치해 있는 상호연결된 조직군이다(그림 13-14 참고). 이러한 조직들은 사고와 정서의 개시뿐만 아니라, 운동의 개시와 억제에 관련된다. 바닥핵 시스템은 모든 운동로의 작용, 즉 신체에 있는 모든 수의뼈대근육을 조정한다.

바닥핵은 꼬리핵, 조가비핵, 창백핵으로 구성되어 있다. 꼬리핵과 조가비핵을 합쳐서 줄무늬체(striatum) 또는 줄무늬겉질이라 하며, 이는 횡단면의 뇌에서 줄무늬외형 때문이다. 또한 조가비핵과 창백핵은 렌즈(렌즈 모양의) 핵으로 알려져 있다. 전체 회로는 운동을 생성하고 조절하는 역할 때문에 종종 운동시스템(kinetic system)으로 불린다. 네 개의 작은 핵들은 기능적으로 바닥핵과 연결되어 있다. 이러한 핵에는 흑질(중뇌에 위치), 시상밑핵, 다리다리뇌핵(pedunculopontine nucleus), 그리고 배쪽 덮개영역(vental tegmental area; VTA)이 있다. VTA는 중독과 향락적인 행동에 관련 있는 것으로 알려져 있다(D' Ardenne, McClure, Nystrom, & Cohen, 2008).

최소한 네 개의 분리된 바닥핵회로가 설명되어 왔다. 이것에는 운동회로(motor circuit, 운동 개시와 관련된), 인지회로(cognitive circuit, 이마앞겉질과 겉질연합영역과 광범위하게 연결된), 정서중추와 많은 연결이 되어 있는 변연회로(limbic circuit), 눈운동을 조절하는 눈돌림회로

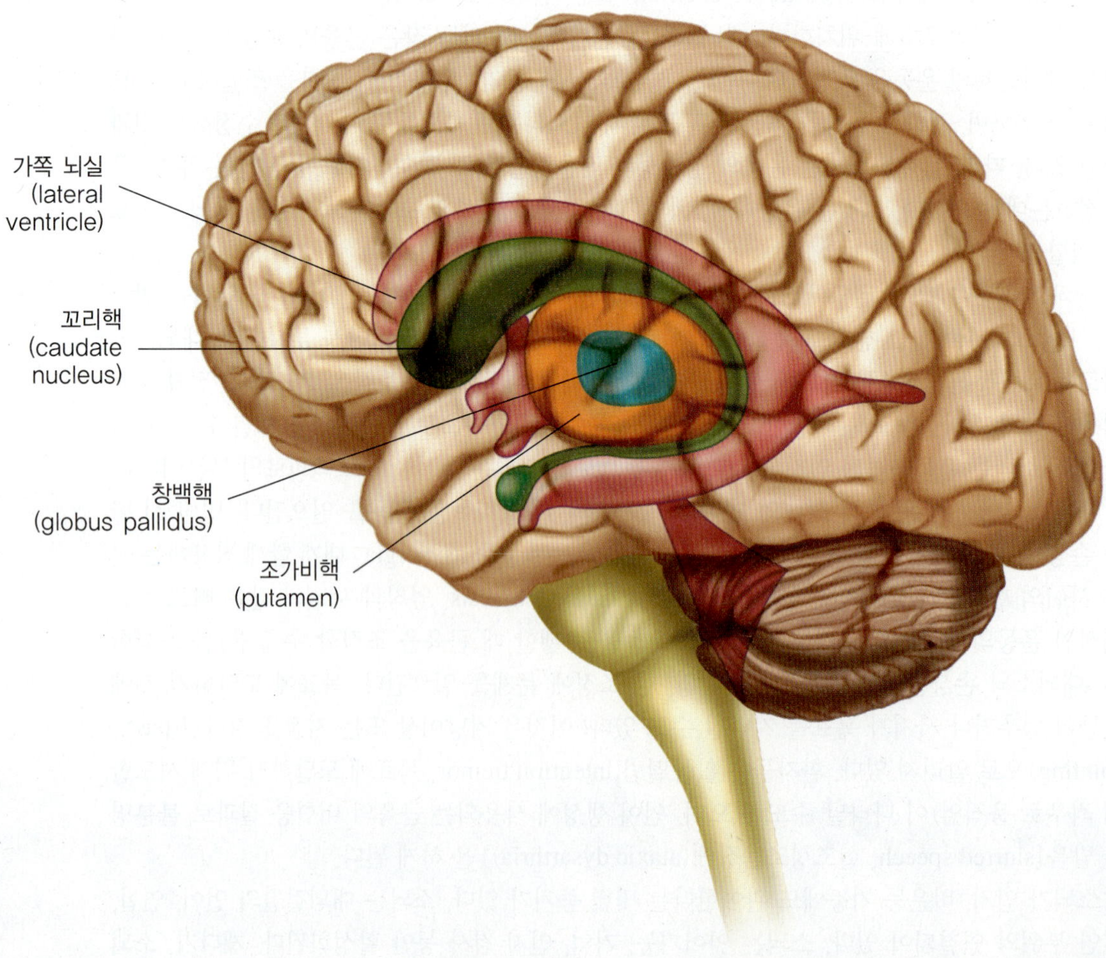

그림 13-14 바닥핵은 대뇌의 안쪽 깊숙이 위치하는 상호연결된 핵군이며, 꼬리핵, 조가비핵, 창백핵으로 구성된다. 여기서 바닥핵은 빨간색으로 표시된 뇌의 뇌실과 관련하여 그려져 있다.

임상적 지식 상자 13-3: 파킨슨병 (Parkinson Disease)

파킨슨병 환자들은 짧은 발걸음으로 질질 끄는 보행(shuffling gait)을 하고, 얼굴표정은 거의 없거나 전혀 없으며, 하나의 운동순서를 다른 것으로 바꾸는데 어려움이 있다. 자세불안정은 넘어짐을 막는 근수축반응을 신속하게 생성할 수 없기 때문에 흔하다(예를 들어, 뒤쪽으로 민다면). 뒤쪽 넘어짐은 파킨슨병의 흔한 징후이다. 또한, 걷는 동안 팔 흔들기와 같은 자발운동 또는 앉아 있는 동안 자세의 재조정이 감소되거나 나타나지 않는다. 파킨슨병에서 나타나는 작은 범위의 느린 운동은 운동완만(bradykinesia)이라 불린다. 관절운동범위에 걸친 수동신장에 대한 톱니바퀴 같은 느낌의 강한 저항은 "톱니바퀴경축(cog-wheel rigidity)"으로 묘사된다. 굽힘근이 폄근보다 더 많이 침범되기 때문에 환자는 굽힌 또는 구부정한 자세를 보인다.

몇몇 파킨슨병 환자들은 양손에서 율동적이고 분명한 안정시떨림(resting tremor)을 보인다; 그것은 종종 "알약돌리는운동(pill-rolling)" 떨림으로 불린다. 파킨슨병 떨림은 환자가 가만히 있을 때 가장 분명하게 나타나고, 대개 의도적인 운동과 자는 동안 감소되거나 사라진다.

파킨슨병 환자들은 점차적으로 더 많은 흑질 신경세포를 잃게 되고, 증상은 전형적으로 더 악화된다. 후기 단계에 파킨슨병은 인지와 변연 바닥핵회로가 손상되므로 우울과 사고의 느림을 포함한 사고와 기분장애가 특징이 될 수 있다. 또한, 많은 파킨슨병 환자들은 후각을 잃게 된다(anosmia, 후각상실).

파킨슨병 치료는 주로 약물을 사용한다. 도파민의 양을 증가시키는 약물(예: L-dopa) 또는 도파민작용제가 흔히 처방된다. 최근 증거는 유산소운동이 파킨슨병의 진행을 느리게 하고, 기능을 개선시키고, 바닥핵의 신경형성력(neuroplasticity)을 촉진시킬 수도 있음을 제안한다. 그러므로, 운동프로그램은 이 질환의 환자들에게 유익할 수도 있다(Muhlack, Welnic, Woitalla, & Mueller, 2007; Yoon et al., 2007).

부가적 질문: 파킨슨병 환자가 도파민작용제를 너무 많이 복용하면 어떤 징후와 증상이 나타날 수 있을까?

(oculomotor circuit)가 있다. 이들 회로 각각의 정확한 기능은 완전히 이해되지 않지만, 모든 바닥핵회로는 겉질신경세포의 활동을 증가시키거나 감소시킴에 의해 겉질기능에 영향을 미친다. 이렇게 하여 사고, 정서, 운동과 같은 많은 중요한 겉질기능이 바닥핵에 의해 큰 영향을 받는다.

바닥핵 운동회로는 나란히 작동되는 두 개의 경로로 구성되어 있다(그림 13-15 참고). 첫 번째는 "직접적인 경로(direct pathway)"로 알려져 있다. 직접적인 경로는 운동겉질의 자극을 증가시키고 운동을 개시한다. 다른 바닥핵 회로는 "간접적인 경로(indirect pathway)"로 알려져 있다; 이 회로는 운동겉질의 자극을 감소시키고 운동개시의 감소를 일으킨다. 직접 경로와 간접 경로는 신체근육에 대해 반대효과를 가진다: 직접 경로는 먼쪽 근육을 자극하고 몸쪽 근육을 억제하는 반면에, 간접 경로는 먼쪽 근육을 억제하고 몸쪽 근육을 자극한다. 이들 두 경로는 정상적인 운동이 일어나도록 균형을 이루어야 한다.

흑질(중뇌에 위치)은 신경전달물질인 도파민을 생성하여, 두 가지 바닥핵 경로에 영향을 미치고 운동의 개시를 촉진시킨다. 도파민이 운동활동의 조절에 중요하기 때문에 너무 많거나 또는 너무 적은 도파민은 심각한 결과를 초래한다. 일반적으로 과도한 도파민은 원치 않는 불필요한 운동(**운동이상**, dyskinesia)을 일으키고, 도파민 결핍은 느린 운동(**운동완만**, bradykinesia)을 초래한다. 도파민 생성 부족과 관련된 가장 흔한 질환은 파킨슨병(Parkinson Disease; PD)이고 흑질에 있는 신경세포사로부터 야기된다.

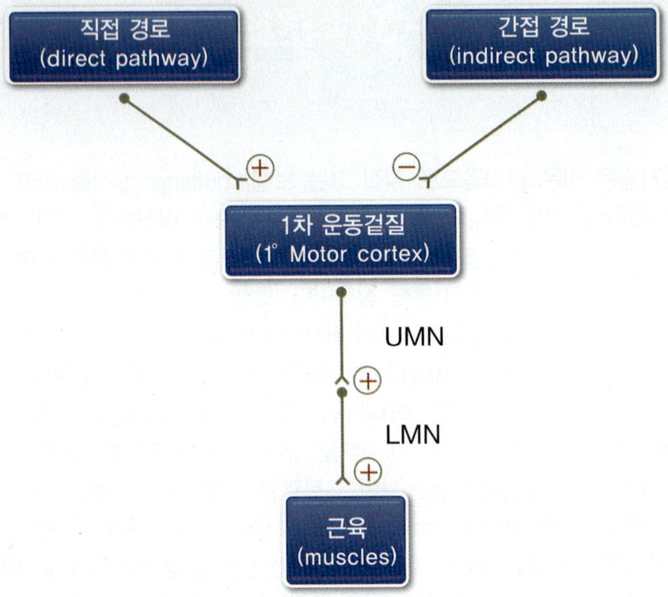

그림 13-15 직접과 간접 바닥핵 경로는 운동 생성에 대해 반대효과를 가지며, 위운동신경세포와 아래운동신경세포를 통해 작용한다.

도파민 결핍의 증상과 대조적으로 과도한 도파민은 비정상적인 불수의운동(**운동이상**, dyskinesias)을 일으킬 수 있다. 이상운동(dyskinetic movement)은 근긴장이상(dystonia; 반복되는 근연축), 좌불안석(akathesia; 심각한 신체 안절부절과 움직임에 대한 강한 강박행위), 반도리깨질증(hemiballism; 빠르고 갑작스럽게 사지를 내미는 움직임), 느린비틀림운동(athetoid; 느리게 온몸을 비트는 움직임)을 포함한다. 이상운동은 도파민이 과도하거나 도파민 수용기가 과민하게 될 때 나타난다. 이상운동을 일으키는 바닥핵 질환으로 헌팅턴병(Huntington disease; HD)과 뚜렛증후군(Tourette syndrome; TS)이 있다.

인지와 변연(정서) 바닥핵회로는 운동회로 보다 덜 이해된다. 이러한 회로는 이마앞겉질과 겉질연합영역의 활동을 조정하고 정서(emotion), 기억(memory), 초첨(focus) 및 주의(attention)에 중요하다. 바닥핵질환이 있는 환자는 사고의 느림 또는 치매뿐만 아니라, 기억과 집중 문제를 경험할 수도 있다. 치매는 전형적으로 파킨슨병의 말기에 나타나고, 그것은 헌팅턴병의 증상이다. 또한, 여러 질환은 정서와 인지 바닥핵회로에 영향을 미치며, 정신분열병과 강박장애가 이에 포함된다.

신경과학 요점 상자 13-1: 헌팅턴병 (Huntington Disease)

헌팅턴병은 유전(보통 염색체 우성) 질환이고 대개 장년기에 나타난다. 헌팅턴병을 일으키는 유전자는 4번 염색체에 있다. 그것은 바닥핵 신경세포를 손상시키고, 운동겉질의 과도한 자극을 일으키는 헌팅틴(huntingtin)이라 불리는 비정상적인 형태의 단백질을 생성한다. 헌팅턴 질환이 있는 환자들은 무도병(chorea, 빠르고, 갑작스럽고, 불규칙적인 운동), 반도리깨질증, 느린비틀림운동을 포함한 불수의(이상) 운동을 일으킨다. 운동 증상 외에 헌팅턴병은 인지와 변연 바닥핵회로(limbic basal ganglia circuits)에 영향을 미치며, 치매와 정서장애를 초래한다. 헌팅턴병은 진행성이고, 치명적인 질환이다.

임상적 지식 상자 13-4: 뚜렛증후군 (Tourette Syndrome)

뚜렛증후군은 과민한 도파민수용기가 특징인 유전질환이다. 뚜렛증후군 환자들은 틱(tics)이라 불리는 짧고, 조절되지 않은 운동을 보이고, 억제가 어려운 다급한 움직임 또는 강박행위를 보고한다. 몇몇 경우, 틱은 특정 단어 또는 구절을 서둘러 반복하고, 웅얼거리거나 기침을 하는 것과 같은, 음성(vocal) 또는 언어적(verbal)이다.

부가적 질문: 뚜렛증후군은 도파민수용기를 차단하는 약물(도파민길항제)로 치료될 수 있기 때문에 그러한 약물을 너무 많이 복용한다면 어떤 징후와 증상이 나타날 수 있을까?

운동계획 / Motor Planning

보완운동영역(supplementary motor area; SMA; 브로드만 영역 8)은 운동계획 부위이다. 이 부위는 운동기억(학습된 운동패턴)을 저장한다(그림 13-16 참고). 보완운동영역은 일차운동겉질의 활동을 조절한다. 보완운동영역의 병변은 **실행증**(apraxia), 운동계획 결함을 일으킬 수 있다. 실행증은 감각 또는 운동 손상 없이 목적이 있는 수의운동을 수행할 수 없는 것으로 정의된다. 실행증 환자들은 정상적인 감각을 지니며 마비증상도 없다. 하지만, 그들은 정상적인 운동순서로 수행할 수 없고(Zadicoff & Lang, 2005), 일상적인 과제를 수행하는 방법을 잊어버릴 수도 있다(양치질 하기, 자전거 타기 등과 같음).

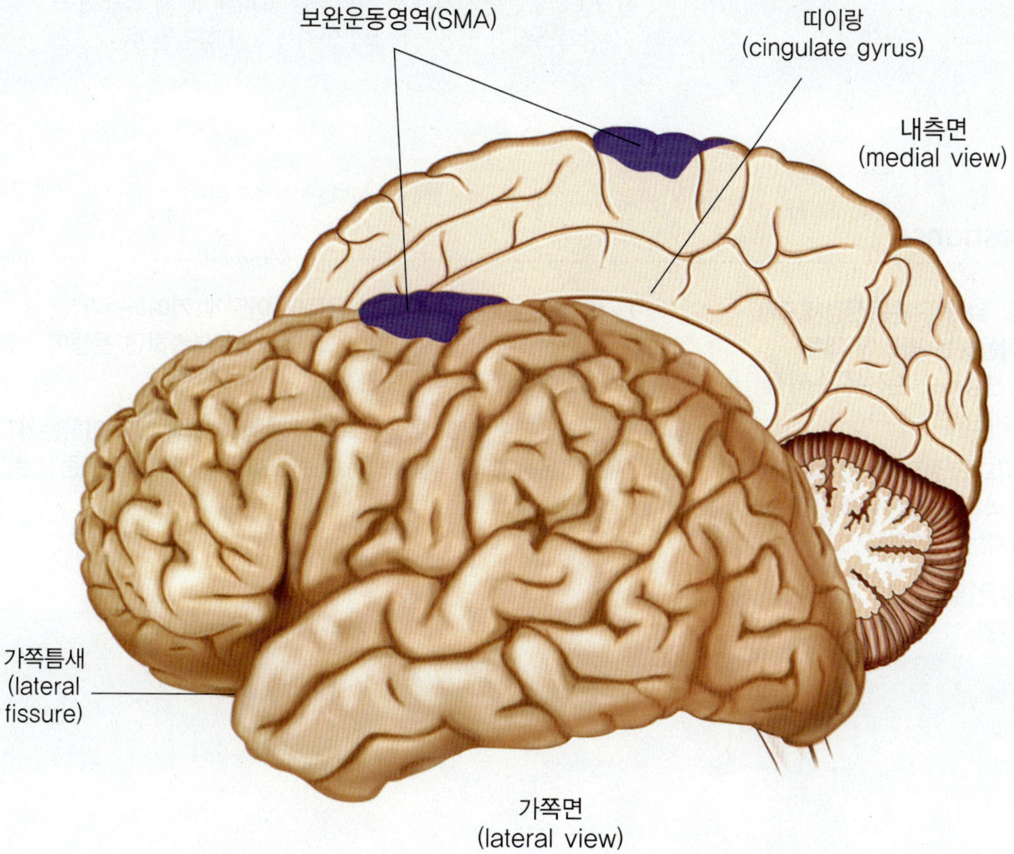

그림 13-16 보완운동영역(SMA)은 운동기억을 저장하고 일차운동겉질의 기능을 조절한다.

환자 시나리오 (Patient Scenarios)

환자 사례 13-1 (Lucille)

루실은 63세 여성이며, 소뇌가 침범된 뇌졸중 환자이다. 그녀는 다리를 넓게 벌리고 걸으며, 활동떨림, 불분명발음, 실조 증상을 보인다. 이러한 증상들은 오른쪽 신체에서 분명히 나타난다. 또한 검사 결과 기억과 실행기능의 결함과 상반운동반복장애가 있다.

질문

a) 루실의 오른쪽 신체 부위에서 증상이 나타나기 때문에, 뇌졸중이 일어난 소뇌는 어느 쪽인가?
b) 소뇌병변은 왜 마비를 일으키지 않는가?

환자 사례 13-2 (Howard)

하워드는 75세의 은퇴한 치과의사이다. 그는 파킨슨병으로 진단받았다. 하워드는 짧은 발걸음으로 천천히 걷는다. 그는 구부정한 자세로 전방으로 굽히고 있으며, 얼굴 표정이 거의 없다. 휴식 시 그는 왼손을 흔들지만 컵을 향해 손을 뻗을 때는 떨림이 사라진다. 그는 자발운동(spontaneous movement)이 거의 없이 가만히 앉아 있으며, 그의 근육은 경직(rigid)되었지만, 강직(spastic)은 없다.

질문

a) 파킨슨병은 어떤 신경전달물질이 부족한가? 이 신경전달물질은 뇌의 어느 부위에서 생성되는가?
b) 어떤 종류(분류)의 약물이 이러한 질환을 치료하기 위해서 처방되는가? 약물치료로 인해 일어날 수 있는 부작용은 무엇인가?
c) 당신은 하워드의 넘어짐에 대해 걱정하는가? 이유는 무엇인가? 또는 아니라면 그 이유는?

환자 사례 13-3 (Stephen)

스테판은 41세이고, 근육위축가쪽경화증(ALS 또는 루게릭병)으로 진단받았다. 이 질환은 위운동신경세포와 아래운동신경세포 모두 영향을 미친다. 스테판은 여전히 말할 수 있으나, 그의 말은 잘 알아들을 수 없다. 그는 이동을 위해 휠체어를 사용하며 팔은 움직일 수 있으나, 손은 움직일 수 없다. 삼키기가 아주 힘들며, 질식 위험이 있다.

질문

a) 스테판의 근육은 강직(spasticity), 이완(flaccidity) 또는 두 가지의 혼합형 중 어떤 상태가 예상되는가? 이유는?
b) ALS가 운동신경세포 질환임을 고려해 볼 때 스테판은 감각소실이 있을까? 그의 인지능력이 침범될까?

복습문제 (Review Questions)

1. 뼈대근육의 수의적인 조절을 위해 위운동신경세포와 아래운동신경세포가 함께 작용하는 방법에 대해 설명하시오. 각 종류의 운동신경세포 손상은 수의적 운동기능에 어떤 영향을 미치는가?
2. 정상적인 근긴장도가 생성되고 조절되는 방법에 대해 설명하고, 아래운동신경세포와 위운동신경세포의 손상이 긴장도에 어떠한 영향을 미치는지 설명하시오.
3. 각 기능적 소뇌 부위의 역할은 무엇인가? 각 부위의 손상 또는 병리의 증상은 무엇인가?
4. 바닥핵과 흑질은 기능적 운동에 어떻게 기여하는가? 신경전달물질인 도파민이 과도하거나 부족하면 운동에 어떠한 영향을 미치는가?
5. 보완운동영역(SMA)은 기능적 운동에 어떻게 기여하는가? 보완운동영역을 침범하는 병변으로 인해 야기되는 증상은 무엇인가?

참고문헌(References)

1. Boillee, S., et al. (2006). Onset and progression in inherited ALS determined by motor neurons and microglia. *Science, 312,* 1389–1392.
2. D'Ardenne, K. D., McClure, S. M., Nystrom, L. E., & Cohen, J. D. (2008). BOLD responses reflecting dopaminergic signals in the human ventral tegmental area. *Science, 319,* 1264–1267.
3. Muhlack, S., Welnic, J., Woitalla, D., &Mueller T. (2007). Exercise improves efficacy of levodopa in patients with Parkinson's disease. *Movement Disorders, 22,* 427–430.
4. Sheean, G. (2002). The pathophysiology of spasticity. *European Journal of Neurology, 9,* (Suppl.1), 3–9.
5. Yoon, M. C., et al. (2007). Treadmill exercise suppresses nigrostriatal dopaminergic neuronal loss in 6-hydroxydopamine-induced Parkinson's rats. *Neuroscience Letters, 423*(1), 12–17.
6. Zadikoff, C., & Lang, A. E. (2005). Apraxia in movement disorders. *Brain, 128,* 1480–1497.

추천문헌(Further Reading)

1. Aebischer, P., & Kato, A. C. (2007). Playing defense against Lou Gehrig's disease. *Scientific American, 297*(5), 86–93.
2. Atwood, H. L. (2006). Gatekeeper at the synapse. *Science, 312,* 1008–1009.
3. Falvo, M. J., Schilling, B. K., & Earhart, G. M. (2008). Parkinson's disease and resistive exercise: rationale, review, and recommendations. *Movement Disorders, 23*(1), 1–11.
4. Kittel R. J., et al. (2006). Bruchpilot promotes active zone assembly, Ca^{2+} channel clustering, and vesicle release. *Science, 312,* 1050–1054.

제 14 장

인지, 감정, 기억 및 언어

Cognition, Emotion, Memory, and Language

학습목표 (CHAPTER OBJECTIVIES)

본 단원을 학습한 후, 독자는 다음을 할 수 있다:

1. 사고(인지)를 담당하는 뇌영역을 정의하고 그 영역이 손상되었을 때 영향을 설명할 수 있다.
2. 감정에 관여하는 뇌영역을 설명하고, 그 영역이 손상되었을 때 영향을 설명할 수 있다.
3. 설명학습과 비설명학습을 정의하고, 각각의 학습에 관여하는 뇌영역을 정의하고, 그 영역에 손상으로 발생하는 기능적 결함을 예견할 수 있다.
4. 단기학습과 장기학습에 관한 신경생물학을 토론할 수 있다.
5. 이해언어와 표현언어에 관여하는 뇌영역을 정의하고, 그 뇌영역이 손상되었을 때 발생하는 실어증의 유형을 명명할 수 있다.

핵심 용어 (KEY TERMS)

실행증 (apraxia)
브로카 표현성 언어영역 (Broca' s expressive language area)
인지 (cognition)
통합 (consolidation)
서술적 학습 및 기억 (declarative learning and memory)
치매 (dementia)
감정 (emotion)
일화적인 기억 (episodic memory)
사실 학습 및 기억 (explicit learning and memory)
표현실어증 (expressive aphasia)
전반적 실어증 (global aphasia)
정서 학습 (implicit learning)
둘레계 (limbic system)
거울상신경세포 (mirror neurons)
신경가소성 (neuroplasticity)
비서술적 학습 및 기억 (nondeclarative learning and memory)
외상후 기억상실증 〔posttraumatic (anterograde) amnesia〕
이해성 실어증 (receptive aphasia)
역행성 기억상실증 (retrograde amnesia)
의미 기억 (semantic memory)
민감화, 감작 (sensitization)
보완운동영역 (supplementary motor area; SMA)
연접형성 (synaptogenesis)
베르니케 이해성 언어영역 (Wernicke' s receptive language area)
작업기억 (working memory)

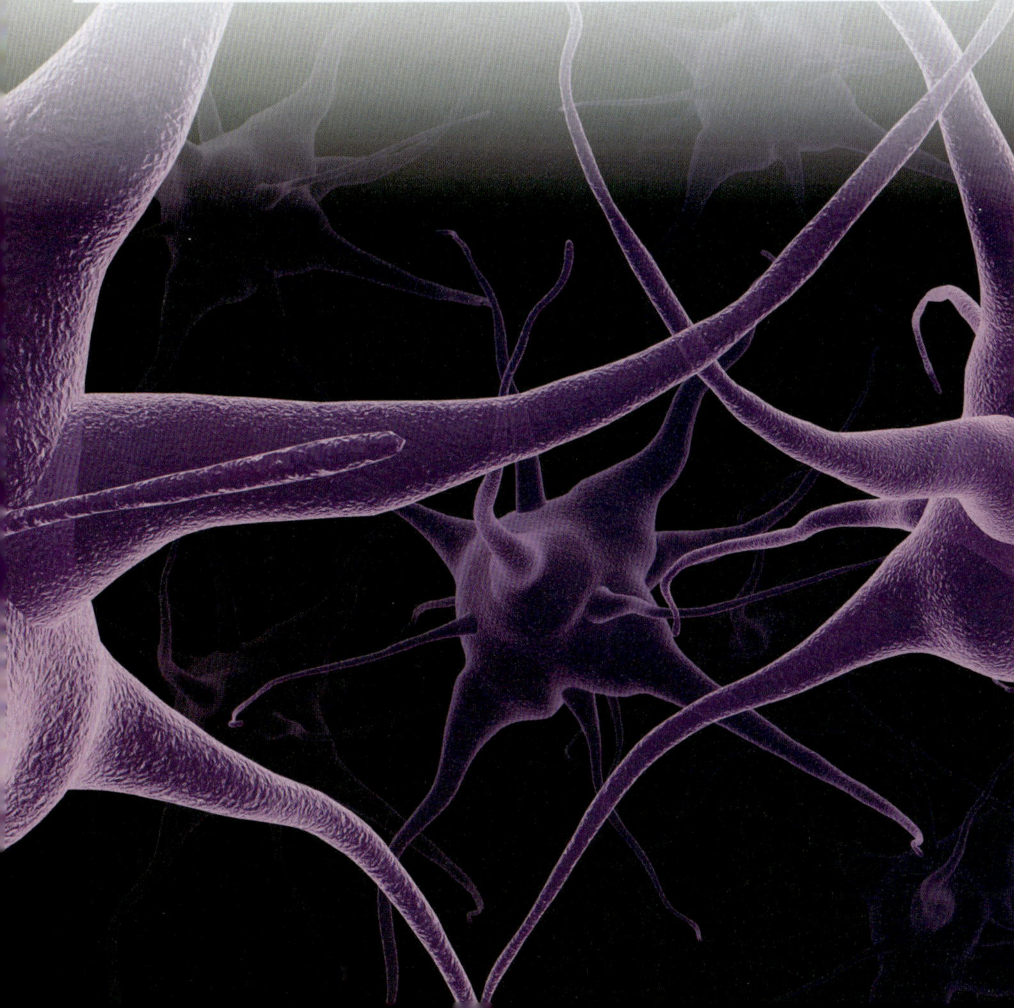

필수 정보(Essential Facts)

- 인지와 감정은 모두 대뇌의 기능이며, 많은 뇌영역에서 함께 활동을 한다.
- 학습과 기억은 밀접하게 결합되어 있다; 학습은 기억의 후천적 과정이다.
- 학습과 기억은 뇌의 연접 유형의 변화를 만든다.
- 언어와 의사소통은 많은 상호결합을 하고 있는 뇌영역을 중심으로 수용(입력)과 표현(출력)요소로 분리한다.

본 단원은 사고, 감정, 학습, 기억, 그리고 언어에 관여하는 뇌영역과 통로를 설명한다. 이것은 뇌의 "고위명령기능(higher order functions)"이라고 하며, 대뇌겉질에 집중되어 있고, 신경들의 상호결합통로로 복잡하게 연결되어 있다. 이 뇌영역의 손상은 개성, 감정, 행동 및 합리적 사고뿐만 아니라, 의사소통능력 및 사회통합기능까지 현저히 변화시키는 원인이 된다.

인지와 감정 / Cognition and Emotion

인지와 감정은 밀접하게 연결되어 있다. **인지**(cognition)는 사고, 계획 및 문제 해결에 관한 능력을 말한다. 인지는 중점, 집중, 주의집중 및 작업기억을 필요로 한다—당신의 마음 이전에 사고하는 능력. **감정**(emotion)은 정의하기가 더 어렵지만, 생각, 믿음 혹은 경험에 대한 기분과 반응이라고 생각할 수 있을 것이다. 감정과 인지 모두 내적인 것이다; 다른 사람들은 당신의 사고 혹은 기분을 당신이 외적으로 표현하지 않는 한 알 수 없다. 흥미롭게도, 뇌의 감정중추는 얼굴근육을 지배하는 뇌신경과 매우 근접하여서 연결되어 있다. 이 신경로는 내적인 감정을 반사적으로 우리의 얼굴에 표현되도록 한다.

인지와 감정은 대뇌반구의 연합영역에 중심에 있다. 이러한 대뇌영역의 정확한 역할에 관한 세부사항은 살이 있는 사람을 대상으로 인지와 감정을 연구하는 것이 어렵기 때문에 거의 불완전하다. 대뇌기능에 대하여 알려진 대부분의 것은 뇌영상 연구를 통한 것과 대뇌손상 환자를 대상으로 한 연구에 의한 것이다. 외상성 뇌손상, 뇌종양 혹은 뇌졸중과 같은 신경학적 손상을 가진 환자는 대뇌겉질이 손상되면 인지결함 혹은 감정결함을 보일 것이다.

인지 / Cognition

인지는 양쪽 대뇌반구의 가쪽과 앞쪽 부분에 위치하는 연합영역에 중심이다. 브로드만 뇌지도(Brodmann's map)에서, 인지영역은 8–11 영역과 44–47 영역이며, *인지겉질(cognitive cortex)*이라고 한다(그림 14–1 참고). 인지겉질은 미래계획, 선행과정, 운동판단, 추론 및 분석적 사고, 그리고 문제 해결을 포함하는 지적 기능을 담당한다. 이런 부위의 적절한 기능은 인지적 유연성을 소유하고 만족을 지연시키도록 한다(새로운 정보에 기초하여 수정 및 조정하는 능력, 그리고 한 사건에서 다른 사건으로 사고와 행동을 전환하는 능력). 인지겉질은 우리의 마음을 문제에 집중하고 다양한 해결책을 고려하며 활동의 가장 적절한 과정을 선택할 수 있도록 한다. 특히, 앞이마겉질은 부적절하거나 잠재적으로 위험한 자극에 관한 억제를 담당한다. 앞이마겉질은 뇌

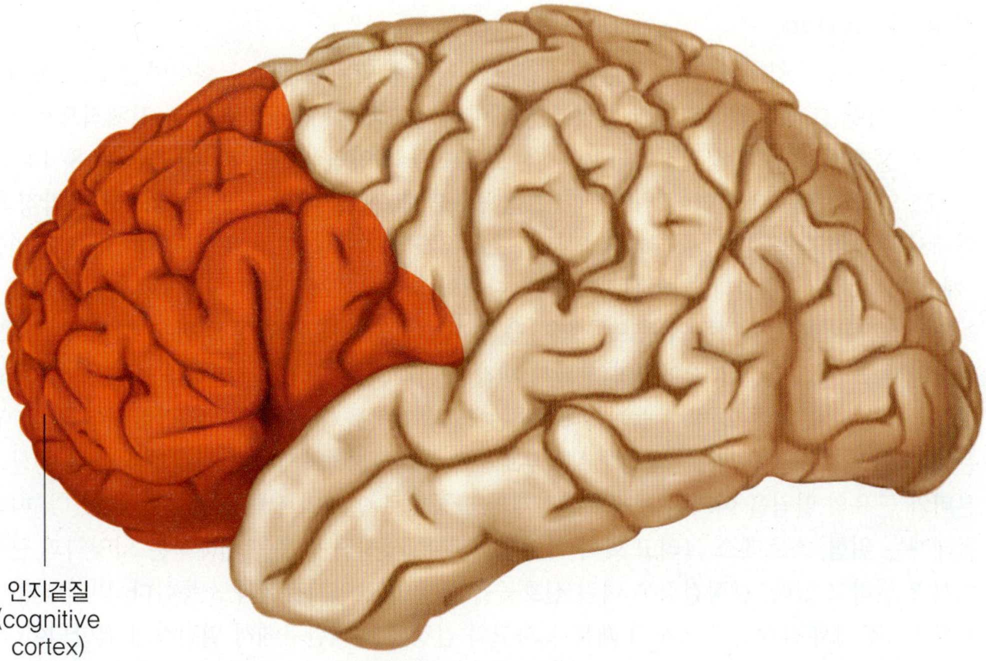

그림 14-1 대뇌겉질의 인지영역은 이마엽의 중앙에 있고, 지식, 판단 및 행동에 관여한다.

에서 가장 늦게 성숙하는 영역 중 하나이다; 말이집이 20세 이후까지 완성되지 않는다.

인지겉질은 몸감각연합겉질, 청각겉질, 청각연합겉질, 시각연합겉질 그리고 시상의 많은 부위로부터 정보를 받는다. 인지겉질은 이러한 다양한 원천으로부터 입력을 통합하고 적절한 반응을 형성한다.

인지겉질의 손상은 지적 기능의 다양한 결합을 야기한다. 예를 들면, 환자는 중점두기와 집중하기가 매우 어렵거나 (거꾸로) 새로운 사건에 주의집중을 기울이지 못할 것이다; 이것은 *보속증(perseveration)*이라고 한다. 이런 종류의 손상은 보통 외상성뇌손상 환자에서 일반적이며, 종종 한 과제나 목적을 위하여 계획하거나 추진하는 능력이 상실되는 것이 특징이다. 또한 환자들은 혼동 및 지남력 저하를 호소하고 지시를 따르지 못하게 된다.

신경과학 요점 상자 14-1: 앞이마증후군 (Prefrontal Syndrome)

외상성뇌손상 환자는 과도한 민감, 자가-조절결핍, 그리고 사회적으로 부적절한 행위를 포함한 수많은 행동이상이 출현한다. 이것은 앞이마겉질의 손상으로 기인한다. 앞이마증후군 환자는 과격하고 억제되지 않으며 집중하기 어려워한다. 앞이마증후군 환자를 치료하는 임상인은 이러한 행위를 치료하기 위하여 치료법을 구성해야 한다. 이 치료법에는 다음이 포함된다.

- 주의산만 감소시키기
- 단기, 달성 가능한 목적 세우기
- 쉽게 이해할 수 있는 방향 제시하기
- 조용한 품행 유지하기(조용한 목소리와 협박할 뜻이 없는 몸짓)
- 종종 안심시키기 및 재지남화(reorientation)를 제공

감정 / Emotion

인간의 뇌에서 감정 영역은 주로 대뇌겉질의 안쪽에 위치하는데, 눈확이마옆겉질, 아래관자겉질, 띠이랑 그리고 안쪽관자엽의 일부분(해마와 편도체)이 감정영역이다. 전체적으로, 이 영역들은 둘레계 혹은 감정겉질이라고 한다. 브로드만 뇌영역 지도에서, 이 영역은 8-14 영역, 23-25 영역과 31-33 영역에 위치한다(그림 14-2 참고). **둘레계**(limbic system)는 감정과 기억에서 주요 역할을 한다; 둘레계의 일부 구조는 2개의 기능을 모두 포함되지만 다른 영역들은 1개의 기능만을 수행한다. 기억신경로는 본 단원의 후반부에서 설명한다.

감정겉질은 인지와 행동의 중요한 역할을 한다. 사회적 행동, 감정적 반응 그리고 선호도에 관여한다. 또한 그것은 감각연합영역 특히 후각과 미각(맛) 영역뿐만 아니라, 내재성 생리적 정보(오심, 땀분비, 빠른 심박수 등)를 해석하는 뇌의 영역들과 근접하여서 결합되어 있다. 감정은 심박수 및 호흡수 변경을 야기하고 피부로 가는 혈류량 변화시키며(창백과 홍조를 생산), 땀분비와 근육의 떨림을 야기하는 자율신경계의 활성화로 인체의 상태를 변경할 수 있다. 따라서 둘레계는 위험, 스트레스 그리고 화와 목마름과 같은 생리적 반응을 지배하는 뇌영역과 근접하여서 연접하고 있다. 감정겉질은 이런 신호들을 통합하고 인지겉질과 소통한다. 인지영역은 의사결정과정에서 감정을 통합하기 때문에 사고와 감정은 대뇌반구에서 밀접하게 결합되어 있다.

감정은 주관적이고 내재적인 경험이다. 감정은 유쾌(좋음, 기쁨)하거나 불쾌(나쁨, 싫음)할 수도 있으며, 약한 감정 강도부터 극심한 감정 강도로 다양할 수 있다. 감정이 내재적이기 때문에, 감정의 존재는 개인의 행동에 기초된다. 이것은 감정이 개인적이고 사회적이고 외재적인 측변 모두를 가지고 있다는 것을 의미한다. 대부분의 사람들은 얼굴표정, 목소리 톤, 제스처, 그리고 신체행동에 기초하여 타인의 감정상태를 인식할 수 있다. 이것은 감정 "읽기"에 어려움이 있는 자폐증, 아스퍼거증후군에서 감소되거나 손실된다(Shamay-Tsoory, Tomer, Yaniv, &

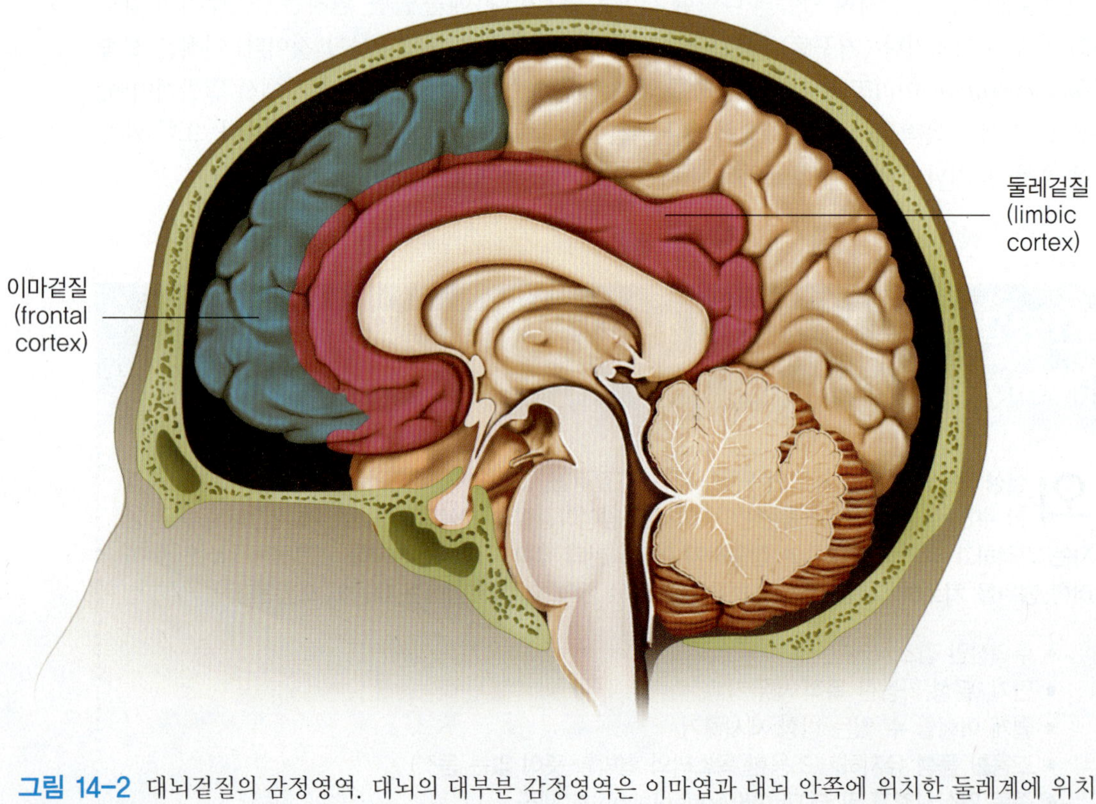

그림 14-2 대뇌겉질의 감정영역. 대뇌의 대부분 감정영역은 이마엽과 대뇌 안쪽에 위치한 둘레계에 위치한다.

신경과학 요점 상자 14-2: 앞이마백색질 절제 (Prefrontal Lobotomy)

앞이마백색질절제는 "정신외과술"로 알려진 외과술의 한 유형으로, 1930년 미국에서 처음 시행되었다. 이 수술은 앞이마겉질과 시상을 연결하는 신경을 절단하는 것이다. 일부 경우에서, 이 수술은 위쪽 눈썹의 바로 위에 얇은 금속삽입물을 넣고, 눈구멍의 꼭대기에서 뼈를 절단하고 앞이마겉질의 아랫부분에 위치하는 축삭을 절단한다; 이것은 *수평-안와 백색질절제술(trans-orbital lobotomy)*이라고 한다. 백색질절제술은 공격적이거나 충동적인 행동이 출현하는 정신질환자를 "진정"시키기 위하여 수행된다. 그러나 절단된 축삭을 정확하게 알기가 어렵다; 어떤 환자는 백색질 절제술로 심각한 뇌손상을 입기도 한다. 무감각뿐만 아니라 "무뎌진 개성"이 일반적인 부작용이다. 1950년 항정신성약물이 소개된 이후, 몇몇 백색질 절제술이 수행되었고, 미국에서는 1970년대를 마지막으로 현재는 사용하지 않는다.

Ahron-Peretz, 2002). 또한 다른 사람의 감정을 관찰하는 것은 우리 안에 비슷한 감정을 야기할 수 있다; 이것이 감정이입의 기본이다. 대뇌겉질에 위치한 **거울상신경세포**(mirror neurons) 집단은 우리가 타인의 감정표현을 관찰할 때 활성화되고, 우리가 타인의 생각이나 기분을 이해하도록 한다. 거울상신경세포는 다른 영장류에서도 관찰되기 때문에, 인간만이 감정이입하는 것은 아니라는 뜻이다.

감정겉질과 인지겉질의 결합은 의사결정을 통보하는 허용과 같은 지시와 사고를 서둘러 이행하고 의사결정 및 사고를 통보하도록 하고, 이성적으로 행동하고, 감정적인 반응을 모니터하고 수정하는 생각하는 뇌이다. 또한 감정 영역과 시상하부의 결합은 활동에 관한 의사 혹은 잠재적인 과정에 관한 내적이고 생리학적인 반응을 말한다. 이것은 사람이 "기분 좋다" 혹은 "기분 나쁘다"라고 이야기할 때 "내장(gut)" 느낌에 기초한 것이다. 이런 내장느낌은 행동, 선택 및 선호에 관하여 감정 뇌로부터 신호가 들어온다.

감정겉질에 영향을 주는 손상은 때로는 몇몇 선호하는 특징을 사라지게 한다. 또한 반대 영향이 있다. 환자는 중요하지 않은 사건에 감정적으로 격하게 반응한다. 감정중추가 손상된 일부 환자들은 감정이 부족하고, 그들의 행동에 뒤따르는 결과에 관심없이 생각 없는 행동을 한다. 또한 뇌의 감정과 인지영역 사이의 많은 자동적인 연결 때문에, 감정겉질의 손상은 인지기능에 영향을 미친다.

학습과 기억 / Learning and Memory

학습과 기억은 근접하여 연결되어 있다: 학습은 후천성 기억과정이며, 기억은 학습과정의 결과이다. 인간 행동의 알고 수행할 수 있는 거의 모든 행동이 학습된 것이다. 학습능력은 재활의 필수요소 중 하나이다.

학습은 신경 사이의 결합(연접)의 변화로 인하여 개별 신경 안에서 발생하는 구조적인 변화에 기초한다. 이러한 생리학적인 변화를 묘사하는 용어가 **신경가소성**(neuroplasticity)이다. 신경가소성은 뇌에 영향을 주는 유연성 혹은 적응성을 말한다. 일정한 제한 안에서, 뇌는 뇌 안의 신경결합을 인식하고 경험에 기초하여 뇌의 구조는 변경된다.

학습과 기억은 2개의 특징적인 유형으로 나누어진다: 서술형 및 비서술형. **서술 학습과 기억**(또한 **설명적 학습과 기억**)은 말로 설명될 수 있는 기억을 말한다. 당신이 전화번호를 알고, 게티스버그 연설문을 기억하며 고등학교 졸업식을 기억하는 것은 모두 서술기억의 예이다. 서술

기억은 **의미기억**(semantic memory) (사실과 인물)과 **삽화기억**(episodic memory) (삶의 사건과 경험에 관한 일종의 내적 일기장)으로 구분할 수 있다. 삽화기억은 감정의 중요도에 의해 강하게 향상된다. 우리는 매우 긍정적이거나 매우 부정적인 사건을 기억하는 경향이 있다(예를 들면, 보통 사람은 그들의 결혼식이나 2011. 9. 11을 기억하지만, 그들의 삶에서 더 평범한 날에 대해서는 많은 특성을 회상할 수 없다).

대조적으로, **비서술 학습과 기억**(또한 **내재 학습 및 기억**이라고 말하는)은 보통 말로는 표현할 수 없다. 내재 기억은 감정적 반응과 운동 기술 혹은 습관(자전거 타기, 자동차 운전, 칫솔질 등) 모두를 포함한다. 이러한 기술의 일부는 인지 요소도 포함하고 있다. 예를 들면, 성공적인 운전자가 되기 위해서는 반드시 도로교통법을 학습하고 도시 둘레의 길을 찾을 수 있어야 하며, 가속과 제동과 같은 기능을 알아야 한다. 이러한 기술에 관한 운동 학습 요소는 근육 활동에 관한 학습 유형을 포함한다. 학습된 후에, 이런 유형은 거의 자동화가 될 수 있다.

서술 학습과 기억 / Declarative Learning and Memory

서술 학습은 네 가지 특징적인 단계를 포함한다: (1) 습득(acquisition), (2) 통합(consolidation), (3) 저장(storage), (4) 검색(retrieval). 습득 단계 동안, 뇌는 새로운 지식을 습득한다. 이것은 학습자가 학습과정에서 능동적으로 연동되어야 한다: 학습에 대한 집중, 주의, 그리고 동기부여. 앞이마겉질은 습득 동안에 매우 능동적이다.

서술학습의 2단계는 **통합**(consolidation)이다. 통합 단계 동안, 새로이 습득된 지식은 기존의 신경망으로 부호화된다. 이것은 둘레계의 일부분인 안쪽 관자엽에 위치한 작은 영역인 해마의 활동을 요구한다(Gardiner & Hogan, 2005). 흥미롭게도, 양쪽의 해마는 기억통합에서 다른 기능을 가지고 있다. 주로 왼쪽 해마는 구두 학습에 관여하고 오른쪽 해마는 공간기억에 더 중요하게 작용한다. 통합은 수면, 운동, 그리고 반복 학습으로 향상된다(반복의 요구는 학생이 시험을 위해서 공부해야 하는 이유이다). 연접은 반복적인 유형을 제공하는 꿈을 꾸는 동안에도 반복적으로 흥분되기 때문에, 수면은 학습에 도움이 된다.

서술학습이 습득되고 통합된 후에, 그것은 대뇌겉질에 저장된다. 다양한 유형의 기억은 다른 영역에 저장된다—예를 들면, 시각 기억은 시각연합겉질에 저장되고, 청각기억은 청각연합겉질에 저장된다. 따라서 단일 "기억중추"는 없다; 기억은 대뇌겉질 전체를 쌓고 있는 복잡한 신경망에 저장된다(그림 14-3 참고).

임상적 지식 상자 14-1: 해마손상 (Hippocampal Lesions)

해마손상은 학습과 기억에 심각한 어려움의 원인이 된다. 해마는 일생 동안 신경형성(새로운 신경세포가 성장)하는 뇌의 극소수 부위 중 하나이다(Erikkson et al., 1998). 외상성뇌손상, 알츠하이머병, 화학치료(신체를 통하여 빠르게 분리된 세포를 죽이는), 그리고 만성 스트레스는 해마의 크기를 감소시키고 학습을 어렵게 한다. 또한 해마는 만성 우울증 환자에서 위축된다: 심리치료 및 약물치료 모두 이러한 위축을 가역시킬 수 있다(Malberg, Eisch, Nestler, & Duman, 2000).

부가적 질문:

1. 해마손상은 새로운 운동프로그램을 학습하는 환자에게 어떤 영향을 주는가?
2. 해마손상은 이미 존재하는 기억에 어떤 영향을 주는가?

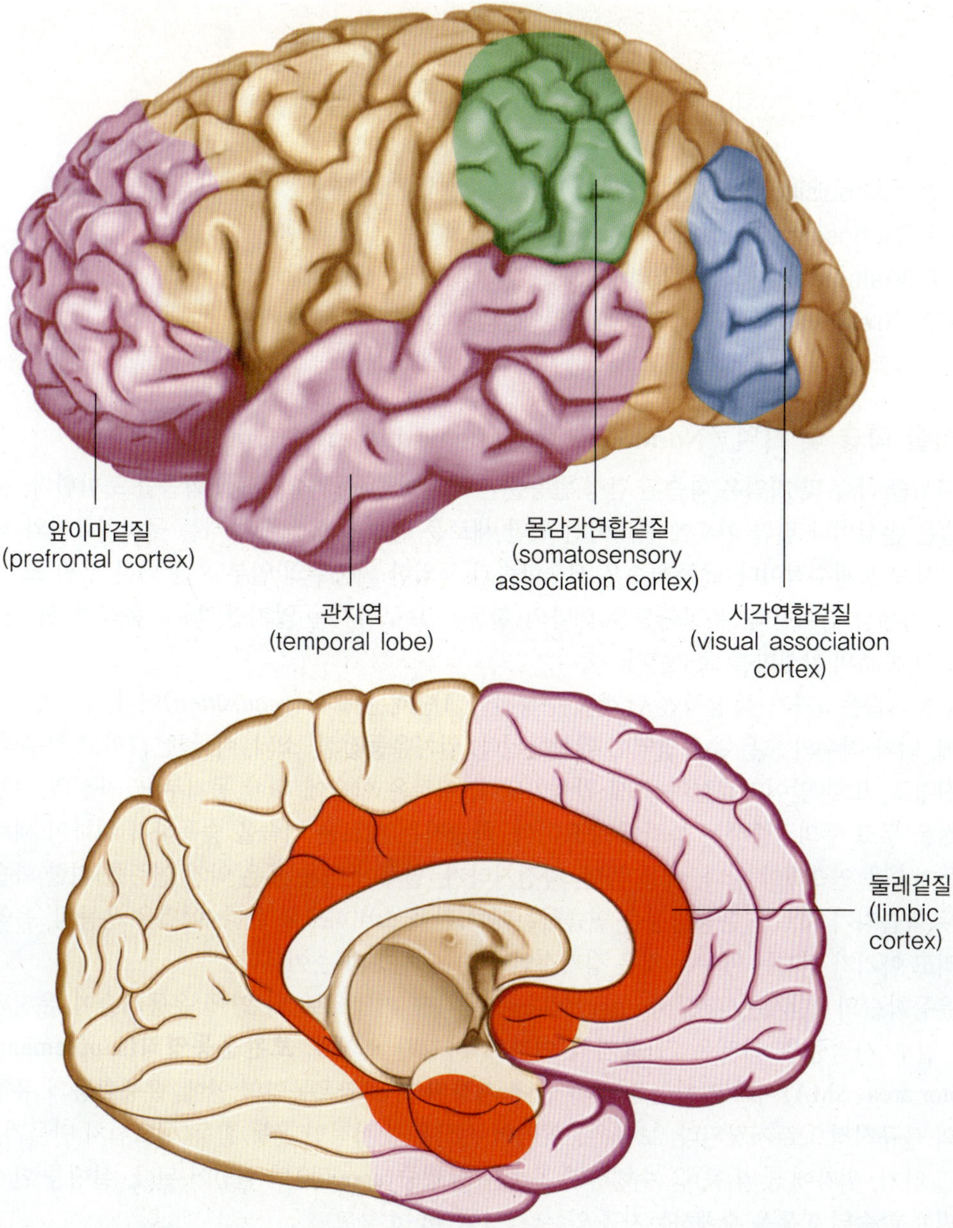

그림 14-3 대뇌연합영역은 다양한 기억을 저장하고, 기억을 검색하면 활성화된다. 위 그림은 왼쪽 대뇌반구의 가쪽면을 보여주고 있고, 아래 그림은 왼쪽 대뇌반구의 중심-시상면을 보여주고 있다.

서술학습과 기억의 마지막 단계는 검색으로, 뇌 안에 학습된 정보를 접근하거나 기억한다. 이것은 대뇌연합영역과 앞이마겉질을 활성화시킨다. 저장된 서술기억을 기억해내는 것은 겉질 안의 저장 신경망을 활성화시키고 기억이 모든 요소를 재결합시키도록 한다. 드물게 접근하는 기억은 시간이 흐르면 희미해지고, 빈번히 접근되는 기억은 더 강해진다. 연구에 의하면 기억을 통합하는 능력은 다음으로 개선된다:

- 수면: 학습 이후 수면은 자료 유지를 개선한다.
- 유산소운동: 학습 이후 걷기, 달리기, 수영 혹은 자전거타기는 학습한 내용을 기억하는데 도움이 될 것이다.
- 학습된 자료는 의미있고 집중적이며 능동적인 반복: 학습을 개선하는 간단하고 집중되며 능동적인 학습 방법을 만들어라.

개념 복습 14-1: 서술학습의 단계 (Stages of Declarative Learning)

- 습득(acquisition) (앞이마겉질)
- 통합(consolidation) (해마)
- 저장(storage) (대뇌연합영역)
- 검색(retrieval) (앞이마겉질과 대뇌연합영역)

비서술 학습 및 기억 / Nondeclarative Learning and Memory

비서술 학습 및 기억은 학습된 감정 반응뿐만 아니라, 운동기술(운동) 학습을 포함한다. 운동학습은 손상이나 질환 이후에 움직이기 위한 새로운 방법을 학습해야 하는 물리치료사와 작업치료사에게 필수적이다. 운동학습은 서술학습과 동일한 뇌중추의 일부 혹은 다른 부위 또는 같은 부위에서 참여한다. 운동학습은 해마의 활동을 요구하지는 않지만, 뇌의 움직임 신경로와 움직임 중추의 활성화를 요구한다.

운동학습은 3가지 특징적인 단계로 구성된다. 1단계는 *습득(acquisition)*이다. 습득단계 동안에, 뇌와 척수의 모든 운동영역이 활성화된다; 일차운동겉질, 소뇌, 바닥핵, 그리고 척수의 운동신경로, 또한 앞이마겉질이 크게 활성화된다. 이것은 학습에 대한 동기부여, 자신의 수행에 중점을 두고 주의집중하는 능력에 중요하다. 학습자는 새로운 기술을 습득하기 위하여 새로운 운동기술을 연습해야 한다. 예를 들면, 자전거타기, 휠체어 이용 혹은 악기 연주를 위한 학습은 모두 학습자가 새로운 운동활동을 연습하는데 시간을 소비하도록 한다. 이것은 운동팀, 음악가 그리고 아기가 걷기는 배우는 것은 정기적인 연습을 해야 하는 이유다.

운동학습의 2단계는 *저장(storage)*이다–운동기술 기억으로 뇌 안에 운동기술이 유지되는 것. 일부 사람들은 이것은 "근육기억"이라고 하지만 실제로 **보완운동영역**(supplementary motor area; SMA)이라고 하는 이마엽 안에 저장된다. 보완운동영역 안에, 운동활동의 유형은 거의 불규칙적으로 저장된다. 보완운동영역의 손상은 순서적인 운동 활동(샌드위치 만들기, 양치질 하기, 위자에 앉기 등)을 수행하지 못하는 **실행증**(apraxia)의 원인이 된다. 실행증 환자는 어떻게 학습된 활동을 수행하는지를 잊는다(그림 14-4 참고).

마지막으로, 학습되고 저장된 운동기술은 *접근(accessed)*되어야 한다. 학습된 운동유형을 사용하기 위해, 뇌의 모든 운동영역은 활성화되어야 한다: 운동겉질, 보완운동영역, 소뇌, 바닥핵, 척수의 내림운동신경로. 중요하게, 앞이마겉질은 운동기술이 실행될 때 정상적으로 활성화되지 않는다. 이것은 많은 운동이 우리가 마음 속으로 다른 것을 하고 있으면서도 거의 자동적으로 수행된다는 것이다. 예를 들면, 대부분의 운전자는 대화를 하거나 지나가는 풍경을 바라보면서 제동걸기, 달리기 및 가속하기 등의 기전에 대해 의식적으로 생각하지 않고도 운전할 수 있다.

학습과 기억에 관한 신경생물학 / Neurobiology of Learning and Memory

서술 및 비서술(운동) 학습 모두 단기간(잠시 동안 학습되고 잊는) 혹은 장기간(유지) 보유될 수 있다. 단기기억은 **작업기억**(working memory) (수 초부터 수 분 지속되는)과 순수 단기기억(수 분에서 며칠 지속되는)을 포함한다. 좋은 작업기억은 지식과 강하게 관련되어 있다: 작업기억은 "마음 앞에" 사고를 유지하고 그것에 집중하도록 한다. 단기기억은 더 긴 시간 지속된다: 단기기억은 지난 몇 시간 혹은 며칠을 사건을 기억하도록 한다. 이러한 단기기억은 보통 강한 감정 요소 없이 사라진다.

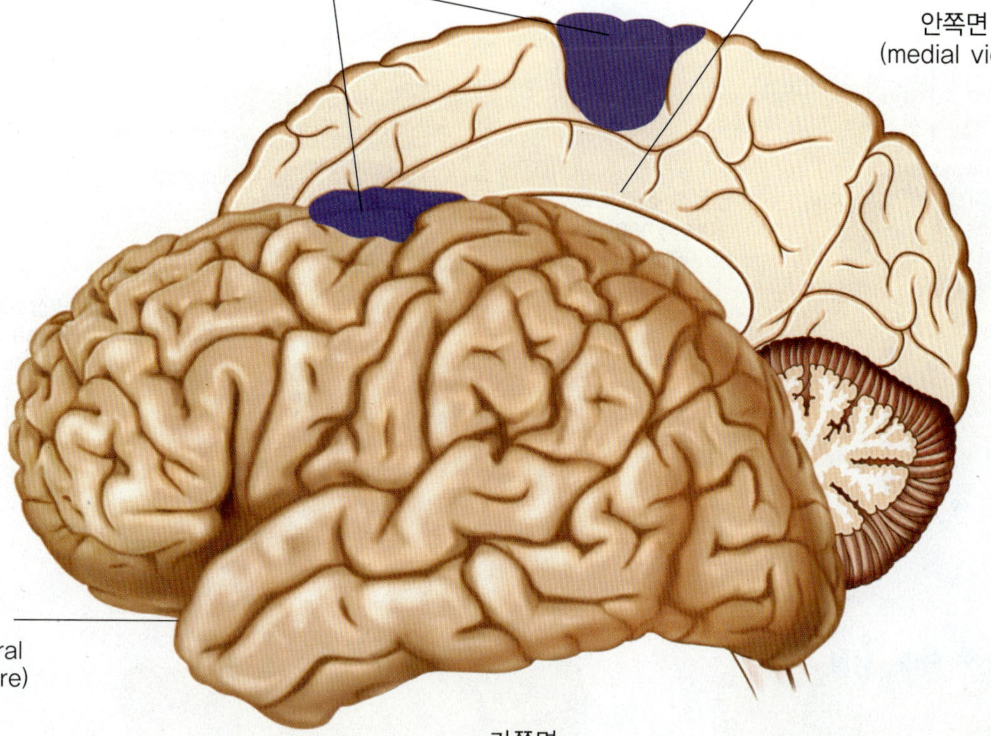

그림 14-4 보완운동영역(SMA)은 운동이나 기술기억을 저장한다.

임상적 지식 상자 14-2: 기억상실(Amnesia)

외상성뇌손상은 종종 기억상실을 야기한다. **후향성기억상실**(retrograde amnesia)은 손상이 발생하기 이전의 사건에 관한 기억을 상시하는 것이다. 비록 기억상실의 대부분은 환자가 회복되면서 기억이 돌아오지만, 외상성뇌손상으로 인한 건망증은 사고의 특성으로 회복이 드물다. **외상후(전향성)기억상실**(posttraumatic [anterograde] amnesia)은 외상성뇌손상이 발현한 후에 발생한 사건을 회상하지 못하는 것이다. 외상후기억상실은 혼동 및 퇴화가 발생하고 환자 자신이 어디에 있는지 혹은 병원에 왜 있는지 기억하지 못한다. 외상후기억상실은 후향성기억상실과 마찬가지로, 전형적으로 손상의 심각성에 의존하여 시간이 흐를수록 기억이 사라진다. 임상인은 외상성 뇌손상의 심각성을 예견하기 위하여 후향성기억상실의 출현기간을 이용한다.

외상후기억상실의 기간	외상성뇌손상의 심각성
5-60 분	경증
1 일	중등도
1-7 일	심함
14 주	매우 심함

부가적 질문: 후향성기억상실(저장된 기억 상실) 환자가 손상된 뇌영역은 어디인가?

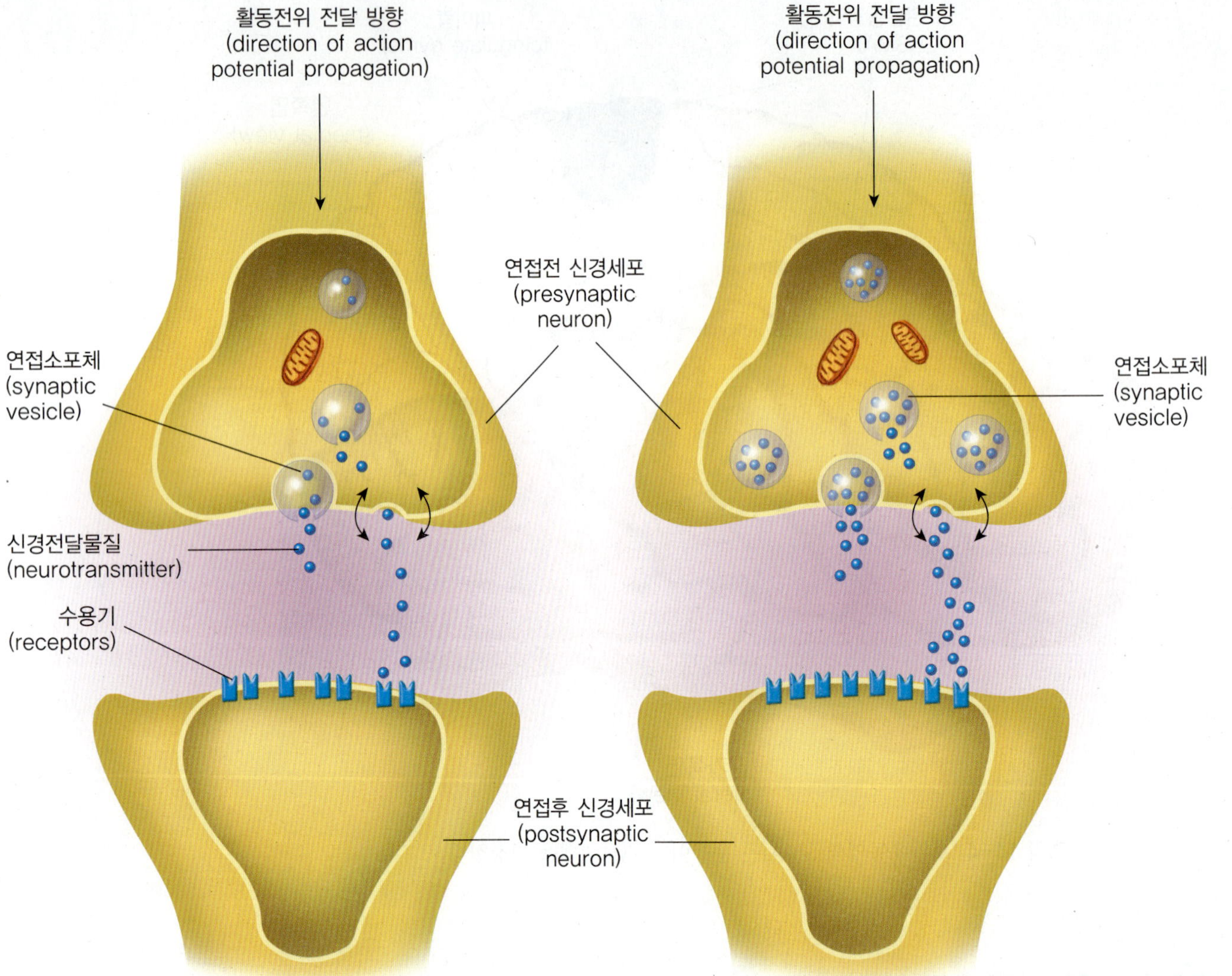

그림 14-5 연접이 반복적으로 흥분할 때, 연접전신경세포는 연접소포와 신경전달물질 분자의 수가 증가하고 연접후신경세포는 신경전달물질 수용기의 수가 증가하여 반응한다. 오른쪽 신경은 민감해져 있고, 왼쪽 신경보다 더 많은 소포체, 신경전달물질 그리고 수용기를 가지고 있다.

작업기억과 단기기억 모두 중추신경계 안에 이미 존재하는 연접 안에 생리학적인 변화에 의존한다. 학습을 할 때, 연접은 반복적으로 활성화되어 더 강해진다. 연접의 "강화"는 연접전 신경의 축삭 말단에 더 많은 신경전달물질과 연접 소포가 포함되어 있고, 연접후 신경은 연접후 말단 안에 더 많은 수용기가 일시적으로 존재하는 것이다(**그림 14-5** 참고). 이러한 단기 연접

신경과학 요약 상자 14-3: 동물천재 (Animal Geniuses)

과학자들은 학습을 위해 중요하다고 나타난 유전자를 명명하였다. 유전자는 신경전달물질 글루타메이트를 위한 수용체를 부호화한다. 정상적인 방법으로 유전자를 표현하지 않은 쥐가 덜 지능적이었고, 일반 쥐보다 내용이 더 걸렸지만, 이 유전자의 여분을 가지고 있는 쥐는 보통 쥐보다 2배 빠르게 학습하였다. 초파리를 대상으로 한 유사한 실험에서, 지능형 초파리와 "느린 학습자"라고 불리는 초파리를 만들었다.

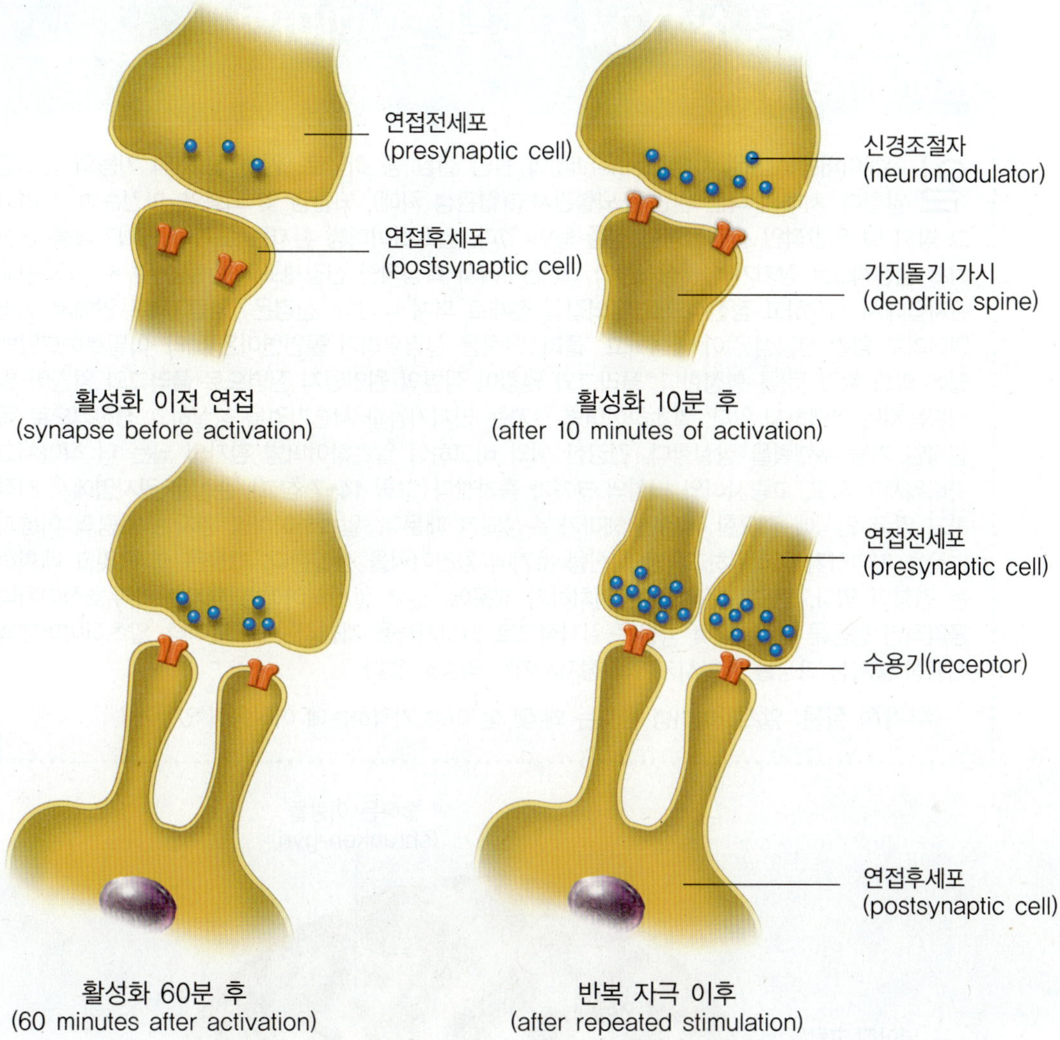

그림 14-6 장시간 연접의 반복된 활성화는 연접 구조의 장기간 변화를 자극하고 연접전신경세포의 축삭말단을 더 발달시키고 연접후신경세포에 가지돌기 수를 증가시킨다. 새로운 연접의 이러한 발달을 연접형성이라고 한다.

변화를 **민감화**(sensitization)라고 한다. 민감화는 가역적이다: 신경로가 더 이상 활성화되지 않으면, 존재하는 연접은 휴식상태로 돌아가고 기억은 상실된다.

대조적으로, 장기 학습과 기억은 새로운 연접을 생산하는데 이것을 **연접형성**(synaptogenesis)이라고 한다(그림 14-6 참고). 연접형성은 연접이 학습의 습득 단계 동안에 반복적으로 흥분되어야 발생한다. 충분히 활성화되면, 보통 수일 혹은 수 주 동안 지속되고, 연접전 신경과 연접후 신경 모두 안에 있는 유전자가 표현(활성화)될 것이다. 이러한 유전자는 새로운 축삭 말단, 연접소포, 신경전달물질, 수용체, 그리고 가지돌기 가시를 만드는데 필수적인 단백질을 신호화한다. 이 결과는 새로운 연접을 생산한다. 연접형성은 신경전달물질로 글루탐산염을 사용하는 연접을 주로 연구해왔다. 이러한 연접에서, 반복적인 흥분은 크고 지속적인 칼슘의 흐름을 만든다. 고칼슘 수준은 연접 유전자의 활성화를 연결시켜 시작시키는 발통점으로 작용한다.

장기 연접제거("간결")가 발생할 수 있다. 생존하는 연접이 드물게 흥분되면 이 연접을 유지하는 유전자는 활성화되지 않는다. 따라서 드물게 흥분되는 연접은 부패되지만 교체되지는 않는다. 이러한 현상은 우리가 오래전 학습한 대부분의 외국어를 잊거나 과거에 학습한 내용을 잊는 것을 설명할 수 있다.

임상적 지식 상자 14-3: 알츠하이머병 (Alzheimer' s Disease)

알츠하이머병(AD)은 **치매**(dementia)의 원인 질환 중 하나로, 인지 및 기억 기능의 상실을 말한다. 치매의 다른 원인은 뇌혈관사고(혈관성 치매), 뇌감염 및 뇌종양, 파킨슨병, 그리고 그 밖의 덜 일반적인 신경퇴행성 질환 등이 있다. 알츠하이머병 환자는 초기에 단기기억을 상실하고 점진적으로 장기기억을 상실한다. 뇌 연구에서 특징적인 신경세포의 손실을 알 수 있었는데, 관자엽에서 시작하고 점진적으로 대뇌겉질 전체로 퍼져 나간다. 신경은 "엉킴"(세포 안에서 여러 덩어리로 엉킨 신경섬유)이 발생하고 "플라그"(죽은 신경무리가 돌연변이된 베타-아밀로이드단백질에 의해 쌓인 것)를 형성한다. 플라그와 엉킴이 질병의 원인인지 질병으로 플라그와 엉킴이 발생했는지는 명백하지 않다. 알츠하이머병 환자는 인지기능과 서술기억을 상실하고 점진적으로 독립적인 기능 수행력을 상실한다. 건강한 뇌와 비교하여 알츠하이머병 환자의 뇌는 더 작아지고 가벼워지며 얇고, 고랑사이와 뇌실의 크기가 증가한다(**그림 14-7** 참고). 손상은 관자엽에서 시작하고 얼굴 인식에 중요한 부위인 해마가 손상되기 때문에, 알츠하이머병 환자는 사람의 이름과 얼굴을 기억하기 어려워하고, 병의 진행 초기에 공간기억을 상실한다; 그들은 쉽게 잊고 배회하는 경향이 있다. 편도가 관자엽에 위치하기 때문에, 일부 알츠하이머병 환자는 비우호적이거나 공격적인 행동을 한다. 몇몇 약물은 일시적으로 인지기능을 개선하는 듯 보이나, 알츠하이머병의 진행성 불치성 과정을 완화시키거나 정지시키는 약물을 없다.

부가적 질문: 알츠하이머병 환자는 왜 몇 분 이상 기억하는데 어려움이 있는가?

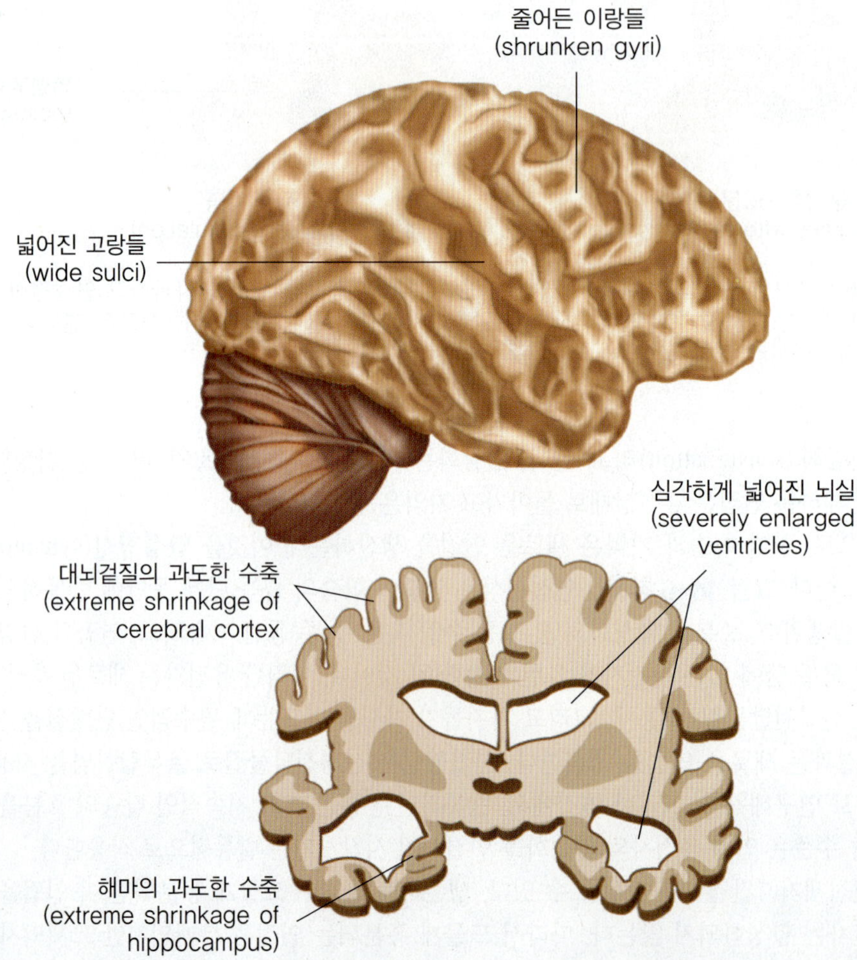

그림 14-7 알츠하이머병 환자의 뇌는 신경의 극적인 상실을 보여주며, 겉질이 줄어들고 뇌실이 크게 증가한다. 위 그림은 오른쪽 뇌의 가쪽면이고, 아래 그림은 대뇌겉질의 횡단면이다.

언어 / Language

언어는 말을 듣고 이해할 뿐만 아니라, 단어를 외고 문장을 구성하는 능력, 읽기와 쓰기를 포함하는 복잡한 현상 중 하나이다. 이러한 능력은 정상적인 의사소통에 매우 중요하다.

구두언어 말을 듣고 이해하는 능력이 필요하다. 이러한 기능은 관자엽에 위치한다. 소리의 지각은 일차청각겉질에 위치한다. 모든 소리(단지 말이 아닌)의 의미를 이해하는 것은 청각연합영역에서 발생한다. 언어의 의미를 이해하는 능력은 특히 **베르니케 수용성언어**(Wernicke's receptive language) 영역이 중심이다(그림 14-8 참고). 베르니케영역의 손상은 구어와 문어 모두 이해하는 능력을 상실되며, 이것은 **수용성실어증**(receptive aphasia)이라고 한다. 수용성 실어증 환자는 말을 할 수는 있으나, 다른 사람이 그들에게 말하는 것을 이해하지 못한다. 또한 그들은 자신의 언어를 이해하지 못하고 말을 할 때 문장을 만들지 못한다.

말을 하는 능력은 이마엽의 뒤쪽 부위에 있는 **브로카 표현성언어영역**(Broca's expressive [motor] language area)에 위치한다. 브로카 영역은 말을 위한 "프로그램"을 저장한다. 브로카 영역은 의미를 전달하기 위하여 사고와 단어를 조직화하도록 한다. 그것은 운동언어프로그램을 저장하고 있는 보완운동겉질의 일부와 말을 생산하는데 사용하는 뼈대근육을 조절하는 일차운동겉질의 일부와 많은 결합을 가지고 있다. 브로카 영역이 손상된 환자는 **표현성실어증**(expressive aphasia)이라고 한다: 비록 구어를 이해하고 명확하게 생각할 수 있지만, 때로 말을 할 수 없거나 한 단어만을 말한다. 그들의 언어는 빠르게 폭발하기 때문에 "전보"로 묘사되기도 하고, 단지 의미를 전달하는데 필요한 언어만 포함되어 있다.

때때로, 뇌졸중(stroke) 혹은 뇌손상은 베르니케 영역과 브로카 영역 모두 손상된다. 이것을 **전실어증**(global aphasia)이라고 한다. 전실어증 환자는 언어를 이해하지도 표현하지도 못한다.

대부분의 사람들은 이해성 언어와 표현성 언어가 모두 왼쪽 대뇌반구에 위치한다. 오른쪽 대뇌반구의 동일 영역은 명명되어 있지는 않지만, 비언어적인 의사소통에 관여한다. 예를 들면, 베르니케 이해성 언어영역과 일치하는 오른쪽 관자엽의 영역은 구언어적인 신호(몸짓, 얼굴표정, 목소리 높이, 그리고 몸언어)를 받을 때 활성화된다. 유사하게, 브로카 표현(운동)언어영역에 해당하는 오른쪽 이마엽의 영역은 비언어적인 의사소통(몸짓, 얼굴표정, 등)을 포함한다. 몇몇 사람들은 양쪽 비언어 의사소통영역을 따라서 뇌의 양쪽에 더 작은 베르니케 영역과 브로카 영역을 가지고 있다.

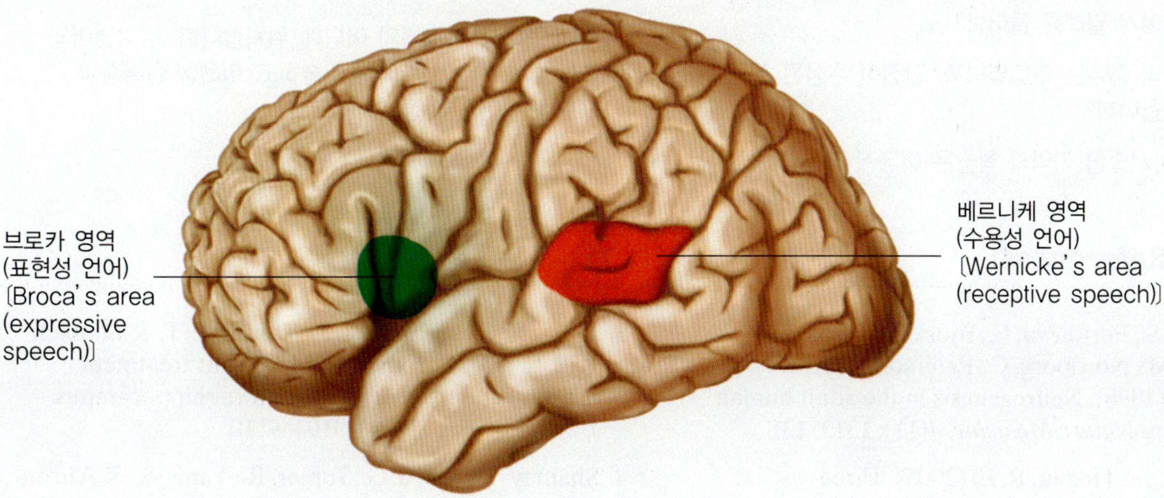

그림 14-8 베르니케 수용성 언어영역은 말을 이해하도록 하고, 브로카 표현성 언어영역은 말을 표현하도록 한다. 대부분의 사람들은 두 영역 모두 왼쪽 뇌반구에 위치한다.

환자 시나리오 (Patient Scenarios)

환자 사례 14-1 (Claudia)

클라우디아는 82세의 할머니로, 알츠하이머병이 원인이 치매를 진단받았다. 그녀는 심한 기억손상을 가진 환자들을 위해서 설계된 요양원에서 생활한다. 클라우디아는 종종 그녀의 보호자의 이름을 잊고, 때로는 그녀의 자녀와 손자녀가 방문할 때 인식하지 못한다. 그녀는 치매센터를 잃어버리고 그녀의 방으로 돌아가는데 도움이 필요하다. 그러나 그녀는 유년시적의 특별한 사건을 기억할 수 있고, 그녀의 모국어인 폴란드어를 말한다(그녀는 유년시절 폴란드에서 미국으로 이민왔다). 또한 클라우디아는 그녀가 수년 동안 취미로 해왔던 뜨개질하는 법을 기억한다.

질문

a) 클라우디아는 어떤 종류의 기억이 남아 있으며, 어떤 종류의 기억에 문제가 있는가?
b) 알츠하이머병의 과정 중에서 조기에 손상되는 뇌영역은 어디인가?
c) 당신이 클라우디아의 뇌세포를 부검한다면, 당신은 무엇을 찾기를 기대하는가?

환자 사례 14-2 (John)

존은 37세의 남아로 몇 주 전에 자동차 사고로 외상성뇌손상을 입었다. 그는 현재 물리치료사의 최소한의 보조와 4발 지팡이를 짚고서 100피트를 보행할 수 있다. 그의 오른쪽 엉덩관절은 모든 방향으로 약증과 가동범위 감소가 있다. 그는 종종 충동적이고 공격적이며, 쉽게 흥분한다.

질문

a) 존의 충동적이고 공격적인 행동으로 보아, 존은 사고 당신 뇌의 어떤 영역이 손상된 것으로 사료되는가?
b) 이 환자의 충동적이고 공격적인 행동을 제한하기 위한 최선의 치료계획은 무엇인가?

환자 사례 14-3 (Allan)

알렌은 77세로 2주 전에 뇌졸중 진단을 받았다. 그는 오른쪽 편마비로 치료로 느리게 개선되고 있다. 그는 사람들이 그에게 말하는 것을 이해할 수 있고, 지남력이 남아 있으며 의식이 또렷하다. 알렌은 몇 개의 단어만을 이야기할 수 있다 – 특히 "아니", "의자", 그리고 "꿰매 줘." 그러나 그는 비언어적 의사소통법(지적, 몸짓, 얼굴표현법)을 사용하여서 요구와 선호를 표현할 수 있다.

질문

a) 알렌의 뇌졸중으로 인한 가장 큰 손상은 어디라고 생각하는가? 알렌이 호소하는 언어장애는 무엇이라고 하는가?
b) 알렌은 어떻게 대화하는 것이 최선인가? 당신은 그가 무엇을 원하고 요구하는지 어떻게 알 수 있는가?

복습문제 (Review Questions)

1. 뇌에서 인지기능의 중추은 어디입니까? *인지*를 정의하고 매일의 생활에서 일례를 들어보시오.
2. 뇌에서 감정의 중추는 어디입니까? 감정이 손상된 질환을 무엇이라고 합니까?
3. 서술형 및 비서술형 기억과 학습은 어떻게 다릅니까?
4. 단기학습과 장기학습은 어떻게 발생합니까?
5. 주요 언어중추는 뇌의 어디에 위치합니까? 감각언어와 표현언어 사이의 차이를 기술하고 *이해성* 실어증과 *표현성* 실어증을 정의하시오.

참고문헌 (References)

1. Eriksson, P. S., Perfilieva, E., Bjork-Eriksson, T., Alborn, A-M., Nordborg, C., Peterson., D.A. & Gage, F. H. (1998). Neurogenesis in the adult human hippocampus. *Nature Medicine, 4*(11), 1313–1317.
2. Gardiner, R., & Hogan, R. E. (2005). Three-dimensional deformation-based hippocampal surface anatomy, projected on MRI images. *Clinical Anatomy, 18,* 481–487.
3. Malberg, J. E., Eisch, A. J., Nestler, E. J., & Duman, R. S. (2000). Chronic antidepressant treatment increases neurogenesis in adult rat hippocampus. *J. of Neurosci., 20*(24), 9104–9110.
4. Shamay-Tsoory, S. G., Tomer, R., Yaniv, S., & Ahron-Peretz, J. (2002). Empathy deficits in Asperger syndrome: A cognitive profile. *Neurocase, 8*(3), 245–252.

추천문헌(Further Reading)

1. Aggleton, J. P. (1993). The contribution of the amygdala to normal and abnormal emotional states. *Trend in Neurosci, 16,* 328–333.
2. Kandel, E. R. (2006). *In Search of Memory: The Emergence of a New Science of Mind.* New York: W. W. Norton.
3. Levine, A. (2008, June/July). Unmasking memory genes. *Scientific American Mind,* 49–51.
4. Miller, G. (2004). Learning to forget. *Science* (News focus), *304,* 34–36.
5. Morgane, P. J., Galler, J. R., & Mokler, D. J. (2005). A review of systems and networks of the limbic forebrain/limbic midbrain. *Progress in Neurobiology, 75,* 143–160.
6. Rempel-Clower, N.L., Zola, S.M., Squire, L.R., and Amaral, D.G. (1996). Three cases of enduring memory impairment after bilateral damage limited to the hippocampal formation. Journal of Neuroscience, *16,* 5233–5255,
7. Scheff, S. W., Price, D. A., Hicks, R. R., Baldwin, S. A., Robinson, S., & Brackney, C. (2005). Synaptogenesis in the hippocampal CA1 field following traumatic brain injury. *J. of Neurotrauma, 22*(7), 719–732.
8. Scoville, W. B., & Milner, B. (1957). Loss of recent memory after bilateral hippocampal lesions. *J. Neurol Neurosurg Psychiatry, 20,* 11–21.

제 15 장

발달과 노화

Development and Aging

학습목표(CHAPTER OBJECTIVIES)

본 단원을 학습한 후, 독자는 다음을 할 수 있다:

1. 신경계가 출생 전과 후에 어떻게 발달하는지 설명할 수 있다.
2. 신생아와 아동기에 환경적인 영향과 경험으로 뇌에 발생하는 변화를 설명할 수 있다.
3. 척추이분증, 다운증후군, 자폐증, 뇌성마비, 간질, 물뇌증 및 아놀드-키아리 이형성증을 포함한 전신발달질환의 신경생리학을 설명할 수 있다.
4. 노화로 인해 신경계에 발생하는 변화를 나열할 수 있다.

핵심 용어 (KEY TERMS)

무뇌증(anencephaly)
아놀드-키아리 이형성증 (Arnold-Chiari malformation)
운동실조성뇌성마비 (ataxic cerebral palsy)
무정위성뇌성마비 (athetoid cerebral palsy)
자폐증(autism)
뇌성마비(cerebral palsy; CP)
결정적시기(민감기) (critical periods [sensitive periods])
분화(differentiation)
다운증후군(Down syndrome)
간질(epilepsy)
물뇌증(hydrocephalus)
저산소증(hypoxia)
말이집화(myelination)
신경능선(neural crest)
신경고랑(neural groove)
신경판(neural plate)
신경관(neural tube)
슈반세포(Schwann cells)
강직성편마비 (spastic hemiplegia)
이분척수증(spina bifida)
중첩성간질 (status epilepticus)
연접형성(synaptogenesis)

필수 정보(Essential Facts)

- 신경계는 수정 18일부터 발달하기 시작하고, 임신 첫 3개월의 끝에서 기본적인 유형이 성립된다.
- 신경계의 발달은 세포가 분화, 이동, 특성화, 연접형성, 말이집 발달이 요구된다.
- 정상 감각과 움직임 경험은 신경계의 정상발달에 필수적이다.
- 많은 신경발달질환은 신경계 발달에서 발생 혹은 환경적 파괴로 발생한다.
- 건강한 사람에서, 노화로 인한 뇌기능의 변화는 매우 미비하며, 감각 감소 및 처리속도 감소도 나타난다.

본 단원은 신경계가 출생 전후에 어떻게 발달하고, 아동기와 성인기에 신경계가 어떤 변화를 겪는지 설명한다. 신경계는 인간의 노화로 인해 신경계의 기능에 영향을 줄 수 있는 수 많은 변화를 경험한다. 말이집이 얇아지고, 약간의 운동신경의 손실, 감각수용체와 민감성 감소 등이 포함된다. 결과적으로, 노인은 활동전위의 전달 지연, 감소된 근력, 움직임 조절감소, 감각기능 감소 등이 특징이다. 이러한 변화는 동맥경화증, 운동성 손실, 신경기능에 영향을 줄 수 있는 당뇨, 알츠하이머병 및 파킨슨병과 같은 노화에 관한 다른 합병증이 출현한다.

신경계 발달 / Nervous System Development

인간의 신경계는 정자와 난자가 수정한 이후 몇 주 안에 발달이 시작하고 청소년기까지 지속한다. 신경계가 발달하는 동안, 세포는 분화, 재배열, 특성화 및 다른 세포뿐만 아니라, 근육과 분비선을 포함한 다른 인체기관과 많은 결합을 형성한다. 많은 발달 장애는 기본적인 발달과정의 파괴를 야기한다.

출생 전: 태아발달 / Before Birth: Prenatal Development

인간의 신경계 발달은 난자 수정 18일 후부터 시작한다. **신경판**(neural plate)이라 불리는 세포의 판이 태아의 배 뒤쪽을 형성한다(그림 15-1 참고). 신경판 형성 며칠 후에 신경판은 확장하여 중심부가 구부러지거나 접히기 시작한다. 이것이 **신경고랑**(neural groove)을 형성한다. 신경고랑은 2개의 봉우리가 생길 때까지 점진적으로 깊어진다. 봉우리가 서로 만나면, 수정 21일에 세포는 속이 빈 관(**신경관**, neural tube)을 형성한다. 신경판의 가장자리 세포들은 **신경능선**(neural crest)을 형성하기 위해서 감싸고, 태아기 신경관과 신경능선은 신경계의 기본구조를 형성한다.

신경관은 목뼈의 아랫부위에서 처음 발달하고, 머리 쪽으로 "올라가서" 닫힌다; 그런 다음 엉치뼈 쪽으로(꼬리 쪽으로) 내려간다. 수정 24일에 신경관은 거의 완전하게 닫힌다. 신경관이 완전하게 닫히지 않으면, **무뇌증**(anencephaly)(뇌발달 결핍) 및 **척추이분증**(spina bifida)(척수의 불완전한 종지)을 포함한 심각한 신경학적 결함이 발생한다.

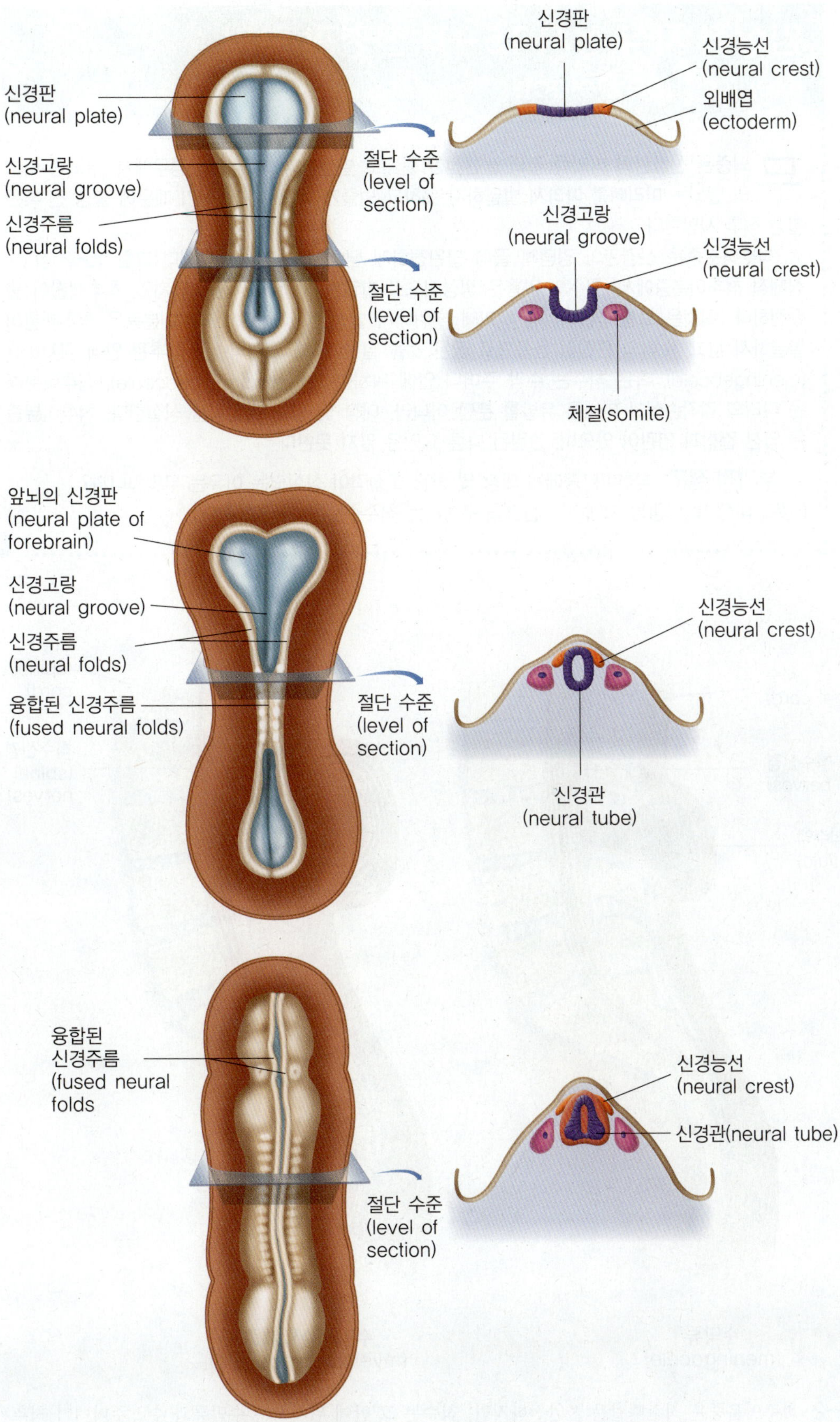

그림 15-1 신경계는 신경판으로부터 발달하고 속이 빈 신경관과 인접한 신경능선을 형성하기 위해서 접힌다. 신경관은 뇌와 척수를 형성하고, 신경능선은 자율신경계와 감각 신경절뿐만 아니라, 부신까지 형성한다.

임상적 지식 상자 15-1: 신경관 결함 (Neural Tube Defects)

무뇌증은 신경관의 머리쪽 끝의 불완전한 종지로 발생한다. 대부분의 경우에서, 무뇌증 아기의 앞뇌는 머리뼈를 따라서 발달하지 못하고 뇌줄기 상태로 출생하기 때문에 출생 전 혹은 출생 직후 사망한다.

척추이분증은 신경관의 엉덩뼈 끝이 불완전하게 닫혀서 발생하는 것이다(그림 15-2 참고). 잠재적 척추이분증에서, 척수와 말총은 정상적으로 발달하고 피부도 덮혀 있지만, 척추뼈활이 불완전하다. 이것은 보통 척주 아래 허리뼈 부위에서 발생한다. 낭포성 척추이분증은 척추뼈활이 발달하지 않고, 수막의 큰집이 등쪽으로 굽은 것을 말한다. 때때로 척수는 척추관 안에 위치하고(meningeocele), 혹은 척수는 수막 주머니 안에 위치한다(myelomeningeoceole). 척추이분증은 다리의 감각손실과 마비를 유발할 뿐만 아니라, 대장 및 방광 조절력을 상실한다. 척추이분증은 엽산 결합과 연관이 있으며, 관련된 다른 요인은 알지 못한다.

부가적 질문: 척추이분증에서 대장 및 방광 조절력이 상실되는 이유는 무엇입니까? (*힌트:* 대장 및 방광을 지배하는 신경을 구성하는 척수수준은 어디입니까?)

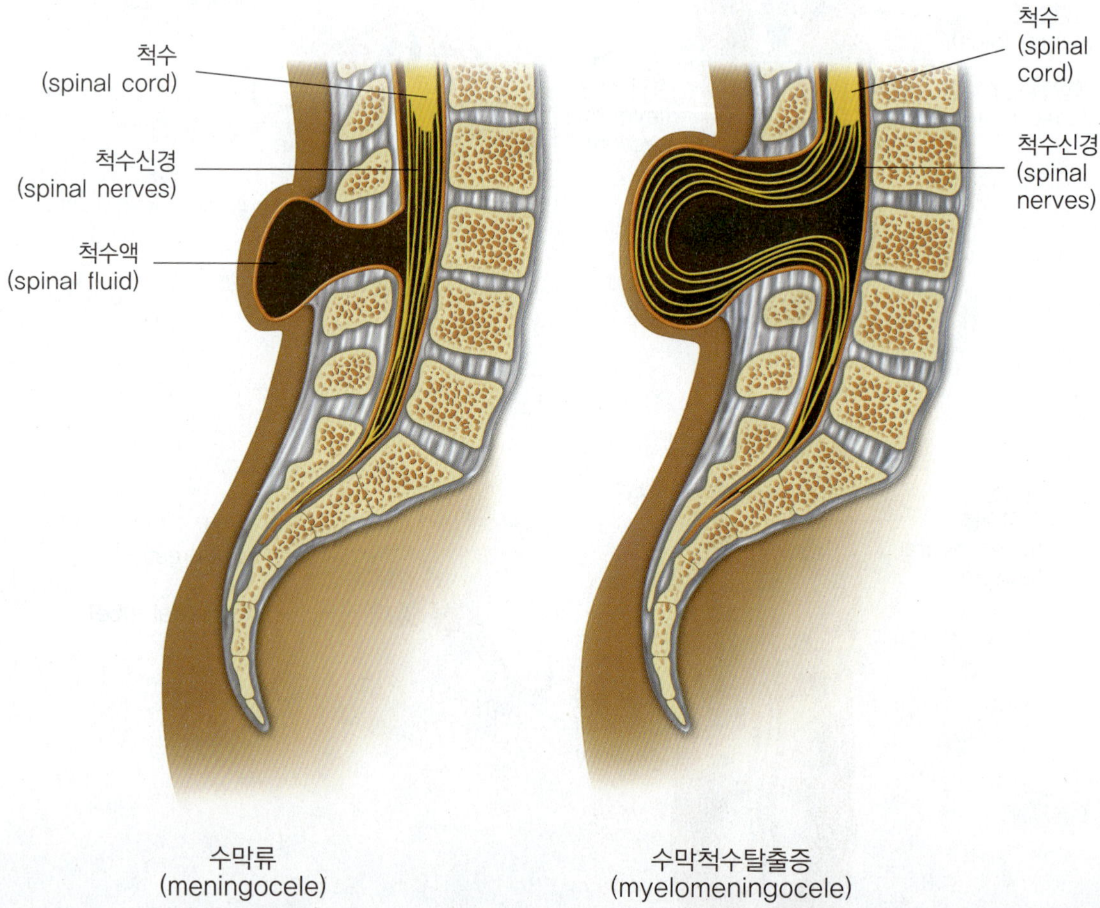

그림 15-2 척추이분증은 척추뼈활은 불완전하지만, 척수는 그 안에 위치하는 수막류과 수막주머니가 척추관의 뒤쪽으로 탈출하고, 때때로 척수와 척수신경도 함께 탈출하는 수막척수탈출증이 있다. 척추이분증은 신경관의 불완전한 폐쇄 때문이다.

개념 복습 15-1: 신경계 분류의 요약 (Summary of Nervous System Subdivisions)

- 앞뇌(forebrain)
  1. 대뇌(대뇌겉질과 대뇌밑핵) (끝뇌)
  2. 시상과 시상하부 (사이뇌)
- 중간뇌(midbrain)
- 뒤뇌(hindbrain) (능뇌)
  1. 다리뇌(pons) (뒤뇌)
     소뇌(cerebellum)
  2. 숨뇌(medulla oblongata) (수뇌)
- 척수(spinal cord)

뇌와 척수는 모두 신경관에서 발달한다. 수정 28일에 신경관의 위쪽(머리쪽) 끝이 3개 부위로 나누어지기 시작한다; 앞뇌, 중간뇌 및 뒤뇌(**그림 15-3** 참고). 그 후 앞뇌는 2개의 대뇌반구, 시상 및 시상하부로 나누어진다. 중간뇌는 상대적으로 작은 변화가 있고, 뒤뇌는 다리뇌, 소뇌, 그리고 숨뇌로 발생한다. 신경관의 아랫부위는 척추로 발달한다.

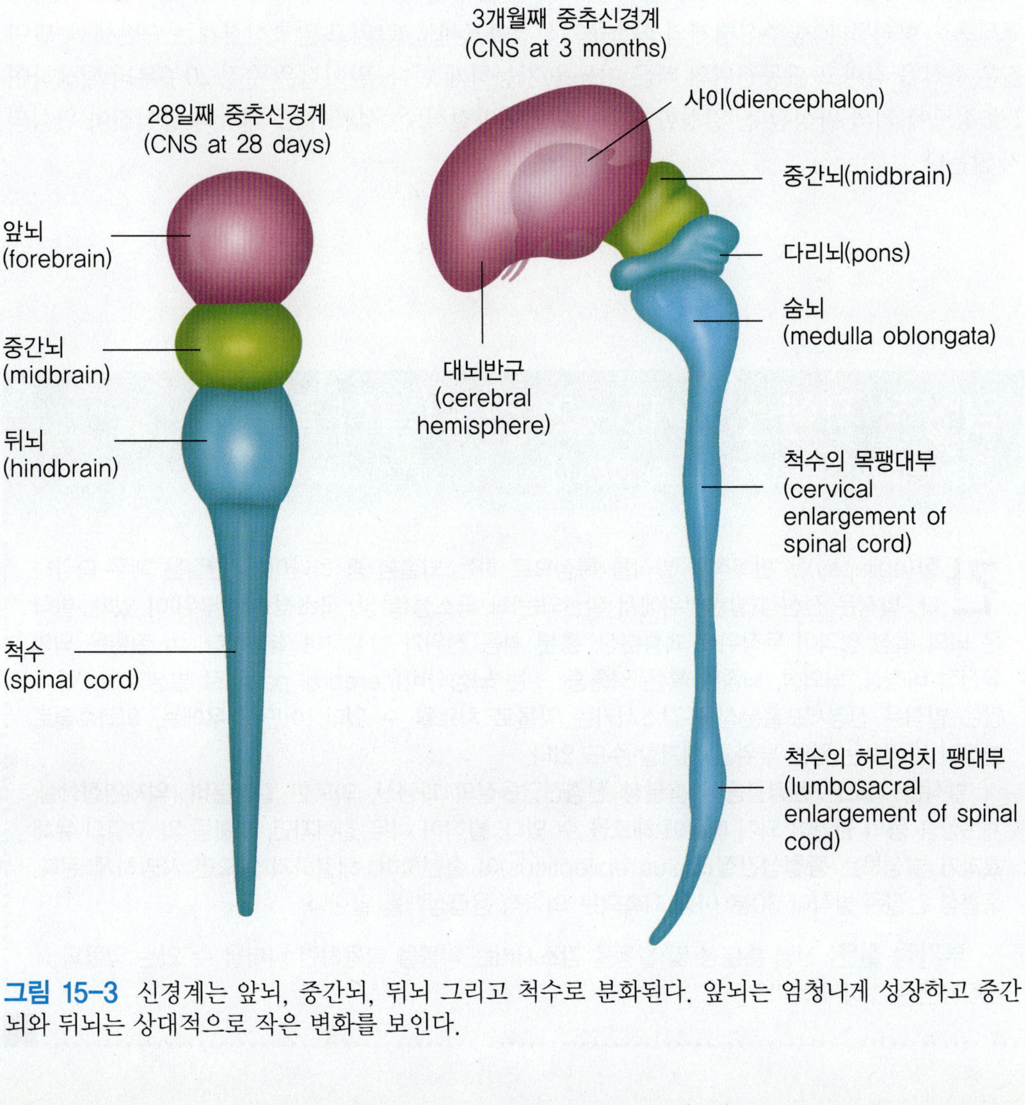

그림 15-3 신경계는 앞뇌, 중간뇌, 뒤뇌 그리고 척수로 분화된다. 앞뇌는 엄청나게 성장하고 중간뇌와 뒤뇌는 상대적으로 작은 변화를 보인다.

신경관이 성장하고 분화하는 동안, 신경능선세포는 전신으로 이동한다. 그들은 자율신경계(교감신경세포와 부교감신경세포), 몸감각신경 및 수용기, 부신의 일부분(부신수질)을 형성한다. 또한 말초신경계의 말이집을 형성하는 **슈반세포**(Schwann cells)도 신경능선에서 발달한다(그림 15-4 참고).

임신 첫 3개월의 끝에서, 신경계의 기본적인 기관화된 구조들은 자신의 위치를 찾아 배치된다. 그런 이후, 신경은 발달하고 신경아교세포의 지지를 받아서 1,000억개의 신경세포와 5조개의 신경아교세포를 형성한다. 출생 이후, 신경아교세포는 분화를 계속하지만 신경계의 주요부분을 차지하는 신경은 분화능력을 상실한다. 단지 해마와 후각상피는 일생 동안 새로운 신경세포의 생성을 지속한다.

또한 세포분화(유사분열)에서, 출생 전에 3가지 주요 세포과정이 있다. 첫 번째 과정은 이동으로 신경이 적절한 위치로 이동하는 것이다. 그들은 중추신경계의 명령에 따라서 화학적 신호에 따라서 촉진되거나 배제된다. 신경세포가 적절한 이동이 실패하면 신경세포체는 전위상태(제 위치가 아닌)로 발달할 수 있고; 비정상적인 활동전위(발작)의 원인이 된다.

신경이 정확한 위치에 도달하면, 그들은 분화해야 한다(특별화). 이것은 세포의 특정한 구조와 기능은 후천적이라는 것을 의미한다. **분화**(differentiation)는 화학적 신호와 신경계의 위치에 의해 조절된다. 예를 들면, 신경관의 등쪽 부위에 위치하는 신경세포는 감각세포가 되고, 배쪽에 위치하는 신경세포는 운동신경이 된다. 적절한 분화의 실패는 **다운증후군**(Down syndrome)과 태아알코올증후군을 포함하는 몇몇 신경계 비정상과 연관이 있다.

출생 전 신경계 발달의 마지막 단계는 축삭의 **말이집화**(myelination)이다. 말이집은 신경아교세포로 형성된다: 중추신경계의 희소돌기신경아교세포, 그리고 말초신경계는 슈반세포. 말이집은 축삭을 감싸고 활동전위의 빠른 이동을 가능하게 한다. 말이집은 수정 20주부터 발생하여 2세 정도에 거의 완성된다. 일정한 영역(예: 앞이마겉질)은 성인이 될 때까지 말이집이 완성되지 않는다.

임상적 지식 상자 15-2: 간질(발작 질환) [Epilepsy(Seizure Disorder)]

간질(epilepsy)은 반복적인 발작을 특징으로 하는 뇌질환 중 하나이다. 간질은 매우 다양하다. 발작은 전신성(발현부위에서 확산되는)과 국소성(특징, 국소적 발현부위)이 있다. 발작은 뇌의 특정 영역이 무작위로 과흥분성, 흥분 활동 전위가 발생하여 출현한다. 이 질환은 뇌의 유전적 비정상, 뇌외상, 뇌종양 혹은 뇌졸중, 또는 **뇌성마비**(cerebral palsy)로 발생할 수 있다. 많은 발작은 신경세포흥분성을 감소시키는 약물로 치료될 수 있다. 어떤 경우에는, 외과수술로 발작이 발생하는 원인 부위를 제거할 수도 있다.

발작은 과도한 신경활동이 흥분성 신경전달물질의 과생산, 과도한 칼슘분비, 억제연접상실, 체온상승 등의 원인이 되기 때문에 해로울 수 있다. 발작이 너무 길어지면, 과활동 및 고열의 유해효과가 발생하는 **중첩성간질**(status epilepticus)이 출현하며, 해결하지 않으면 사망하게 된다. 중첩성 간질은 발작이 30분 이상 지속되는 의학적 응급상태를 말한다.

부가적 질문: 신경 흥분성 및 활동을 감소시키는 약물을 복용하면 나타날 수 있는 약물의 부작용은 무엇이 있는가?

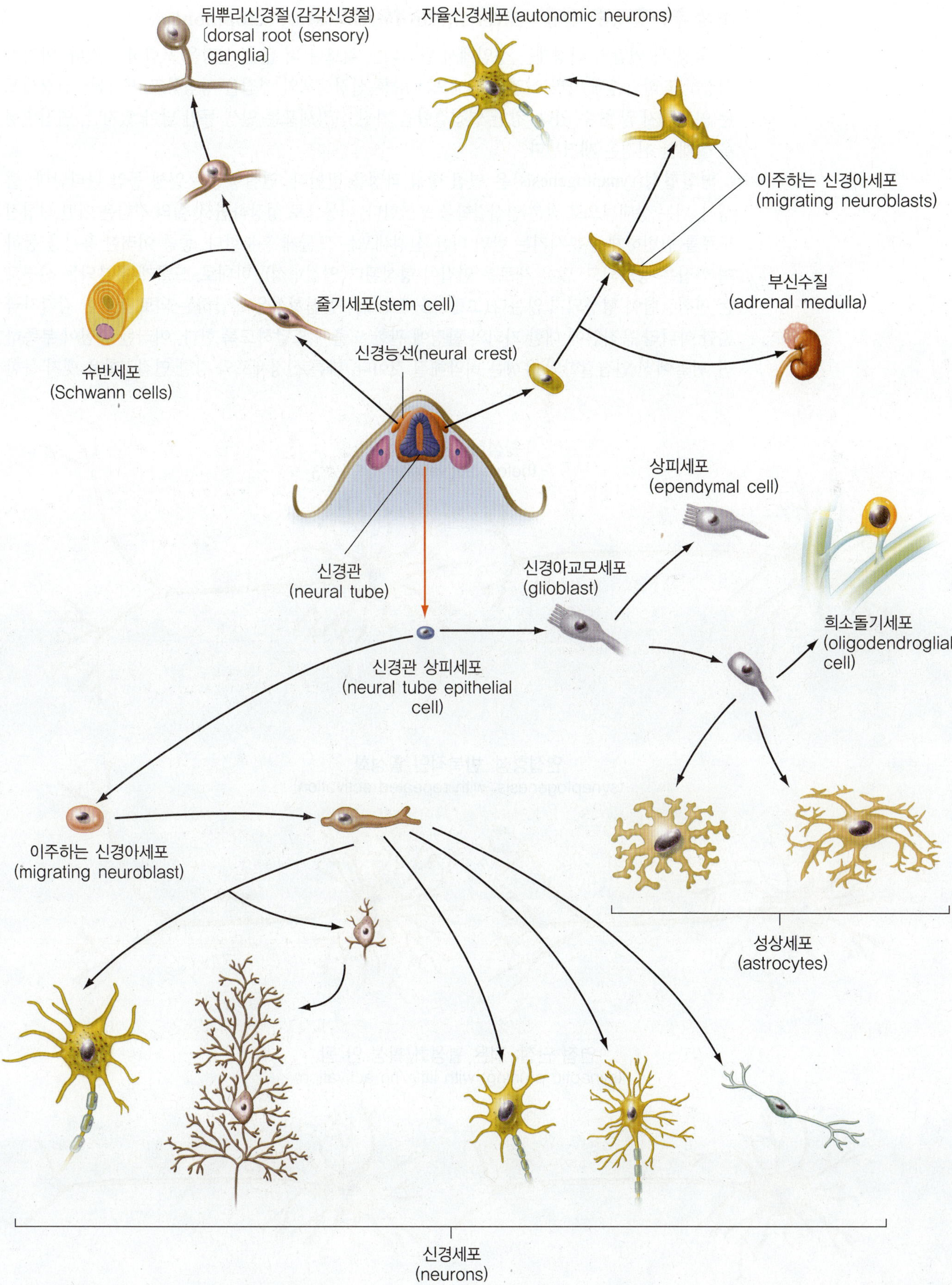

그림 15-4 신경관에서 분화된 세포는 중추신경계 신경세포와 신경아교세포를 구성한다; 신경능선에서 분화된 세포는 자율신경세포, 감각신경세포 그리고 부신수질을 포함한다.

출생 후: 출생후 발달 / After Birth: Postnatal Development

출생 시 인간의 신경계는 성인에서 발견되는 것보다 더 많은 신경을 포함하고 있다. 아기가 성장하고 학습함에 따라 어떤 신경세포는 다른 신경세포와 연접을 형성하고, 또 다른 신경세포는 연접하지 않을 수 있다. 강한 연접결합을 가진 신경세포는 일생 동안 남아 있지만, 연접형성을 실패한 신경은 제거된다.

연접형성(synaptogenesis)은 연접 형성 과정을 말한다. 연접형성은 일생 동안 나타난다. 출생시, 뇌는 상대적으로 적은 연접결합을 포함한다. 아동으로 성장하면서, 삶의 경험은 어떤 신경전도로를 빈번하게 흥분시키는 반면 다른 신경세포는 드물게 흥분한다. 종종 이러한 흥분을 통하여 연접은 강화되고, 많은 새로운 연접이 형성된다(연접형성). 반대로, 드물게 흥분되는 신경로는 연접결합이 형성되지 않는다(그림 15-5 참고). 연접형성은 발달하는 뇌로 적절한 감각자극뿐만 아니라 움직임에 대한 기회와 환경에 관한 노출이 도달하도록 한다. 이러한 경험이 부족하면, 만들어진 연접결합의 유형은 허약해질 것이다. 다른 신경세포와 강한 연접결합을 맺지 못한

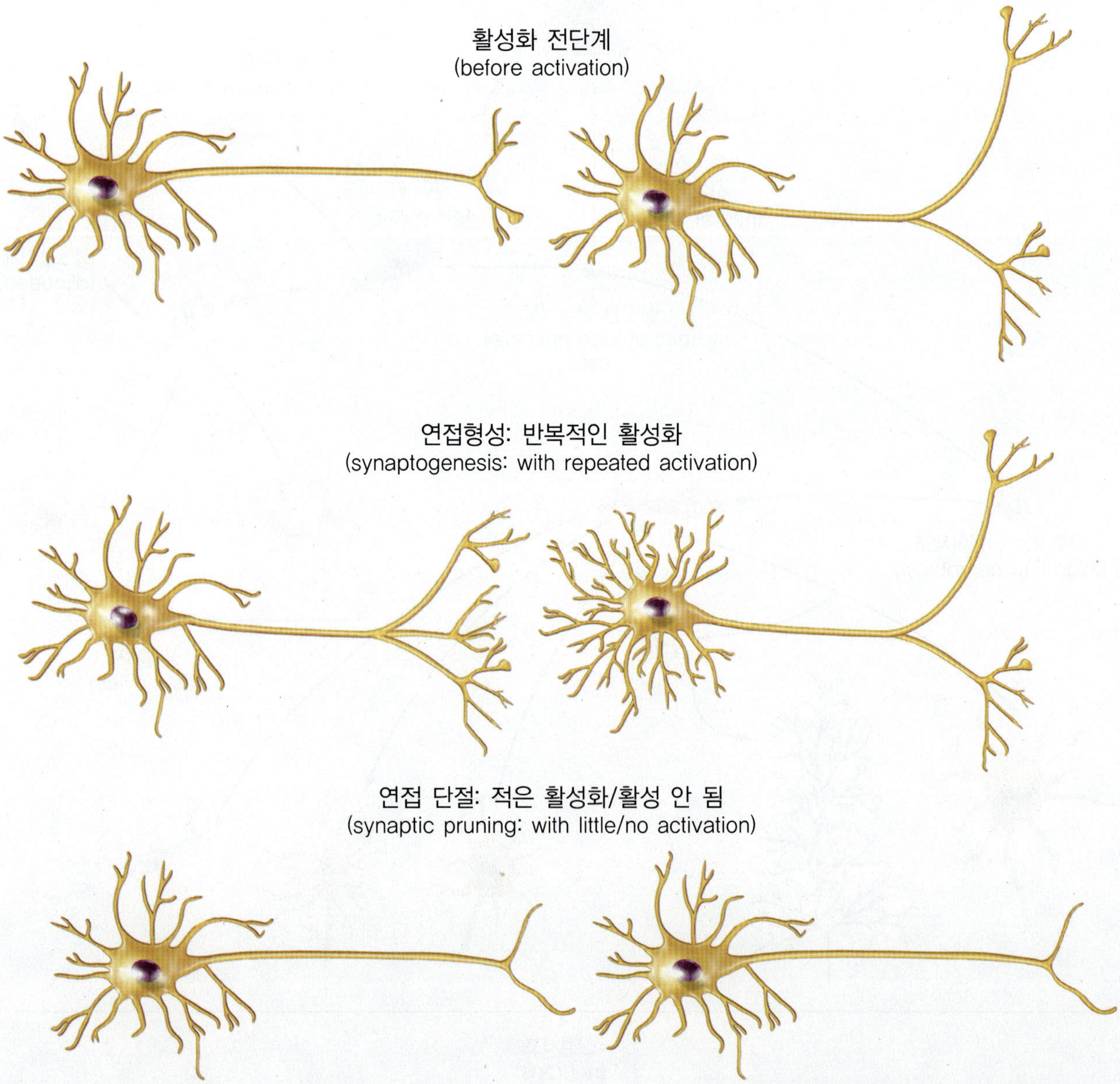

그림 15-5 연접의 빈번한 활성화는 연접형성(새로운 연접의 성장)을 자극하며, 연접 활성화가 적거나 없으면 연접이 단절된다(연접 제거).

신경과학 요점 상자 15-1: 결정적 시기 (Critical Periods)

결정적 시기는 뇌의 시각중추와 언어중추에 관한 설명이다. 예를 들면, 신생 동물의 눈꺼풀은 태어날 때 닫혀 있으면, 시각겉질이 적절히 기관화하지 못한다. 나중에 눈꺼풀이 열려도 동물은 정상적으로 볼 수 없다. 인간에서, 언어학습의 결정적 시기는 연령이 증가하면서 감소한다. 영어를 외국어로 학습한 사람의 강세와 모국어로 사용한 사람의 강세를 비교해보자. 비록 영어를 말하는데는 같은 시간이 걸릴 지라도, 두 사람의 강세는 아주 다른 소리를 낼 것이다.

신경은 배제된다.

중추신경계의 일정한 기능적인 영역에서 수많은 연접이 생성되는 동안 발달 단계는 **결정적 시기(민감기)** (critical periods [sensitive periods])를 형성한다. 충분한 연접을 만들지 못한 신경은 배제되기 때문에, 결정적 시기에 적절한 자극이 부족하면 기능적 신경계로의 발달이 미흡하다. 이것은 후에 개선되기가 매우 어려우며, 해당 부위에서 연접을 형성하는 뇌의 능력은 결정적 시기 이후에 감소할 것이다.

출생에서, 신경계의 몇몇 부위는 신경신호의 빠른 전도를 허락하는 잘-발달된 말이집을 형성한다. 말초신경계에서, 감각신경의 말이집이 잘 발달되면 신생아는 촉각, 통각, 그리고 압각을 느낄 수 있다. 후각과 미각을 위한 뇌신경은 완전한 말이집을 갖지만, 시신경은 그렇지 않다; 신생아는 단지 짧은 거리만을 명확하게 볼 수 있다. 빨기와 삼키기에 필요한 뇌신경을 제외한 운동신경은 출생 시에 말이집이 완성되지 못한다. 따라서 건강한 신생아는 수유에 대한 준비가 잘 되어서 출생한다. 그러나 아기의 출생이 너무 빠르면(미숙아 혹은 "조산아")는 자궁 밖의 생활에 적절한 적응할 준비를 못했고, 수유에 대한 운동기술에 어려움을 가지고 있을 것이다.

출생 후 첫 몇 년 동안, 아기의 뇌는 성장하고 성숙한다. 아기의 뇌는 첫 1년 동안 크기가 2배가 되고, 아기가 소모하는 에너지의 50%를 사용한다. 주요 출생 후 세포과정은 말이집, 연접형성 및 세포자살(계획된 세포사망) 등이다. 대부분의 신경(해마와 후각상피를 제외한)은 출생 이후에 분화하지 않는다.

축삭의 말이집은 수초가 두꺼워진 신경아교세포의 성장으로 발생하며 활동전위의 전달 속도를 증가시킨다. 일차운동 및 감각겉질은 16개월에 말이집이 생성된다. 뇌 부위 중에서 가장 늦게 성숙하는 부위는 앞이마겉질이다; 말이집은 성인이 될 때까지 완성되지 않는다.

신경계의 발달질환은 중추신경계의 비정상적인 성장 및 발달로 기인한다. 또한 출생 과정 혹은 출생 직후 발생하는 장애는 발달장애로 분류된다. 많은 질환이 유전적 원인으로 기인되지만 감염, 미성숙 혹은 뇌의 산소결핍을 포함한 환경적인 원인으로도 발생한다. 어떤 질환은 원인을 알 수 없다.

뇌성마비(cerebral palsy; CP)는 출생전, 출생과정, 혹은 출생 직후에 발생하는 비진행성 운동장애이다. 이 장애는 감염, 뇌의 산소결핍, 뇌실내출혈, 미성아, 그리고 뇌손상을 포함한 다양한 원인으로 발생한다. 뇌성마비는 감각, 언어 혹은 인지 등의 다른 손상을 포함하고 있지만 운동기능부전의 유형에 따라 분류한다.

뇌성마비는 4가지 주요 유형이 있다. 강직성 뇌성마비는 위운동신경세포의 손상을 발생하며 주로 뇌의 한쪽 반구에 겉질척수로의 손상으로 발생한다. 강직성 뇌성마비의 일반적인 유형은 **강직성 편마비**(spastic hemiplegia)(신체의 한쪽에 강직성 마비)이다. **무정위성 뇌성마비** (athetoid cerebral palsy)는 팔다리의 느리고 뒤트는 움직임이 특징으로 바닥핵의 손상으로 발생

임상적 지식 상자15-3: 조산으로 인한 결함 (Deficits Caused by Premature Birth)

임신 마지막 몇 주가 빠른 뇌성장 및 성숙의 결정적 시기이다. 조산으로 태어난 아기는 만삭으로 태어난 아기보다 뇌외상에 더 민감하다. 보통 외상은 뇌로 가는 혈류량이나 산소를 분열시킨다. 가쪽뇌실 근처 뇌조직(뇌실주 변 영역)은 특히 손상 입기 쉽다. 조산의 2가지 일반적인 질환은 백질연화증(periventricular regions; PVL)과 뇌실내출혈(interventricular hemorrhage; IVH)이다(그림 15-6 참고). 백질연화증은 뇌실근처에 있는 백질이 손상되는 것이다.

그것은 혈류량을 감소시키거나 혈액 안에 있는 산소가 감소되는 원인이 된다. 운동손상의 정도는 출혈량에 따라 다양하다. 뇌실내출혈의 심각성은 조산 정도와 관련이 있다. 임신 30주 이전의 출산은 뇌실내출혈의 가장 높은 위험요인이다(Dubowitz, Dubowitz & Mercuri, 1999).

부가적 질문: 조산으로 인해 대뇌겉질이 손상되었다면, 어떤 유형의 기능적 결함(운동 손상보다 다른)을 경험하게 되는가?

한다. **운동실조성 뇌성마비**(ataxic cerebral palsy)는 소뇌손상으로 발생한다; 환자들은 비협응성 움직임이 나타난다. 마지막으로, 어떤 환자들은 혼합형 뇌성마비를 보이는데, 2개 이상의 운동 기능부전이 함께 출현한다. 언어장애, 감각손상, 청각 및 시각 장애, 발작 그리고 인지 기능부전은 운동계 손상과 함께 출현한다. 근육뼈대계 손상도 신경계 결함에서 일반적으로 나타나는 특징이다.

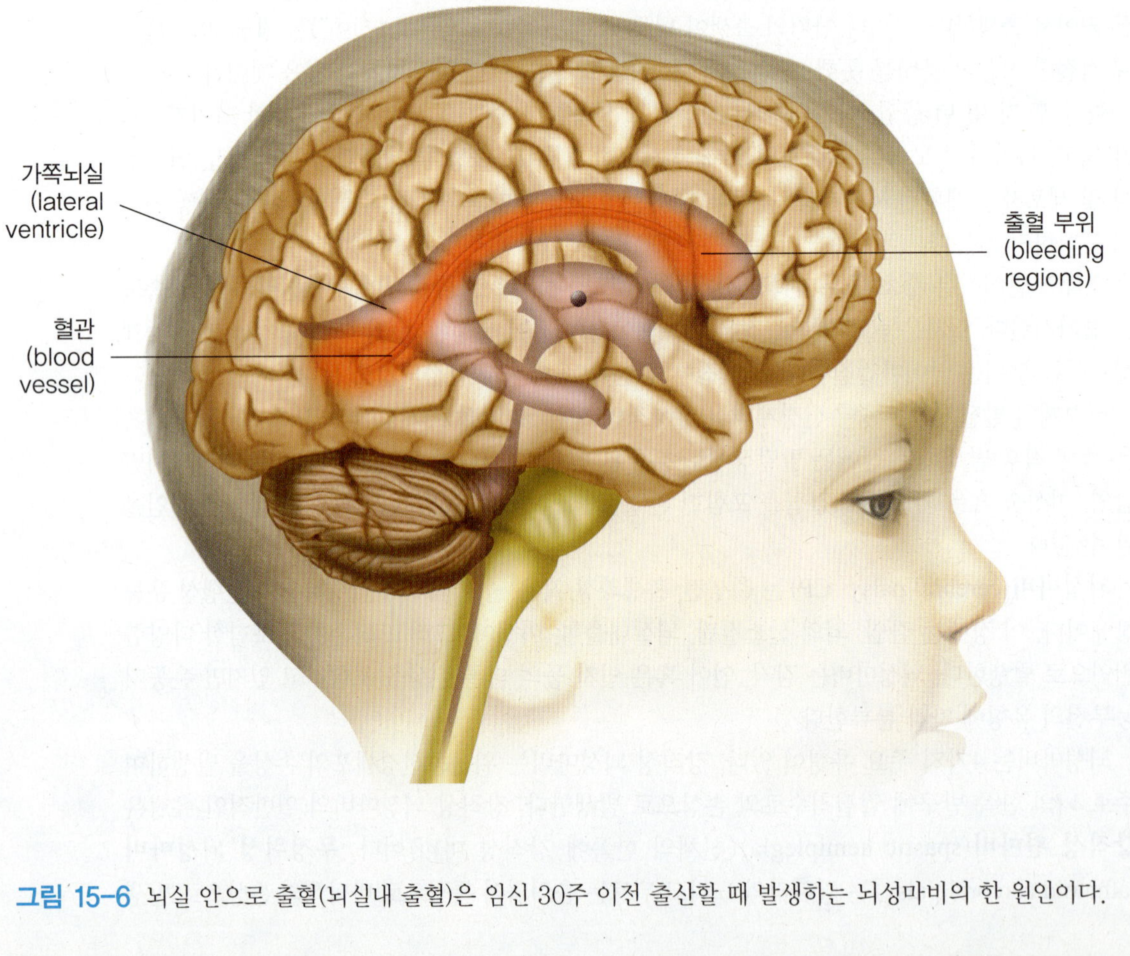

그림 15-6 뇌실 안으로 출혈(뇌실내 출혈)은 임신 30주 이전 출산할 때 발생하는 뇌성마비의 한 원인이다.

임상적 지식 상자 15-4: 아놀드-키아리 이형성증 (Arnold-Chiari Malformation)

아놀드-키아리 이형성증(Arnold-Chiari malformation)은 뒤뇌가 이형성되어 발생한다(그림 15-7 참고). 유형 I 이형성증에서, 다리뇌와 숨뇌는 작고 비정상적으로 생겼다; 아래 숨뇌와 소뇌의 고리부분은 큰구멍을 통하여 척추공간으로 돌출되었다. 증상으로는 심한 두통, 소뇌 압박으로 인한 실조증, 그리고 얼굴과 혀의 근육 약화 등이 있다. 어지럼증과 청각상실은 다리뇌와 숨뇌에서 뇌신경이 압박된 결과이다. 유형 II 아놀드-키아리 이형성증은 유형 I과 비슷하며 뇌척수액이 봉쇄된 물뇌증이 추가된다(아래 참고). 유형 II 이형성증은 빈번히 척추이분증을 동반한다.

부가적 질문: 혀의 근육 약화는 어떤 뇌신경이 손상된 것인가? 청각상실과 어지럼증은 어떤 뇌신경이 손상된 것인가?

뇌성마비로 인한 운동 및 감각손상은 다양하다. 뇌성마비를 치료하는 대부분의 임상인은 아동에서 출현하는 손상의 개수와 정도를 감소시킴으로써 기능적 능력을 개선하려고 시도한다. 예를 들면, 강직성 뇌성마비 아동은 보행에 방해가 될 수 있는 매우 단단한 발바닥굽힘근과 엉덩관절 모음근을 가지고 있을 수 있다. 임상인은 잠재적인 기능을 감소시킬 수 있는 이 손상을 예방하기 위하여 신장, 구축 예방, 그리고 체중부하활동 등을 중점을 둘 것이다.

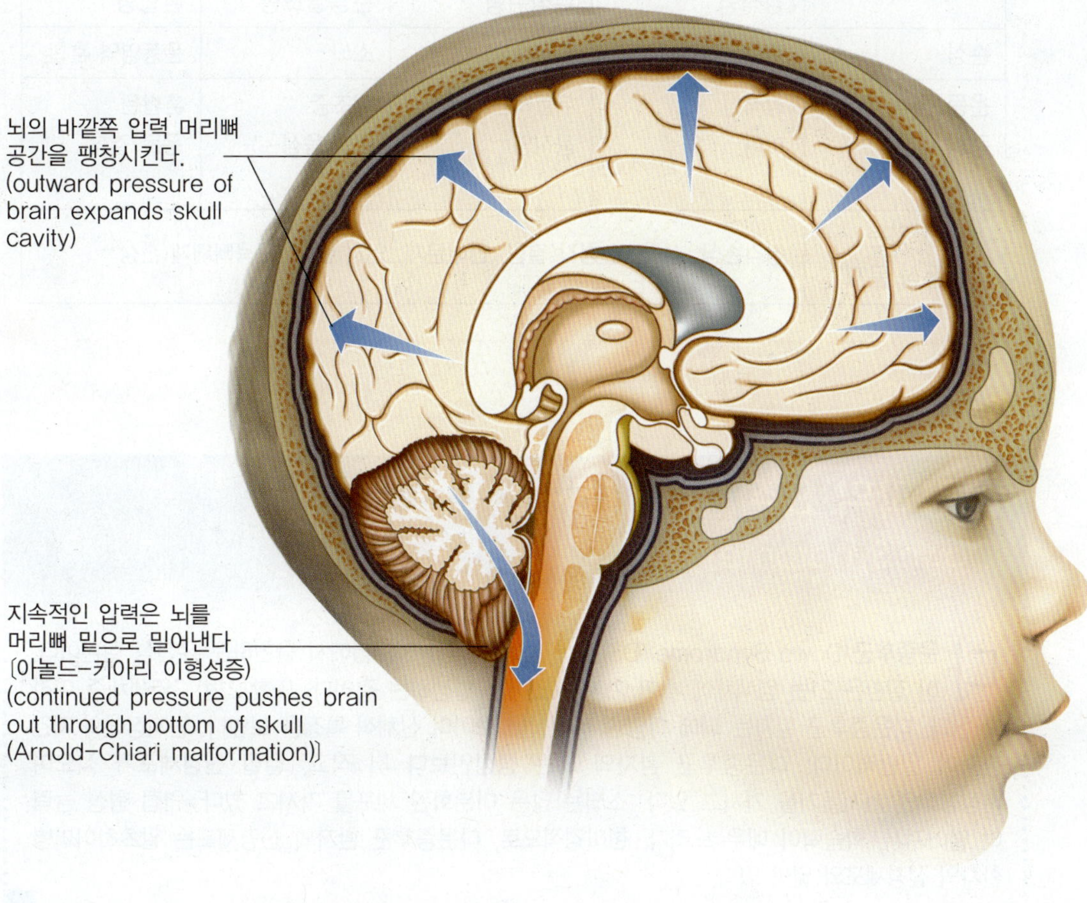

그림 15-7 아놀드-키아리 이형성증에서, 뇌줄기와 소뇌는 척추공간으로 돌출되고 뇌실은 팽창되어서 물뇌증이 발생할 수 있다.

임상적 지식 상자 15-5: 물뇌증(Hydrocephalus)

물뇌증(hydrocephalus)은 뇌실과 거미막밑공간으로 뇌척수액의 흐름이 봉쇄되어 발생한다(그림 15-8 참고). 척추이분증과 아놀드-키아리 이형성증을 함께 동반하거나 머리손상 뇌종양, 뇌의 반흔조직 등이 원인으로 발생하기도 한다. 뇌척수액 배수가 막혔기 때문에, 뇌실은 부풀기 시작한다. 유아기에는 머리뼈가 융합되어 있지 않아서, 뇌실의 팽창이 대뇌겉질과 머리뼈의 확장을 야기하고 결과적으로 대뇌겉질과 머리뼈 사이는 종이장처럼 얇은 거대한 머리를 형성한다. 어른에서는, 뇌손상과 뇌종양으로 뇌척수액 흐름이 막히는데 이것은 뇌척수압을 증가시켜서 뇌가 머리뼈를 압박하게 하며, **저산소증**(hypoxia) (신경세포에 산소 부족)과 뇌손상을 야기한다. 조기 진단을 받으면, 의사는 과도한 뇌척수액을 배출할 수 있는 한 방향 판을 가진 문합을 삽입하여서 뇌의 손상을 막는다.

부가적 질문: 뇌척수액 흐름이 중뇌수도에서 막혔다면, 어떤 뇌실이 팽창될 것인가?

개념 복습 15-2: 뇌성마비 유형 (Types of Cerebral Palsy)

	강직형	무정위형	운동실조형	혼합형
손상	위운동신경세포	바닥핵	소뇌	운동영역 혼합
운동 징후 및 증상	강직성 마비	뒤틀리는 움직임	실조증 (비협응성 움직임)	혼합된 운동 결함
가능성 있는 비운동성 문제	감각손상, 시각 및 청각 결함, 언어문제, 인지 손상, 근육뼈대계 손상			

신경과학 요점 상자 15-2: 다운증후군 (Down Syndrome)

다운증후군(Down Syndrome: DS)은 신생아의 약 1/800명에서 출현하는 유전성 질환이다. 이 질환은 21번 염색체에 추가 가지가 있어서 발생하는 것이다; 또한 21번 3염색체증 이라고 한다. 다운증후군 환자는 뇌에 다양한 비정상을 보이며 신체적 특징을 보인다. 인지장애와 저긴장증이 일반적이다. 다운증후군 환자의 뇌는 정상인보다 더 작고, 겉질 신경세포가 적으며 비정상적인 가지돌기를 가지고 있다. 소뇌는 많은 미분화된 세포를 가지고 있다. 연접 형성 능력이 떨어져서, 학습력이 매우 느리다. 현미경적으로, 다운증후군 환자의 신경세포는 알츠하이머병 환자의 신경세포와 닮아 있다.

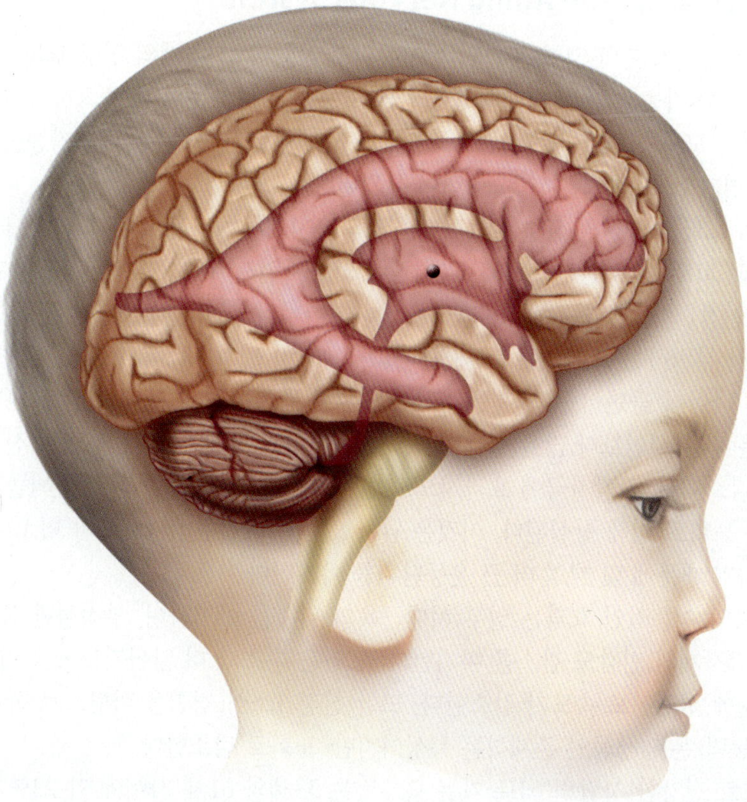

그림 15-8 뇌척수액 배출이 막히면, 뇌실이 팽창된다; 아기에서는 이것이 뇌를 팽창시킨다. 이것을 물뇌증(hydrocephalus)이라고 한다.

임상적 지식 상자 15-6: 자폐증 (만연한 발달장애) (Autism [Pervasive Developmental Disorder])

자폐증(autism)은 사회통합 및 의사소통이 손상된 신경발달성 유전 질환 중 하나이다. 자폐증 환자는 정형화되고 반복적인 행동유형을 보이며, 인지손상을 보이는 환자도 있다. 일부 자폐 환자의 대뇌겉질은 정상인보다 더 많은 신경세포를 갖고 있지만 소뇌는 더 적다. 또한 자폐증 환자의 뇌는 정상인보다 적은 세로토닌을 생산하고, 세로토닌 재흡수억제제(serotonin reuptake inhibitors: SSRIs)를 사용한 치료가 사회기능을 개선하는 것으로 보인다. 종종 이 질환은 "스팩트럼장애(spectrum disorder)"라고 설명되는데 심각한 손상을 가진 환자도 매우 지적이고 높은 기능을 모두 수행하기 때문이다.

부가적 질문: 소뇌가 비정상적인 자폐증 환자는 어떤 움직임 기능부전이 나타날 것으로 생각되는가?

신경계의 노화 / The Aging Nervous System

건강한 뇌에 대한 노화의 영향은 완전히 이해되지 않았다. 신경계의 정상 노화과정과 신경계 질환의 발달 및 뇌 기능의 다른 체계적인 질환의 영향을 구분하는 것은 중요하다. 예를 들면, 당뇨와 심장질환은 모두 신경계를 위협한다. 건강한 사람은 일생동안 훌륭한 뇌기능을 가지고 있을 수 있으며, 신경가소성을 통하여 학습능력이 유지된다.

건강한 뇌의 노화는 약간의 신경손상(전체 신경의 약 10% 이하)을 보인다. 그러나 노화로 인해 뇌는 위축되고(30세 이후 년간 0.8%), 말이집이 얇아지면서 무게가 약간 감소한다. 더 노화된 뇌는 약간의 연접, 연접후 수용체 및 가지돌기뿐만 아니라 신경전달물질도 감소한다. 예를 들면, 흑색질에서 분비하는 도파민은 20세보다 60세 때 50% 정도가 감소한다. 말초신경계에서, 감각수용기는 나이가 들면서 점점 활동전위의 역치가 증가하기 때문에 민감도가 떨어진다. 노인의 세포막은 젊은 성인보다 많은 콜레스테롤을 포함하고 있기 때문에, 노화된 신경은 더 단단하고 체액이 감소되며, 감각자극에 효과적으로 반응하지 못한다. 또한 척수와 뇌줄기의 일부 아래신경세포는 노화로 인해 상실된다. 이것은 남아 있는 아래운동신경세포가 더 많은 뼈대 근육 섬유를 지배하기 때문에 몇 개의 더 큰 운동단위를 야기한다.

이러한 변화의 기능적인 효과는 일부 뼈대근육의 위축을 야기하며, 부적절한 움직임 조절뿐만 아니라 몸감각계의 민감도 감소를 야기한다. 노인은 수초가 더 얇아지고 연접기능의 효과가 떨어지기 때문에 신경전도 속도가 감소한다. 또한 신경가소성(경험을 바탕으로 한 새로운 연접을 형성하는 능력)은 일생동안 존재하는 특성이지만, 노화로 감소한다.

신경학적으로 건강한 사람의 뇌로 가는 혈류량은 33세와 61세 사이에 약 23%가 감소한다. 뇌는 혈액에 의해 운반되는 산소의 많은 부분을 뽑아내서 이 질환을 보상한다. 혈류량 감소를 책임지는 요소는 불명확하지만, 뇌동맥 직경의 증가와 감소를 조절하는 작은 신경이 책임이 있는 것 같다. 이런 작은 신경세포의 수는 정상적인 노화로 감소한다.

환자 시나리오 (Patient Scenarios)

환자사례 15-1 (Brittany)

브리타니는 7세의 여아로, 뇌성마비로 신체의 왼쪽이 손상을 입었다. 그녀의 어머니가 임신 동안 감염에 걸려서, 조기에 출생하였다. 브리타니는 왼쪽 팔다리에 강직과 미비가 있으며 시력저하와 경한 인지 결함이 있다.

질문

a) 조기 출생이 왜 뇌에 영향을 주며 뇌성마비의 원인이 되는가?
b) 브리타니의 신체 왼쪽에 마비가 발생한 것으로 보아, 그녀의 어느 쪽 뇌가 손상된 것으로 판단되는가?
c) 브리타니는 어떤 뇌성마비 유형인가?

환자사례 15-2 (Jack)

잭은 21세의 남자로 척추이분증을 가지고 태어났다. 그는 양다리에 이완성 마비가 있으며 방광 및 대장기능을 조절하는 능력이 부족하다. 또한 그는 T10 피절 아래의 감각이 결핍되어 있다. 잭은 출생 시에 경한 물뇌증을 진단 받았지만, 머리뼈 확장술을 받지 않고 삽입형 문합이 성공적이었다. 잭은 경영학을 전공하는 대학생이며, 졸업 후에 금융업에 종사하기를 희망한다.

질문

a) 잭의 신경관은 어떤 척수 수준에서 융합이 실패하였는가?
b) 잭의 방광과 대장 기능은 왜 손상되었는가?
c) 잭의 문합은 어디에 삽입하였을 것으로 생각되는가? 삽입형 문합의 목적은 무엇인가?

복습문제 (Review Questions)

1. 신경관의 형성을 설명하시오. 신경관에서 분화하는 4가지 주요 구획은 무엇인가? 완전히 발달된 뇌의 각각 구획을 형성하는 구조는 무엇인가? 신경능선으로부터 형성되는 구조는 무엇인가?
2. 신경형성 동안에 발생하는 주요 세포과정을 설명하시오. 신경계 발달과정에서 말이집이 형성되는 시기는 언제인가? 말이집이 완성되는 시기는 언제인가? 말이집을 형성하는 목적은 무엇인가?
3. 출생 시 신경계를 설명하시오. 신경계에 적절한 자극은 무슨 영향을 주는가? 학습으로 인하여 발생하는 뇌의 구조적 변화는 무엇인가?
4. 다음의 발달장애와 연관된 징후/증상의 알려진 원인을 설명하시오:
    - 아놀드–키아리 이형성증
    - 자폐증 (전반적 발달장애)
    - 뇌성마비
    - 다운증후군
    - 간질
    - 물뇌증
    - 척추이분증
5. 건강한 개인의 정상 노화과정을 설명하시오. 노화와 관련된 신경계의 변화는 무슨 기능적 효과를 가지고 있는가?

참고문헌 (References)

1. Dubowitz, L. M., Dubowitz, V., & Mercuri, E. (1999). *The neurological assessment of the preterm and full-term newborn infant.* London: Cambridge University Press.
2. Ozonoff, S., Rogers, S. J., & Pennington, B. F. (2006). Asperger's syndrome: Evidence of an empirical distinction from high-functioning autism. *J. of Child Psychology and Psychiatry, 32*(7): 1107–1122.

제 16 장

뇌손상과 신경가소성

Brain Injury and Neuroplasticity

학습목표(CHAPTER OBJECTIVIES)

이 장을 학습한 후, 독자는 다음을 할 수 있다:

1. 외상, 허혈, 감염과 출혈을 포함한 중추신경계 손상의 기전을 토론하고, 신경세포 기능에 미치는 영향을 설명할 수 있다.
2. 신경 가소성의 기반이 되는 주요 기전을 설명할 수 있다.
3. 운동과 정신적 자극이 신경 가소성과 기능적 회복에 어떻게 영향을 주는지 설명할 수 있다.

핵심 용어 (KEY TERMS)

- 산소결핍증(anoxia)
- 반충 손상 (contre-coup injury)
- 충격 손상(coup injury)
- 다발성 축삭 손상 (diffuse axonal injury)
- 뇌병증(encephalopathy)
- 저산소증(hypoxia)
- 신경발생(neurogenesis)
- 신경가소성(neuroplasticity)
- 외상성 뇌손상 (traumatic brain injury; TBI)

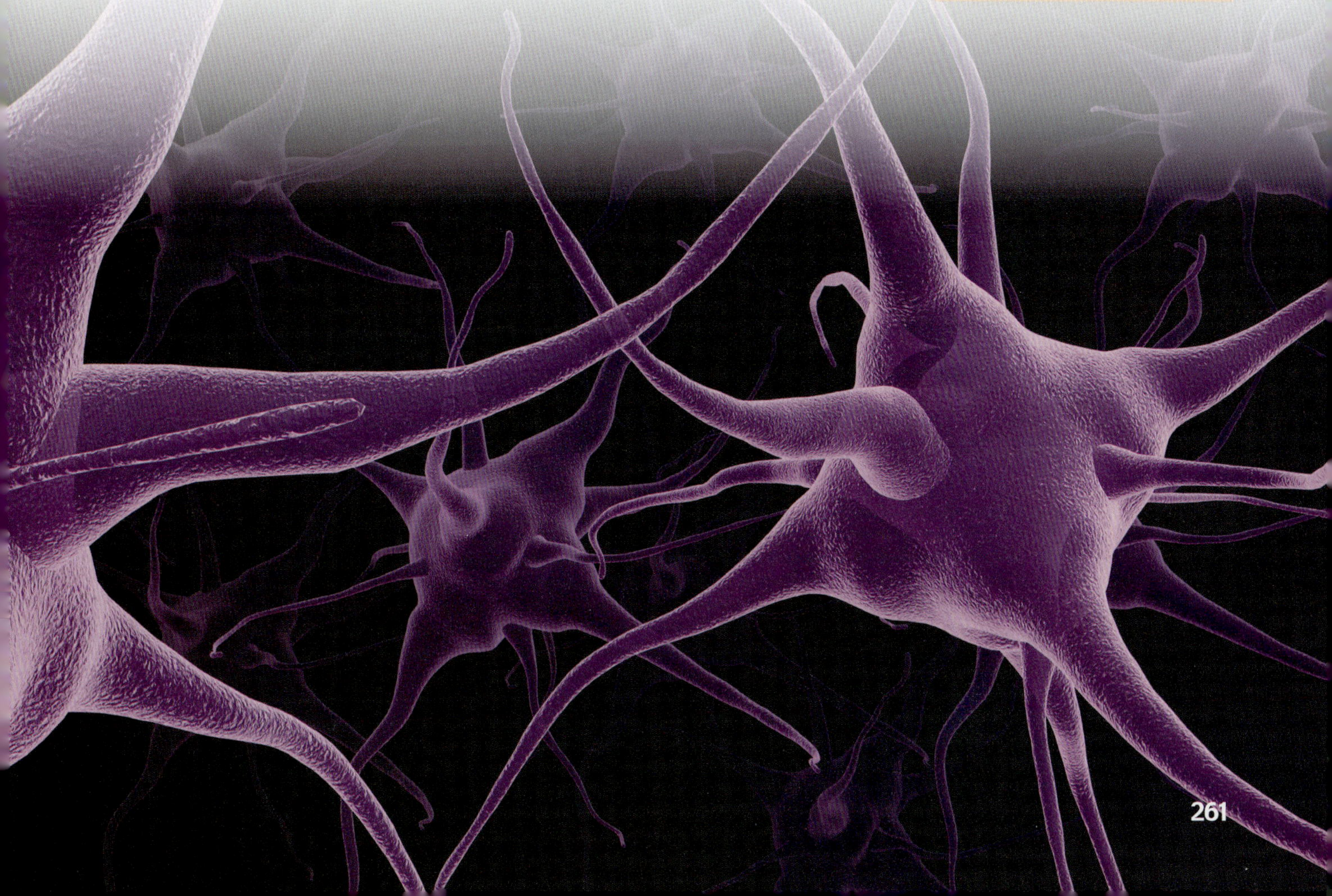

필수 정보(Essential Facts)

- 신경계통 손상은 외상, 질병 또는 산소결핍증의 원인으로 발생되며, 신경세포를 죽게 하는 결과를 가져온다.
- 중추신경계에 있는 신경세포는 재생되지 않지만, 말초신경계의 신경세포는 재생될 수 있다.
- 뇌손상 후에 회복은 연접재생(synaptogenesis), 축삭재생(axon sprouting), 기능적 재조직화와 신경재생과 같은 몇 가지 방법에 의해 발생된다.
- 기능적 회복은 물리적 활동에 의해 강화된다.

중추신경계는 질병, 외상 또는 뇌졸중과 같은 혈관성 문제에 의해 손상받을 수 있다. 파킨슨 질환 또는 알츠하이머 질환 같은 질병은 세포에 직접적으로 해를 미치며, 반면에 외상, 뇌졸중, 뇌 또는 척수의 혈류 부족은 부종과 염증을 만들어 내어 신경계를 압박을 주고, 신경세포의 손상을 주며, 혈액과 산소 공급에 영향을 주게 된다. 이번 장에서는 뇌손상의 기전에 초점을 두고 설명하였으며, 손상에 대한 뇌의 반응과 회복과 치유 과정에 초점을 두고 설명하였다.

뇌손상 / Brain Injury

외상성 뇌손상(traumatic brain injury; TBI)은 뇌에 역학적 외상을 주는 것으로 머리가 어떠한 물체(예: 자동차 사고 중)에 강하게 충격을 받거나 물체가 직접적으로 머리에 부딪혀서 발생하는 것으로 설명할 수 있다. 뇌손상은 직접적인 충격 없이 머리뼈 안에서 강한 힘으로 흔들릴 경우도 발생할 수 있다; 이러한 경우는 폭탄이 폭발하였을 경우 강한 충격파로 인하여 발생할 수 있다. 만약 머리가 어떤 단단한 물체와 만나게 되면, 뇌는 충격을 받게 되는데; 이를 **충격 손상**(coupe injury)이라고 한다(그림 16-1 참고). 처음의 충격이 몹시 크게 되면, 뇌는 머리뼈의 반대쪽으로 튕겨가게 되며; 이러한 경우를 **반충 손상**(contre-coup injury)이라고 한다. 많은 사례에서 반충 손상이 충격 병변보다 심하게 손상받게 된다. 두 경우 모두 국소적 병변을 가지게 되며, 뇌조직[신경세포, 신경교세포(glial cell)와 혈관]의 특정 부위가 충격의 힘에 의해 손상 받는다.

국소적 병변은 뇌의 특정 부위에 초점을 두고 발생하며, 증상은 예측 가능하게 된다. 예를 들어 단단한 물체가 이마에 부딪히게 된다면(예: 자동차 운전대), 뇌의 앞쪽이 충격 손상(이마앞 겉질에 영향)이 발생하고, 뇌의 뒤쪽(일차시각겉질의 영향)이 반충 손상이 발생한다. 이러한 것을 알고 있다면, 사고 후에 이 환자는 이마앞엽증후군과 겉질성 시각소실(cortical blindness) 또는 다른 시각적 기능장애를 가지게 될 것이다.

또 다른 뇌손상의 종류는 머리뼈 안에서 뇌가 꼬임(twisting)으로 인해 회전성 힘의 발생으로 손상을 받게 된다. 이러한 손상의 경우, 머리뼈 바닥에 위치한 뼈 구조물의 특성으로 뇌의 끌림이 발생하여 뇌의 연부조직이 많이 손상받게 된다(그림 16-2 참고). 이러한 경우 CNS 축삭의 방대한 전단력이 발생하며, 이를 **다발성 축삭 손상**(diffuse axonal injury)이라고 한다. 충격/반충 손상과 다발성 축삭 손상 모두가 아기 증후군의 흔들림(shaken baby syndrome)과 같은데

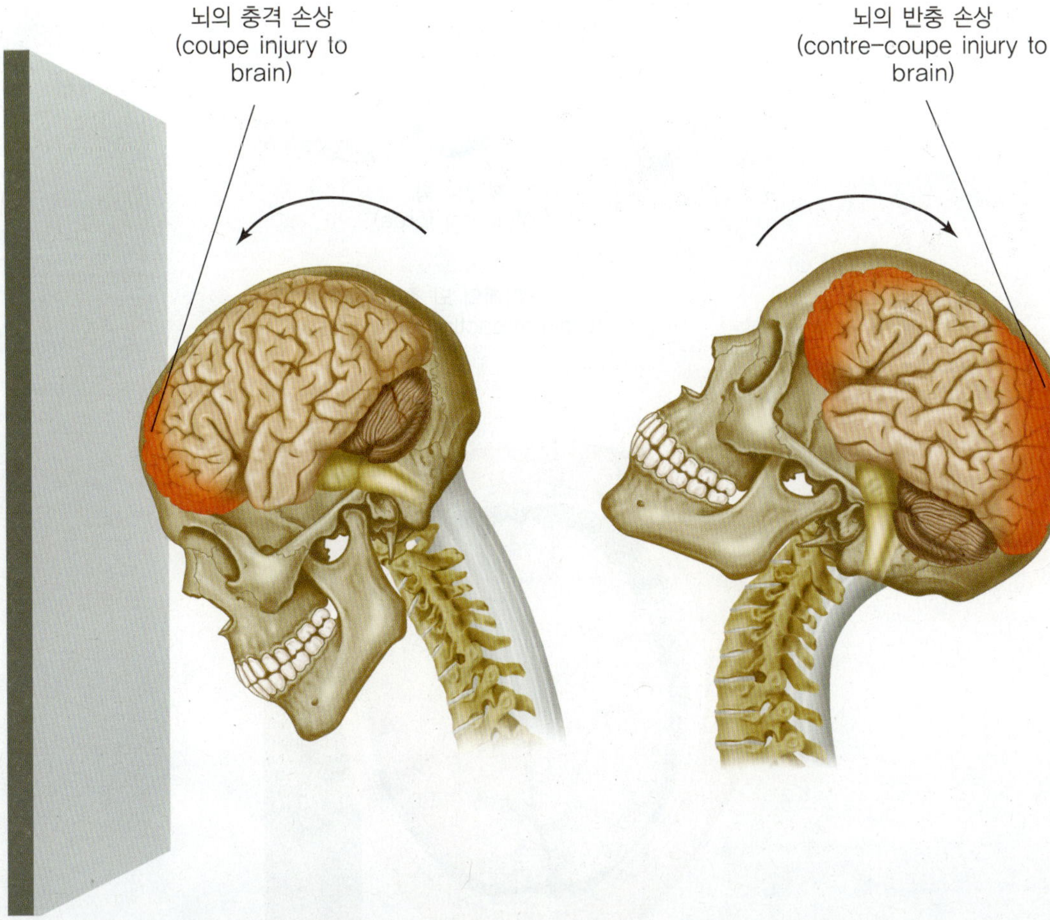

그림 16-1 뇌의 특정한 부위에 손상을 주는 국소적 병변. 충격/반충 손상에서 머리뼈 안에서 뇌가 손상된 쪽과 반대쪽에 영향을 받는다.

서 볼 수 있다. 어린 아이들이 큰 힘에 의해서 흔들릴 경우, 뇌는 머리뼈 안에서 앞과 뒤로 진동을 갖게 된다. 이러한 손상의 종류는 다발성 국소 병변의 원인이 되며, 다양한 축삭의 전단력을 발생하게 할 뿐만 아니라, 다양한 범위의 손상을 만들어 내어 어떠한 특정 영역의 국소적 병변을 만들어 낸다.

신경세포는 뇌의 혈액과 산소의 부족한 현상이 발생할 경우도 손상을 받게 된다. 물에 지속적으로 침수(익사 직전), 심장이 장기간 동안 혈액의 방출을 멈추는 심장 마비, 그리고 뇌에 보내어지는 혈류와 관련된 작은 외과적 사고와 같은 경우가 포함될 수 있다. 이러한 경우는 **저산소증**(hypoxia)(산소의 감소) 또는 **산소결핍증**(anoxia)(산소 부족)을 만들어 낸다. 신경세포는 매우 높은 대사율을 가지고 있다; 이들은 산소 없이 약 3분도 살 수가 없다. 이후에 ATP 합성을 할 수가 없으며 죽게 된다. 이러한 경우는 특히 대뇌 겉질에 있는 신경세포에서 볼 수 있다. 뇌에 전달하는 혈류의 지속적 부족은 광범위한 신경세포의 소실과 뇌의 손상을 가져오게 된다.

신경세포가 손상받게 되면, 이들은 생리학적 · 생화학적 반응을 연속적으로 하게 된다. 신경세포의 산소 공급이 없게 되면, 죽을 만큼의 나쁜 손상을 받거나 죽게 되며, 부종 반응이 나타나게 된다. 신경세포 세포체가 파열되면, 세포의 내용물이 세포와 세포 사이 공간을 채우게 된다. 효소, 칼슘이온, 그리고 신경전달물질이 죽은 세포로부터 분비되고, 주위에 있는 신경세포와 신경교세포의 손상을 만들어 낸다. 그러므로, 세포 죽음은 먹이 사슬과 같은 반응으로 발생되며, 손상은 처음 손상 부위를 넘어 번지게 된다(그림 16-3 참고).

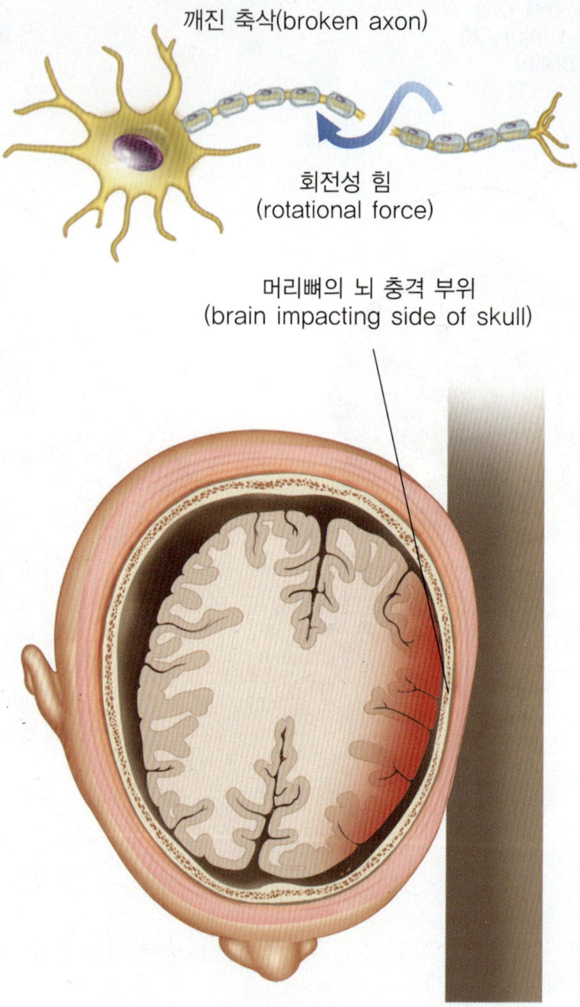

그림 16-2 회전성 힘이 머리에 영향을 줄 때, 뇌는 머리뼈 안에서 회전이 발생하고, 축삭의 말이집이 꼬임과 전단력의 발생으로 찢어진다. 이러한 손상의 종류가 넓게 퍼지며 이를 다발성 축삭 손상이라고 한다.

동시에 모세혈관과 다른 작은 혈관(소동맥과 소정맥)이 손상을 받으며, 손상된 영역으로 혈액이 모이게 된다. 혈액의 소실은 주위의 조직의 혈액에서 가져오게 되며, 인접한 신경세포를 압박할 정도로 모이게 된다. 이는 세포를 죽게 하는 영역을 증가시킨다. 또한 모여진 혈액은 면역 계통 세포로 모이게 되며, 화학물질은 분비하게 하여 부종을 만들어 낸다. 머리뼈 안의 공간은 작은 공간이기 때문에 부종은 뇌조직을 더 압박하게 한다. 머리뼈 또는 척주 안에서의 감염이 있어도 비슷한 반응이 발생한다(박테리아 수막염). 부종과 염증은 감염에 의해 발생되며, 세포를 죽게 할 수 있으며, **뇌병증**(encephalopathy)을 만들어 낸다. 이러한 모든 요소들이 초기 경색을 넘어 손상된 영역의 부위와 정도를 증가시킨다.

일부 손상에서 축삭은 손상되고(축삭 전단력이 발생한 경우) 세포체는 초기에 살아 있는 경우가 있다. 중추신경계에서 축삭 손상은 축삭의 먼쪽 분절이 부종이 발생하고 죽게 된다. 며칠 안에, 축삭의 몸쪽 분절이 죽게 되며 미세교세포(microglial cell)가 제거된다(그림 16-4 참고). 이 다음에 세포체는 다른 축삭으로 자라게 되며, 원뿔모양으로 자라거나 작게 퍼지게 된다. 하지만, 자란 원뿔모양은 더 이상 길어지지 않으며, 전체적인 중추신경계 세포는 죽게 된다. 이러한 것은 말초신경계와 다르며, 말초신경계에서는 자라난 원뿔은 새로운 축삭의 형태로 길어지게 된다. 이러한 것은 말초신경계가 특정한 성장 인자를 가지고 재생을 도와주는 것으로 보이며,

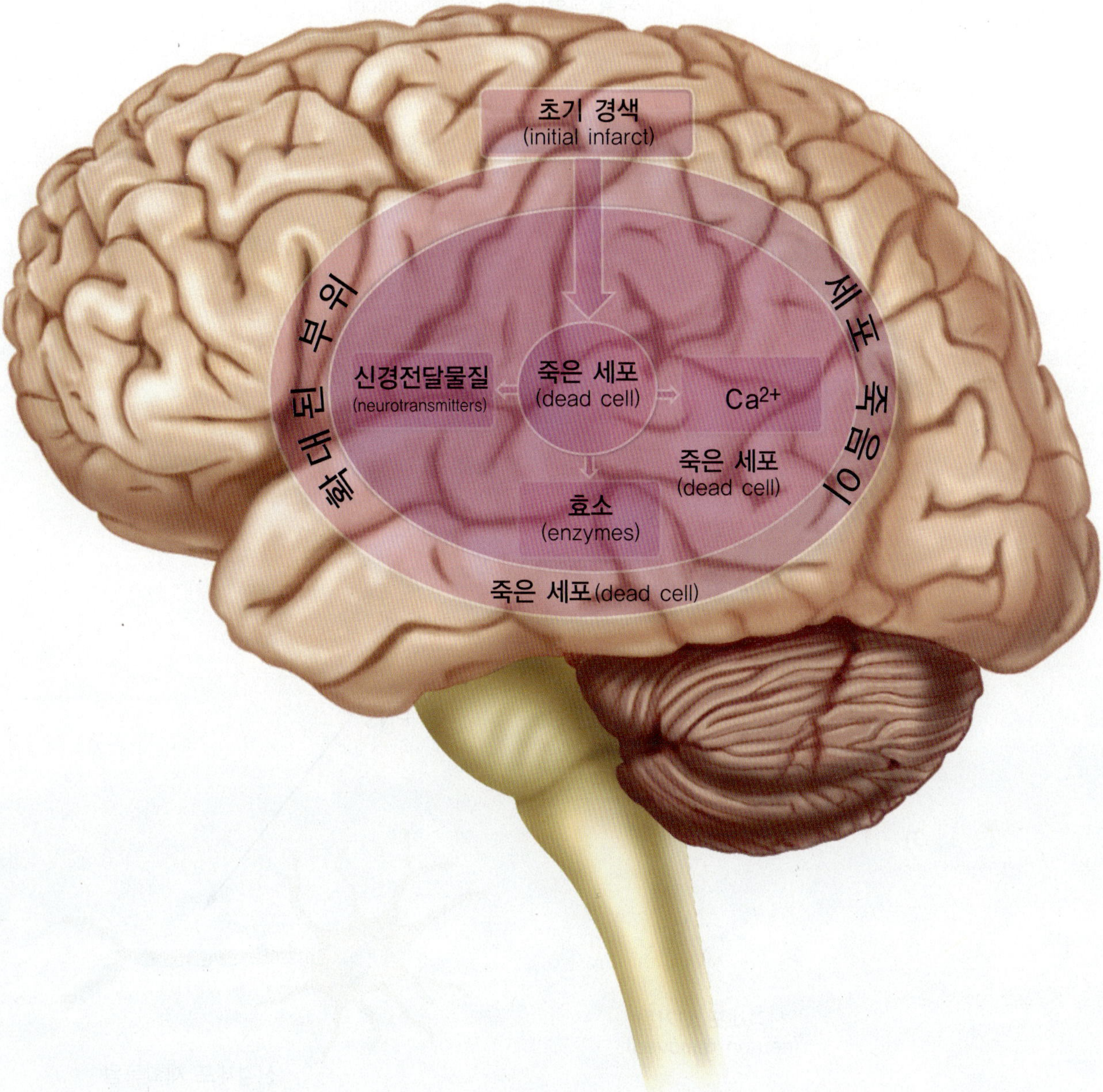

그림 16-3 뇌손상 후에 죽은 신경세포는 화학물질을 분비하여 인접 신경세포에 손상을 주고, 초기 경색 부위를 크게 만든다.

중추신경계가 가지고 있는 인자는 축삭의 성장을 방해하는 것으로 보인다(Liu, Fournier, GrandPre, & Strittmatter, 2002).

심한 뇌손상은 많은 문제점의 원인이 된다. 일반적으로 뇌손상은 무의식의 결과를 가져온다. 신경학자들은 뇌손상의 원인으로 의식을 세 단계로 설명한다:

1. 혼수상태(coma): 눈을 감고 있으며, 환자는 어떠한 것도 인식하지 못한다; 이 단계가 4주까지 지속된다.
2. 식물인간 상태(vegetative state): 눈은 뜨고 있으며, 환자는 수면 주기가 있지만 환경에 대해 인식하지 못한다.
3. 약간의 의식 상태(minimally conscious state): 환자는 환경에 대해 약간은 인식하고, 간단한 질문 또는 명령에 반응할 수 있다.

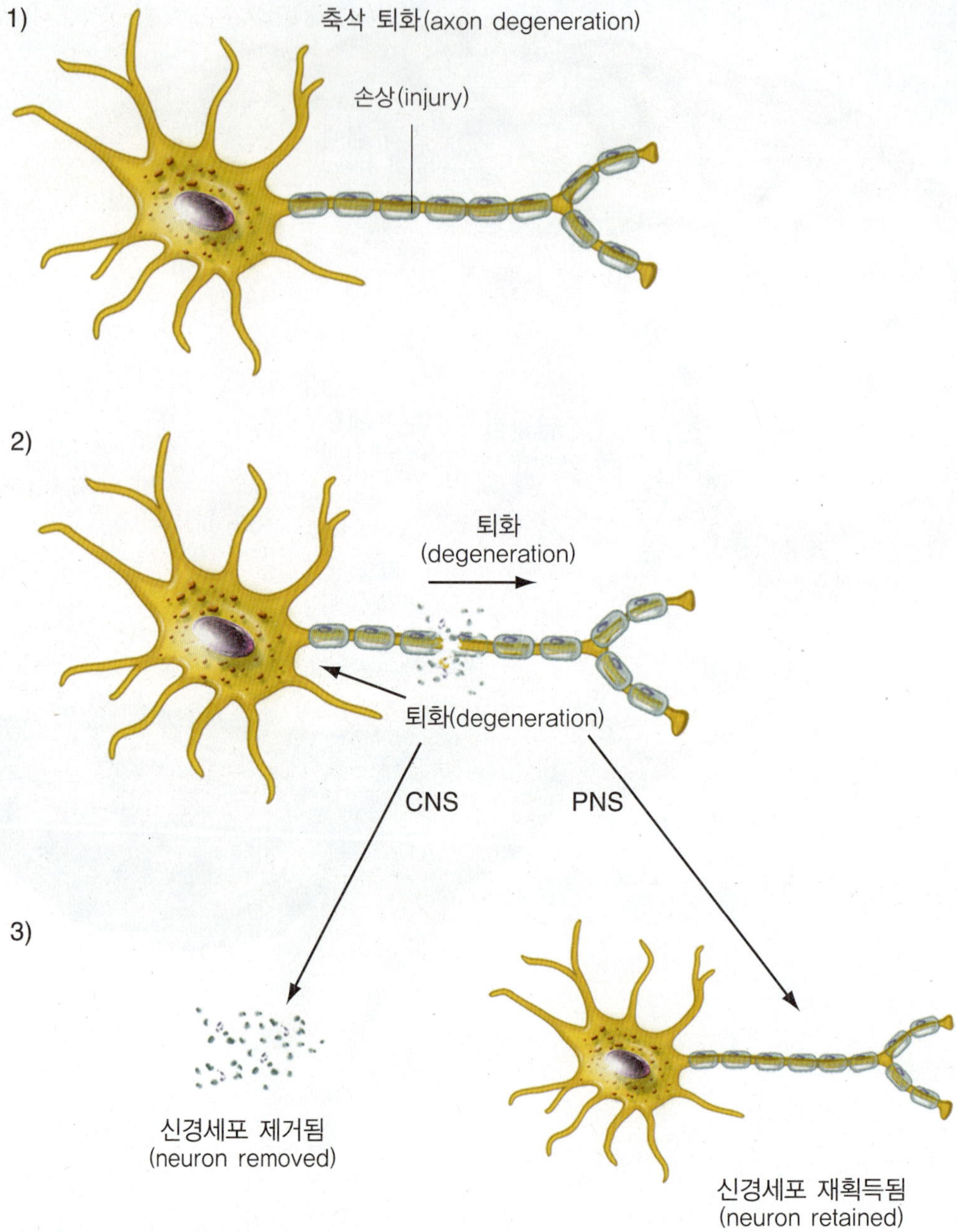

그림 16-4 축삭이 손상받으면 세포체 방향으로 퇴화된다. CNS에서 신경세포는 죽게 되며 대체되지 않지만, PNS에서는 일반적으로 축삭이 재생된다.

혼수 또는 식물인간 상태가 지속되는 환자의 경우는 예후가 좋지 않다(무의식 상태에 대한 좀 더 상세한 정보와 Glosgow 혼수상태 척도에 관한 것은 7장 참조).

의식상태 장애와 관련하여 심한 뇌손상은 발작, 언어 손상, 마비, 감각소실, 실조증 및 장기간의 인지 문제의 결과로 발생할 수 있다. 특정한 결함은 손상을 받은 뇌병변 부위에 따라 발생한다. 환자가 손상으로 움직이지 않게 된다면, 부동의 결과로 발생하는 문제점도 나타나게 된다 – 욕창, 이소성골화증과 구축이 포함된다(Zasler, 2007).

회복 기전 / Mechanisms of Recovery

대부분의 CNS가 손상 후에 재생되지 않지만, 일부 기능적 회복은 가능하다. 많은 살아있는 신경세포가 새로운 형태의 연결(연접)을 하기 때문인데, 뇌와 척수의 리와이어링(rewiring)에 필요하기 때문이다. 리와이어링은 심한 외상, 감염 또는 산소결핍과 같은 경우에서 어느 정도의 기능적 회복을 취하는 것을 설명하게 한다.

이러한 회복에 기인하는 몇 가지 기전이 설명되고 있다. 여기에는 *축삭 재생(axonal sprouting)*, 평행한 경로의 활성화 및 신경재생(새로운 신경세포의 성장)이 포함된다. 축삭 재생은 척수에서 증명되었다(Kraft, 2005). 불완전 척수손상 환자에서 일부 운동 또는 감각 척수 경로는 손상받지 않는다. 이러한 건강하고 정상적인 축삭은 새로운 가지를 만들고, 척수손상 영역을 통해 연결되고 손상된 부위의 또 다른 쪽 세포를 목표로 연접을 이루게 된다(**그림 16-5** 참고). 이것은 일부 운동 또는 감각 기능 회복을 가능하게 해준다.

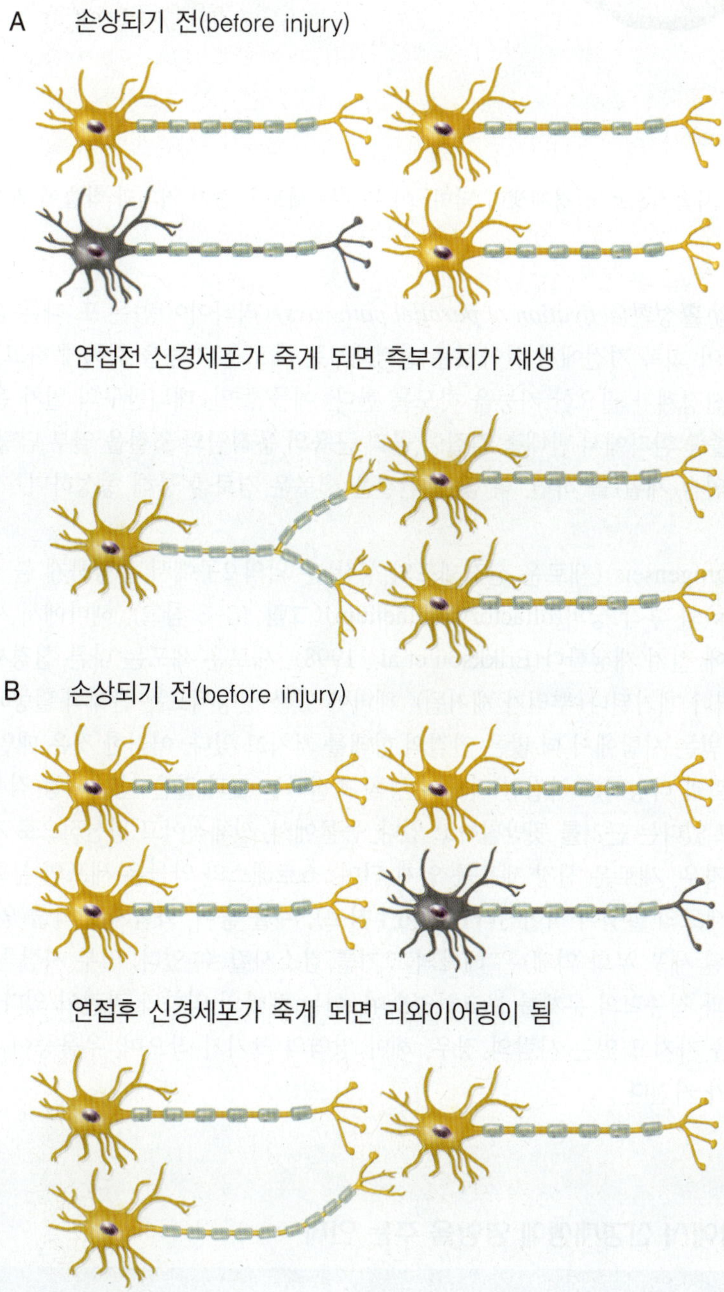

그림 16-5 신경세포가 죽게 되면, 남아 있는 신경세포는 기능을 회복하기 위해 신경계통을 리와이어링하여 새로운 연결을 만들어 낸다. 남아 있는 신경세포가 새로운 축삭 종말로 발달되거나(A에서 보임), 새로운 연결의 형태로 만들어 낸다(B에서 보임).

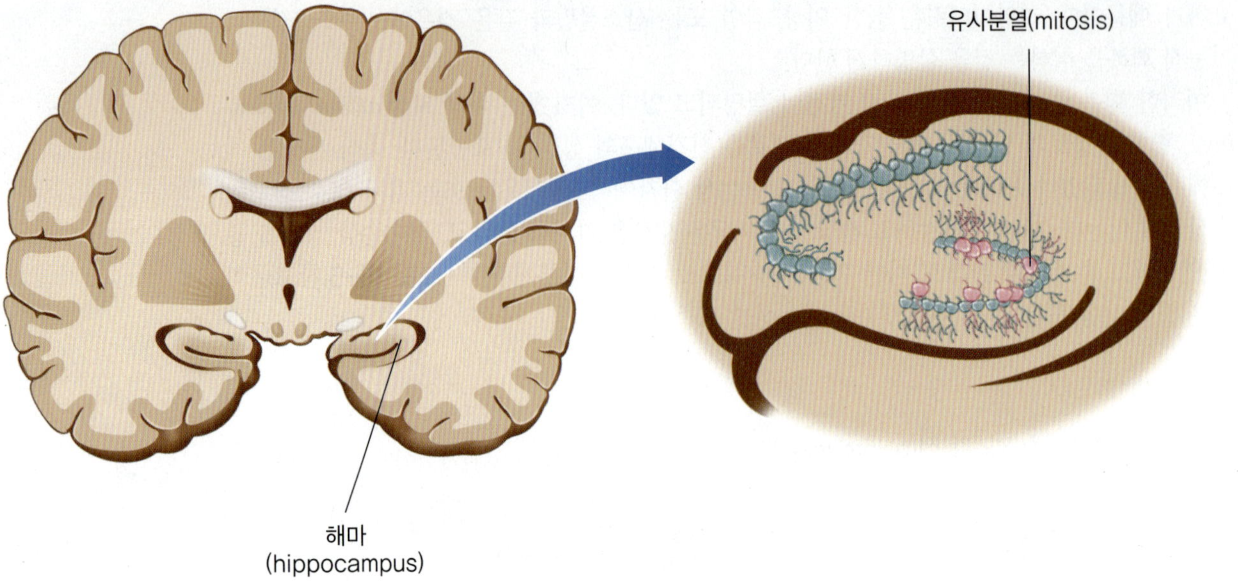

그림 16-6 해마에서는 출생 후 지속적으로 신경재생이 되며, 이 부위는 새로운 장기 기억과 학습에 관여한다.

평행한 경로의 활성화(activation of parallel pathways)(리와이어링)는 또 다른 잠재적인 회복의 방법이다. 이 회복 기전에서 살아있는 신경세포는 새로운 기능을 취하게 하고, 새로운 연접을 하여 중추신경계가 필요한 기능을 하도록 한다. 예를 들면, 대뇌반구의 일차 운동 겉질이 손상을 받은 뇌졸중 환자에서 반대측 겉질이 골격 근육의 움직임의 조절을 일부 담당하게 한다. 충분한 시간과 연습(재활)을 하면, 더 많은 연결을 새로운 경로를 통해 형성하며, 기능을 개선시키게 한다.

신경재생(neurogenseis)(새로운 신경세포의 성장)은 뇌의 2곳에서 분명하게 볼 수 있다: 해마(hippocampus)와 후각 상피(olfactory epithelium)(**그림 16-6** 참고). 해마에서 새로운 신경세포는 삶 전반에 걸쳐 재생한다(Erikkson et al., 1998). 새로운 세포는 다른 신경세포와 연접 연결을 형성하거나 제거된다(뿌리가 제거됨). 해마에 있는 신경세포는 신체적 활동과 정신적으로 자극을 많이 받는 사람에서 더 많은 연결의 형태를 가지고 있다. 이러한 것은 매일 걷기를 하는 사람이 집중력과 다양하고 복잡한 과제 수행을 조절하는 것과 같은 인지 기능 검사에서 좋은 수행력을 가지고 있다는 근거를 뒷받침하고 있다. 동물에서, 신체적이고 정신적으로 자극을 받는 환경에 노출될 경우, 새로운 신경 세포를 얻게 되며, 스트레스와 약물은 세포의 분화를 감소시켜 새로운 신경세포의 발생이 적어진다(**표 16.1** 참고). 예를 들어, 화학치료 약물(암 세포를 죽이기 위해 고안된 세포 분화 억제)은 해마의 크기를 감소시킬 수 있다; 일부 사람들이 화학 치료를 받고 기억과 집중력의 문제를 보고하였으며, 이는 해마의 영향과 관련이 있다. 또한 임상적으로 우울증을 가지고 있는 사람의 경우, 해마 영역의 크기기 작으며, 우울증이 효과적으로 치료될 때 크기가 커진다.

표 16.1 해마에서 신경재생에 영향을 주는 인자

자극원	억제원
유산소 운동 (aerobic exercise)	스트레스, 우울증 (stress, depression)
정신적 자극 (mental stimulation)	화학적치료 (chemotherapy)

기능적 회복에서 운동과 치료의 효과 / Effects of Exercise and Therapy on Functional Recovery

많은 시간 동안 과학자들은 뇌에 운동과 신체적 활동의 효과를 연구해오고 있다. 유산소 운동으로 다음과 같은 많은 이득이 있다; (1) 뇌의 혈액공급 개선 (새로운 모세혈관의 성장이 보임), (2) 해마와 기억과 집중력을 담당하는 이마엽과 관자엽의 세포 수 증가, 그리고 (3) 신경세포 간의 더 많은 연접. 또한, 운동은 ALS, 파킨슨 질병, CVA, 그리고 TBI와 같은 사람들의 뇌와 척수의 기능 회복 개선을 보여주고 있다(DiFillipo et al., 2008; King & Horak, 2009; Moore, Roth, Killian, & Hornby, 2010). 이러한 것은 중증도의 수준을 가진 경우에도 운동을 하면 좀 더 좋은 기능을 가질 수 있는 것을 보여준다.

뇌의 재조직화하는 능력은 **신경가소성**(neuroplasticity)과 관련하여 경험에 기반을 두고 있다. 이는 "적응성(adaptability)" 또는 "유연성(flexibility)"이 모든 연령의 중추신경계에서 관찰된다. 신경가소성은 신경계의 손상, 감염과 질병으로부터 회복(완전 또는 부분적)과 학습을 담당한다. 신경가소성에 포함된 생물학적 기전은 연접재생(synaptogenesis)(새로운 연접의 형성; Briones, Suh, Jozsa, & Woods, 2006)과 신경재생(neurogenesis)(새로운 신경세포의 형성; Scheff et al., 2005)이다. 신경세포는 많이 활동하는 경우 더 많은 연접의 형태를 가진다(신경세포는 같이 연결되어 있으면 활성화된다). 임상가에게 이러한 의미는 환자가 중추신경계 손상으로부터 회복될 수 있음을 의미하며, 더 많은 기능적 회복을 촉진하기 위한 신경세포와 경로의 활동을 격려해야 한다. "강제적 사용(forced use)"으로 알려진 치료는 손상받지 않은 팔과 다리를 사용하지 않게 하고, 손상받은 쪽 팔과 다리를 사용하게 하는 것으로 이러한 원리를 이용한 것이다; 이와 관련하여 임상적으로 유의한 기능적 개선이 촉진된다는 근거가 제시되었다(van der Lee et al., 1999).

운동 이외에 정신적 · 사회적으로 풍부한 환경에 노출되면 학습, 기억과 기능의 개선이 있음이 건강한 신경계와 신경계 질환 또는 손상을 가진 동물에서 보고되고 있다. 신경가소성과 관련된 모든 기전이 규명되지 않았지만, 신체적 운동과 정신적 · 사회적 자극이 뇌에서 신경영양학적 인자(neurotrophic factor)로 불리우는 화학물질의 수준을 증가시키고, 연접 형성을 위한 유전자 코드를 활성화한다. 이러한 근거는 신경가소성이 신체적 · 정신적 자극에 의해 강화된다는 것을 알려준다.

임상적 지식 상자 16-1: 무시와 신경가소성 (Neglect and Neuroplasticity)

뇌 졸중 또는 외상성 뇌손상 환자 중 일부는 뇌의 오른쪽 면에 광범위하게 영향을 받아 "무시(neglect)"를 보이게 된다. 예를 들면, 뇌의 오른쪽 뇌졸중의 경우, 신체의 왼쪽 면을 무시하게 된다. 심한 경우, 신체의 오른쪽만 옷을 입게 되고, 한쪽 다리와 한쪽 팔을 입은지 알지 못하게 된다. 신경학적 회복을 기전을 최대화하기 위하여 임상가는 손상 측 팔다리에 체중지지와 무시 쪽의 직접적인 활동, 그리고 무시하는 쪽을 격려하기 위한 시야 선정과 손상 측의 능동적 · 수동적 조절 등에 초점을 두고 수행한다.

부가적 질문: 뇌의 반대 측에 영향을 주기 위하여 신체의 무시된 쪽을 어떻게 초점을 둘 것인가? 신경가소성을 자극할 것인가?

환자 시나리오 (Patient Scenarios)

환자 사례 16-1 (Ned)

한쪽 무시(unilateral neglect)

네드씨는 73세로 엉덩관절 전치환술(hip replacement) 수술 중 뇌졸중이 되었다. 뇌졸중은 뇌 오른쪽 면에 발생되었다. 네드씨는 왼쪽 무시를 가지고 있다: 오른쪽 얼굴만 면도를 하며, 오른쪽 머리만 빗질을 하고, 오른쪽이 있는 접시의 음식만을 먹는다. 그는 왼쪽에 사람이 있다고 알려줄 정도로 왼쪽에 있는 사람을 인식하지 못한다.

a) 신경가소성과 회복의 원리를 사용하여 네드씨의 왼쪽면 인식을 어떻게 개선할 수 있도록 도와줄 수 있는가?
b) 네드씨의 치료 시 인식을 시키기 위하여 필요한 주의사항은 무엇인가?

환자 사례 16-2 (Xang)

외상성 뇌손상 (traumatic brain injury)

장씨는 23세로 오토바이 사고로 외상성 뇌손상이 되었다. 그는 이마엽 증후군(충동적이고, 억제하지 못하는 행동)을 가지고 있으며, 겉질시각소실(피질맹)을 가지고 있다.

a) 어떠한 특정 부위의 대뇌겉질이 손상되었는가? 이러한 병변 종류를 설명하는 용어는 무엇인가?
b) 장씨가 사고로 인해 축삭의 전단력을 경험하였다면, 어떤 부위가 특징적으로 손상되었을까? 이러한 종류의 손상으로 뇌에서 발생할 수 있는 것을 설명하시오.

환자 사례 16-3 (Betty Ann)

건강한 노인의 뇌(healthy aging brain)

베티 안씨는 58세로 뇌 건강의 걱정을 하고 있는 여성이다. 그녀는 나이가 들어감에 따라 몇 가지 기억력 문제와 관련된 것을 경험하였다. 그녀는 앉아서 일하는 직업을 가졌으며, 운동을 즐겨하지 않는다. 그녀의 자매 앨리 매(Ellie Mae)씨는 2살 많으며, 앨리 매씨는 주말에 자전거타기를 즐겨하며, 일주일에 2번씩 수영을 즐겨한다.

a) 베티 안씨에게 뇌가 가능한 건강한 상태로 유지하기 위해 어떠한 조언을 해주겠는가? 그리고 현재 기억력 문제를 최소화하기 위하여 어떤 것을 할 수 있는가?
b) 만약 베티 안씨와 앨리 매씨가 뇌졸중 또는 뇌손상을 갖게 된다면, 어떤 사람이 좀 더 기능적 회복의 기회를 갖게는가? 그 이유는?

복습문제 (Review Questions)

1. 뇌의 기능에서 충격/반충 손상, 축삭의 전단력과 산소결핍/저산소증 손상을 설명하시오.
2. 신경가소성의 주요한 생물학적 기전을 설명하시오.
3. 운동과 정신적 · 사회적 자극이 어떻게 신경가소성에 영향을 주는지 설명하시오.

참고문헌 (References)

1. Briones, T. L., Suh, E., Jozsa, L., & Woods, J. (2006). Behaviorally induced synaptogenesis and dendritic growth in the hippocampal region following transient global cerebral ischemia are accompanied by improvement in spatial learning. *Experimental Neurology, 198,* 530–538.
2. DiFilippo, M., Tozzi, A., Costa, C., Belcastro, V., Tantucci, M., Picconi, B., & Calabresi, P. (2008). Plasticity and repair in the post-ischemic brain. *Neuropharmacology, 55,* 353–362.
3. Erikkson, P. S., Perfilieva, E., Bjork-Erikkson, T., Alborn, A-M., Nordborg, C., Peterson, D. A., & Gage, F. H. (1998). Neurogenesis in the adult human hippocampus. *Nature Medicine, 4*(11), 1313–1317.
4. King, L. A., & Horak, F. B. (2009). Delaying mobility disability in people with Parkinson disease using a sensorimotor agility exercise program. *Physical Therapy, 89,* 384–393.

5. Kraft, U. (2005, November 21). Mending the spinal cord. *Scientific American Mind.*

6. Moore, J. L, Roth, E. J., Killian, C., & Hornby, T. G. (2010). Locomotor training improves daily stepping activity and gait efficiency in individuals poststroke who have reached a "plateau" in recovery. *Stroke, 41,* 129–135.

7. Scheff, S. W., Price, D. A., Hicks, R. R., Baldwin, S. A., Robinson, S., & Brackney, C. (2005). Synaptogenesis in the hippocampal CA1 field following traumatic brain injury. *Journal of Neurotrauma, 22*(7), 719–732.

8. van der Lee, J. H., Wagenaar, R. C., Lankhorst, G. J., Vogelaar, T. W., Devillé, W. L., & Bouter, L. M. (1999). Forced use of the upper extremity in chronic stroke patients: Results from a single-blind randomized clinical trial. *Stroke, 30*(11), 2369–2375.

9. Zasler, N. D. (2007). A physician talks about brain injury: The basics. Brain Injury Association of America.

추천문헌(Further Reading)

1. Chen, R., Cohen, L. G., & Hallet, M. (2002). Nervous system reorganization following injury. *Neuroscience, 111*(4), 761–773.

2. Conceptualizing Brain Injury as a Chronic Disease. (2009). Brain Injury Association of America.

3. Cotman, C. W., & Berchtold, N. C. (2002). Exercise: A behavioral intervention to enhance brain health and plasticity. *Trends in Neuroscience, 25*(6), 295–301.

4. Dunlop, S. A. (2008). Activity-dependent plasticity: Implications for recovery after spinal cord injury. *Cell, 31*(8), 410–418.

5. Gould, E., Reeves, A. J., Graziano, M. S. A., & Gross, C. G. (1999). Neurogenesis in the neocortex of adult primates. *Science, 286,* 548–552.

6. Li, Y., Field, P. M., & Raisman, G. (1998). Regeneration of adult corticospinal axons induced by transplanted olfactory ensheathing cells. *J. of Neuroscience, 18(4),* 10514–10524.

7. Lowenstein, D. H., & Parent, J. M. (1999). Brain, heal thyself. *Science, 283,* 1126–1127.

8. Rakic, P. (2006). No more cortical neurons for you. *Science, 313,* 928–929.

9. Scherer, M. R., & Schubert, M. C. (2009). Traumatic brain injury and vestibular pathology as a comorbidity after blast exposure. *Physical Therapy, 89,* 980–992.

10 . Wernig, A., Nanassy, A., & Muller, S. (1998). Maintenance of locomotor abilities following Laufband (treadmill) therapy in para- and tetraplegic persons: Follow-up studies. *Spinal Cord, 36,* 744–749.

부록 A
용어 사전 (Glossary)

abducens nerve (갓돌림신경) : 6번째 뇌신경으로 가쪽곧은근 (외안) 에 분포한다.

acetylcholine (아세틸콜린; Ach) : 운동신경계와 부교감신경계의 부분에서 분비되는 신경전달물질이다.

action potential (nerve impulse) (활동전위) (신경자극) : 나트륨이온의 세포 내 흐름에 의해 신경세포를 따라 신호를 전달한다(voltage = +35 mV).

acute pain (급성통증) : 상처나 질병에서 오는 단기간 통증으로 방어기능을 제공한다.

alpha motor neurons (알파운동신경세포) : 말초신경에서 나타나는 큰 직경의 아래운동신경세포로 골격근에 분포하며 근수축을 일으킨다.

amnesia (기억상실) : 기억의 상실.

amygdala (편도체) : 관자엽에 있는 아몬드 모양의 핵으로 강한 본능적 감정 (공포, 분노, 화)을 책임지고 있다.

anencephaly (무뇌증) : 신경관의 상부 끝부분의 봉합 실패로 생기는 뇌 발달의 부족.

anosmia (후각소실) : 후각의 상실.

anoxia (무산소증) : 보통 혈액공급의 방해로 산소결핍이 발생한다.

anterior cord syndrome (전방척수증후군) : 척수의 전방부 손상에 의한 척수손상으로 후방부위는 온전하게 남아 있다. 척수의 뒤기둥은 보통 손상받지 않는다.

anterior corticospinal tract (앞겉질척수로) : 앞척수백색질에 있는 내림로로 어깨와 목의 근육을 조절한다.

anterior spinothalamic tract (앞척수시상로) : 앞척수백색질에 위치에 있는 오름로로 뇌의 가벼운 촉각과 압각을 전달한다.

aphasia (실어증) : 뇌의 언어 특수 부위의 손상으로 인한 언어 결함.

apraxia (실행증) : 운동계획장애로, 환자는 계획, 순서와 학습된 운동패턴을 수행할 수 없다. 보완운동영역(SMA)의 손상으로 나타난다.

arnold-Chiari malformation (아놀드 키아리 증후군) : 소뇌와 사이뇌의 작고 척수관 내에서 아래로 돌출되어 있는 뇌기형.

ascending (somatosensory) tract 〔오름 (체성감각) 로〕 : 척수의 감각축삭 그룹으로 뇌에 감각을 전달한다.

ascending reticular activating system (상행그물활성계; ARAS) : 그물체의 부위로 의식적인 자각을 유지한다. 손상되면 혼수상태를 일으킬 수 있다.

ascending tracts (오름로) : 척수백색질에 위치해 있는 축삭 묶음으로 뇌에 감각활동 가능성을 운반한다.

association nuclei (연합핵) : 시상에 있는 작은 핵으로 감정의 감각을 연계한다.

astrocyte (성상세포) : 중추신경계에 있는 신경교세포로 신경세포 주위 환경을 조절하고 혈액뇌장벽의 형성을 자극한다.

ataxia (운동실조증) : 자발적 운동이 통제되지 않는다.

ataxic cerebral palsy (실조형 뇌성마비) : 출생 시 소뇌 주위의 손상으로 인한 조화로운 움직임이 부족하다.

athetoid cerebral palsy (운동형 뇌성마비) : 출생 시 바닥핵 주위의 손상으로 인한 사지의 비트는 움직임에 제약을 받지 않는다.

auditory cortex (청각겉질) : 소리의 지각을 책임지는 관자엽의 부분.

auditory ossicles (귀속뼈) : 안뜰창에서 고실을 통해 진동을 전달하는 중간귀의 작은 뼈.

autism (자폐증) : 발달장애가 사회적 소통의 기능장애로 특징된다.

autonomic neuron (자율신경세포) : 말초신경의 신경세포로 장기의 기능에 영향을 미친다.

axon (축삭) : 긴 세포섬유로 신경세포의 한 부분이고 활동전위를 전달한다.

axon terminal (synaptic terminal, synaptic knob) (축삭종말) : 축삭의 끝에 있고 시냅스에서 다른 세포와 소통하기 위해 신경전달물질을 내보내는 구조이다.

Babinski sign (바빈스키 징후) : 만 2살 이하의 정상 어린이의 발바닥을 문지르면 발가락이 폄(신전), 모음(내전) 되며 성인에게는 위운동신경세포의 손상의 증거로 나타난다.

basal ganglia (nuclei) (바닥핵) : 뇌의 깊은 곳에 위치한 핵그룹 (회색질) 으로 움직임, 사고, 감정이 시작하도록 다 함께 일한다. 꼬리 (미상) 핵, 조가비핵 (피각), 창백핵 (담창구) 으로 구성되어 있고 *선조체* 나 *운동계* 로 불린다.

blood-brain barrier (혈액뇌간문) : 모세혈관벽에서 세포 사이가 단단하게 연결되는 형태로 혈액 내 물질로부터 신경조직을 보호한다.

bradykinesia (운동완만) : 느린 움직임으로 활동이 불충분한 바닥핵 순환, 도파민 감소나 도파민 길항제의 결과로 나타날 수 있다.

brainstem (뇌줄기) : 중간뇌, 다리뇌, 숨뇌로 구성된 뇌의 부분으로 호흡, 심박동수, 뇌신경을 조절한다.

Broca' s expressive language area (브로카의 표현적 언어영역) : 이마엽에 있으며 말과 언어의 생성을 조절한다.

Brodmann' s map (브로드만의 지도) : 대뇌겉질에서 번호를 붙인 영역 지도.

Brown-Sequard syndrome (브라운 시쿼드 증후군) : 척수의 한쪽이 손상된 척수손상.

calvaria (두개관) : 머리뼈로 뇌 보호.

cauda equina (마미, 말총) : 척추의 엉치뼈 안쪽에 있는 허리뼈와 엉치뼈척수로부터 연결된 운동과 감각신경근.

central autonomic fibers (중추자율신경섬유) : 시상하부에서 오는 뇌신경으로 자율신경계를 조절한다.

central cord syndrome (중심척수증후군) : 말초부위는 손상받지 않고 척수의 중앙부위에 손상을 받으며 전형적으로 하지보다 상지가 더 영향을 받는다.

central nervous system (중추신경계; CNS) : 뇌와 척수.

cerebellum (소뇌) : 사이뇌의 후면과 뒤통수엽 아래에 위치한 뇌의 부분으로 주된 기능은 운동 협응력이다.

cerebral cortex (대뇌겉질) : 대뇌의 겉층으로 뇌신경 세포몸체와 수지상조직으로 구성되어 있고 이마엽, 뒤통수엽, 관자엽, 마루엽으로 나눈다.

cerebral hemisphere (대뇌반구) : 대뇌의 한쪽.

cerebral palsy (뇌성마비; CP) : 출산 후 짧게 아니면 출생 전 임신 동안에 뇌의 운동 부위와 다른 부위에 손상을 받아 생기는 발달적 장애.

cerebrospinal fluid (뇌척수액) : 뇌의 뇌실 안쪽에서 생성되는 물같은 액체로 CNS에 영양분을 공급하고 지원한다.

cerebrum (대뇌) : 뇌의 가장 큰 부분으로 대뇌겉질과 겉질밑핵 구조체로 구성되어 있고 바닥핵, 시상, 시상하부를 포함한다.

cervical plexus (목신경얼기) : 목척수에서 오는 말초신경으로 목의 피부와 근육, 가슴우리, 배, 가로막에 분포되어 있다.

chronic pain (만성통증) : 질병이나 손상이 끝나고도 계속되는 오랜 기간의 통증.

clonus (간대성 경련) : 척수손상 후 보여지는 빠르게 연속적이고 율동적이며 규칙적인 움직임.

cochlea (달팽이관) : 귀의 깊숙한 부위에 있으며 청각수용기가 있다.

cognition (인지) : 생각, 계획, 인식, 문제해결 능력.

colliculi (둔덕신경) : 중간뇌의 작은 구조로 청각과 시각을 위한 경로의 일부분.

coma (혼수상태) : 의식이 장기적으로 깊은 상실 상태.

complete spinal cord injury (완전척수손상) : 척수손상으로 항문괄약근 수축과 항문감각의 상실이 발생한다.

cones (원뿔세포) : 색각을 위한 감각수용기.

consolidation (통합) : 오랜 기간 저장하기 위해 기억을 굳히고 겉질연합 영역으로 이동시키는 동안의 학습 단계.

contre-coupe injury (반충손상) : 손상된 뇌의 반대쪽의 뇌가 손상된다. 두개골 안쪽의 뇌의 동작으로 인해 생긴다.

corpus callosum (뇌들보) : 좌우대뇌반구를 연결시키는 교차축삭돌기의 큰 다발.

cortical blindness (겉질시각상실) : 일차시각적겉질의 손상으로 나타나는 시각상실.

corticobulbar tract (겉질뇌줄기로) : 대뇌겉질에서 아래운동신경세포를 함유하는 내림로로 두개골 신경을 지배하기 위해 뇌줄기의 아래운동신경세포와 사이신경 세포 쪽으로 연결된다.

corticospinal tract (겉질척수로) : 대뇌겉질로부터 위운동신경세포를 갖고 있는 내림로로 척수를 지배하기 위해 척수 안의 아래운동신경세포와 사이신경세포 쪽으로 연결된다.

coupe injury (충격손상) : 손상이 발생된 뇌쪽의 뇌가 해를 입는다.

cranial base (머리뼈바닥) : 뇌를 지지하는 머리뼈 안쪽 뼈로 머리뼈 신경과 혈관을 위해 많은 구멍을 갖고 있다.

critical periods(sensitive periods) (결정적 시기) : 많은 시냅스가 특별한 CNS 순환 (시각, 청각 등) 에서 형성되는 기간에 신경세포 시스템이 발달하는 시기.

declarative learning and memory (서술학습과 기억) : 기억은 단어로서 묘사될 수 있다 (예: 사실과 수치, 생활사고)

dementia (치매) : 대뇌겉질 손상이나 질병으로 인식과 기억이 결여된다.

dendrite (가지돌기) : 신경세포체의 확장이고 시냅스를 위해 수용영역을 형성한다.

denervation (탈신경) : 다른 신경세포나 근육세포에 신경 연결이 소실된다.

depolarization (탈분극) : 신경세포에서 전기 자극을 발생시켜 소디움이온을 충분히 안쪽으로 흐르게 한다.

dermatome (피부분절) : 하나의 척수 분절로부터 감각신경이 발생하여 지배하게 되는 몸의 부분.

descending tracts (내림로) : 척수백색질에 위치해 있는 축삭꾸러미로 근육 기능을 조절하기 위해 뇌로부터 운동활동전위를 수행한다.

diencephalon (사이뇌) : 앞뇌의 부분이며 시상과 시상하부를 갖고 있다.

differentiation (분화) : 구조와 기능에 기반을 두는 신경세포의 특수화.

diffuse axonal injury (다발성 축삭손상) : 뇌손상이 광범위하며 국소적이지 않다. 머리뼈 안쪽 뇌의 회전과 전단에 의해 나타난다.

diplopia (복시) : 이중으로 보인다. 바깥눈근육을 받쳐주는 뇌신경에 손상을 입어 발생한다.

disequilibrium (평형장애): 균형을 교정하고 유지하는 것이 어려움.

dorsal columns (뒤기둥) : 앞척수백색질에 있는 오름로로 뇌에 의식있는 고유수용감각, 진동, 이점식별감각을 전달한다.

dorsal (posterior) horn (뒤뿔) : 척수회색질의 부분으로 말초신경으로부터 감각축삭을 받는다.

dorsal (posterior) ramus (뒤가지) : 척수의 부분으로 뒷면의 근육과 피부를 지배한다. 감각, 운동, 교감자율신경섬유가 있다.

dorsal respiratory nucleus (등쪽호흡핵) : 숨뇌의 작은 부위로 가로막에서 가로막신경을 조절한다. 자동적으로 호흡이 발생하게 허락한다.

Down syndrome (다운증후군; DS) : 유전적 장애로 학습 시 겉질 기능과 능력에 영향을 준다.

dysarthria (구음장애) : 목소리를 내는 근육이나 신경의 손상으로 말하기가 어렵다.

dysdiadochokinesis (운동변환불능증) : 신속하게 규칙적인 운동을 하는 능력 상실.

dyskinesia (운동이상증) : 과도하고 불필요한 움직임으로 도파민수용기의 과발현이나 과도한 도파민, 도파민 효능제, 활약이 지나친 바닥핵회로로부터 발생한다.

dysphagia (부전실어증) : 뇌신경이나 인두근육의 손상으로 삼키기가 힘들다.

emotion (감정) : 내 · 외자극과 관련된 느낌으로 뇌의 둘레계통과 내측감정적겉질의 중심에 있다.

encephalopathy (뇌병증) : 뇌의 부종.

endoneurium (신경내막) : 개별적 축삭을 결합조직으로 감싸고 있다.

ependymal cells (상의세포) : 신경교세포로 뇌척수액을 분비한다.

epilepsy (뇌전증; 간질) : 반복되는 발작으로 특징되는 장애.

epineurium (신경외막) : 전체 말초신경을 결합조직이 덮고 있다.

episodic learning and memory (일화학습과 기억) : 개인의 생활사고 기억으로 서술적 기억의 부분 집합이다.

epithalamus (시상상부) : 사이뇌의 작은 부위로 솔방울샘을 갖고 있다.

excitatory postsynaptic potential (흥분성 시냅스후 전위; EPSP) : 신경전달물질이 결속되어 생기는 막전위의 변화로 세포 안쪽에서 더 양전하된다.

exocytosis (세포외배출) : 작은 소수포를 이용하여 세포로부터 물질을 발산하는 과정.

explicit learning and memory (외현학습과 기억) : 단어로 서술되는 기억으로 서술적 학습기억으로 알려져 있다(또한 *서술학습과 기억*으로 알려져 있다).

expressive aphasia (표현실어증) : 언어를 사용해 표현력 있게 소통하고 문장을 만드는 능력의 상실로 이마엽의 브로카의 표현영역에 손상을 입으면 나타난다.

extraocular muscles (바깥눈근육) : 안구를 움직이는 근육.

facial nerve (얼굴신경) : 7번째 뇌신경으로 얼굴표현근육뿐 아니라, 눈물샘, 침샘, 미뢰에도 분포되어 있다.

frontal lobe (이마엽) : 이마뼈 밑에 위치한 겉질엽으로 생각, 문제해결, 감정을 포함하는 부위와 운동영역을 갖고 있다.

gamma motor neurons (감마운동신경세포) : 말초신경의 형태로 작은 지름의 아래운동신경세포로 톤을 조절하고 유지하기 위해 근방추에 신경분포되어 있다.

glial cell(neuroglial cell) (신경교세포) : 신경세포를 지지하는 신경계의 세포.

global aphasia (전반적 실어증) : 언어를 표현하고 수용하는 기능이 다 상실되어 있고 베르니케와 브로카의 영역의 손상으로 나타난다.

glossopharyngeal nerve (혀인두신경) : 9번째 뇌신경으로 인두와 입천장뿐만 아니라, 귀 밑 침샘에 분포한다.

Golgi tendon organ (골지건기관; GTO) : 힘줄에 위치한 감각수용기로 근육의 긴장과 수축을 감지한다.

grey matter (회색질) : 척수의 중심 부위이며 신경세포체와 가지돌기가 들어 있다.

growth cone (성장원뿔) : 재생축삭에서 생겨나며 주변부에서부터 목표를 향해 성장하는 과정으로 결합조직, 슈반세포, 성장인자들에 의해 안내 받는다.

hair follicle receptors (모공수용기) : 모공에 위치한 감각수용기로 털의 움직임을 감지한다 (가벼운 접촉).

hemianopsia (반맹증) : 한쪽 시야의 시각이 상실된다.

hemiplegia (편측마비): 신체의 한쪽이 마비된다.

hippocampus (해마) : 내측 관자엽에 위치한 작은 핵으로 새로운 장기 기억을 창조하는데 책임을 진다.

homeostasis (항상성) : 신체 안에서 내부적 생리적 균형 상태.

hydrocephalus (물뇌증) : "뇌에 물이 있다." 뇌척수액의 배출이 막힌 상태로 대뇌의 압박이나 확장과 뇌실의 부종을 일으킨다.

hyertonicity (과긴장) : 골격근에서의 과도한 긴장으로 척수손상의 증거이다.

hypoglossal nerve (혀밑신경) : 12번째 뇌신경으로 혀의 근육에 분포한다.

hypophysis(pituitary gland) (뇌하수체) : 뇌의 하부에 위치한 완두콩만한 크기의 선으로 시상하부의 지시를 받아 내분비기관을 조절한다.

hypothalamus (시상하부) : 사이뇌의 부분으로 식욕, 수분 균형, 배고픔, 목마름뿐만 아니라 내분비계와 자율신경계를 조절한다.

hypoxia (저산소증) : 조직이나 기관에 산소가 부족하다.

implicit learning and memory (암묵학습과 기억) : 단어로 쉽게 서술할 수 없는 기억으로 운동기능학습/기억을 포함한다.

incomplete spinal cord injury (불완전 척수손상) : 항문감각이나 항문괄약근 수축이 어느 쪽이든 유지되지 않는 척수손상.

infarct (경색) : 척수나 뇌의 죽은 세포 부위로 신경세포의 산소부족으로 발생한다.

inhibitory postsynaptic potential (억제성 시냅스후전위; IPSP) : 신경전달물질의 결합으로 인한 막전위 변화로 세포 안쪽을 더 음전하되게 한다.

internal capsule (속섬유막, 내포) : 전체 운동겉질뿐만 아니라, 전체 감각겉질을 순회하는 위운동신경세포를 포함하는 대뇌의 부위이다.

intralaminar nuclei (수판내핵) : 의식을 유지하는 시상의 작은 구조물이다.

ion (이온) : 작은 전하분자.

ion channel (이온통로) : 신경 세포막에 있는 단백질로 하나 또는 더 많은 종류의 이온을 출입시킨다.

lateral corticospinal tract (가쪽겉질척수로) : 척수에 일차운동겉질로부터 운동신호를 전달하는 축삭의 하행꾸러미로 자발적 움직임을 조절하는 위운동신경세포를 포함한다.

lateral horn (가쪽뿔) : 자율신경세포를 위한 신경세포체를 갖고 있고 척수의 중심 부위에 있으며 T_1-L_2와 S_2-S_4 척수레벨에서 발견된다.

lateral spinothalamic tract (가쪽척수시상로) : 가쪽척수백색질에 있는 오름로로 뇌에 통증과 온도 감각을 전달한다.

limbic system (둘레계통) : 감정과 기억을 책임지는 겉질의 큰 부위.

local potential (국소전위) : 신경세포의 안팎에서 흐르는 작은 이온.

locked-in syndrome (잠금증후군) : 뇌졸중이나 다리뇌의 손상으로 신체 전체의 양측마비에 따라 눈의 움직임을 제외한 모든 뇌신경의 양측성마비.

lower motor neuron (아래운동신경세포): 골격근과 함께 시냅스를 형성하는 신경세포로 말초신경 (뇌신경이나 척수신경) 의 한 부위이다.

lumbar plexus (허리신경얼기) : 척수의 허리부위에서 생기는 말초신경으로 엉덩이와 넙다리 부위에 분포되어 있다.

macula (황반) : 원뿔에서 가장 높은 집중력을 가진 망막의 부분으로 가장 날카롭고 시각적으로 예리한 부위이다.

medulla oblongata (숨뇌) : 뇌줄기의 부분으로 목척수에 인접해 있다.

Meissner' s corpuscle (마이너스 소체) : 피하조직과 피부에 위치한 감각수용기로 이점 분별성 촉각 (좋은 촉각) 을 감지한다.

melatonin (멜라토닌) : 솔방울샘 (시상하부) 에서 분비되는 호르몬으로 수면을 유도한다.

membrane pump (막펌프) : 세포막에서 나온 단백질 분자가 농도차에 대항해서 세포에 출입할 수 있게 한다.

Meniere' s disease (메니에르 증후군) : 내이의 과도한 액체로 인해 발생하는 현기증.

meninges (수막) : 뇌와 척수를 보호하고 둘러싸는 결합조직으로 경질막, 거미막, 연질막으로 구성되어 있다.

Merkel' s disc (메르켈판) : 피하조직과 피부에 위치한 감각수용기로 압박과 감촉을 감지한다.

microglia cells (미세아교세포) : 중추신경계에 있는 신경교세포로 찌거기를 제거한다.

mirror neurons (거울상신경세포) : 마루엽에 있는 신경으로 우리가 다른 경험을 하거나 감정에 집중했을 때 활성화된다.

monoplegia (단마비) : 한쪽 사지의 마비.

motor cortex (운동겉질) : 이마엽 부위로 골격근을 조절하는 책임을 진다.

motor end plate (운동종판) : 골격근의 세포막이 시냅스의 뒤신경 접합면을 형성한다.

motor homunculus (운동뇌도, 운동호문쿨러스) : 일차운동겉질에서 위운동신경세포의 구체적인 체성 순서 배열이다.

motor neuron (운동신경세포) : 근육에 분포되어 있는 신경세포.

motor point (운동점) : 말초신경이 근육을 관통하는 골격근의 표면 장소.

motor unit (운동단위) : 하나의 아래운동신경세포와 모든 골격근섬유에 운동신경이 분포되어 있다.

muscle fiber(myofiber) (근섬유) : 근육세포.

muscle spindle (근방추) : 많은 골격근에 위치한 작은 캡슐로 추내근 섬유, 각각 신경종말, 감마운동신경세포를 갖고 있고 근육 신장을 감지한다.

muscle tone (근긴장도): 골격근에서 수동적 신장 시 발생되는 저항의 양(상태).

myelin (말이집, 수초) : 축삭 주위를 감싸는 지방물질로 활동전위의 속도를 증가시키고 절연을 제공한다. 신경아교세포에 의해 형성된다.

myelination (말이집형성) : 축삭의 절연으로 신경교세포에 의해 만들어진다.

myotome (근절) : 단일척수 부분에서 나오는 운동신경에 의해 근육의 그룹이나 근육이 신경지배된다.

necrosis (괴사) : 질병이나 손상으로 인해 세포가 죽는다.

neural crest (신경능) : 발달하는 신경판에서 생기는 세포로 신경관이 닫혔을 때 끊어진다.

neural groove (신경구) : 신경관이 발달하기 시작하고 판이 성장함으로써 신경판에 섞이어 형성된다.

neural plasticity (신경가소성) : 시냅스의 유연성으로 경험에 근거를 두고 신경세포 사이를 연결한다.

neural plate (신경판) : 발달하는 배아의 배측에 위치한 세포의 얇은 장으로 전체 신경계가 된다.

neural tube (신경관) : 원통형 형태의 세포로 세포판에 의해 형성되고 뇌와 척수가 생기게 한다.

neurogenesis (신경발생) : 새로운 세포의 발달로 인간은 일생동안 해마에서 신경발생이 나타난다.

neuromuscular junction (신경근이음부) : 운동신경과 골격근 섬유 사이의 신경접합이다.

neuron (신경세포) : 신경계의 세포로 정보를 전달하고 발생시킬 수 있다.

neuropathic pain (신경병증 통증) : 통증은 말초신경축삭의 손상에 의해 발생한다.

neuropathy (신경병증) : 말초신경에서 통증, 아린감, 무감각은 손상이나 질병에 의해 발생한다.

neuroplasticity (신경가소성) : 뇌의 유연성이나 적응성으로 뇌의 능력은 경험을 기초로 스스로 재배치한다.

neurotransmitter (신경전달물질) : 축삭종말로부터 화학적으로 발산되고 시냅스에서 수용기로 연결된다.

nociceptive pain (유해성통증) : 통증은 조직의 질병과 손상에 의해 발생하고 통증수용기를 자극한다.

nociceptor (유해수용기) : 통증수용기.

nondeclarative learning and memory (비선어적 학습과 기억) : 단어로 쉽게 서술될 수 없는 기억으로 운동 (절차적) 학습/기억을 포함한다.

norepinephrine (노르에피네프린; NE) : 교감신경에서 분비되는 신경전달물질로 화학적으로 아드레날린과 관련되어 있다.

occipital lobe (뒤통수엽) : 뒤통수뼈 아래에 위치한 작은 겉질부로 시각적 지각과 해석을 책임지는 부분을 갖고 있다.

oculomotor nerve (눈돌림신경) : 3번째 뇌신경으로 바깥눈근육뿐 아니라, 눈에 위치한 민무늬근을 신경지배한다.

olfactory cortex (후각겉질) : 냄새의 지각을 책임지는 관자엽의 부분.

olfactory nerve (tract) (후각신경) : 1번째 뇌신경으로 신경이 뇌에 냄새감각을 전달한다.

olfactory receptors (후각수용기) : 코 정상에 작게 위치해 있는 수용기.

oligodendrocyte (희돌기교세포) : 중추신경계에 있는 신경교세포로 축삭 주위에 말이집을 형성한다.

optic chiasm (시신경교차) : 시신경이 교차하는 장소.

optic nerve (시신경) : 2번째 뇌신경으로 눈의 시각수용기에 분포한다.

optic tract (시신경로) : 시상에서 시신경교차와 연결된 신경으로 반대측 시야로부터 활동전위를 전달한다.

organ of Corti (코르티기관) : 청각의 감각수용기의 부위로 내이의 달팽이관 안쪽에 위치해 있다.

otolithic organs (평형기관) : 타원주머니와 둥근주머니가 있고 머리 움직임을 위한 감각수용기를 함유하고 있다.

oxytocin (옥시토신) : 뒤뇌하수체에서 분비되는 호르몬으로 유선으로부터 모유의 흐름과 자궁수축을 자극한다.

pacinian corpuscle (파시니소체) : 피부, 피하조직, 골막에 있는 감각수용기로 진동과 압박을 감지한다.

paralysis (마비) : 자발적 운동기능의 상실.

paraplegia (하반신마비) : 양측 하지의 마비.

parasympathetic system (부교감신경) : 신체의 항상성 (생리적 균형과 힘 보존) 유지를 책임지는 자율신경계의 세분된 부분.

paresis (부전마비) : 골격근의 부분적 마비나 약화.

paresthesia (감각이상) : 말초신경에 의한 통증과 저림증상이 있고 통증은 핀과 바늘로 찌르는 듯한 느낌, 타는 듯하고 쑤시는 느낌으로 표현된다.

parietal lobe (마루엽) : 마루뼈 바로 밑에 위치하는 겉질엽으로 몸감각 지각과 해석을 책임지는 부위를 갖고 있다.

perineurium (신경주막) : 작은 다발 형성을 위해 말초신경계의 축삭꾸러미를 감싸는 결합조직.

peripheral nerve (말초신경) : 척수와 뇌와 함께 다른 조직과 근육, 피부를 연결하는 신체의 신경섬유.

periheral nervous system (말초신경계; PNS) : 뇌신경들과 척수신경들.

photoreceptors (빛수용체) : 막대세포와 원뿔세포가 있고 망막에 위치한 시각을 위한 감각수용기.

pineal gland (솔방울샘) : 시상상부의 부위로써 멜라토닌 호르몬을 생성한다.

pituitary gland (뇌하수체) : 뇌 바로 밑에 위치한 선으로 시상하부의 영향 아래 호르몬을 생성한다.

plexus (얼기) : 신경섬유들의 망.

pons (다리뇌) : 중간뇌와 숨뇌 사이로 사이뇌의 한 부분.

postsynaptic neuron (시냅스후 신경세포) : 세포막의 수용기와 함께 있는 신경세포로 시냅스에서 신경전달물질을 묶어서 받는다.

posttraumatic (anterograde) amnesia (외상후 기억상실) : 외상적 사건이 발생한 때부터 연장된 기억상실로 외상적 뇌손상에 의해 주로 발생한다.

prefrontal cortex (앞이마겉질) : 문제해결, 충동조절, 생각과 함께 감정 연결하기를 책임지는 이마엽의 부분.

prefrontal syndrome (앞이마증후군) : 앞이마겉질의 병변으로 충동조절의 상실.

presynaptic neuron (시냅스전 신경세포) : 시냅스에서 신경전달물질을 내보내는 신경세포.

primary auditory cortex (일차청각겉질) : 청각을 인식하는 관자엽의 부분.

primary motor cortex (일차운동겉질) : 중심앞이랑에 위치한 이마엽의 부위로 겉질 위운동신경세포의 세포체를 갖고 있다. 가쪽겉질척수, 앞겉질척수, 겉질숨뇌로에서 시작한다.

primary olfactory cortex (일차후각겉질) : 냄새를 지각하는 관자엽의 부위.

primary somatosensory cortex (일차몸감각겉질) : 마루엽에 위치한 대뇌겉질 부위로 감각의 지각 (자각하는 의식) 지점이다.

primary visual cortex (일차시각겉질) : 시각적 지각 지점으로 뒤통수엽에 위치해 있다.

proprioception (고유수용성감각) : 움직임과 위치감각.

proprioceptors (고유수용성감각기) : 근육, 힘줄, 관절낭에 위치한 감각수용기로 신체 위치와 움직임을 감지한다.

quadriplegia (사지마비) : 네 개의 사지가 모두 아니면 부분적인 마비로 tetraplegia로 불리기도 한다.

receptive aphasia (수용실어증) : 언어를 이해하는 능력 상실로 관자엽에 있는 베르니케의 수용성 언어영역의 손상에 의해 발생한다.

receptor (수용기) : 신경세포의 말초의 끝부분으로 활동전위 안으로 자극을 전환한다.

reflex (반사) : 신경이 척수에 연결되어 있어 비자발적 움직임이 자극에 대한 반응으로 재빠르게 나타난다.

refractory period (불응기) : 또 다른 활동전위가 발생하지 않았을 때 활동전위 발현 후 기간.

relay nuclei (중계핵) : 시상에 있는 핵으로 대뇌겉질에 활동전위를 보낸다.

resting membrane potential (안정막 전위) : 세포가 안정적 (평균 −70 mV) 일 때 신경세포막을 교차하는 전압 차이.

reticular formation (그물체; RF) : 뇌줄기에 위치한 신경망으로 사이뇌에 연장되어 있다. 수면, 걷기, 자각있는 의식을 조절한다.

reticular nucleus of the thalamus (시상의 그물핵) : 시상의 작은 핵으로 중계핵을 조절하고 대뇌겉질에 정보를 보낸다.

reticulospinal tract (그물척수로) : 뇌줄기의 그물체로부터 위운동신경세포를 포함한 내림로로 자세, 걸음걸이, 근긴장도를 조절한다.

retina (망막) : 안구의 뒤쪽에 있고 빛수용체 (막대세포와 원뿔세포)를 갖고 있다.

retrograde amnesia (역행성 기억상실증) : 외상사건 이전의 기억상실로 기억을 저장하는 겉질연합부위에 손상을 입었을 때 주로 발생한다.

rods (막대세포) : 망막에 위치한 빛수용기로 흑백시각을 제공한다.

Ruffini corpuscle (루피니소체) : 피부의 신장을 감지하는 감각수용기.

sacral plexus (엉치신경얼기) : 엉치척수신경에 의해 형성된 신경섬유망으로 하지와 골반기저에 분포되어 있다.

sacral sparing (천수보존) : 항문감각을 감지하거나 자발적으로 항문괄약근을 수축시키는 능력으로 불완전한 척수손상의 증거이다.

safety factor: (안전계수) : 활동전위를 자극시키는 유용한 전류의 비율로 건강한 신경세포가 5~ 6이어야 한다.

saltatory conduction (도약전도) : 말이집 신경섬유로 급속히 활동전위가 전파하는 과정으로 전류는 말이집 안 틈에서만 흐른다.

Schwann cells (슈반세포) : 말초신경계에서 발견되는 신경교세포를 지지하고 많은 축삭 주변의 말이집을 제공한다.

semantic learning and memory (의미 학습과 기억) : 사실과 수치를 위한 기억으로 서술적 학습과 기억의 부분집합이다.

semicircular canals (반고리관) : 속귀의 3개의 작은 부위로 머리의 회전 움직임을 감지한다.

sensitization (민감화, 감작) : 감각수용기에서의 생리적 변화로 더 쉽게 자극받는 데에서 발생한다.

somatosensory cortex (몸감각겉질) : 몸감각의 인지를 책임지는 마루엽의 부위.

somatosensory system (몸감각계) : 피부, 피하조직, 근육, 힘줄, 관절로부터 감각을 감지, 전달, 이해하는 신경세포.

spastic hemiplegia (강직성편마비) : 출생 시 위운동신경세포나 운동겉질의 손상으로 발생하는 신체 한쪽의 마비와 과긴장.

spasticity (강직) : 근육신장이나 다른 감각자극의 반응으로 과장된 골격근 수축이 일어난다.

special sensory system (특수감각계) : 시각, 청각, 균형, 맛, 냄새를 감지, 전달, 이해하는 신경.

spina bifida (이분척추) : 척수가 개방되는 부위에 신경관의 불완전한 폐쇄에 의해 생기는 상태.

spinal accessory nerve (더부신경) : 11번째 뇌신경으로 목빗근과 어깨세모근을 조절한다.

spinal cord segments (척수분절) : 척수의 30개 부위로 척주의 척추에 해당한다. 각각 분절은 짝을 지어 척수신경에 발생한다.

spinal cord (척수) : 말초신경과 함께 뇌를 연결하는 구조로 척주 안쪽에 위치해 있다.

spinal meninges (척수막) : 3층의 결합조직으로 척수 (경질막, 거미막, 연질막)를 보호하고 둘러싼다.

spinal nerves (척수신경) : 척수에서부터 생기는 말초신경으로 신체에 감각, 수의운동과 자율신경지배를 제공한다.

spinal shock (척수쇼크) : 외상성 척수손상에 따라 2-4주 동안 손상 부위 아래의 모든 감각과 운동기능이 중단된다.

spinocerebellar tracts (척수소뇌로) : 척수의 축삭으로 대뇌에 무의식적인 고유수용성감각(근길이와 긴장)을 전달한다.

splanchnic nerves (내장신경) : 자율신경세포로 복부와 골반에 분포.

spondylosis (척추굳음증) : 척수의 만성 압축이 척주 안쪽에서 뼈가 자라면서 생긴다.

status epilepticus (발작지속증) : 30분 동안 오래도록 지속되는 발작이 일어난 상태로 뇌에 손상을 주거나 죽을 수도 있다. 의학적 응급상태이다.

stereognosis (입체지각) : 사물을 만져 확인하는 능력.

substantia nigra (흑질) : 숨뇌의 부위로 도파민을 만들고 대뇌의 바닥핵과 많은 연결이 되어 있다. 이름은 분할된 뇌에서 어두운 모습을 하고 있어서 붙여졌다.

subthalamic nucleus (시상밑 핵) : 사이뇌에 있는 작은 핵으로 바닥핵과 많이 연결되어 있다.

supplementary motor area (보완운동영역; SMA) : 일차운동겉질의 앞이마엽에 위치해 있으며 움직임 패턴과 순서 (운동 기억)를 저장한다.

sympathetic system (교감신경계) : 스트레스, 위험, 운동을 책임지는 자율신경계의 큰 부분.

sympathetic trunk (교감신경줄기) : 목, 가슴우리, 복부, 골반의 뒤 신체벽을 따라 있는 교감신경절의 사슬이다.

synapse (시냅스) : 신경세포와 다른 세포 타입 사이나 또는 신경사이를 연결하는 점으로 정보는 주로 화학적 신호의 형태로 전달한다.

synaptic cleft (시냅스간극) : 시냅스에서 두 개의 신경세포 사이의 공간.

synaptic pruning (시냅스 가지치기) : 사용하지 않는 시냅스 제거.

synaptic receptors (시냅스수용체) : 뒤시냅스 신경섬유에서 분자가 있고 신경전달물질과 묶여 있다.

synaptic vesicles (시냅스소포) : 인지질로 만들어진 작은 구 모양으로 화학적 신경전달물질을 갖고 있다.

synaptogenesis (시냅스형성) : 시냅스 정보 과정으로 시냅스의 반복된 활성화로 증가한다.

tectospinal tract (덮개척수로) : 뇌줄기의 윗둔덕으로부터 위운동신경세포가 들어 있는 내림로로 목의 움직임을 조절하고 시각적 추적을 허용한다.

temporal lobe (관자엽) : 관자뼈 바로 밑에 위치한 대뇌겉질의 부위로 언어, 청각, 후각, 감정, 기억을 위한 부위가 포함되어 있다.

tetraplegia (사지마비) : 모든 4개의 사지가 마비로 quadriplegia로 불리기도 한다.

thalamic syndrome (시상증후군) : 시상의 손상으로 생기는 상태로 감각실조증, 양측성 감각상실과 극심한 통증을 포함한다.

thalamus (시상) : 대뇌겉질 뒤쪽에 위치한 쌍의 구조로 겉질에 신경충격을 전달한다.

thermal receptor (온도수용기) : 감각수용체로 온도의 변화를 감지한다.

traumatic brain injury (외상성 뇌손상; TBI) : 머리에 타격을 입거나 고체로 머리를 치거나 격렬한 흔들림 같은 외상으로 인해 뇌가 손상된다.

trigeminal nerve (삼차신경) : 5번째 뇌신경으로 턱 (저작) 근육에 신경분포하고 얼굴, 혀, 치아, 입천장을 신경지배하는 감각을 제공한다.

trochlear nerve (도르래신경) : 4번째 뇌신경으로 위빗근, 바깥눈근육에 분포한다.

upper motor neuron (위운동신경세포; UMN) : 대뇌겉질이나 뇌줄기에서 세포체와 함께 있는 운동신경으로 아래운동신경세포의 활성화를 조절한다.

vagus nerve (미주신경) : 10번째 뇌신경으로 인두와 후두근육에 신경분포하고 가슴우리와 배에 구조적으로 부교감신경의 신경분포를 제공한다.

vasopressin (바소프레신) : 시상하부에서 분비되는 호르몬으로 신체의 체액균형과 혈압에 영향을 주고 항이뇨호르몬 (ADH) 으로 불린다.

ventral (anterior) horn [배쪽 (앞) 뿔] : 척수회질의 부위로 수의적 아래운동신경세포 세포체를 갖고 있다.

ventral (anterior) ramus [배쪽 (앞) 가지] : 척수의 큰 부위로 전신체벽 구조뿐 아니라 상하지의 모든 부위에 분포한다.

ventricles (뇌실) : 뇌의 안쪽에 액체로 가능한 공간으로 뇌척수액이 있다.

vertebral column (척주) : 척추로 구성되어 있고 척수를 보호하고 감싼다. 목뼈, 등뼈, 허리뼈, 엉치뼈, 꼬리뼈로 나누어진다.

vertigo (현기증) : 어지럼.

vestibular apparatus (안뜰복합체) : 속귀 부분으로 머리 위치와 움직임을 위한 감각수용체가 있다. 3개의 반고리관과 2개의 평형기관으로 구성되어 있다.

vestibular nuclei (안뜰핵) : 작은 뇌줄기구조로 속귀에서 안뜰복합체로부터 입력을 받고 소뇌, 운동겉질, 척수와 연결되어 있다.

vestibulocochlear nerve (속귀신경) : 8번째 뇌신경으로 뇌에 청각감각과 균형을 제공한다.

vestibulospinal tract (안뜰척수로) : 뇌줄기의 안뜰핵으로부터 위운동신경세포를 갖고 있는 내림로로 바깥눈근육과 균형을 위해 사용하는 근육을 조절한다.

visual cortex (시각겉질) : 시각의 자극을 책임지는 뒤통수엽의 부위.

Wernicke' s area (베르니케 영역) : 언어의 이해와 자각을 책임지는 관자엽에 위치한 부위.

white matter (백색질) : 말이집과 함께 덮여 있는 축삭으로 척수의 바깥부위와 뇌의 안쪽층 (막) 을 형성한다.

working memory (작업기억) : 매우 단기간 기억으로 생각이나 문제에 집중하고 주목하는데 연관이 있다.

부록 B
환자 시나리오에 대한 답 (Answers to Patient Scenarios)

2 장

2-1 (라이언): 수막염

a) 경질막, 거미막, 지주막하강, 연질막. 뇌척수액은 지주막하공간에 들어 있다.

b) 경질막은 많은 통증수용기를 가지고 있어서 감염되면 극심한 통증을 일으킨다.

c) 경질막에 감염된 박테리아와 바이러스는 백혈구와 마찬가지로 뇌척수액에서 볼 수 있다.

2-2 (플로런스): 뇌졸중(CVA)

a) 움직임, 감각과 언어를 조절하는 부위를 포함하는 대뇌겉질의 바깥부분으로 또한 바닥핵과 사이뇌도 포함된다.

b) 신경세포는 산소없이 약 3분을 살 수 있다. 더 오랫동안 뇌가 혈액과 산소를 빼앗길수록 더 많은 신경세포는 죽고 더 큰 경색이 일어날 것이다.

2-3 (마리아): 물뇌증

a) 뇌는 4개의 뇌실을 가지고 있다. 각각의 반구에는 바깥내실이 있고 제 3뇌실로 흐른다. 그곳에서 뇌척수액은 대뇌수로를 통해 제 4뇌실로 흐른다. 뇌척수액은 제 4뇌실에 남겨지고 지주막하강에 들어가서 뇌와 척수의 주위를 감싼다.

b) 머리뼈가 아직 융합되지 않은 어린 아기일 경우에 뇌와 머리뼈는 뇌실 안의 과도한 뇌척수액으로 인해 확대될 것이다.

c) 션트에는 one-way valve가 있고, 뇌손상과 액의 축적을 막기 위해 뇌실의 바깥쪽으로 뇌척수액을 흐르게 한다.

3 장

3-1 (웨인): 다발성경화증(MS)

a) 다발성경화증에서 면역계는 말이집이 손상된다. 이것은 신경충동의 전달을 느리게 한다.

b) 다발성경화증은 중추신경계에 영향을 준다.

c) 희돌기교세포는 다발성경화증에 의해 영향을 받는다.

3-2 (앨리슨): 길랭바레 증후군(GBS)

a) 길랭바레 증후군에서 면역계는 말이집이 손상된다. 이것은 신경충동의 전달을 느리게 한다.

b) 길랭바레 증후군은 말초신경계에 영향을 준다.

c) 길랭바레 증후군에서 면역계는 슈반세포가 손상된다.

4 장

4-1 (앤디): 강직(Spasticity)

a) 신경전달물질의 발산 억제는 시냅스를 기능적으로 금지한다.

b) 보톡스는 시냅스에서 아세틸콜린의 발산을 막는다. 이것은 근육세포를 수축하지 못하게 막을 것이다. 앤디의 모음근이 너무 수축되어 있다면, 주사로 완화시킬 것이다.

c) 시냅스는 신경전달물질이 시냅스간극에서 파괴된다면 또는 수용기로부터 분리될 수 없다면 억제될 수 있다. 당신은 또한 수용기들을 봉쇄하거나 파괴할 수 있어서 신경전달물질은 연결될 수 없다.

4-2 (쟈니): 중증근무력증(Myasthenia gravis)

a) 아세틸콜린 수용기가 막혔다면 신경전달물질을 전달할 수 없고 시냅스는 기능을 할 수 없다.

b) 근육은 얼마나 많은 시냅스가 영향을 받는지에 따라 약화되거나 마비될 것이다.

5 장

5-1 (헨리): 앞이마증후군

a) 앞이마증후군 ; 앞이마피질

b) 겉질시각소실

5-2 (죠지아): 뇌졸중과 실어증

a) 표현실어증; 죠지아/브로카의 표현언어영역이 영향을 받는다.

b) 아마도 왼쪽 반구가 손상받았을 것이다. 브로카의 영역은 대부분 사람들에게서 왼쪽에 위치해 있다.

5-3 (메리 앤): 뇌졸중과 무시

a) 이 환자는 운동앞겉질에 손상을 입어서 편측 또는 왼편 무시를 갖고 있다.

b) 왼쪽편마비는 오른쪽 일차운동겉질의 경색에 기인한 것이다.

6 장

6-1 (테드): 시상증후군

시상증후군을 가진 누군가를 대하는 임상의는 가능하다면, 통증을 유발하는 것을 피하는 것이 필요하다. 임상의는 환자에게 예전에 통증을 야기시키는 것이 무엇인지를 물어보면서 시작할 수 있다. 이것은 또한 실현 가능할 만큼 많이 환자에게 직접 치료를 시킨다는 점에서 중요하다. 이런 상태의 사람들은 자주 통증의 시작을 막는 움직임의 방법을 배운다.
비록 많은 연구들이 결론에 이르지 못했지만, 어떤 증거는 고주파와 저주파 TENS (경피적전기신경자극) 둘 다 몇몇 사람들의 시상통증을 줄이는데 도움이 된다고 제시한다.

7 장

7-1 (윌리엄): 뇌줄기경색

a) 8-12번 뇌신경은 숨뇌에서 나온다. 손상은 청각과 균형 (제 8 뇌신경), 삼키기와 말하기 (제 9, 10 뇌신경), 목과 어깨의 움직임 (제 11 뇌신경), 혀의 움직임 (제 12 뇌신경)을

약화시킨다.

b) 뇌줄기의 한쪽에서 운동로의 신경은 신체의 반대편 움직임을 조절한다. 가장 큰 운동로 (가쪽겉질척수로)는 숨뇌에서 교차한다.

7-2 (앤): 벨마비

a) 벨마비는 얼굴신경 (제 7 뇌신경) 의 손상에 의해 일어난다.

b) 얼굴신경은 또한 혀의 맛수용기와 침샘, 눈물샘을 공급하는 신경을 갖고 있다. 앤은 구강건조증과 안구건조증을 경험할지도 모르고 혀의 부분에서 맛을 보는 감각이 상실될지도 모른다.

7-3 (데이빗): 삼차신경손상

a) 제 5뇌신경, 오른편

b) 삼차신경은 얼굴표정 근육에 신경분포하지 않기 때문에 데이빗은 웃을 수 있고 눈을 감고 다른 얼굴표정을 보여줄 수 있다. 이 근육들은 안면신경에 의해 신경분포되어 있다.

8 장

8-1 (제레미): 외상성 척수증후군

a) 신체적 손상레벨은 오른편에서는 C8, 왼편에서는 C7이다. 기능적 레벨은 오른편은 C7이고 왼편은 C6이다.

b) 항문괄약근 수축과 손가락 사용감각의 평가에 의해 천수보조를 위한 테스트를 한다. 둘 중 하나라도 있다면 손상은 불완전하게 규정된다.

c) 가로막은 C4에 의해 신경지배를 받고 이 환자가 경색된 곳이다. 하지만 갈비사이근과 배벽의 근육은 병변 레벨 아래에서 신경지배를 받고 손상도 받는다. 제레미는 인공호흡기가 필요하지는 않을 것이지만, 호흡기능의 약간의 상실이 있을 것이다. 그는 방광과 장 둘 다 수의조절을 잃을 것이다.

8-2 (아네트): 척추관협착증

a) 과긴장성은 그물척수로에 의해 손상받은 듯하고 운동실조증은 척추소뇌로나 전정척수로의 손상으로 발생할 수 있었다.

b) 척추관협착증은 진행성으로 증상은 시간이 지나면서 악화될 것이다. 반면 외상성척수손상은 비진행성으로 더 이상 악화되지 않는다.

8-3 (케시): 브라운시퀴드 증후군

a) 케시의 오른 다리는 기능적으로 정상이다.

b) 아니오 : 오른쪽 하지로부터 오는 통증은 바깥척수시상로를 순회한다. T4에서 척수의 왼쪽을 통해 지나가고 그러므로 이 종양에 의해 손상받는다.

c) 아니오 : 상지는 종양 부위 아래 C5-T1에 의해 신경이 통한다.

9 장

9-1 (신디) : 수근관증후군

a) 정중신경

b) 왜냐하면 정중신경은 말초신경이고 아마도 회복될 것이다. 말초신경은 재생에 도움을 주는 유전자를 나타낸다.

9-2 (루퍼스): 당뇨성 말초신경장애증

a) 당뇨를 앓고 있는 사람들은 자주 발가락에 신경손상을 가진다. 그래서 그들은 통증을 느낄수 없고 그 악순환이 계속되어 치유가 매우 느리다.

b) 발 문제를 최소화하는 가장 좋은 방법은 식이요법, 약치료, 규칙적인 운동을 통해 혈당을 조절하는 것이다. 덧붙여 발가락은 상처를 위해 규칙적으로 체크한다.

10 장

10-1 (제리): 자율신경반사 부전증

a) 교감신경의 지나친 활동이 극적인 혈압상승을 일으킨다.

b) 높은 레벨의 척수손상은 중추자율신경섬유에 손상을 주고 자율신경계를 조절한다.

c) 자율신경반사부전증이 빨리 다뤄지지 않으면 혈압이 높아질 수 있어 뇌졸중이 발생할 수 있다.

10-2 (에두아르도): 복합부위통증증후군

a) 그는 아마도 과민감성이 되는 통증섬유를 일으키는 교감신경의 지나친 활동을 가지고 있다.

b) 부종은 아마도 에두아르도가 경험했던 통증 때문에 사용 부족에 의해 나타난다.

11 장

11-1 (월마): 뇌졸중

a) 겉질의 오른쪽에 손상을 입었었다.

b) 통증은 앞척수시상로에서 촉각과 척수뒤기둥에서 의식있는 고유수용성감각을 가쪽척수시상로에서 신경전달한다.

11-2 (폴): 당뇨병성 말초신경장애

a) 통증은 아마 당뇨로 기인하여 말초신경축삭에 손상을 입혀 나타난다. 이것은 신경병증성 통증의 예이다.

b) 작은 지름의 말초신경축삭이 먼저 손상받고 뒤이어 더 큰 것이 손상을 입는다.
이것은 통증이 보통 처음 감각에 영향을 받고 뒤이어 촉각을 운반하는 축삭에 영향을 받고 그리고 나서 고유수용성감각을 전달하는 것에 의해 영향을 받는다는 것을 의미한다.

c) 국소적인 무감각증은 작은 지름의 축삭에 영향을 주고 첫 번째로 통증과 온도를 옮기고 뒤이어 가벼운 접촉을 전달하는 축삭에 영향을 준다. 마지막으로 영향을 받은 축삭은 고유수용성감각을 전달하고 이것은 말초신경에서 가장 큰 지름의 섬유이다.

12 장

12-1 (제니): 현기증

a) 타원주머니와 둥근주머니에 있는 이석 (귀모래)은 제거되었다.

b) 이석은 반고리관에 들어 있고 모세포와 연결되어 어지러운 감각을 생산한다.

c) 현기증은 마이너스 질병, 종양으로부터 오고 속귀신경과 신경의 염증이나 감염에 영향을 준다.

12-2 (헤이젤): 반맹증

a) 반맹증이나 시야결함

b) 뇌졸중은 그녀의 오른쪽 시각겉질에 손상을 주고 왼쪽 시야로부터 시각적 신호를 감지한다.

c) 당신은 그녀의 좋은 쪽 (오른쪽) 에서 환자에게 접근할 필요가 있고 왼쪽에서 그녀의 주의를 끌어낸다.

13 장

13-1 (루실): 실조증

a) 대뇌의 각 부위는 신체의 동측의 근육에 영향을 준다. 그래서 뇌졸중은 그녀의 대뇌의 오른쪽에 영향을 준다.

b) 대뇌는 운동겉질의 활동을 조절한다. 그래서 소뇌병변은 수의근 수축에 영향을 주지 않는다. 그 대신 근육을 조절하는 능력에 영향을 준다.

13-2 (하워드): 파킨슨병

a) 도파민은 파킨슨병에서 부족하다. 이것은 정상적으로는 중간뇌의 흑질에서 생산된다.

b) 도파민 부족으로 파킨슨병이 발생하기 때문에 도파민 대체약은 징후와 증상을 다룰 수 있다. 잠재적으로 영향을 받은 쪽은 운동 장애가 있고 도파민 과잉으로 올 수 있다.

c) 보통은 파킨슨병을 가진 사람들이 만약 비틀거린다면, 자신이 충분히 알아차릴 만큼 빨리 근육수축을 시작할 수 없기 때문에 하워드는 넘어질 위험이 있다.

13-3 (스테판): 근육위축가쪽경화증 (루게릭병)

a) 근육위축가쪽경화증은 위운동신경세포와 아래운동신경세포 양쪽에 영향을 주기 때문에 이 병을 가진 대부분 사람들은 강직과 이완마비가 혼합되어 있다.

b) 이 병을 가진 사람들은 보통 감각손실과 인식 변화가 없다. 감각과 인식은 정상으로 남아 있다.

14 장

14-1 (클라우디아): 알츠하이머병

a) 클라우디아는 그녀의 운동기억 기능이 남아 있다. 그러나 서술기억은 가지기 어렵다.

b) 관자엽의 내측은 알츠하이머병(AD) 초기에 손상받는다. 해마, 편도체, 얼굴인식을 하는 중요 병변을 포함해서.

c) 알츠하이머병에 걸린 몇몇 사람들의 뇌세포는 신경섬유다발과 신경반을 갖고 있다.

14-2 (존): 외상성뇌손상

a) 앞이마겉질

b) 치료 시간이 짧고 간단하며 조용한 행실이 유지되고 목표를 선택하여 환자가 좌절감을 최소화하게 할 수 있도록 한다.

14-3 (알렌): 실어증

a) 알렌은 브로카의 영역이나 표현적 실어증으로 브로카의 운동언어영역 병변에 의해 일어난다.

b) 알렌은 아마 언어를 이해하고 비언어 의사소통을 하겠지만 다른 이들과 언어소통은 불가능할 것이다. 그는 그가 필요한 것을 알리기 위해 몸짓, 신체언어, 얼굴표정의 사용이 필요할 것이다.

15 장

15-1 (브리트니): 뇌성마비

a) 너무 일찍 태어난 아기들은 뇌실 안에서 혈액수축이나 뇌의 어떤 부위의 혈류량 부족을 갖고 있다.

b) 왼쪽마비는 뇌의 오른쪽 손상의 결과이다.

c) 뇌성마비는 현재 운동기능장애로 정의되어서 그녀의 뇌성마비는 강직성편마비성 뇌성마비로 불린다.

15-2 (잭): 이분척추증

a) 잭은 T10 피부분절 아래 감각이 결핍된 이후에 그의 신경관은 T11 단계에서 닫히는 것이 실패했다.

b) 방광과 장의 기능은 S2-S4에 의해 조절되는데 신경관손상은 이런 기능에 영향을 줄 수 있다.

c) 물뇌증(수두증)에서 다루는 션트는 과도한 뇌척수액을 빼기 위해 하나의 바깥뇌실에 심는다. 그래서 이것은 뇌에 손상을 주고 뇌실을 확장시킬 수 없다.

16 장

16-2 (네드): 편측무시

a) 무시된 쪽으로 그의 주의를 끌고 시각적 단서 (반짝이는 색깔의 신발이나 팔찌)를 사용해 필요 시 그에게 움직임을 상기시킨다.

b) 그가 손상을 일으키는 그의 왼편에 무엇이 있는지, 무엇이 위험한지를 볼 수 없다는 것을 기억한다(예를 들면, 왼편의 물건과 부딪치거나 장애물을 넘어 경쾌하게 빨리 걷기).

16-2 (장): 외상성뇌손상(TBI)

a) 이마엽증후군은 앞이마겉질의 손상으로 일어나고 겉질시각상실(피질맹)은 뒤통수엽의 일차시각겉질의 손상으로 나타난다. 이것은 반충손상으로 분명한 중심병변이 없다.

b) 축삭전달은 겉질을 가로질러 신경에 영향을 줄 수 있어서 특정 병변으로 인지하는 것이 어렵다. 이런 종류의 손상은 머리뼈 내 뇌의 흔들림이나 비틀기로부터 생긴다.

16-3 (베티 안): 건강한 노인의 뇌

a) 베티 안은 뇌건강을 유지하는 기회와 규칙적인 운동에 의한 기억, 정신적인 자극활동수행과 사회적 연결과 관계유지를 향상시킬 수 있다.

b) 엘리 매는 더 많은 신체활동을 한 이후 신체활동이 뇌의 회복기전인 신경가소성을 향상시킨다는 증거를 보여주기 때문에 그녀는 뇌의 손상으로부터 회복될 더 많은 기회를 얻을지 모른다.

부록 C
복습문제에 대한 답
(Answers to Review Questions)

1 장

1. 이런 기능들은 모두 뇌에 위치해 있다.
2. 척수는 신체로부터 뇌에 감각을 전달하고 근육을 조절하기 위해 뇌로부터 신체에 신호를 보낸다. 척수손상은 이 두 가지 기능을 약화시켜서 환자는 자발적으로 근육을 움직이고 통증을 느끼는 능력이 상실된다.
3. 말초신경은 신체로부터 뇌와 척수에 감각을 전달하고 뇌와 척수로부터 골격근, 피부, 뼈, 관절 그리고 내장기관에 신호를 전달한다.
4. 신경가소성은 뇌는 유연하고 변화할 수 있거나 경험을 기반으로 연결을 조정할 수 있다는 의미이다.

2 장

1. • *대뇌겉질:* 움직임, 감각, 생각, 감정, 언어, 문제해결
   • *사이뇌:* 감각의 과정 (시상), 자율 기능 (시상하부)
   • *뇌줄기:* 기본적 삶의 기능(심박수, 호흡) 과 뇌신경
   • *소뇌:* 운동 협응성과 운동학습
2. 척수분절은 척수의 한 부위로 명확한 신체 부위에 운동, 감각, 자율신경을 갖고 있다. 8개의 목뼈, 12개의 등뼈, 5개의 허리뼈, 5개의 엉치뼈분절이 있다.
3. 경질막, 지주막, 연질막: 뇌척수막은 뇌와 척수를 보호하고 주위를 감싼다. 지주막하강은 지주막에 깊이 있고 뇌척수액을 갖고 있다. 경질막외강은 경질막 바깥쪽에 있고 신경근을 갖고 있다.
4. • *앞대뇌동맥:* 이마엽 앞부분
   • *중대뇌동맥:* 각각 대뇌반구의 외측 큰 부분: 시상, 시상하부
   • *뒤대뇌동맥:* 뒤통수엽, 시상, 중간뇌
   • *바닥동맥:* 다리뇌와 소뇌
   • *뇌바닥동맥:* 숨뇌와 소뇌
   • *앞뒤척수동맥:* 척수
5. 장벽은 혈액에 함유된 잠재적 해로운 물질로부터 신경세포를 보호한다. 산소, 물, 글루코즈와 아미노산은 장벽을 넘나들 수 있고 알콜과 약들도 장벽을 넘나든다.

3 장

1. • *세포체:* DNA 함유; 세포를 위해 단백질을 만든다.
   • *가지돌기:* 세포체의 연장; 다른 신경 세포들은 가지돌기를 가지고 시냅스를 형성한다.
   • *축삭:* 다른 세포에 신경세포를 연결하는 긴 돌기
   • *축삭종말:* 축삭의 끝으로 다른 세포들과 함께 시냅스를 형성한다.
2. 각 종류의 관문이온통로는 다른 종류의 자극에 반응해 문을 연다.

기계적 관문 통로는 접촉이나 진동처럼 물리적 자극에 반응하려고 개방한다. 리간드-관문 통로는 그들에게 화학적 결합 (접촉)이 됐을 때 개방한다. 전위 의존성 통로는 신경세포막을 가로지르는 이온 집중 시 현저한 변화가 있을 때 개방한다(세포막 전위 시 변화).

3. 세포가 휴식기일 때 세포의 안쪽은 큰 음이온 분자가 들어 있다. 그래서 안쪽은 전부 음이온이다. 세포 바깥쪽은 주로 나트륨이 많은 양이온이 있다. 세포막을 가로지르는 전하의 차이는 안정막전위로 부른다. 그것의 평균값은 약 −70 mV이다.
4. 활동전위는 자극이 충분히 관문이온통로를 열리게 했을 때 발생된다. 그래서 신경세포에 큰 나트륨이 유입될 것이다. 나트륨 유입은 활동전위를 구성한다.
5. 활동전위는 축삭종말 방향으로 신경세포를 따라 이동한다. 각각의 막 구획은 감극되고 다음 구획에서 몇몇 나트륨 통로는 열린다. 반면에 전 구획 통로는 닫힌다. 말이집축삭에서 말이집은 축삭을 전열한다. *랑비에르결절*이라 불리는 작은 틈은 많은 이온통로를 갖고 있어서 활동전위는 하나의 결절로부터 다음으로 뛸 수 있다. 이것을 *도약전도*라 한다. 이것은 활동전위가 약 100배 빠르게 움직이게 한다.
6. 별아교세포는 신경세포를 보호하기 위해 혈액뇌장벽의 형태를 자극한다. 희소돌기아교세포는 뇌와 척수에서 말이집을 형성한다. 미세아교세포가 죽은 것들을 제거하고 세포를 죽이는 반면에 상의세포는 뇌척수액을 감춘다. 이 네 가지 세포들은 중추신경계에서 발견된다. 슈반세포는 말초신경에 위치해 있고 말초신경축삭을 감싸면서 수초를 형성한다.
7. 신경세포체가 손상되면 신경세포는 죽을 것이고 대체되지 않는다. 중추신경계에서 축삭의 손상은 보통 전체 세포의 죽음을 일으킨다. 어쨌든 말초신경계에서 축삭의 손상은 치명적이지는 않다; 축삭은 악화되고 나서 연결되는 목표세포가 발견될 때까지 재성장한다. 신경세포가 시냅스를 형성하면 그것은 살아남을 것이다.

4 장

1. 이것은 도표이다 (그림 4-1)
2. 활동전위는 축삭종말에서 칼슘이온의 유입을 일으킨다. 이것은 시냅스간극에서 신경전달물질의 세포외반출의 경과를 가져온다. 신경전달물질은 후시냅스막을 가로질러 분산되고 수용체에 묶인다. 이 결합은 후시냅스세포가 감극 (자극시냅스) 되거나 억제 (억제시냅스) 되게 한다.
3. 시냅스 = 아세트콜린, 파킨슨병 = 도파민, 통증 = P물질학습 = 글루타메이트, 발작 = 글루타메이트, 감마아미노낙산, 강직 = 감마아미노낙산
4. 학습은 새로운 시냅스의 발달인 시냅스생성과 연관이 있다. 시냅스는 좀처럼 활동하지 않는다면 잘라낼 수 있다.

5 장

1.

부위	기능	병변의 영향
일차운동	반대 근육조절	반대 마비
전운동	신체이미지와 인식; 체간과 근위부 사지근육의 조절	편측무시
보완운동	운동계획, 운동기억	운동계획결핍 (실행증)
브로카의 표현언어	표현적 언어 (말)	표현적 실어증
앞이마	생각, 계획, 감정, 충동조절	앞이마증후군
일차몸감각	몸감각인식/ 자각	감각상실, 반대 쪽
몸감각연합	몸감각 자극의 이해	입체인지능력 상실증

계속

부위	기능	병변의 영향
마루관자연합	읽기, 쓰기, 수학적 기능, 추상적 생각	난독증, 난필증, 난산증
일차시각	시각인식	겉질시각상실(피질맹)
시각연합	시각자극의 이해	시각 실인증
일차청각	청각인식	듣기상실
청각연합	청각자극의 이해	청각실인증
베르니케의 수용언어	언어이해	베르니케의 수용실어증
관자아래	얼굴의 인식, 색깔	안면실인증
일차후각	후각인식	후각의 소실이나 후각의 착각
편도체	강하고 부정적인 감정: 공포와 화남	공포의 상실이나 조절되지 않는 분노
해마	장기간 기억형성	진행성 기억상실증

2. 왼쪽 대뇌 반구는 보통 언어를 조절하고 오른쪽은 비언어 의사소통과 음악적 능력을 조정한다.
3.
   - 말/언어: 브로카의 표현적과 베르니케의 수용적 언어중심지
   - 시각: 일차시각과 시각연합겉질
   - 생각과 문제해결: 앞이마겉질과 아래관자겉질
   - 움직임: 일차운동, 전운동과 보완운동영역
   - 감각인식: 일차몸감각겉질
4. 운동 뇌도(호문쿨러스)의 대부분 공간에서 시작하는 영역은 섬세하고 정밀한 움직임을 수행하는 많은 작은 근육들을 갖고 있다; 입술, 혀, 성대근육, 손가락. 몸감각겉질의 대부분 공간에서 시작하는 영역은 감각수용체의 높은 밀도를 가지는 근육들로 입술, 혀, 얼굴, 손끝이 있다. 이런 영역은 많은 신경세포가 요구되고 뇌에 의해서 매우 정밀하게 조정된다.

6 장

1.

핵	기능
감각중계(sensory relay)	신체의 한쪽으로부터 감각이 반대쪽 감각겉질로 전달
특별감각중계 (special sensory relay)	시각적이나 청각적 겉질에 시각과 소리 전달
운동(motor)	운동겉질로 투사
연합(association)	감정 통제
비특이성(nonspecific)	의식 유지
망상(reticular)	핵 전달 통제

2. 시상하부는 마시기와 먹기처럼 기본적 신체 기능을 규제한다. 이것은 혈압을 통제하고 신장에서 액의 배출에 영향을 끼치는 호르몬을 발산하는 자율신경계를 조절한다.
3. 시상증후군은 심각한 난치성 통증의 특성을 나타내고 있어서 보통은 멀리 가지를 못한다. 환자들은 접촉하거나 움직일 때 극심한 통증을 드러낼지도 모른다.

7 장

1.

부위	구조	기능
중간뇌	적핵	운동 협응
	흑질	도파민 생산
	상구	시상중계핵
	하구	청각적중계핵
다리뇌	대뇌로 연결	실조증과 균형장애
숨뇌	배측호흡기핵	수축성 있는 가로막에 의한 호흡조절
	아래 올리브	운동이상 감지

2. 망상체는 기분, 통증의 수정, 수면/기상 주기와 유도를 책임진다. 상행그물활성계(ARAS)는 그물체의 부분이고 의식유지를 책임진다. 상행그물활성계 병변은 혼수상태나 식물인간상태를 야기시킬 수 있다.
3. 이 질문은 요약 상자 7-1 (뇌신경)에서 답하겠다.

요약 상자 7-1 : 뇌신경(Cranial nerves)

숫자	이름	기능	병변의 영향	검사
1	후각신경	냄새 (후각인지)	후각소실 (냄새 맡는 감각의 상실)	환자의 코밑에 페파민트오일이나 바닐라오일을 바른다.
2	시각신경	시각적 인지	실명 (시각적 인식의 상실)	환자가 사물을 멀리서와 가까이에서 볼 수 있는지 묻는다.
3	눈돌림신경	눈의 움직임	복시 (2개로 보임)	환자의 눈을 움직여서 사물의 경로를 묻는다.
		동공수축, 수정체원근조절 (원/근시각)	동공확장, 원근조절의 상실	눈에 불빛을 비추어서 동공이 수축되는지 본다.
4	도르래신경	눈의 움직임	복시 (2개로 보임)	환자의 눈을 움직여서 사물의 경로를 묻는다.
5	삼차신경	얼굴감각 (치아, 혀, 경질막 포함)	얼굴과 입 안쪽의 감각상실	환자의 이마, 뺨, 아래턱을 면이나 종이조각으로 만진다.
		턱의 움직임 (저작이나 씹기)	턱근육 마비	환자에게 턱을 움직여 보라고 하고 씹는 동작을 취하게 한다. 대칭적인지 본다.

(계속)

숫자	이름	기능	병변의 영향	검사
6	갓돌림신경	눈의 움직임	복시 (2개로 보임)	환자의 눈을 움직여서 사물의 경로를 묻는다.
7	얼굴신경	얼굴표정근육: 감정을 전달해 얼굴을 움직임	얼굴마비	환자에게 웃는 표정, 눈썹올리기, 눈감기를 지시한다.
		혀 앞부분의 미각	맛의 상실 (미각상실)	드롭퍼로 혀에 쥬스나 소다 한 방울을 놓는다.
		눈물과 침 생산	눈건조, 입건조	눈이나 입이 건조한지 환자에게 묻는다.
		입천장와 인두의 감각	입천장감각의 상실	없다.
8	속귀신경	균형과 청각	현기증, 양측 청각상실	조용한 방에서 환자의 한쪽 귀에서 몇 인치 떨어져 청각을 관찰한다.
9	혀인두신경	인두, 입천장, 혀 뒷부분, 목동맥동, 목동맥소체의 감각	혈압조절 상실, 구역반사의 상실 (숨막힘을 일으킬 수 있다)	환자에게 삼키기의 어려움에 대해 묻고 먹거나 마실 때 구역질을 관찰한다.
		혀 뒷부분의 맛보기	맛의 상실 (미각상실)	없다.
		붓인두근 (삼키기)	삼키기 어려움	없다.
		침 생산	입안건조	환자에게 입안건조의 문제점에 대해 묻는다.
10	미주신경	후두, 경질막, 귀, 흉부와 복부내장	내장으로부터 감각상실	없다.
		삼키는 움직임, 목소리 생산 (후두근 조절)	삼키는 어려움, 쉰목소리	환자에게 삼키기가 어려운지 묻고 쉰 목소리가 나는지 듣는다.
		흉부와 복부의 내장조절	빠른 심박율, 소화기능 감소	없다.
		목구멍 뒷부분 미각	목구멍 뒷부분 미각의 상실	없다.

(계속)

숫자	이름	기능	병변의 영향	검사
11	더부신경	목빗근과 등세모근의 수축	목과 어깨근육 움직임 약화	환자에게 어깨를 으쓱하고 목을 회전하는지 지시한다.
12	혀밑신경	혀 움직임	혀의 마비와 위축	환자에게 혀를 내밀라고 한다. 대칭적인지 관찰한다.

8 장

1. 중심 회색질은 3개의 뿔로 나누어진다; 앞/배쪽, 가쪽, 뒤/등쪽. 말초 백색질은 다음의 부위로 나누어진다; 앞/배쪽, 가쪽, 뒤/등쪽. 백색질은 오름로와 내림로를 갖고 있다. 회색질은 세포신경체를 갖고 있다. 척수는 30개 부분을 갖고 있는데 목뼈 8개, 등뼈 12개, 허리뼈 5개, 엉치뼈 5개이다. 척수는 3개의 수막으로 덮여 있다; 경질막, 지주막, 연질막. 뇌척수액은 지주막에 깊이 위치해 있다.

2.

경로	감각 종류	위치
앞척수시상	가벼운 촉각, 압각	앞백색질
가쪽척수시상	통증, 온도	가쪽백색질
척수뒤기둥	의식적 교유감각, 이점분별 촉각	뒤백색질
척수소뇌	무의식적 교유감각	가쪽백색질

3.

경로	기능	위치
가쪽겉질척수	수의적 움직임, 모든 신체 근육	가쪽백색질
앞겉질척수	수의적 움직임, 상체	앞백색질
그물척수	근 긴장도	가쪽백색질
안뜰척수	자세와 균형	가쪽백색질

4. 앞척수동맥은 전 2/3, 뒤척수동맥은 $1\frac{1}{3}$을 공급한다. 구역동맥들은 가쪽 큰 부위를 공급한다.

5. 병변 단계, 최하 기능 단계, 영향받은 팔다리의 수, 그들이 완전한지, 불완전한지에 의해서 특징지어진다.

6. 피부분절에서 감각소실은 신체병변레벨의 하위부분에서 나타난다; 근육분절에서 이완성마비와 경련성마비는 병변레벨의 하위부분에서 나타난다.
   심부건 반사검사는 강직성/과긴장 근육으로부터 이완성 근육을 구별할 수 있다.

7. C4는 가로막에, 등신경은 갈비사이근에, 아래등신경과 허리뼈신경은 배벽근에 신경분포되어 있다. C4 위나 그 부분의 손상은 가로막을 마비시킨다:
   가슴/허리 위 손상은 호흡을 도와주는 늑갈비사이근과 배벽근을 마비시킨다. 방광, 내장,

생식기는 S2-S4에 의해 신경분포되어 있다. 엉치뼈 부위나 그 윗부분의 손상은 이런 기관들로부터 수의적 조절과 감각의 소실을 일으킨다.

9 장

1. 척수신경은 몸감각, 수의적 운동, 교감신경을 모두 포함하고 있다. 각 축삭은 신경내막으로 둘러싸여 있고 얼굴 부위의 축삭의 각 그룹은 신경주막에 의해 둘러싸여 있으며 각 말초신경은 신경외막에 의해 덮여 있다.
2. 얼기 (총)는 축삭의 망이다. 목뼈신경얼기는 목과 가로막에 분포한다. 팔신경얼기는 팔에 분포한다. 허리뼈신경얼기는 다리에 분포하고 엉치뼈신경얼기는 다리와 골반바닥에 분포한다.
3. 손상에 따라 축삭은 악화된다. 그 후 새로운 축삭이 세포체에서 자라기 시작하고 성장원뿔을 형성해서 목표에 도달하고 새로운 시냅스를 만들 때까지 길게 늘어난다. 반흔조직은 재생을 손상시킬 수 있다. 결합조직과 슈반세포는 재생을 도와주고 성장원뿔이 목표로 향하도록 안내한다.

10 장

1.

기관	교감적 영향	부교감적 영향
심장	빠르고 강하게 박동	느린 박동, 덜 강력한
기관지	확장, 더 많은 공기 유입	축소, 덜한 공기 유입
부신	자극; 혈관 내 아드레날린 방출	없다
골격근	혈류 증가	없다
소화관	기능 감소	기능 증가
피부	혈류 감소	없다
땀샘	자극	없다
침샘	더 많은 침	덜한 침
방광	요폐	소변 방출
성기	방출/사정	발기/윤활
이자	혈당 증가	혈당 감소
눈동자	확장	축소

2.
   - *알파수용체:* 침샘, 근골격근에 세동맥
   - *베타-1 수용체:* 심장, 혈관, 위장관
   - *베타-2 수용체:* 기관지
   - 베타차단제는 심장을 느리게 한다. 천식약은 폐에 공기유입을 증가시키기 위해 베타-2 수용체를 자극한다. 코카인과 암페타민은 노르에피네프린 단계를 증가시키고 심박률과 혈압 증가를 포함하여 교감신경 반응을 모방한다.
3. 중추자율신경섬유는 뇌의 시상하부와 연결되어 있다. 이것은 뇌가 자율신경의 기능조절을 하게 하는 것이다.
4. 자율신경반사부전증은 교감신경의 과활동에 의해 일어나고 보통 외상성 손상을 가져온다. 흔적과 증상에는 발적, 반짝이는 피부, 부종, 극심한 통증이 있다. 이것은 과도한 교감신경세포의 활동으로 기인한 통증수용체의 과민감성에 의해 발생한다고 생각된다.

11 장

1.

감각	수용체	오름(감각)로
압박, 질감, 가벼운 접촉, 피부의 신장	메르켈의 디스크, 루피니종말, 모낭수용체	앞척수시상
통증, 온도	통증수용기, 온도수용기	가쪽척수시상
진동, 이점분별 촉각, 의식있는 고유수용성감각	파시니안소체, 마이스너소체, 관절수용기	배측척주
의식없는 고유수용성감각	근방추, 골지건기관	척수소뇌

2. 몸감각겉질에 도달하는 모든 오름로는 척수나 뇌줄기의 한쪽으로부터 겉질의 다른 쪽으로 가로지르는 축삭을 갖고 있다. 이처럼 겉질의 손상은 신체의 반대편 부위의 감각상실을 일으킨다.

   *급성 통증*은 조직에 직접 손상으로부터 발생하며 염증의 결과이다. 이것은 손상 부위에 주목하게 하고 치유를 촉진하는 행동을 격려한다. 급성 통증은 손상치유 막바지의 짧은 기간이다. *유해성 통증*은 통증수용기의 장기간 자극에 의한 통증이고 보통 만성 질병이나 상태의 원인이다. *신경병증성 통증*은 신경세포의 직접적 손상에 의해 일어난다.

12 장

1. 각막을 통해 눈에 들어온 빛은 렌즈를 통과하고 망막의 빛수용기에 부딪힌다. 빛은 막대세포와 원뿔세포에서 화학적 반응을 활성화시키고 전기를 일으키는 활동전위는 시신경에서 뇌로 이동한다.
2. 시신경은 시각적 반사를 위해 뇌줄기에, 수면/기상 주기를 위해 시상하부에, 시각적 인지를 위한 일차시각겉질과 연결되어 있다. 일차시각겉질로부터 '무엇' 경로는 사람들의 식별을 위해 관자엽에 연결되어 있고 '어디에' 경로는 공간적 입지를 위해 마루엽과 연결되어 있다.
3.

부위	병변의 영향
눈	동측 눈에서 시각소실
망막	동측 눈에서 시각소실
시신경	동측 눈에서 시각소실
시신경로	반대쪽 시야에서 시각소실
일차신경겉질 (일방)	반대쪽 시야에서 시각소실
일차신경겉질 (양방)	겉질시각상실(피질맹)

4. 음파는 귀속뼈의 움직임을 통해 가운데귀 사이로 전달된다. 이것은 달팽이관 안의 속림프의 움직임과 타원주머니의 움직임을 일으킨다. 속림프의 움직임은 달팽이관의 부동섬모의 동작을 일으키고 활동전위를 발생시켜 속귀신경을 통해 뇌에 전달된다. 듣기는 관자엽에 위치한 청각겉질에서 감지된다.
5. 안뜰복합체는 속귀 안에 위치해 있으며 안뜰수용기는 머리의 움직임에 반응하고 활동전위를 발생하게 한다. 이것들은 속귀신경에서 뇌로 이동한다.

6. 메니에르병에서 과도한 속림프는 현기증과 청각소실을 일으킨다.
   양성발작성체위현기증을 앓고 있는 사람들은 현기증은 경험하지만 청각이 소실되지는 않는다.
7. 후각수용기는 코 안쪽에 후각상피에 위치해 있고 미각수용기는 혀에서 찾을 수 있다.
   후각은 후각신경 (1번)을 통해 뇌에 전달되고 미각은 3개의 뇌신경 (7번 얼굴, 9번 혀인두, 10번 미주)을 통해 전달된다.

13 장

1. 위운동신경세포는 아래운동신경세포를 조절하고 수의적 움직임을 위해 근육을 활성화시킨다. 위운동신경 병변은 강직과 마비를 일으키는 반면, 아래운동신경세포는 이완/저긴장과 마비를 일으킨다.
2. 정상 긴장은 감마고리반사에 의해 유지되고 감각신경세포뿐만 아니라, 감마와 알파운동신경세포 둘 다 필요로 한다. 긴장은 내림척수로를 통해 뇌에 의해 조정된다. 특히 그물척수로는 조절로 긴장을 유지하고 이 경로의 손상은 고혈압을 일으킨다. 아래운동신경세포 손상은 긴장의 소실을 가져온다(저긴장).
3. 전체적으로 소뇌는 운동협응성을 책임진다. 안뜰소뇌는 균형을 조절하고 척수소뇌는 협응보행과 자세를 책임진다. 대뇌소뇌는 좋은 움직임을 조직화한다. 안뜰소뇌의 손상은 체간성 운동실조를 일으키고 척수소뇌의 손상은 보행실조증의 결과를 가져온다. 그리고 대뇌소뇌 손상은 과다측정, 운동교환장애, 의도적 떨림을 포함하는 협응기능장애를 일으킨다.
4. 흑질은 바닥핵에서 활동하여 움직임의 시작을 가능케 하는 도파민을 생성한다. 과도한 도파민은 원치 않는 움직임 (운동장애)을 만들고, 도파민 부족은 운동억제 (운동완서증)를 일으킬 수 있다.
5. 보완운동영역(SMA)은 운동계획영역으로 운동기억을 저장한다. 보완운동영역에서 병변은 운동불능증, 운동계획결함을 일으킨다.

14 장

1. 인지는 주로 대뇌겉질 바깥 부위에 위치해 있다. 인지는 생각하고 계획하고 문제 해결하는 능력이다. 이것은 수표책 결산하기, 시험 통과하기, 읽고 쓰기 같은 기능을 포함한다.
2. 감정은 주로 대뇌겉질의 중앙 부위에서 둘레계통 안에 위치해 있다.
3. 서술적 학습은 단어로 표현될 수 있고 의미적 언어(사실과 수치) 뿐만 아니라 생활사건의 기억을 포함한다. 이것은 앞이마겉질, 해마와 뇌의 겉질연합부위를 필요로 한다.
   비서술적 학습은 운동학습을 포함하는데 운동순환과 경로의 활성화가 요구되지만 해마는 포함되지 않는다.
4. 단기간 학습은 존재하는 시냅스를 수정하고 되돌릴 수 있다. 장기간 학습은 새로운 시냅스의 창조, 시냅스형성을 포함한다.
5. 뇌의 주된 언어중추는 브로카의 운동언어영역과 베르니케의 수용적 언어영역이다.
   대부분의 사람들은 이 두 영역이 왼쪽 반구에 위치해 있다.
   수용적 언어는 언어 이해 능력인 반면에, 표현적 언어는 언어를 생산하는 능력이다.
   브로카 영역의 손상은 수용적이나 감각 실어증의 결과를 가져온다.

15 장

1. 신경세포판의 형성에 의해 발달된 초기 신경관 형태는 신경관을 창조하는 것으로 모습을 드러낸다. 신경관은 4개의 주요한 부분을 갖고 있다. 앞뇌 (대뇌, 시상과 시상하부 형성), 중간뇌, 뒤뇌 (다리뇌, 소뇌, 숨뇌 형성), 그리고 척수. 신경능은 감각신경, 자율신경, 부신수질이 생기게 한다.
2. 신경계 발달에서 중요한 4개의 세포과정이 있다. 유사분열 (새로운 신경세포 생산), 이동(신경세포의 움직임), 분화 (특수화), 말이집화. 말이집화는 출생 전에 시작하고 성인기 초기에도 계속된다. 다른 것들은 출생 전에 완성된다. 말이집화는 활동전위의 전달속도를 증가시킨다.
3. 출생 시 신경계는 모든 신경세포가 자리잡고 있고 몇몇 말이집은 발생되었다. 그리고 비교적 적은 시냅스가 있다. 자극은 시냅스를 형성하고 이것은 학습과 연관성이 있다.
4.

장애	원인	징후/증상
아놀드키아리 기형	알려지지 않음	소뇌와 뇌줄기의 압박
자폐증	유전	사회적 상호작용과 의사소통 악화
뇌성마비	출생 시 손상이나 조산	다양한 운동, 감각, 언어와 인지장애
다운증후군	유전	인지장애
간질(Epilepsy)	유전이나 뇌손상	발작(seizures)
물뇌증(수두증)	뇌척수액의 폐색	뇌실과 뇌의 확장
이분척추	아마도 유전적임; 또한 저엽산과 관련 있음	관련된 척수 단계 아래로 감각과 운동 소실

5. 말이집의 얇아짐과 신경세포의 작은 소실은 활동전위의 느린 전달을 일으키고 감각 민감성을 감소시키고 시냅스형성도 덜하게 한다.

16 장

1. 반충손상은 전형적으로 뇌의 반대편에서 중심 병변을 일으킨다. 이것은 머리 한쪽에 강한 힘이 가해지는 결과를 가져오고 뇌가 머리뼈의 반대편 안에 꽝하고 부딪힐 수 있게 한다. 축삭전단은 뇌를 가로지르는 축삭에 손상을 주고 긴 축삭에 더 영향을 준다. 이것은 손상이 어떤 특별한 부위에 위치하지 않을 수 있다는 것을 의미한다. 무산소증과 저산소증 손상의 진실도 같아서 신경세포에 혈류와 산소배달 부족에 의해 발생된다.
2. 신경가소성의 주요 작용원리는 축삭발아다. (축삭은 손상된 것을 대체할 새로운 연결을 만든다); 평행한 경로 (신경세포는 새로운 기능을 채용한다) 와 신경발생 (새로운 신경세포는 만들어지고 시냅스를 창조한다)
3. 증거는 물리적 운동, 정신적 자극, 사회적 활동이 새로운 시냅스 연결을 유지하고 창조하기 위해 뇌의 능력을 향상시킨다는 것을 보여준다.

부록 D
임상적 지식 상자에 대한 답 (Answers to Clinical Boxes)

2 장

2-1 운동협응성과 운동학습

2-2 경질막과 지주막

2-3 감각신경근

3 장

3-1 운동축삭에서 나트륨채널이 막혔다면, 뇌와 척수는 골격근에 활동전위를 보낼 수 없다. 그래서 근육악화 (부분적으로 막혔다면) 나 마비가 될 것이다.

3-2 면역기능을 줄이는 약은 아마도 다발성경화증이 있는 사람들의 감각을 향상시킬 것이다. 왜냐하면 다발성경화증은 자가면역질환이고 면역계는 말이집을 생산하는 세포를 공격하고 손상시키기 때문이다. 수초가 건강하다면, 활동전위의 전달은 향상될 것이다.

3-3 다발성경화증과 길랭바레 증후군은 말이집이 제거되는 질병이다. 다발성경화증에서 말이집은 중추신경계 안에서 손상되는 반면, 길랭바레 증후군은 말초신경계 안에서 말이집이 손상된다.

4 장

4-1 도파민 수용체

4-2 탈신경과민은 과도한 근육수축이나 경련을 일으킬 수 있다. 또한 환자가 감각자극에 매우 강한 반응을 가지게 할 수 있다 (예: 통증감각은 더 큰 통증을 느끼게 한다).

4-3 과도한 보툴리즘독은 가로막을 포함하여 중요한 신체근육을 마비시킬 수 있다.

5 장

5-1 반대측 팔과 얼굴 마비, 반대측 팔과 얼굴의 감각소실과 실어증 (만약 뇌졸증이 왼쪽 반구에 있다면)

5-2 중간대뇌동맥 (MCA)

5-3 운동겉질의 가쪽과 다리부분 (입, 혀, 성대의 큰 부분)

5-4 수용실어증을 가진 대부분의 사람들은 여전히 비언어적 의사소통을 이해할 수 있어서 몸짓과 얼굴표현으로 의사소통하곤 한다.

7 장

7-1 도파민을 만드는 흑질에 세포가 없다면 중간뇌에서 '검은 물질'이 없을 것이다.

7-2 도르래신경과 삼차신경은 눈 움직임을 조절하고 중간뇌로부터 발생한다. 그래서 그들은 다리뇌의 경색으로부터 해를 입지 않는다.

7-3 환자에게 눈을 감았다 뜨거나 움직이는 목표물을 따라 눈을 움직이라고 지시한다 (연필이나 손가락이 사용하기에 좋다).

7-4 삼차신경이 얼굴에 감각을 공급한 이후로 (얼굴신경이 아닌) 벨마비를 가진 환자들은 정상적인 얼굴감각을 가질 것이다.

8 장

8-1 양성 바빈스키징후는 내림로의 손상을 암시한다.

8-2 척수뒤기둥을 갖고 있는 척수의 뒤 부위는 의식있는 지각, 이점분별력과 뇌에서 진동을 전달한다. 이런 감각들은 소실된다.

8-3 가쪽척수시상로는 뇌에 통증을 전달한다. 이 경로는 자율신경반사부전증을 가진 환자에게서 손상이 온다.

8-4

1. 브라운시쿼드 증후군.
2. 그것들 모두.

8-5 아니오. 엉치뼈 단계 위부터 완전한 척수손상을 가진 사람은 생식기로부터 감각을 느낄 수 없다.

8-6 목뼈척수신경은 상지에 분포되어 있어서 어떤 목뼈 척수신경이라도 팔에 영향을 미칠 수 있다.

9 장

9-1 아니오. 갈비사이근은 호기 (안쪽갈비사이근) 와 바깥갈비사이근 (들숨) 을 도와주기 때문이다.

9-2 정중신경은 손바닥의 바깥쪽으로 2/3와 1-4번 손가락의 감각을 제공한다.

9-3 궁둥구멍근은 엉덩이를 구부리는 동안 안쪽돌림과 모음 시 길어진다.

9-4 C5는 팔꿈치 굽힘근에 신경분포한다 (위팔두갈래근, 위팔근);
C7는 팔꿈치 폄근에 신경분포한다 (위팔세갈래근);
L3는 무릎 폄근에 신경분포한다 (넙다리네갈래근).

9-5 허리엉치뼈 단계 피부분절은 길랭바레 증후군 시 초기에 영향을 받는다.

10 장

10-1 노르에피네프린은 주로 전신혈압을 증가시키기 위해 혈관수축을 만드는 책임을 가지고 있다.

11 장

11-1 국소적 마취는 처음 작은 지름의 축삭에서 나트륨채널을 막는다. 이것들은 중추신경계에 통증 신호를 옮기는 축삭이다. 지름이 큰 축삭에서 촉각과 압각이 전달되는데 국소적 마취의 용량이 클 때만 영향을 받는다.

12 장

12-1 도움을 요청한다. 머리뼈 안에서 부종의 증거이고 응급상태이다.

12-2 터널시야를 가진 환자는 각 시야에서 중앙을 볼 수 있지만 주변부는 보지 못할 것이다. 반쪽시각상실(반맹)을 가진 사람은 한 개의 전체 시야에서 시각이 소실될 것이고, 반면에 시신경 손상은 한 눈에서 시각의 소실을 일으킨다.

13 장

13-1 소아마비를 가진 사람들은 저긴장을 갖고 있다. 왜냐하면 소아마비는 아래운동신경 질환이기 때문에 근육긴장도를 만드는 운동세포가 손상된다.

13-2 루게릭병은 운동신경질환으로 감각신경세포에 영향을 미치지 않는다.

13-3 과도한 도파민이나 도파민 항진제는 과도한 불수의운동을 만든다 (이상운동증)

13-4 과도한 도파민 억제제는 운동완서증, 근육경직, 자세불안정, 휴식 시 떨림을 포함하는 파킨슨의 징후와 증상을 일으킬 수 있다.

14 장

14-1

1. 해마손상을 가진 환자는 운동프로그램의 부분을 기억하기 어렵다. 왜냐하면 새로운 장기간 학습이 요구되기 때문이다.
2. 해마손상은 보통 해마가 오래된 기억에 접속하는 것이 필요치 않게 된 이후에 전에 존재하는 기억에는 영향을 주지 않는다.

14-2 겉질연합영역은 역행성기억상실증으로 손상받는다.

14-3 알츠하이머병에서 해마는 출생 시 영향을 받은 첫 번째 부위 중 하나이다. 이것은 새로운 장기간 기억을 통합하는 환자의 능력에 문제를 일으킬 것이다.

15 장

15-1 방광과 내장은 척수 S2-S4에 의해 조절되고 이분척추를 가진 사람들에게 자주 영향을 끼친다.

15-2 약은 신경세포활동을 감소시켜 간질을 다루는데 쓰곤 한다. 진정제투여 (졸음) 는 매우 흔한 부작용이다.

15-3 대뇌겉질에 위치한 모든 기능은 조산에 의해 영향을 받는다. 운동결손, 감각결손, 언어문제, 인지적장애를 포함한다.

15-4

1. 혀밑신경(CN XII)은 혀의 근육에 신경분포하고 숨뇌에 위치해 있어서 아놀드치아리기형 시 손상에 취약하다.
2. 속귀신경(CN XIII)은 속귀달팽이관 (듣기) 과 안뜰복합체 (균형) 에 신경분포하고 있다. 이 신경의 손상은 청각소실과 현기증을 일으킬 수 있다.

15-5 중간뇌수도는 제 3뇌실로부터 제 4뇌실로 뇌척수액을 운반한다. 그래서 수도의 막힘은 바깥뇌실과 제 4뇌실에서 뇌척수액의 증가를 일으킬 것이다.

15-6 소뇌는 협응성을 책임지기 때문에 자폐증을 가진 환자들은 그들의 움직임을 정상적으로 협응하기 어려울지 모른다.

16 장

16-1 뇌의 반대 쪽에서 각각 신체지도의 감각과 움직임 때문에 신체의 무시된 쪽 사용은 신경 가소성을 증진시키고 손상된 뇌의 세포활동을 자극할 것이다.

찾아보기
(Index)

【ㄷ】

【ㄹ】

【ㅁ】

【ㅂ】

【ㅇ】

【ㅈ】

【ㅊ】

【ㅋ】

【ㅌ】

【ㅍ】

【ㅎ】